FORTSCHRITTE

DER
PRAKTISCHEN DERMATOLOGIE
UND
VENEROLOGIE

FÜNFTER BAND

VORTRÄGE DES V. FORTBILDUNGSKURSES
DER DERMATOLOGISCHEN KLINIK UND POLIKLINIK
DER UNIVERSITÄT MÜNCHEN VOM 27. JULI — 1. AUGUST 1964

GEHALTEN VON

J. BACHURZEWSKI, H. J. BANDMANN, R. M. BOHNSTEDT, S. BORELLI, O. BRAUN-FALCO,
. DEGOS, P. DEWART, E. FRICK, J. GAY-PRIETO, H. GÖTZ, K. GREGORZYK, A. GREITHER,
HÄMEL, H.-J. HEITE, F. HERRMANN, ST. JABLONSKA, W. JADASSOHN, K. W. KALKOFF,
KIMMIG, L. KREMPL-LAMPRECHT, S. LAPIÈRE, W. F. LEVER, A. MARCHIONINI, E. MÜLLER,
. MUSGER, TH. NASEMANN, W. NIKOLOWSKI, H. PETTE †, H. PINKUS, A. PROPPE, B. RASSNER,
. REMKY, H. RÖCKL, F. SAGHER, C. G. SCHIRREN, R. SCHUHMACHERS, R. SCHUPPLI, H. W. SPIER,
H. STORCK, G. STÜTTGEN, M. B. SULZBERGER, W. THIES, W. TRUMMERT, A. WIEDMANN,
F. WORINGER †, D. VOGT

UNTER MITARBEIT VON

PROF. DR. THEODOR NASEMANN

OBERARZT AN DER DERMATOLOGISCHEN KLINIK UND POLIKLINIK
DER UNIVERSITÄT MÜNCHEN

HERAUSGEGEBEN VON

PROF. DR. DR. h.c. ALFRED MARCHIONINI †

DIREKTOR DER DERMATOLOGISCHEN KLINIK UND POLIKLINIK
DER UNIVERSITÄT MÜNCHEN

MIT 25 TEXTABBILDUNGEN

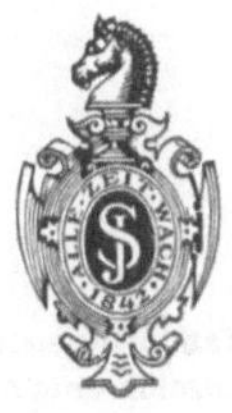

Springer-Verlag Berlin Heidelberg GmbH

1965

ISBN 978-3-540-03294-6   ISBN 978-3-662-30557-7 (eBook)
DOI 10.1007/978-3-662-30557-7

Library of Congress Catalog Card Number 52–35423

Titel-Nr. 4853

Vorwort

In der Zeit vom 27. 7. bis 1. 8. 1964 fand in der Dermatologischen Universitätsklinik München nun bereits der V. Fortbildungskurs über Fortschritte der praktischen Dermatologie, Venerologie und verwandter Gebiete statt. Hinsichtlich der regen Beteiligung in- und ausländischer Hautfachärzte konnte ein Optimum festgestellt werden, ein Zeichen für das wachsende Bedürfnis nach praktischer und theoretischer Weiterbildung in unserem Fach. Traditionsgemäß wurden auch bei der diesjährigen Veranstaltung die gleichen Ziele angestrebt wie bei den vorhergehenden. Im Laufe von 6 Tagen wurden 28 Vorträge gehalten, weiter sind eine mykologische Demonstration, zwei therapeutische Colloquien und eine Round-table-Diskussion über die Behandlung der Syphilis mit zwei großen Übersichtsreferaten durchgeführt worden. Wiederum konnten als Vortragende zahlreiche angesehene ausländische Gelehrte, die sich z. T. bereits zum 5. Mal zur Verfügung stellten, Professoren und Dozenten deutscher Universitäten sowie die Mitarbeiter der von mir geleiteten Klinik gewonnen werden. Bei der Auswahl der Themen lag die Betonung erneut auf den für die Praxis wichtigen Fortschritten, um dem immer mehr überlasteten Facharzt bei dem zeitraubenden Studium der Literatur, die oft einander widersprechende Meinungen enthält, die notwendige Hilfe zu vermitteln. Dem vielfach an mich herangetragenen Wunsch, das hier in München Gehörte wieder in gedruckter Form zum Nachlesen zur Verfügung zu haben, entsprach ich gern, zumal wiederum eine Anzahl von Fachkollegen am Besuch des Kurses verhindert war, da sie für ihre Praxen keine Vertretung erhielten. Wie bei den bisherigen Bänden der „Fortschritte" wurde auf die Wiedergabe von Abbildungen verzichtet, um den Gesamtpreis niedrig zu halten. Tabellen und Zeichnungen konnten jedoch in größerer Zahl berücksichtigt werden als in den früheren Bänden. So können alle Kursisten die Ende Juli 1964 gewonnenen Kenntnisse vertiefen und auch jene, denen die Teilnahme nicht möglich war, das in den Vorträgen dargebrachte Wissensgut studieren.

Erstmals entschloß ich mich, in diesem Jahr statt der Krankendemonstrationen zwei therapeutische Colloquien zu veranstalten, in denen die Kollegen der Praxis Gelegenheit hatten, Fragen zu stellen, die vom Gremium der Vortragenden beantwortet wurden. Oft handelte es sich um ganz spezielle Anliegen. Da die vorgebrachten Anfragen z.T. Themen berührten, die in den Vorträgen berücksichtigt wurden, sind die Antworten in diesem Band nicht abgedruckt worden. Sicher waren die im Gespräch erzielten Anregungen fruchtbar und werden vielleicht die Auswahl der Themen des nächsten Kurses mitbeeinflussen. Neben den praktischen Themen des V. Fortbildungskurses wurden auch einige theoretische Perspektiven aus der für unser Fach richtungweisenden

Grundlagenforschung umrissen. Den Abschluß bildete das Round-table-Gespräch über die heutige Therapie der Syphilis. Im Hinblick auf die in den letzten Jahren überall festgestellte Zunahme der luischen Infektionen und die große Bedeutung der Penicillin-Behandlung habe ich es für notwendig erachtet, nicht nur das einleitende Referat von Prof. DEGOS (Paris) und das Korreferat von Prof. WIEDMANN (Wien) in diesen Band aufzunehmen, sondern auch alle wichtigen Diskussionsbeiträge der in- und ausländischen Wissenschaftler, die sich an dem Colloquium beteiligten.

Dem Springer-Verlag danke ich sowohl in Ansehung der verhältnismäßig niedrigen Kosten als auch der technisch vorbildlichen Form der Ausstattung dieses Bandes verbindlichst. Zum Schluß aber ist es mir eine angenehme Pflicht, meinen Dank allen Vortragenden des In- und Auslandes und allen Mitarbeitern der von mir geleiteten Klinik, deren aufopfernde Tätigkeit erst den Erfolg des Kurses ermöglichte, auszusprechen. Dieser Dank gilt besonders auch dem Mitherausgeber dieses Bandes, Herrn Prof. NASEMANN, der mich bei der wissenschaftlichen Planung und Gestaltung der Fortbildungstagung — mit zahlreichen eigenen Ideen — unermüdlich unterstützt und zu ihrem Ergebnis maßgebend beigetragen hat. Ich kann dieses Vorwort nicht schließen, ohne wehmütig und dankbar zugleich zweier Kollegen zu gedenken, die an diesem Kurs als Vortragende mitgewirkt haben und kurze Zeit danach gestorben sind: Prof. FR. WORINGER-Straßburg erlag den Folgen eines Herzinfarktes im Anschluß an eine Bergbesteigung, Prof. H. PETTE-Hamburg dem gleichen Leiden unmittelbar vor dem Antritt einer Vortragsreise nach Warschau während einer Zugfahrt von Meran nach Bozen. Wir werden das Andenken dieser beiden Kollegen, gerade auch wegen ihrer großen Verdienste um die Gestaltung dieses Fortbildungskurses, ehrenvoll bewahren.

München, Oktober 1964   ALFRED MARCHIONINI

Inhaltsverzeichnis

Berichtigung

Im Beitrag BANDMANN, „Allgemeines zur epicutanen Testtechnik" ist in Tabelle 10 auf Seite 179 zu verbessern:

Hydrargyr. bichlorat . . . . . . 1% in $1\%_0$ (richtig).

Aus dem Department of Dermatology and Syphilology der Wayne State University, Detroit (Direktor: Prof. Dr. H. Pinkus)

Differentialdiagnose Mycosis fungoides-verdächtiger Hauterscheinungen

Von

Hermann Pinkus

Die Erkennung und besonders die Frühdiagnose der Mycosis fungoides ist eine Aufgabe, die häufig an den Dermatologen herantritt, und die sowohl dem Kliniker wie dem Pathologen manchen Kummer bereitet. Die Verantwortung ist groß. Sowohl im positiven, wie im negativen Sinne zu irren, kann dem Kranken viel Leiden, Zeitverlust und Geldausgaben verursachen, die eine richtige Diagnose ihm erspart hätten.

Auf der anderen Seite sind die Kriterien, auf die das Urteil sich stützt, so der Auslegung unterworfen, daß eine sichere Diagnose oft erst nach Monaten, manchmal erst nach Jahren, möglich ist.

Der Patient, der schließlich der Mycosis fungoides erliegt, kann für viele Jahre Hautveränderungen zeigen, die entweder als Vorstadium gelten, oder als Hautkrankheiten, denen sich gelegentlich oder häufig Mycosis fungoides aufpfropft. Wie man diese frühen Hautveränderungen auffaßt, hängt z. T. davon ab, welche Stellung man der Mycosis fungoides in der Nosologie zuweist. Ich kann es mir hier ersparen, auf diese mehr theoretischen Überlegungen einzugehen, die z. B. von Stüttgen und Meisterernst im neuen Handbuch dargelegt wurden. Ob wir die Mycosis fungoides als eine virus-bedingte Granulomatose auffassen, die nur im Spätstadium sarkomatös wird, oder von Beginn an als eine proliferierende Erkrankung des Reticulohistiocytären Systems (RHS), die allmählich von gutartiger zu bösartiger Neoplasie fortschreitet, ist relativ wenig wichtig in der praktischen Frage der Differentialdiagnostik, mit der wir uns hier beschäftigen wollen.

Im folgenden wollen wir versuchen, die ganz einfache, aber für den Kranken höchst wichtige Frage zu beantworten: Bedeutet das klinische und histologische Bild, das die Haut heute aufweist, daß dieser Patient eine heilbare, reaktive Hautentzündung hat, oder hat er eine Dermatose, von der man mit Sicherheit oder größerer oder geringerer Wahrscheinlichkeit voraussagen kann, daß sie als Mycosis fungoides tödlich enden wird? Und was sind die statistischen Aussichten für ein solches Ende?

Die wichtigsten auf Mycosis fungoides verdächtigen Hauterscheinungen werden seit langem eingeteilt in:

1. *Parapsoriasis*
2. *Poikilodermie*
3. *Erythrodermie*
4. *Eczematoide Morphen*
5. *Psoriasiforme Morphen*

Zu diesen müssen wir jetzt hinzufügen:

6. *Alopecia mucinosa (Mucinosis follicularis).*

Ich will auf die besser bekannten dieser Erscheinungen nur kurz eingehen und dann ausführlicher zwei erst kürzlich in den Vordergrund des Interesses gerückte Dermatosen besprechen, die Alopecia mucinosa, und eine besonders von Stephan Epstein betonte Form des Kontaktekzems, bei dem der reticuloendotheliale Apparat der Lederhaut mehr anspricht als die Epidermis.

Was die Parapsoriasis betrifft, so besteht Einmütigkeit, daß die „guttata"-Form, Juliusbergs Pityriasis lichenoides chronica und die akute Mucha-Habermannsche Variante, nichts mit Mycosis fungoides zu tun hat. Dagegen muß man eine Entwicklung zur Mycosis fungoides in jedem Fall von Parapsoriasis en plaques und der selteneren Formen, Parapsoriasis lichenoides, Parakeratosis variegata usw., im Auge behalten. Die Entwicklung mag nach Monaten oder erst nach vielen Jahren kommen.

Klinisch zeigt sich der Übergang gewöhnlich durch Verdickung der sonst kaum fühlbaren Plaques an, und dies kann vorerst eine einzelne Läsion oder auch mehrere betreffen. Gleichzeitig ändert sich oft der Farbton von hautfarben oder gelblich-rosa zu einem bläulichen Rot, das gern mit der Farbe gekochten Schinkens verglichen wird. Ausmaß der Schuppung ändert sich meist nicht. Dagegen, und das ist in meiner Erfahrung das verdächtigste Zeichen, beginnen die vorher fast symptomlosen Herde, stark zu jucken.

Solche Veränderungen veranlassen den Kliniker, eine Probeexzision zu machen, und er erwartet dann vom Pathologen die endgültige Antwort. Leider kann diese im Einzelfall oft nicht gegeben werden. Schon die völlig typische und klinisch in keiner Weise verdächtige Parapsoriasis en plaques bietet ein histologisches Bild, das von einer gewöhnlichen Hautentzündung abweicht und Züge einer reticuloendothelialen Proliferation bietet. Das Infiltrat setzt sich aus kleinen Lymphozyten, etwas größeren Rundzellen und Spindel- und Sternzellen zusammen, und die Rundzellen haben eine ausgesprochene Neigung, in die Epidermis einzuwandern und so Bilder zu verursachen, die dem Pautrier-Abszeß der Mycosis fungoides nahekommen. Es fehlen zwar meist Eosinophile, Plasmazellen und wirklich atypische hyperchromatische Kerne, aber eine sichere Differentialdiagnose zwischen harmloser Parapsoriasis en plaques und beginnender Mycosis fungoides kann großes Kopfzerbrechen verursachen.

Der folgende Fall illustriert das. Ein Mann von etwa 30 Jahren entwickelte ein zunächst als Pityriasis rosea angesprochenes Exanthem, das jedoch nicht in der üblichen Zeit verschwand. Ein Jahr später hatte er eine Reihe von Läsionen, die durchaus der Parapsoriasis en plaques entsprachen, aber einige waren infiltriert und juckten etwas. Die Probeexzision ergab ein Bild, das sich als Mycosis fungoides-verdächtig erwies. Als die Schnitte später bei der American Academy of Dermatology vorgezeigt wurden, sprachen sich von 20 Experten etwa gleich viele für und gegen Mycosis fungoides aus. Der Patient, von der Diagnose informiert, entwickelte eine Depression, die zeitweise Anstaltspflege notwendig machte. Jetzt, 6 Jahre später, hat er immer noch Parapsoriasis und zeigt keine Fortentwicklung zur Mycosis fungoides.

Das besagt natürlich nicht, daß in diesem Fall Mycosis fungoides ausgeschlossen ist. Sie mag 10 oder 20 Jahre später kommen. Aber der Fall zeigt, daß man mit einer sicheren histologischen Diagnose und besonders mit der Prognosestellung vorsichtig sein muß. Auf keinen Fall soll man bei solchen Patienten voreilig die Behandlung mit starken Röntgenstrahlen oder antimitotischer Chemotherapie einleiten.

Ein anderer Weg, auf dem sich die Parapsoriasis, und besonders die lichenoide Form, in Mycosis fungoides verwandeln kann, ist der über das Zwischenstadium der Poikilodermie. Wie lange die Vorstadien dauern können, wird durch einen Fall illustriert, der mir aus meiner Breslauer Assistentenzeit unvergeßlich ist. Ein etwa 50jähriger Schullehrer kam zur Jadassohnschen Klinik mit dem klassischen Bild des Poikiloderma atrophicans vasculare. Er gab an, daß NEISSER bei ihm 20 Jahre früher die Diagnose einer Parapsoriasis lichenoides gestellt hätte. Zwei Jahre später entwickelte er typische Mycosis fungoides-Tumoren.

Es ist selbstverständlich, daß jeder Fall von Poikilodermie histologisch untersucht werden muß, um zu der Entscheidung beizutragen, ob es sich im Einzelfall bei dieser Morphe um den Ausdruck einer Dermatomyositis, eines Erythematodes oder einer Parapsoriasis mit möglichem Übergang in Mycosis fungoides handelt. — Ähnlich kann der Histopathologe bei Fällen von Erythrodermie helfen, die in Abständen wiederholt untersucht werden sollten, da man nie voraussagen kann, ob sich das ursprünglich entzündliche Bild nicht eines Tages ändert.

Die Beziehungen zwischen Psoriasis und Mycosis fungoides sind in verschiedener Weise erklärt worden. Es ist glücklicherweise sehr selten, daß sich Mycosis fungoides auf Psoriasis aufpfropft, und BERGGREEN mag Recht haben, daß bei der Häufigkeit der Psoriasis das Zusammentreffen beider Erkrankungen sich rein statistisch erklären läßt. Immerhin soll man die Möglichkeit einer Mycosis fungoides im Auge behalten, wenn eine alte Psoriasis ihren Charakter ändert, mehr juckt, mehr infiltriert wird und der üblichen Therapie trotzt.

Wir kommen nun zum Ekzem. Es ist kein Zweifel, daß viele Fälle von Mycosis fungoides lange Zeit als Ekzem behandelt werden, bevor ihre wahre Natur erkannt wird. Wie früh das geschieht, hängt davon ab, wie oft der behandelnde Arzt an Mycosis fungoides denkt. Für den Histopathologen ist es im allgemeinen leichter, ein Kontaktekzem oder auch ein atopisches Ekzem von Mycosis fungoides zu unterscheiden, als es bei der Parapsoriasis ist. Die typischen Veränderungen der Epidermis mit Spongiose und Bläschenbildung oder die Akanthose mit relativ geringem Zellinfiltrat, die ekzematöse Prozesse charakterisieren, sind gewöhnlich eher von dem für Mycosis fungoides pathognomonischen starken und ge-

1*

mischten Infiltrat zu unterscheiden, wenn das letztere auch oft mit Akanthose vergesellschaftet ist.

Der folgende Fall jedoch öffnete mir die Augen für eine andere Möglichkeit, Kontaktekzem mit Mycosis fungoides zu verwechseln. Die Probeexzision wurde mir von Stephan EPSTEIN zugeschickt, der dazu schrieb, daß dieser 78jährige Mann eine allgemeine Erythrodermie habe, die auf Mycosis fungoides verdächtig sei. Das histologische Bild mit gemischtem Infiltrat und Invasion der unregelmäßig verdickten Epidermis durch mononukleäre Zellen veranlaßten mich, ihm den Verdacht zu bestätigen. Ich war dann recht überrascht, nach einigen Wochen die Nachricht zu bekommen, daß der Patient nach Absetzen einer Neomcyin-haltigen Salbe glatt abgeheilt war. Anscheinend hatte er ursprünglich ein Ekzem oder eine andere Dermatitis gehabt, für die ihm eine Steroid-Neomycin-Creme verordnet worden war. Die allmählich eintretende Sensibilisierung war nicht erkannt worden, und als die Dermatitis sich ausbreitete, war die Salbe auf immer größere Hautflächen aufgetragen worden, bis schließlich eine universelle Erythrodermie entstand. — EPSTEIN konnte nach der Abheilung die Allergie gegenüber Neomycin durch intradermale Testung nachweisen, und das histologische Bild der positiven Probe entsprach dem der ursprünglichen Dermatitis.

Ich habe seitdem gelernt, mit der histologischen Diagnose des Frühstadiums der Mycosis fungoides noch vorsichtiger zu sein, denn dieser Fall blieb nicht der einzige. Das Konzept der dermalen Kontaktekzemreaktion ist ein sehr interessantes und umstrittenes. S. EPSTEIN ging von der praktischen Erfahrung aus, daß manche chronischen Ekzeme, die klinisch oft mehr der atopischen Dermatitis ähneln, sich doch bei intradermaler Testung als durch einfache Chemikalien verursacht nachweisen lassen. Oft sind es Metalle, wie Nickel und Chrom, in anderen Fällen Medikamente, wie Rivanol oder Neomycin, aber die Liste möglicher Substanzen ist groß.

EPSTEIN stellte die Hypothese auf, daß in diesen Fällen die ursächliche chemische Substanz, das Hapten, sich mit einem Protein der Kutis zum Vollantigen verbindet, während bei der häufigeren „epidermalen" Reaktion die Proteine der Epidermis eine Rolle spielen. Dieser Ansicht ist von anderer Seite widersprochen worden, und die theoretische Erklärung geht uns hier auch nichts an. — Ich bin aber fest überzeugt, daß es tatsächlich ein histologisches Reaktionsbild gibt, das sich sehr schwer von einer frühen Mycosis fungoides unterscheiden läßt, obwohl es durch von außen an die Haut herangebrachte Substanzen verursacht wird, also in das Gebiet des Kontaktekzems gehört.

Klinisch kann das Bild einem chronischen Kontaktekzem oder einer atopischen Dermatitis ähneln, aber es hat oft Züge, die den Kliniker veranlassen, eine Probeexzision zu machen, um Mycosis fungoides auszuschließen: relativ starke Infiltration der Herde ohne viel Schuppung oder Nässen, starker Juckreiz und Therapieresistenz, da die verursachende Substanz ja nicht erkannt und nicht eliminiert wird.

Histopathologisch zeigt die Epidermis oft mäßige Akanthose und etwas Parakeratose, aber kaum je Bläschen oder Krusten. Manchmal ist sie fast unverändert. Dagegen findet sich in der Kutis ein oft starkes Zellinfiltrat, das sich hauptsächlich um die Gefäße der Subpapillarzone anordnet, aber auch diffus werden kann. Das Infiltrat ist polymorph.

Neben kleinen Lymphozyten finden sich auch größere Rundzellen, manchmal auch Plasmazellen, und immer Eosinophile. Auch die fibroblastenähnlichen oder histiozytären Elemente sind vermehrt. Wirklich atypische Zellformen mit großen hyperchromatischen Kernen oder mit mehreren Kernen fehlen meist, aber die Grenzen zwischen normal und pathologisch sind ja in dieser Hinsicht wenig scharf. Das Infiltrat erstreckt sich oft tiefer in die Haut, aber erreicht selten die Subkutis. Nicht selten findet sich fokale Invasion von Rundzellen in der Epidermis.

Das Bild hat also viele Züge, die vom gewöhnlichen Kontaktekzem abweichen und an frühe Stadien der Mycosis fungoides erinnern. Das Infiltrat ist nie so stark oder so atypisch, daß man diese Diagnose mit Sicherheit stellen möchte, das Bild ist gerade verdächtig genug, um einem Sorge zu machen. Und wenn man die dermale Kontaktallergie-Reaktion nicht im Auge behält, kann man leichter der Versuchung erliegen, Mycosis fungoides zu diagnostizieren oder mindestens zu suggerieren.

Es erhebt sich dann natürlich die Frage, was die Zukunft eines solchen Falles sein würde, wenn die auslösende Kontaktsubstanz nicht erkannt und nicht eliminiert wird und die entzündliche Hautreaktion für viele Jahre weiterbesteht. Würde der chronische Reiz des Retikuloendothels der Haut allmählich wirklich zur Mycosis fungoides führen? Ich kann diese Frage nicht beantworten, aber der Gedanke einer solchen Möglichkeit sollte uns sicher veranlassen, sehr energisch nach einem Kontaktekzem zu suchen.

Als letztem Thema wollen wir uns nun der Alopecia mucinosa zuwenden. Für diese Dermatose, die es mir vergönnt war, ins Bewußtsein der dermatologischen Welt zu rufen, habe ich heute die Gefühle eines Vaters, der sein Kind sich zu einem Werwolf umwandeln sieht. Die ersten sechs Fälle, die ich 1957 der American Dermatological Association und später dem Internationalen Kongreß in Stockholm vortrug, schienen eine harmlose Hautkrankheit zu betreffen, die spontan oder auf kleine Röntgendosen abheilte — beinahe eine Kuriosität mit interessanter Histochemie. Als BRAUN-FALCO beim Kongreß mitteilte, daß sich das histologische Bild der follikulären Muzinose auch bei einigen Fällen von Retikulose und Lymphom fände, schien das Koinzidenz zu sein. Heute aber scheint es, und die Fälle häufen sich nach der ersten Mitteilung von KIM und WINKELMANN, daß Alopecia mucinosa bei älteren Menschen als eine neue Vorkrankheit der Mycosis fungoides gewertet werden muß.

Was die nosologische Stellung der Alopecia mucinosa ist, ist noch umstritten. HABER betrachtete sie als ein Ekzem des Haarfollikels, BORDA bringt sie mit chronischen Staphylokokkenfollikulitiden in Zusammenhang. Meine eigene und, wie ich zugeben muß, völlig unbewiesene Hypothese ist, daß es sich um eine neue Virusepitheliose handelt, die das Epithel der Talgdrüse und der Wurzelscheide angreift und es zu der eigentümlichen Störung des Zellmetabolismus zwingt, die sich in der Anhäufung von sauren Mucopolysacchariden ausdrückt.

Die endgültige Diagnose dieser Dermatose beruht tatsächlich auf dem pathognomonischen histologischen Bild, der Wurzelscheidenmuzinose, die JABLONSKA den Anlaß gab, die ganze Krankheit als Mucinosis follicularis zu bezeichnen. Aus Gründen, auf die ich gleich eingehen will, halte ich es aber für angeraten, den ursprünglichen Namen Alopecia mucinosa beizubehalten. Einer der Gründe ist, daß Haarverlust tatsächlich das einzige konstante klinische Merkmal ist und betont werden sollte, da es oft den Verdacht auf die richtige Diagnose erweckt.

Im übrigen wechselt das klinische Bild sehr, und je häufiger man an Alopecia mucinosa in Fällen denkt, die oberflächlicher Trichophytie, Pityriasis simplex alba, Erythematodes oder Lichen spinulosus ähneln, desto öfter wird man die Diagnose stellen. Bei Kindern findet man besonders an den Extremitäten oder am Rumpf eine Form, die aus gruppierten hyperkeratotischen Papeln besteht, die deutlich follikulär sind und klinisch keine Entzündung zeigen. Im Gesicht sehen manche Fälle sehr der Pityriasis simplex alba ähnlich, oder wenn sie etwas mehr entzündlich sind, einer oberflächlichen Trichophytie. Wo immer das Flaumhaar stark genug ist, oder wo etwa ein Herd an die Augenbraue oder das Kopfhaar stößt, ist der Haarverlust deutlich. Bei schwach entwickeltem Haar zeigt gewöhnlich die Lupenbetrachtung, daß Alopezie vorliegt. — Bei Erwachsenen mögen ähnliche Erscheinungen vorkommen, aber oft sind die Herde stärker infiltriert, plattenartig, selbst nodulär oder höckerig. Als Differentialdiagnose kommen Erythematodes, Lupus vulgaris, Sarkoid, selbst ein Lipom in Betracht, und selbstverständlich: *Mycosis fungoides.*

Histologisch wird man das Bild nicht vergessen, wenn man es einmal erkannt hat. Im klarsten Fall ist die Talgdrüse und die mittlere Partie der äußeren Wurzelscheide in ein ödematöses Gewebe verwandelt, in dem die degenerierenden sternförmigen oder abgerundeten Epithelzellen in einem See von Muzin schwimmen. Die ersten Veränderungen finden sich fast immer an der Talgdrüse, in relativ frühen Fällen sieht die Wurzelscheide „spongiotisch" aus oder ähnelt einem Basalzellenepitheliom mit Muzin. Später wird der ganze Follikel in einen mit Muzin und Keratin gefüllten Sack umgewandelt, und das Haar fällt aus. Das Muzin hat besondere histochemische Eigenschaften, die BRAUN-FALCO veranlaßten, es als Glucoprotein im Sinne von BLIX zu interpretieren. Neuerdings ist JOHNSON geneigt, es als Hyaluronsäure zu identifizieren. Im Schnitt ist es mehr oder weniger metachromatisch, färbt sich kaum mit PAS, aber ausgezeichnet mit Alcianblau. Die betroffenen Follikel enthalten auch viel Glykogen. Das entzündliche Infiltrat um die Follikel ist manchmal recht gering, einer der Gründe, die mich veranlassen, die epithelialen Veränderungen als primär anzusehen. In anderen Fällen ist viel mehr Infiltrat vorhanden, und dies nimmt dann leicht einen granulomatösen Charakter an, enthält Histiozyten und oft reichlich Eosinophile. In ganz schweren Fällen zerfallen die Follikel vollkommen, das Muzin wird im Gewebe frei, und das Zellinfiltrat wird massiv. Dann tritt auch histologisch die Frage auf, ob wir es nicht mit Mycosis fungoides oder einer anderen Retikulose oder einem Lymphom zu tun haben.

BRAUN-FALCO war, wie gesagt, der erste, der Fälle beschrieben hat, in denen das histologische Bild der follikulären Muzinose bei einem zweifellosen Lymphom vorkam. In meinem Material sah ich ähnliches und war geneigt, das als sekundäre oder symptomatische Mucinosis follicularis der primären und idiopathischen Krankheit Alopecia mucinosa gegenüberzustellen.

Als aber die Fälle sich mehrten, traten Zweifel auf, und dann kam die Veröffentlichung von KIM und WINKELMANN, die bei einem für längere Zeit mit wiederholten Probeexzisionen verfolgten Fall nachweisen konnten, daß sich die ursprüngliche Alopecia mucinosa mit follikulärer Muzinose und entzündlichem Infiltrat allmählich in eine Mycosis fungoides mit persisistierender folliculärer Muzinose umwandelte. Fast um dieselbe Zeit beobachtete ich den gleichen Vorgang bei einem bejahrten Mann italienischer Abkunft in Detroit. Heute, wenn ich mein ganzes Material von über 60 Fällen analysiere, bietet sich folgendes Bild: *Tab. I.*

Tabelle 1. 60 persönlich diagnostizierte Fälle

Mucinosis follicularis bei M. f. = 4
   (symptomatische Mucinosis follic.)
Idiopathische Alopecia mucinosa = 56
   (von diesen entwickelten später M. f. oder Lymphom = 4)

Weitere Analyse zeigt, daß es eine scharfe Linie gibt zwischen jungen Menschen bis zu 30 Jahren und älteren über 35 Jahren. Bei Kindern und jungen Erwachsenen, und sie machen etwa die Hälfte meines Materials aus, ist Alopecia mucinosa eine offenbar harmlose Krankheit, die nach ein paar Wochen oder Monaten, gelegentlich erst nach ein oder zwei Jahren, abheilt. Natürlich ist die Zeit der Nachbeobachtung noch nicht lang genug (im Höchstfall jetzt 12 Jahre), aber es liegt wenig Grund vor anzunehmen, daß die Heilung nicht endgültig ist. — Auch in der höheren Altersgruppe heilen viele Fälle glatt ab. Aber in 22% ist eine Vergesellschaftung mit Mycosis fungoides oder anderen Lymphomen vorhanden, und in 4 Fällen ist der Übergang von entzündlicher Reaktion zu Lymphom gesichert oder wahrscheinlich. Man kann daher wohl annehmen, daß derselbe Verlauf auch in den anderen 4 Fällen vorlag, in denen schon die erste Probeexzision Mycosis fungoides zeigte. PLOTNICK und ABBRECHT in meiner Abteilung kommen auf Grund von 83 veröffentlichten Fällen zu einigermaßen ähnlichen Zahlen.

Tabelle 2. 56 Fälle von Alopecia mucinosa

Geschlecht: ♂ 39, ♀ 17
Alter: unter 30 Jahre = 29
         über 35 Jahre = 33
         unbekannt = 4
Alle unter 30 Jahren geheilt
Von 33 über 35 Jahren haben M. f. oder Lymphom = 4
dazu von vornherein als Mucinosis follicularis bei M. f. diagnostiziert = 4

Ich muß daher als letzte, aber natürlich immer noch vorläufige Auslegung den Schluß ziehen, daß eine „symptomatische" Mucinosis follicularis wohl nicht existiert, sondern daß die idiopathische Alopecia mucinosa bei Menschen höheren Alters in einem erheblichen Prozentsatz der Fälle eine Vorkrankheit der Mycosis fungoides ist, und daß dieser, im eigentlichsten Sinne „fatale" Ausgang stark zu befürchten ist, wenn die Krankheit bei Patienten von über 35—40 Jahren auftritt. Um so mehr scheint es mir wichtig, die Nomenklatur zu präzisieren.

Die klinische Erkrankung wird wohl immer noch am besten als Alopecia mucinosa bezeichnet, auch wenn man die Alopezie, den Verlust der Haare, manchmal nur mit der Lupe erkennen kann. Mucinosis follicularis ist der angemessene Ausdruck für das histologische Geschehen, von mir ursprünglich als „root sheath mucinosis" = Wurzelscheidenmuzinose bezeichnet. Mucinosis follicularis kann sowohl bei idiopathischer Alopecia mucinosa wie bei der manchmal aus dieser entstehenden Mycosis fungoides gefunden werden.

Tabelle 3. Terminologie

Histologische Diagnose: Mucinosis follicularis
   (root-sheath mucinosis, Wurzelscheidenmuzinose)
Klinische Diagnose:
A. Alopecia mucinosa (idiopathisch)
B. Mycosis fungoides mit symptomatischer Mucinosis follicularis
C. Alopecia mucinosa mit Übergang zur Mycosis fungoides

Ein letztes Wort über die Ätiologie. Diese neuesten Erkenntnisse, daß sich Mycosis fungoides in nicht so wenigen Fällen auf Alopecia mucinosa aufpfropft, scheint mir ein starkes Argument gegen die ekzematöse Natur sowohl wie gegen die staphylogene Ätiologie der Alopecia mucinosa zu sein. Auf der anderen Seite wissen wir, daß bei Tieren Viruspapillome häufig zum Krebs führen. Die Virusätiologie aller malignen Geschwülste gewinnt immer mehr Anhänger, und wenn die europäische Auffassung der Mycosis fungoides als eines viral bedingten Granuloms richtig ist, würde sich sogar ein direkter Zusammenhang zwischen Alopecia mucinosa als Virusepitheliose und Mycosis fungoides konstruieren lassen. — Es scheint mir aber, daß noch ein anderer Mechanismus möglich ist. Das entzündliche Infiltrat vieler jugendlicher Fälle von Alopecia mucinosa hat große Ähnlichkeit mit dem Infiltrat, das sich als eine Immunreaktion um Mollusca contagiosa entwickelt, bevor sie abheilen. Könnte es sein, daß das hypothetische Virus der Alopecia mucinosa eine ähnliche Immunreaktion auslöst, die bei jugendlichen Menschen zur Abheilung führt, während bei älteren Personen manchmal keine völlige Immunität eintritt und die lange fortgesetzte Reizung des Reticuloendothels der Haut schließlich zur malignan Proliferation führt, die wir Mycosis fungoides nennen?

Doch Hypothesen beiseite! Die Tatsache scheint bewiesen, daß Alopecia mucinosa und die sie charakterisierende Mucinosis follicularis der Liste der Vorläufer von Mycosis fungoides hinzugefügt werden muß. Da Alopecia mucinosa immerhin nicht eine sehr häufige Krankheit ist, ist das vielleicht praktisch nicht von zu großer Bedeutung. Aber eine Umwandlungsrate von über 20% sollte uns jedenfalls bei jedem älteren Patienten mit Alopecia mucinosa zur Vorsicht mahnen. Auf der anderen Seite können wir bei Kindern und Erwachsenen unter 35 Jahren eine gute Prognose stellen.

Als Schlußsätze aller meiner Ausführungen mag gelten: Bei allen ungewöhnlichen oder ungewöhnlich therapieresistenten Fällen von entzündlichen Hautkrankheiten ist es gut, an die Möglichkeit der Mycosis fungoides zu denken und eine Probeexzision zu machen. Der Histopathologe muß sorgfältig wägen und muß freimütig zugeben, daß er nicht immer eine endgültige Diagnose stellen kann. Er sollte im Zweifelsfall eher konservativ sein.

Aus der Dermatologischen Universitätsklinik Straßburg/Frankreich
(Direktor: Prof. Dr. FR. WORINGER †)

Naevoide Basaliome

Von

FRÉDERIC WORINGER †

Einleitung und Begriffsbestimmung

Die Klassifizierung der aus dem äußeren Keimblatt sich entwickelnden Tumoren birgt große Schwierigkeiten und wurde noch in letzter Zeit immer wieder diskutiert. Zwei große Einteilungen in spinozelluläre und basozelluläre Tumoren bleiben bestehen, sind aber, was insbesondere die Karzinome betrifft, unserer Ansicht nach noch nicht ganz geklärt, da morphologische Übergänge zwischen beiden bestehen. Die intermediären oder metatypischen sowie die gemischten oder spino-basozellulären Formen sind ja seit DARIER bekannt, werden aber von etlichen Krebsforschern abgelehnt. Für LEVER (Arch. of Derm. *57*, 1948, 679 u. 709) entstammen alle Basalzelltumoren dem primären Epithelkeim, wie es schon längst vermutet und von FOOT aufs neue als morphogenetische Theorie bekräftigt wurde. Somit werden von vielen Forschern die Basaliome noch strenger von den dem Deckepithel entstammenden Spinaliomen getrennt. Für PINKUS hingegen besitzt jede fertile malpighische oder adnexielle Zelle ein Differenzierungspotential, welches, unter besonderen Reizen, sowohl ein Spinaliom als auch ein Basaliom entwickeln kann. In einem Vortrag über die Histogenese der epidermalen Epitheliome (Xe Congrès des Derm. de Langue Française 1959, Masson Ed.) haben wir ebenfalls diesen Standpunkt vertreten.

Die deutsche Ansicht will, wie es LEVER sowie PINKUS und ALBERTINI denken, das Epithelioma basocellulare nicht mehr als Karzinom anerkennen. Als beweisend für Krebs gelte allein die Metastasierungsfähigkeit. Das Epithelioma basocellulare metastasiert bekanntlicherweise nie, außer in seltenen Fällen, für ALBERTINI als falsch diagnostiziert und von MIESCHER als verwilderte Basaliome bezeichnet. Wenn wir auch die einleuchtenden Einteilungen der basocellulären Tumoren von LEVER und von PINKUS in ihrer graduierten Differenzierung voll anerkennen, so möchten wir doch hier einige Zurückhaltung bewahren. Dies betrifft insbesondere die nichtorganischen Hamartome und besonders die undifferenzierten Basalzellepitheliome von Lever oder die primordialen Tumoren von Pinkus. Sind es noch Hamartome oder sind sie anderer Natur? In Frankreich, gegensätzlich zum deutschen und nordamerikanischen Schrifttum, wird die Benennung Epithelioma gewöhnlich nur für maligne Tumoren gebraucht und entspricht den Karzinomen. Das Epithelioma basocellulare wird also in Frankreich immer noch als Krebs gedeutet.

Die Naevobasaliome bilden jedoch mit den Spieglerschen Tumoren, mit den Trichoepitheliomen usw. eine besondere Gruppe unter den Basaliomen und sind keine Karzinome oder Krebse.

NOMLAND (Arch. of Derm. *25*, 1932, 1002), welcher noch an der epidermalen Genese der Naevuszellen festhielt, glaubt an eine basozelluläre Umwandlung der seit der Kindheit bestehenden multiplen Pigmentnaevi bei einer 28 jährigen Frau. Er scheint der erste zu sein, welcher die Bezeichnung Basalzellnaevi, wenn auch mit einer irrtümlichen Auffassung gebraucht. Aber schon 1910, lange vor NOMLAND, bezeichnete E. HOFF-MANN (Derm. Z. *27*, 1919, 255) die Spieglerschen Zylindrome als Naevo-epitheliome.

In Wirklichkeit scheint uns diese Gruppe der naevoiden Basaliome noch längst nicht abgegrenzt und dies weder von den sehr differenzierten epithelialen Mißbildungen, noch von den undifferenzierten Basaliomen. Wenn wir mit ALBERTINI die Basaliome morphologisch mit dem „undifferenzierten bazozellulären Epithelstrang" kennzeichnen, so möchten wir auch für die Naevobasaliome diesen Begriff beibehalten. Er erlaubt uns schon manche naevoide Mißbildungen der Adnexe von den Naevo-basaliomen abzutrennen, so z. B. den Talgdrüsennaevus, die Syringome, den Naevus syringadenomatosus papilliferus, das Hidradenoma papilliferum usw. Wenn auch, als komplizierende Folge, bei Talgdrüsen oder Schweißdrüsennaevi eine basocelluläre Neoplasie auftreten kann, so ist diese als aufgeimpftes Basaliom zu deuten. Also nur dann, wenn histologisch solide basocelluläre Epithelstränge das Bild beherrschen, sprechen wir von Basaliomen. Wir werden nun einige Haupttypen von naevoiden Basaliomen in Erinnerung zurückrufen. Dann werden wir versuchen, diese von dem wirklichen Epithelioma basocellulare im Sinne einer strengen Abtrennung durch besondere Zeichen zu unterscheiden.

Klinische Formen

1. Solitäres Naevobasaliom

Folgende Beobachtung wird uns vielleicht unserem Thema annähern:

Vor Jahren wurde mir eine 23 jährige Patientin zur Entfernung eines kleinen pigmentierten Tumors auf der rechten Halsseite zugeschickt. Seit der jüngsten Kindheit soll dieser ungefähr 5 mm breite und warzenförmige Hautfehler bestanden haben. Aus kosmetischen Gründen und vielleicht um einer malignen Entartung vorzubeugen, wurde dieses Pigmentmal mit der Diaschlinge entfernt. — Gegen alle Erwartung fand ich histologisch (Y 168) keinen Pigmentzellnaevus, sondern einen adenoiden und pigmentierten Basalzelltumor, den ich trotz seines langen Bestehens Epithelioma basocellulare benannte.

Dieser Befund gab mir zu denken und dies desto mehr, als ich etliche Zeit später noch eine Probeexzision desselben Typus mit der Diagnose pigmentierter Naevus zugeschickt bekam (AG 389).

Histologisch haben wir also basocelluläre Gebilde bei jüngeren Patienten, welche als Pigmentnaevi aufgefaßt wurden und die seit der Kindheit bestanden. Ähnliche Fälle wurden von LOBITZ (Arch. of Derm. *71*, 1955, 669) und in der darauffolgenden Diskussion von DALY und PILLSBURY bei Kindern erwähnt. SCOTT (Arch. of Derm. *72*, 1955, 409) hat auch 3 Fälle gesehen, bei welchen ein Basalzellepitheliom seit der Kindheit bestand und er beschreibt eingehend einen solchen, seit dem 5. Lebensjahr bemerkten Tumor unter dem rechten Nasenflügel bei einer 26jährigen Patientin. Auf feinere histologische Untersuchung wird nicht eingegangen, und klinisch sind es entweder morpheaähnliche oder pigmentierte, oft im Zentrum etwas eingedellte, leicht exophytische Gewächse gewesen. Alle befanden sich am Gesicht.

Als erste Gruppe können wir also solitäre, seit der Kindheit bestehende Naevobasaliome anführen. Diese werden klinisch nicht diagnostiziert und meist aus kosmetischen Gründen oder aus Krebsphobie entfernt. Jedoch können diese Tumoren auch später auftreten, z. B. im 34. Lebensjahr bei einem eigenen Fall (AH 123).

Histologisch finden wir (Y 168) dicht gedrängte, dünne, solide basocelluläre Epithelstränge. In einem Teil des Tumors bleiben sie ganz undifferenziert. In einem andern Gebiet sind sie adenoid mit kleinen zystischen Hohlräumen, ohne erkennbare Sekretzellen. Endlich sieht man etliche konzentrisch angeordnete Verhornungen mit Trichohyalin und stellenweise mit groben Melaninschollen. Wenn auch klinisch kein Wachstum verzeichnet wurde, so finden wir doch Kernteilungsfiguren, aber alle im Stadium der Prophase. Das Bindegewebe ist innerhalb des Tumors zart fibrillär, ohne Homogenisierung, und in der Umgebung bleibt die grobfaserige Cutis ohne Verdrängungszeichen und ohne jegliches Entzündungsinfiltrat.

Vielleicht gehört der Tumor von PINKUS (Premalignant fibroepithelial Tumor of the Skin, Arch. of Derm. *67*, 1953, 598) auch hierher. Manche Attribute der naevoiden Natur, die wir noch später erörtern werden, fehlen jedoch. Der Vollständigkeit halber möchten wir ihn hier erwähnen, da er, wie andere naevoide Basaliome, zum Epithelioma basocellulare entarten kann.

Wir bezeichnen alle diese Fälle als Basalzellennaevus. Bekanntlich sind nun als naevoide Basaliome mehrere klassische Tumorarten beschrieben worden.

2. Spieglersche Tumoren

Vorerst haben wir die Spieglerschen Endotheliome oder besser die Poncet-Spieglerschen Cylindrome. Sie treten oft schon im 2. Lebensjahrzehnt und auf der behaarten Kopfhaut auf. Allmählich nehmen sie an Größe und Zahl zu bis zu einem Wachstumsstillstand. Selten isoliert, sind es meist mehrere haarlose, hervorgewölbte bräunliche Tumoren von Linsen- bis Nußgröße. Manchmal verdient ihre Ausdehnung die von

RONCHÉSE geprägte Bezeichnung von Turbantumoren, und die ganze Kopfhaut wird von einem oder von mehreren gelappten Tumoren überdeckt. Seltener sind der Rumpf oder die Extremitäten mitbefallen. In der Hälfte der Fälle findet man eine dominante Vererbung (DORN: Zschr. f. Haut- und Geschlkr. *21*, 1956, 248). Diese Tumoren bilden sich spontan nie zurück und sind gutartig. Jedoch hat man bei ihnen eine karzinomatöse Umwandlung beobachten können. Einige Tumoren zerfallen dann ulzerös und können in den Lymphdrüsen sowie hämatogen Metastasen ausstreuen. Klassisch sind in dieser Hinsicht die Fälle von LUGER und von LAUSECKER. Im Atlas von DE GRACIANSKY und BOULLE sieht man solche seit der Kindheit bestehende Turbantumoren, deren Ulzeration im 82. Lebensjahr die Entartung anzeigen.

Für den Histopathologen haben die Poncet-Spieglerschen Cylindrome ein ganz typisches Bild. Unabhängig von der Epidermis wird der Tumor von mosaikartig gruppierten, genau umrissenen Epithelsträngen aufgebaut. Periphere, dunkle, im Sinne einer myoepithelialen Natur gedeutete (LEVER) Zellen umranden zentral gelegene hellere Sekretzellen. Nur ausnahmsweise bilden letztere eine kleine Sekretzyste. Ganz charakteristisch sind die hyalinen, mucopolysaccharid durchtränkten (BRAUN-FALCO) Bindegewebssepten, welche mit der Basalmembran der epithelialen Stränge verschmolzen sind. Histogenetisch entstammen diese Tumoren dem apokrinen Anteil des primären Epithelkeims von ROEMER und MARKS.

Das gelegentliche Vorkommen bei diesen Patienten von Epithelioma adenoides cysticum hat oft die Beschreibung der beiden naevoiden Basaliome in einem einzigen Kapitel mitsichgebracht. Klinisch und histologisch unterscheiden sie sich aber gänzlich.

3. Trichoepitheliome von Jarisch

Das Epithelioma adenoides cysticum Brooke können wir vereint mit dem Trichoepitheliom von Jarisch beschreiben, da Klinik und Histologie sich gleich verhalten.

In einer *ersten* Varietät handelt es sich um wenige, gruppierte, etwa linsengroße Knötchen, welche schon im jugendlichen Alter auftreten und dann unverändert weiterbestehen.

Einen solchen Fall konnten wir (Bull. Soc. Fr. Derm. *1955*, 189) demonstrieren. Bei diesem 30jährigen Patienten ohne ähnliche Familienanamnese trat das erste Knötchen im Alter von 18 Jahren auf, und allmählich bildeten sich auf der Oberlippe 12 linsengroße rosarote Knötchen mit schon klinisch auffallenden gelblichen milienartige Zysten. Histologisch (T 18) finden wir das von BROOKE als Epithelioma adenoides cysticum (Brit. J. Derm. *4*, 1892, 269) oder das von JARISCH als Trichoepithelioma papulosum multiplex (Arch. f. Derm. *28*, 1894, 173) beschriebene Bild. Man findet unregelmäßige, dünne, anastomosierte Epithelverbände, welche sich stellenweise zu Zysten verschiedener Größe aufblähen. Diese sind entweder mit lockerem Keratin oder mit einer hyalinen Masse angefüllt. Die häufigen Resorptionsfremdkörpergranulome mit einigen Cholesterinkristallmoulagen beweisen vielleicht ständige Umwandlungen. Das umgebende Bindegewebe ist zart fibrillär, ohne jegliches Entzündungsinfiltrat. Melanin enthält dieser Tumor nicht.

Diese manchmal einzeln bestehenden Tumoren sind kürzlich von GRAY und HELWIG (Arch. of Derm. *87*, 1963, 102) als solitäre Trichoepitheliome beschrieben worden.

In einer *zweiten* Varietät sind diese Knötchen symmetrisch im Gesicht verteilt, besonders in den Nasenfalten, aber auch auf den Wangen, Schläfen, der Stirn und der Oberlippe. Sie haben verschiedene Größe und reichen von Stecknadelkopf- bis zur Erbsengröße. Von BALZER-MENETRIER wurden sie als der Pringleschen Krankheit zugehörig beschrieben. Bekanntlicherweise findet man beim Morbus Bourneville-Pringle nicht nur angio-fibromatöse Bildungen, sondern auch epitheliale Mißbildungen (jedoch nie die von PRINGLE irrtümlich beschriebenen Talgdrüsenadenome). Diese Fälle sind oft familiär und wir konnten bei 4 Geschwistern Probeexzisionen vornehmen, welche alle dieselbe histologische Struktur aufwiesen (P 375, T 259, Y 120): Epithelstränge, Zysten, Resorptionsgranulome, Bindegewebsstroma ohne Elastin, Fehlen jeglicher Pigmentierung, obgleich an manchen Stellen die Genese von Haarfollikeln aus höchst wahrscheinlich erscheint. Bei einer dieser Geschwister ulcerierte ein Tumor und wurde elektrokaustisch nach einer Probeexzision zerstört. Histologisch (AG 379) fanden wir eine Entartung in Form eines gewöhnlichen Epithelioma basocellulare, worauf wir später noch zurückkommen werden.

Ein *drittes* klinisches Bild bieten auf der ganzen Rumpffläche ausgesäte Knötchen.

In Besançon demonstrierte LAUGIER einen solchen Fall, welchen ich hier mit Diapositiven zeigen kann. Auf der Rumpfhaut und besonders in der Leistengegend und auf der Bauchdecke bei einem 16 jährigen jungen befanden sich seit der Kindheit mehrere Hunderte im allgemeinen stecknadelkopfgroße Papeln. Das Gesicht blieb verschont.

In allen diesen Varianten finden wir histologisch immer dasselbe Bild eines Trichoepithelioms und können deswegen die Zusammengehörigkeit oder wenigstens die Verwandtschaft dieser Fälle behaupten.

4. Multiple Naevobasaliome (Basocelluläre Naevi)

Bisher handelt es sich klinisch eher um zahlreiche kleine Knötchen oder Tumoren. Es sind aber noch andere Formen mit etwas weniger und größeren Tumoren als naevoide Basaliome beschrieben worden. Unserer Ansicht nach müssen diese Aspekte besonders der Histologie wegen von den vorhergehenden getrennt werden. Eine besondere Beachtung verdient noch diese Form wegen der häufigen Pigmentierung, die wir trotz der Histogenese aus dem Follikel in den vorhergehenden Varianten nicht angetroffen haben.

Mit RENARD haben wir (Ann. de Derm. *9*, 1949, 38) einen 16 jährigen Jungen beschrieben, welcher seit ungefähr 18 Monaten mehrere Knoten in der Rücken-, Lumbal- und Brustgegend sowie auf der Kopfhaut aufschießen sah. Im ganzen waren es ungefähr 50 Tumoren, linsen- bis haselnußgroß und meist bläulich verfärbt. – Die Histologie (N 154) zeigt im Corium, von der Epidermis unabhängige Tumoren, welche im Schnitt als voneinander durch ein zartes bindegewebiges Stroma getrennte basozelluläre, entweder abgerundete oder verzweigte Gebilde erscheinen. Außer einigen leeren Zysten, weisen diese basozellulären Massen manchmal konzentrische Verhornungskegel oder kleine Hornzysten auf, welche an Follikelbildungen erinnern; dies um so mehr, als Melanin in den Hornzysten, in manchen epithelialen Massen und im Stroma vorhanden ist. Alle Tumoren sind jedoch nicht melaninhaltig. Im Stroma sind keine Entzündungszeichen vorhanden. Wir haben es also hier mit pigmentierten Naevobasaliomen zu tun.

Ein ganz ähnlicher Fall war schon von PAUTRIER (Ann. de Derm. 7, 1947, 5) ausführlich und mit zahlreichen Abbildungen veröffentlicht worden. Seit der Kindheit hatte diese 19jährige Patientin schon etliche harte Knötchen, welche sich in den letzten Jahren vermehrten und bis zur Erbsen- oder sogar Kirschgröße wuchsen. Sie befanden sich zahlreich in der Temporalgegend, auf den Nasenseiten, auf der Kopfhaut und auf dem Rumpf. Derselbe Fall endete letal nach 12 Jahren Beobachtung infolge einer malignen Entartung eines Tumors in der linken Abdominalgegend. – Die histologische Untersuchung (M 302) ergibt genau dieselben Bilder des vorhergehenden Falles. Aber einige Jahre später entsteht die Umwandlung in einen bösartigen Tumor mit baldigen Metastasen und mit der histologischen Struktur (Y 81) eines Bowenschen Karzinoms (metatypisches malignes Epithelioma basocellulare nach unserer Einteilung).

In der Arbeit von VILANOVA und RUEDA (Ann. Derm. 1962, 475) werden 2 Fälle mit ausschließlicher Lokalisation im Gesicht beschrieben. Wir sehen hier genau denselben histologischen Aufbau, welcher vom Epithelioma adenoides cysticum abweicht und trotzdem Haarfollikeldifferenzierungen aufweist. Ähnlich ist der Fall von DEGOS, CIVATTE und TOURAINE (Bull. Soc. Fr. Derm. 1962, 842) beschaffen.

Eine andere Form von multiplen Basalzellnaevi wurde von HOWELL und CARO (Arch. of Derm. 79, 1959, 67) ausführlich beschrieben. Es handelte sich hier weder um Cylindrome noch um Trichoepitheliome. Die multiplen Knötchen entsprachen histologisch undifferenzierten Basaliomen, welche aber weder ulzerierten noch sich entzündlich-infiltrativ veränderten und auch nicht evolutiv waren. Ähnliche Beobachtungen brachten THIES u. Mitarb. (Arch. f. klin. und exp. Derm. 210, 1960, 291) sowie JABLONSKA (Hautarzt 12, 1961, 147). Der Fall von multiplen Carcinoiden von ARNING gehört vielleicht auch hierher. Aber ähnliche Beobachtungen sind von den anderen multiplen Epitheliomen zu unterscheiden, da es sich meist, genau wie im Falle PAUTRIER-ARCHAMBAULT (Bull. Cancer 16, 1927) um wirkliche basozelluläre Epitheliome handelte.

5. Das verkalkende Epitheliom von Malherbe

Das Epitheliom von Malherbe-Chenantais (GEISER: Ann. Derm. 1959, 259 und 383) gehört unserer Ansicht nach auch zu den Naevobasaliomen. Hierfür sprechen das jugendliche Entstehen und der Wachstumsstillstand; DUPERRAT erwähnt familiäre Fälle. Allerdings tritt dieser Tumor oft nach Traumen oder nach accidenteller Gewebsverlagerung auf und könnte also eine einfache Hyperplasie und nicht eine Neoplasie sein. – Klinisch handelt es sich um haselnußgroße, runde und harte, im Unterhautzellgewebe liegende oder mit der Cutis verwachsene Knoten. Diese meist am Kopf sitzenden Tumoren werden nie kanzerös. – Das Mikroskop zeigt einen oft eingekapselten Tumor, dessen gut begrenzte, basophile Zellagen nicht differenziert sind, manchmal jedoch verhornen, aber meist zu mumifizierten, schlecht färbbaren Schattenzellen absterben. Charakteristisch sind die Kalkniederschläge, welche zu Fremdkörpergranulomen oder zu richtigen Verknöcherungen Anlaß geben.

6. Systematisierte Naevobasaliome und Begleiterscheinungen

Mit den vorhergehenden Paragraphen haben wir die histologischen Bilder alle umfaßt. Man könnte nun Abarten aufzählen, aber ohne etwas Neues zu bringen. Eines sei jedoch erwähnt, die systematische Anordnung mancher Naevobasaliome. Solche finden wir z.B. in der Beobachtung von CARNEY (Arch. of Derm. *65*, 1952, 471) und von ANDERSON und BEST (Brit. J. Derm. *74*, 1962, 20).

Hier sei kurz eine Mitteilung von RIMBAUD (Bull. Soc. Fr. Derm. 1964) erwähnt, da wir davon die Diapositive bekamen. Es handelt sich bei einer 70jährigen Patientin um eine streifenförmige Anordnung von Naevobasaliomen, welche sich seit der Kindheit langsam entlang des linken Beines und in der Sternalgegend entwickelten. Zwei dieser Tumoren am Bein sind ulzeriert und zeigen histologisch eine Umwandlung in ein Epithelioma basocellulare; die nicht ulzerierten Tumoren sind zum Teil pigmentierte Naevobasaliome, wovon eines die Struktur eines prämalignen fibroepithelialen Tumors von Pinkus hat.

Zahlreiche Entwicklungsstörungen wurden als Begleiterscheinungen des multiplen naevoiden Basalioms erwähnt. Es sind dies besonders die von TIGHE (Brit. J. Derm. *75*, 1963, 257), WARD (Austr. J. Derm. *5*, 1960, 204) und HOWELL und CARO beobachteten Mißbildungen an den Hand- und Fußflächen mit Parakeratosen oder Teleangiectasien. DAVIDSON (Brit. J. Derm. *74*, 1962, 439) erwähnt außerdem noch die Bifurkation einiger Rippen und dentale Zysten. Diese fand auch Kombination mit anderen Knochenanomalien, GORLIN u. Mitarb. (Acta Derm.-Ven. *43*, 1963, 39). BORELLI und HARDER (Hautarzt *12*, 1961, 355) fanden Knochenveränderungen bei einem Fall von Spieglerschen Tumoren. HERZBERG und WISKEMANN (Derm. *126*, 1963, 106) beschrieben bei einem 10jährigen Kind mit familiären Naevobasaliomen ein Medulloblastom als fünfte Phakomatose, so wie schon HERMANS u. Mitarb. einen ähnlichen Fall mit einer dysgenetischen Gliomatose des Auges benannten. THIES, DORN und WEISE fanden die Assoziation mit Neurinomen der Haut.

Diagnose der Naevobasaliome

Als Definition der basozellulären Gewächse haben wir schon einleitend, mit ALBERTINI, als Basis den „undifferenzierten basozellulären Epithelstrang" angenommen, wenn er auch stellenweise Zysten bildet oder adenoide Struktur aufweist. Somit werden die meisten organoiden Hamartome von Lever, obgleich sie auch naevoider Art sein können, ausgeschlossen. Im Myoepitheliom, im ekkrinen Spiradenom sowie im Syringom finden wir nicht den wirklichen basozellulären Epithelstrang und haben diese naevoiden Tumoren ausgeschlossen. Klinisch und histologisch bieten diese gegenüber dem Naevobasaliom keine Diagnoseschwierigkeiten.

Viel wichtiger erscheint uns die Abgrenzung zum wirklichen Epithelioma basocellulare. Mehrere Gesichtspunkte können uns dafür nützlich sein: Die Histogenese, die Klinik und die Histologie.

Die Histogenese beider ist ganz verschieden. Für die naevoiden Tumoren wird eine embryonale Keimverschleppung angeschuldigt, welche gewöhnlich früh, manchmal kongenital oder später in den 3 ersten Lebensdezennien unter unbekannten Bedingungen zur Fertilität erwacht. Ganz anders steht es mit dem Epithelioma basocellulare. Dieses tritt im späteren Alter auf. Eine chronische Reizung erklärt seine Genese, sei es eine Präcancerose (senile Keratose, Narbe, intraepidermales Epitheliom, usw.), sei es ein entzündlicher Zustand (Altershaut, Trauma), ein chemischer Faktor (Arsen) oder noch ein naevoides Basaliom, welches kanzerös entarten kann, wie wir es an einigen Beispielen gesehen haben. Naevoide Basaliome hat man nicht experimentell erzeugen können, da sie sich aus embryonalen Zellen entwickeln. Wohl aber wurden basozelluläre Krebse durch Dedifferenzierungen aus reifen epithelialen Zellen experimentell provoziert und verwirklicht.

Die Klinik bringt uns weitere Zeugnisse zur Unterscheidung eines Naevobasalioms und eines Epithelioma basocellulare. Im allgemeinen sind die wirklichen Epitheliome an Zahl beschränkt und meist einzeln; Naevobasaliome, außer den solitären Fällen, sind fast immer multipel. Die streifenförmige oder zoniforme Systematisierung ist charakteristisch für letztere. Die symmetrische Anordnung ist häufig. Morphologisch vermehren sie sich stereotypisch. Das Epithelioma basocellulare aber ist eine krebsige Entartung mit anarchischem gesetzlosem Wuchs. Die umgebenden Gewebe werden zerstört; Ulzerationen sind eine Folge davon. Wenn ein naevoides Basaliom ulzeriert, so muß man eine maligne Umwandlung annehmen. Naevoide Tumoren sind meist in ihrem Wachstum begrenzt, im Gegensatz zum Basalzellkrebs, welcher sich wie ein Parasit, autonom auf seinem Wirte weiterentwickelt und anwächst. Gleich einem normalen Gewebe ist das Naevobasaliom zeitlich auch und räumlich beschränkt, als ob das Maß der Zellproliferation ein bestimmtes sei; Metastasen gibt es keine, außer bei maligner Umwandlung. Das familiäre Auftreten haben wir schon erwähnt. Die Klinik allein vermag also in den meisten Fällen die naevoiden und die epitheliomatösen Basaliome zu unterscheiden.

Endlich ist *die Histologie* charakteristisch und erlaubt, besonders bei den verkannten solitären Tumoren, eine Entscheidung zu treffen. Die allgemeine Architektur eines Naevobasalioms ist meist organoid und erinnert oft an den histogenetischen Ursprung. Gegensätzlich zum Epitheliom hat es, außer bei manchen Trichoepitheliomen, keine Verbindung weder mit dem Deckepithel noch zu normalen Adnexen, und bleibt, wenn auch nur selten abgekapselt, in der mittleren Cutis oder sogar in der Subcutis (verkalkendes Epitheliom). Die normalen Gewebe der Umgegend werden weder zerstört noch sklerosiert. Jedoch hat das Naevobasaliom oft ein eigenes spezifisches Bindegewebsstroma. Die Färbung der alkalischen Phosphatase ist positiv im Trichoepitheliom, negativ im Epithelioma basocellulare (KOPF, Arch. of Derm. 75, 1957, 34). Entzündungsinfiltrate fehlen ganz und es entsteht keine Neigung weder zu Ulzerationen noch zu Nekrosen. Dies ist besonders kennzeichnend bei multiplen, undifferenzierten Basaliomen. Cytologisch sieht man keine Zellmonstrositäten. Was nun die Zellteilungsbilder betrifft, so sind sie viel seltener als im Epitheliom.

Die auf Klinik und Histologie gegründete Differentialdiagnose zwischen naevoiden und epitheliomatösen Basaliom scheint uns sehr wichtig, da *die Prognose* eine verschiedene ist. Das Epithelioma basocellulare hat alle Attribute eines Karzinoms, ausgenommen die sehr seltene Metastasierungsgefahr. Nichtsdestoweniger erkennen wir beim Epithelioma basocellulare die Krebsnatur an, wenn diese Geschwulst auch meist gutartig bleibt und nur örtlich destruierend wirkt. Aber die epitheliomatöse Umwandlung eines naevoiden Basalioms, besonders bei den Zylindromen und bei den multiplen Naevobasaliomen, bedeutet oft einen bösartigen metastasierenden Krebs. Die Anzeichen einer solchen Umwandlung sind Indikationen zu einem sofortigen therapeutischen Eingriff.

Behandlung

Bei der Behandlung der multiplen Naevobasaliome, sind wir relativ machtlos. Man kann höchstens einige größere und kosmetisch störende Tumoren chirurgisch abtragen oder mit dem Kauter zerstören. Nach einigen Autoren sollen die naevoiden Basaliome röntgenempfindlich sein. Wir möchten dies jedoch bezweifeln und lieber flüssigen Stickstoff für kleinere Knötchen anwenden.

Unnötige verstümmelnde Operationen sind aber streng zu vermeiden, da wir es ja mit gutartigen Tumoren zu tun haben.

Aus der Dermatologischen Universitätsklinik Genf
(Direktor: Prof. Dr. med. W. Jadassohn)

Bemerkungen zum Sarcoid-Boeck-Problem

Von

Werner Jadassohn

Ich muß die Wahl meines Themas begründen, denn man kann nicht behaupten, daß das Sarkoid Boeck oder die Sarkoidose, oder die maladie de Besnier-Boeck-Schaumann, eine häufige, praktisch wichtige Erkrankung ist. Das Thema hat mich gelockt, da ich mich seit Jahrzehnten, beeinflußt durch meinen Vater, immer wieder für diese Krankheit interessiert habe. Das ist aber kein genügender Grund für die Wahl meines heutigen Themas. Schon in Zürich und jetzt in Genf ist mir immer wieder aufgefallen, wie gut die Studenten über das Sarkoid Boeck orientiert sind, die Studenten, die über die elementarsten Fragen der täglichen Praxis ganz ungenügende Kenntnisse besitzen.

Diese Feststellung erklärt sich dadurch, daß die Lehrer der inneren Medizin den Studenten ausführlich über diese Krankheit berichten, weil sie sich glühend für dieses Thema interessieren. An und für sich halte ich es für falsch, dem zukünftigen Allgemeinpraktiker Dinge ausführlich auseinanderzusetzen, die er in der Praxis kaum braucht. Die Dermatologen, die in diesem Jahrhundert doch einiges wichtiges und grundlegendes auf dem Sarkoid-Gebiet geleistet haben, kommen bei den Ausführungen vieler (nicht aller) Internisten zu kurz. Das scheint mir ein Grund, den Dermatologen über den jetzigen Stand der Sarkoidforschung etwas zu orientieren. Bevor ich das Thema wählte wurde mir von einem Vortrag eines ausländischen Internisten berichtet, der sich sehr verächtlich über die Dermatologen geäußert habe, die heute über das Sarkoid Boeck nichts mehr wissen und die man in solchen Fällen nicht beizuziehen brauche.

Wir leben in einer Zeit außerordentlicher wissenschaftlicher und praktischer Erfolge. Das verleitet speziell die Jungen unter uns dazu, das was früher geleistet wurde, zu unterschätzen. Die Entwicklungsgeschichte der Sarkoidlehre zu kennen, ist hier vielleicht recht nützlich, denn sie zeigt, daß wir es trotz aller Arbeit und trotz ausgezeichneter Arbeiten, keineswegs herrlich weit gebracht haben. Zu zeigen, wie wenig weit wir es gebracht haben, ist vielleicht eine lohnende Arbeit für einen älteren Dermatologen, der kritisch die Situation betrachtet.

„Das Alter wägt und mißt es, die Jugend sagt, so ist es."

Es kann nun aber nicht meine Aufgabe heute sein, Ihnen die Entwicklungsgeschichte der Sarkoidosislehre darzulegen, das möchte ich noch älteren Dermatologen überlassen. Ich werde mich damit begnügen, einige Probleme, die mich besonders interessiert haben und immer noch beschäftigen, darzulegen.

Im Jahre 1932 habe ich einem hervorragenden Dermatologen ein histologisches Präparat gezeigt. Er fragte mich: Wie ist die Tuberkulinreaktion? Als ich ihm mitteilte, daß sie negativ ausgefallen ist, sagte er, dann dürfen Sie die Diagnose Sarkoid Boeck stellen. Ich zeigte darauf das gleiche Präparat meinem Vater, der sagte: „Ich sehe, daß Du willst, daß ich die Diagnose *Sarkoid Boeck* stelle, aber da stimmt etwas nicht. Das ist nämlich nicht menschliche Haut." — Es handelte sich um ein histologisches Präparat einer Rattenhaut, in die ich 4 Wochen vorher Tuberkelbazillen injiziert hatte.

Man findet in der mit Tuberkelbazillen inoculierten Hautstelle bei der Ratte Epitheloidzelltuberkel, also wenn Sie mir den Ausdruck gestatten, „sarcoidoide" Strukturen. Man findet oft, nicht immer, Tuberkelbazillen, die aber auffällig dünn sind. Kultur und Meerschweinchenversuche mit dem Excisionsmaterial sind manchmal positiv, manchmal negativ.

Warum habe ich 1932 die Ratte für meine Versuche gewählt? Weil mir gewisse Analogien zwischen dem Sarkoid und der Rattentuberkulose aufgefallen waren. Beim Sarkoid ist die Tuberkulinreaktion häufig, bei der mit Tuberkelbazillen infizierten Ratte anscheinend immer negativ. Mit Serum von Sarkoidpatienten und mit Rattenserum konnten die Tuberkulinreaktionen u. U. verstärkt und u. U. abgeschwächt werden.

Jetzt kommen noch die „sarkoidoiden" Strukturen bei der Ratten-tuberkulose und der gelegentlich negative Tuberkelbazillennachweis bei der Rattentuberkulose hinzu.

Hier sind wir auf einem Umweg auf der seit Jahrzehnten diskutierten Frage der Beziehungen des Sarkoids und der Tuberkulose angelangt. LEIDER und SULZBERGER schreiben, daß in den letzten Jahren einige, die hierüber diskutieren, verdrießlich, verdrossen und bissig werden und einander als parteiisch anschuldigen. Als ob jemand einen Profit davon hätte, wenn der Tuberkelbacillus die Ursache des Sarkoid Boeck ist, oder wenn er es nicht ist.

Ich kann hier nicht auf alle Momente eingehen, die für und die gegen die Beziehungen des Sarkoids zur Tuberkulose angeführt wurden, die Frage ist aber doch so wichtig, daß ich etwas näher darauf eingehen muß.

Das „sarkoidoide" histologische Bild der Rattenhaut-Tuberkulose spricht für die Tbc-Aetiologie des Sarkoids, beweist aber natürlich nichts. Die negative Tuberkulinreaktion beim Sarkoid wurde von meinem Vater als für die Beziehungen zur Tuberkulose sprechend auf-gefaßt; besonders da die Tuberkulinreaktion bei Patienten, die früher eine Tuberkulose durchgemacht haben, negativ ausfällt. Ich komme darauf noch einmal zurück.

Neuere Untersuchungen sprechen nun aber gegen die spezifische, positive Anergie. Es wurde von verschiedenen Autoren angegeben, daß es sich nicht um eine spezifische Anergie handelt, da auch andere Reak-tionen vom Tuberkulintypus beim Sarkoid-Patienten negativ ausfallen. Es wurde von einem „Lack of skin reactions of the delayed type" ge-sprochen. Eigene Untersuchungen sprechen gegen einen allgemeinen „lack of skin reaction of the delayed type", da bei 7 unserer Tuberkulin-negativen Sarkoidpatienten 6 entweder auf Trichophytin oder Toxo-plasmin oder auf beide Allergene positiv reagierten.

Erwähnt sei noch, daß nach CITRON und SCADDING „Cortison-Tuberkulin-Gemische" bei Tuberkulin-negativen Sarkoidpatienten und bei auf Tuber-kulin desensibilisierten Patienten oft positive Reaktionen auslösten, wäh-rend das bei gesunden, Tuberkulin-negativen Patienten nicht der Fall ist. Das spricht nach den Autoren für eine kausale Beziehung zwischen Tuber-kulose und Sarkoidose. Ich möchte noch die Untersuchungen von LENNING anführen, der Patienten BCG-Bazillen injiziert hat. Er konnte sie, und das wurde von anderen bestätigt, nicht Tuberkulin-empfindlich machen, was für eine positive Anergie spricht. Dies wird allerdings z.B. von ROSTENBERG nicht anerkannt.

Gegen die Hypothesen einer positiven Anergie sprechen kürzlich publizierte Versuche von URBACH, der die Tuberkulin-Überempfindlich-keit von Tuberkulin-positiven Menschen auf Sarkoid-Patienten über-tragen konnte.

Ich habe bei den erwähnten Rattenversuchen darauf hingewiesen, daß Rattenserum die Tuberkulinreaktion abschwächt. MAGNUSSEN hat nun dieses Resultat darauf zurückgeführt, daß das im Tuberkulin-Gemisch enthaltene Rattenserum eine Sofortreaktion auslöst. Das ist richtig, aber inaktiviertes Rattenserum bewirkt ebenfalls eine Sofort-reaktion und verstärkt die Tuberkulin-Reaktion. MAGNUSSEN bestreitet

2*

aber auch die Tuberkulin abschwächende Wirkung des Sarkoidserums, trotzdem aus seiner Literaturzusammenstellung hervorgeht, daß ³/₄ aller Autoren, die seit 1921 Versuche angestellt haben, sich für eine Tuberkulin abschwächende Wirkung des Sarkoidserums ausgesprochen haben. MAGNUSSEN hat nun selber Untersuchungen angestellt. Er hat mit Sarkoidseren in 11% abgeschwächte Tuberkulinreaktionen festgestellt, mit Normalserum in 14%. Damit ist jetzt für viele Autoren die Frage der Tuberkulin abschwächenden Wirkung der Sarkoidseren erledigt. Doch möchte ich hier zur Vorsicht raten; die von MAGNUSSEN selbst angeführte Statistik läßt sehr berechtigte Zweifel daran aufkommen, ob diese ablehnende Stellung berechtigt ist. Hinzu kommt nun aber noch folgendes: WELLS und WYLLIE haben 1949 13 Sarkoidseren untersucht und festgestellt, daß 12 Seren vollkommene Neutralisation bei mindestens einem Receptor ergaben und sie fassen zusammen: „A tuberculin-neutralizing factor is present in the serum of patients with sarcoidosis".

Mit den Seren von Patienten, die nicht an Sarkoidose litten, haben sie in 19% Abschwächung der Tuberkulinwirkung beobachtet. Dem stehen also 93% Abschwächung mit Sarkoidseren gegenüber. Wie kann man sich nun die vollkommen differenten Resultate erklären, die von WELLS und WYLLIE einerseits, und die von MAGNUSSEN andererseits. MAGNUSSON hat mit fünfmal höheren Tuberkulinkonzentrationen gearbeitet als WELLS und WYLLIE. Es erscheint eigentlich selbstverständlich, daß je höher die verwendete Tuberkulinkonzentration ist, um so unwahrscheinlicher wird es sein, daß man eine abschwächende Serumwirkung nachweisen kann. Heutzutage erscheint es mir sehr schwierig, solche Untersuchungen durchzuführen, denn man braucht sehr hochgradig Tuberkulin-empfindliche „Receptoren". Das waren früher die Lupus vulgaris-Patienten. Ich möchte noch betonen, daß mir persönliche Erfahrungen mit Experimenten in dieser Richtung fehlen, daß ich aber glaube, daß man die so häufig bestätigten Befunde die eine abschwächende Wirkung des Sarkoidserums ergaben, nicht einfach ignorieren darf. Beweisend sind die Tuberkulin abschwächenden Substanzen im Sarkoidserum für die tuberkulöse Aetiologie des Sarkoids natürlich nicht.

Diskutieren wir jetzt weitere Momente, die für und gegen die tuberkulöse Aetiologie des Sarkoids angeführt worden sind und angeführt werden.

Der Nachweis der Tuberkelbazillen in Sarkoideffloreszenzen gelingt nur ganz ausnahmsweise. Spricht das aber wirklich gegen die Bedeutung des Tuberkelbacillus beim Sarkoid? „Wo Bakterien unter Antikörperwirkung langsam zugrunde gehen, da besteht die Neigung zur Bildung tuberkuloider Strukturen" (J. JADASSOHN und LEWANDOWSKY), und man kann dann viel seltener oder u. U. überhaupt keine Erreger mehr feststellen.

Nun kann man hier aber sofort einwenden, daß wir beim Sarkoid keine eigentlichen tuberkuloiden Strukturen vor uns haben, sondern „sarkoidoide" Strukturen. Doch dieser Einwand erscheint mir nicht unbedingt stichhaltig. PAUTRIER hat schon darauf hingewiesen, daß auch beim Sarkoid tuberkulöse (lupoide) Reaktionen vorkommen. Er bildet einen Fall von Sarkoid ab, von dem er sagt, daß er einen ziemlich außergewöhnlichen Befund zeigt, ein deutliches subepidermales tuberkuloides lupiformes Knötchen (nodule sousepidermique franchement tuberculoïde, lupiforme). Ich möchte 2 Fälle mitteilen.

Im ersten Fall handelt es sich um einen dermatologisch klinisch typischen Fall von Sarkoid, bei dem die Diagnose übrigens $3^1/_2$ Jahre vor dem Auftreten von Hauterscheinungen aus der Lungenradiographie gestellt worden war. Der Patient war Tuberkulin-negativ. Das histologische Bild zeigte neben relativ charakteristischen Epitheloidzellknötchen, deutliche lupoide Knötchen mit Epitheloidzellen, Riesenzellen und Lymphocyten.

Im zweiten Fall handelte es sich um eine Negerin mit kleinen depigmentierten Flecken und zahlreichen vergrößerten Lymphdrüsen. Früher soll eine Lungenaffektion bestanden haben, aber das Röntgenbild zeigte nichts besonderes. Es bestanden keine Anhaltspunkte für Lepra. Die histologische Untersuchung einer Hautefflorescenz und einer Lymphdrüse ergab Sarkoid mit reinen Epitheloidzellknötchen. Keine lupoiden Veränderungen, wie man sie ja hätte erwarten können, da es sich um eine Negerin handelte[1]. Die Patientin hat nun etwas später einen Knötchenschub auf dem behaarten Kopf durchgemacht, und hier ergab die Untersuchung typisch tuberkuloide Strukturen. Die nahe Beziehung zwischen tuberkuloiden und sarkoiden Strukturen ergibt sich sehr oft aus der Schwierigkeit, die Differentialdiagnose sarkoider, oder sollte man sagen sarkoidoider Lupus vulgaris und Sarkoid zu stellen. Sehr häufig wird man sich erst entscheiden, wenn man den Ausfall der Tuberkulinreaktion kennt. Positive Tuberkulinreaktion spricht für sarkoiden Lupus vulgaris, negative für Sarkoid.

LEVER meint, daß die einzige Laboratoriumsmethode, mit der man die „beiden" Krankheiten mit Sicherheit differenzieren kann, die Meerschweincheninoculation ist, die meist positiv beim Lupus vulgaris ausfällt, aber immer negativ ist bei der Sarkoidosis.

Es ist im Prinzip jetzt wohl den meisten klar, daß die Feststellung tuberkuloider Strukturen nicht gestattet, die Diagnose Tuberkulose zu stellen. Man sieht aber immer noch Fälle, in denen rein histologisch die Diagnose Tuberkulose gestellt wurde. Ich erwähne hier einen Fall, trotzdem es ja eigentlich nicht mehr nötig ist, Beweise für nicht tuberkulöse tuberkuloide Strukturen anzuführen. Der Fall ist aber besonders instruktiv.

Die Patientin hatte ein Zungenulcus, das zuerst als Riesenaphthe diagnostiziert wurde. Da es aber nicht zur Abheilung kam, haben wir eine Probeexcision durchgeführt, die für Tuberkulose ganz charakteristisch erschien, und doch hat der weitere Verlauf mit Sicherheit gezeigt, daß die erste Diagnose Riesenaphthe die richtige war.

Tuberkuloide Strukturen finden sich auch bei der cutanen Leishmanniose. In einem Fall legte die histologische Untersuchung auf den ersten Blick uns die Diagnose Sarkoid nahe, was aber klinisch ganz und gar nicht stimmte.

Bei der genaueren Untersuchung fanden wir sehr viele Leishmania-Körperchen, was mit dem sogenannten J. Jadassohn-Lewandowskischen Gesetz eigentlich nicht der Fall sein sollte. Das J. Jadassohn-Lewandowski Gesetz ist eben kein Gesetz, sondern nur eine Regel. Bei der Haut-Leishmaniose werden tuberkuloide Strukturen sehr häufig gefun-

---

[1] Neger zeigen nach WEIDMANN u.a. besonders häufig tuberkuloide Strukturen sensu strictiori bei der Sarkoidose.

den, aber es können, wie unser Fall zeigt, auch Strukturen festgestellt werden, die man eher als sarkoidoid bezeichnen wird.

Ganz besonders deutlich ist bei der tuberkuloiden Lepra das Vorkommen sarkoidoider Strukturen, so daß man versucht ist, statt von tuberkuloider, von sarkoidoider Lepra zu sprechen.

Aus dem allem kann eigentlich nur geschlossen werden, daß sarkoidoide Strukturen bei Erkrankungen vorkommen, die tuberkuloide Strukturen hervorrufen. Sie sind keineswegs charakteristisch für das Sarkoid Boeck. Sie kommen als ein besonderes Stadium derjenigen Erkrankungen vor, bei denen auch tuberkuloide Strukturen gefunden werden. Die Erreger sind dann meist nicht oder kaum mehr nachweisbar (Lepra). Beim Sarkoid Boeck sind u. U. neben den sarkoiden Strukturen auch tuberkuloide Strukturen nachweisbar.

Keines der angeführten Momente beweist die tuberkulöse Aetiologie des Sarkoid Boeck, keines der angeführten Momente spricht aber mit Sicherheit gegen diese Hypothese, vielleicht mit Ausnahme der oben erwähnten Urbachschen passiven Übertragungsversuche der Tuberkulin-Überempfindlichkeit auf Sarkoidpatienten.

Speziell hervorheben möchte ich nochmals, daß die Beziehungen der sarkoidoiden und der tuberkuloiden Strukturen durchaus verständlich erscheinen lassen, daß man keine, resp. sehr selten Erreger feststellen kann (J. Jadassohn-Lewandowskische Regel).

Trotzdem ich auf dem Gebiete der Lungenerkrankungen keineswegs kompetent bin, möchte ich hier doch noch einige Worte über den „Lungenboeck" sagen. Sie haben bereits gemerkt, daß ich auf Nomenklatur- und Prioritätsfragen nicht eingehe. Es sei immerhin darauf hingewiesen, daß unabhängig und gleich nach Schaumann, Kusnitzky aus der Dermatologischen Klinik in Breslau (die damals unter Neissers Leitung stand) und Bittorf aus der medizinischen Klinik Breslau 1915, Fälle von Lungenboeck publiziert haben. Es wurde speziell ein Fall ausführlich besprochen, von dem Funk sagt, es war „der erste Fall eines klar herausgestellten Boeck der Lungen". Bemerkenswert an dem Falle ist u. a., daß das eigenartige Röntgenbild „vielleicht schwerster fibröser oder miliarer Tuberkulose ähnelte". Da es aber dem Patienten relativ gut ging, veranlaßte dies und verschiedene andere Momente die Autoren, eine tuberkulöse Aetiologie auszuschließen. Ich will hier nicht näher auf die Literatur eingehen, sondern nur einige persönliche Erfahrungen erwähnen.

Die erste bezieht sich auf einen Fall aus meiner Assistentenzeit an der Zürcher Klinik. Trotzdem der Fall mir einen großen Eindruck gemacht hat, sind mir Einzelheiten nicht mehr im Gedächtnis. Es handelte sich bei dem Patienten um einen typischen miliaren Lungenboeck mit Hauteffloreszenzen. Prof. Bloch hat damals den behandelnden Arzt, Dr. Winkler in Luzern auf die sehr wenig beachtete Publikation von Kusnitsky und Bittorf hingewiesen und auf die günstige Prognose aufmerksam gemacht. Nicht lange Zeit nachher starb der Patient an Miliartuberkulose. Solche Fälle sind mehrfach beobachtet worden. Löffler und Behrens junior schreiben aber hierzu: „Eine durch den Morbus

Boeck bedingte Disposition zur Tuberkulose scheint uns, ähnlich wie bei chronischen Leukämien, die Zusammenhänge zwischen den beiden Leiden besser und zwangloser zu erklären als der plötzliche Übergang von einer besonders gut sein sollenden Abwehrbereitschaft (positive Anergie), ins Gegenteil."

Nun kommt aber auch der Fall vor, daß ein Hautsarkoid in eine, wenn auch atypische, so doch zweifellos im gewöhnlichen Sinn tuberkulöse Hauterkrankung übergeht, wie das 1925 schon von GOLDSCHMIDT aus der Breslauer Klinik meines Vaters beschrieben wurde.

WERNER schreibt 1962, daß es nicht nur Übergangsfälle von Morbus Boeck in Tuberkulose gibt, sondern auch solche von Tuberkulose in Morbus Boeck, die allerdings viel seltener sind. Solche Fälle stützen nach WERNER die Auffassung, „daß der Morbus Boeck zum bunten Bild der Tuberkulose als einer atypischen Form" gehört. Auch wir haben schon 1950 einen solchen Fall beobachtet. Bei der 1907 geborenen Patientin entwickelten sich 1939 im Anschluß an eine Laryngitis vergrößerte cervicale Lymphdrüsen, typische tuberkulöse Drüsen wie uns der sehr erfahrene Tuberkulose-Spezialist berichtete. Allmählich traten in den folgenden Jahren vergrößerte Lymphdrüsen an verschiedenen Stellen des Körpers auf. Im Juni 1942 war die Tuberkulinreaktion positiv. Prof. RUTISHAUSER (Pathol. Institut Genf) hat im gleichen Monat eine Drüse histologisch untersucht. Das histologische Bild entsprach ganz einer Sarkoidose, aber im Schnitt wurden Tuberkelbazillen festgestellt. Nun wurde die Patientin mit „antigene méthylique und Vaccin de Vandremes" behandelt. Als 1946 die Drüsen sehr groß geworden waren, wurde Vitamin D_2 gegeben, und zwar in 15 Monaten 60 000 000 Einheiten. Daraufhin verschwanden die Drüsen und es entwickelten sich im Gesicht Hauteffloreszenzen. Jetzt wurde mir die Patientin gezeigt und wir diagnostizierten schon klinisch ein Sarkoid Boeck. Die Diagnose wurde histologisch bestätigt. Jetzt war die früher positive Tuberkulinreaktion negativ (Alttuberkulin Manthoux 1/1000), was ich besonders hervorheben möchte.

Ich will hier nicht auf die verschiedenen Formen des Lungenboeck näher eingehen, aber einen Satz von FUNK möchte ich zitieren: „Röntgenologisch sind die Veränderungen als nicht spezifisch von vornherein zu betrachten, nur in Übereinstimmung mit dem Gesamt-klinischen Bild, der Verlaufsform, der Biopsie und einer subtilen Differentialdiagnose kann ein Urteil gefällt werden."

Die Differentialdiagnose zwischen einem Lungenboeck und einer Lungentuberkulose kann außerordentlich heikel sein, wofür ich folgendes Beispiel anführen möchte.

Bei der 1898 geborenen Patientin handelte es sich um ein typisches Sarkoid (Lupus pernio), histologisch verifiziert. Die Tuberkulinreaktion war negativ. Radiologe und Internist waren aber mit der Diagnose wegen der Lungenradiographien keineswegs einverstanden. Sie stellten beidseitig große Spitzeninfiltrate fest, und zwar mit Verdacht auf zahlreiche kleine Kavernen. In der linken Lunge bestand Verdacht auf eine größere Kaverne. Sie untersuchten mit negativem Befund den Magensaft auf Tuberkelbazillen und ließen eine subclaviculäre Lymphdrüse excidieren. Erst als das pathologische

Institut Sarkoid diagnostizierte und ein Lungenspezialist das Röntgenbild als seltene Form des Sarkoids ansprach, gaben sie die Diagnose Lungentuberkulose auf. Wenn häufig darauf hingewiesen wurde, wie wichtig für die Diagnose des Sarkoid Boeck die histologische Struktur ist, so muß einschränkend immer wieder betont werden, daß es Übergänge zwischen sarkoidoider Struktur und tuberkuloider Struktur gibt, und auf der andern Seite muß hervorgehoben werden, daß sarkoidoide Strukturen (reine Epitheloidzelltuberkel) keineswegs nur beim Sarkoid vorkommen. Darum ist es so schwierig, einen Fall wie den folgenden, dem zahlreiche Fälle in der Literatur entsprechen, zu deuten: Vor 19 und vor 10 Jahren hatte die Patientin einen Unfall mit dem Velo. Als uns die Patientin 1953 zugewiesen wurde, waren die Narben die 19, resp. 10 Jahre ohne Besonderheiten waren, plötzlich, wie sich der einweisende Kollege begreiflicherweise ausdrückte, zum Keloid geworden. Histologisch handelte es sich aber nicht um Keloide, sondern es fanden sich sarkoidoide und tuberkuloide Strukturen. Wir haben selbstverständlich birefringente Kristalle gesucht (daß man das tun muß, geht ja aus der Literatur hervor). Wir haben sie nicht gefunden. Außer einer negativen Tuberkulinreaktion bestanden sonst keine Anhaltspunkte für eine Sarkoidose. Das will natürlich nichts heißen. (Eine Lymphdrüse konnte aus äußeren Gründen nicht excidiert werden.) Auf eine Arsenbehandlung, wie sie schon von Boeck für das Sarkoid empfohlen wurde, sind die Narben innerhalb eines Monats stark zurückgegangen und 8 Monate später (bei der letzten Kontrolle) waren sie wieder „normal". Auf die Bedeutung der Narben für die Sarkoidose ist Funk in seiner Zumbuschvorlesung eingegangen. Wenn am letzten Internationalen Dermatologenkongreß Olsson mitgeteilt hat, daß er bei Sarkoidose 10% „scarsarkoids" gefunden hat, so entspricht das früher festgestellten Zahlen.

Die *Kweimreaktion* (Injektion von Kochsalzaufschwemmung von Sarkoidlymphknoten) dürfte erst dann wirklich theoretisch und praktisch wichtige Resultate ergeben, wenn das Antigen standardisiert und stabilisiert sein wird. Die Kweimreaktion wird erst nach Wochen abgelesen und histologisch untersucht. Man findet sarkoide Strukturen. Shelley und Harley haben festgestellt, daß solche sarkoidoiden, sehr spät auftretende Hautreaktionen nicht nur auf Tuberkuloproteine bei bestimmten Menschen auftreten, sondern auch bei auf Zirkonium sensibilisierten Menschen. Die Reaktionen können mit sehr verdünnten Zirkoniumlösungen ausgelöst werden.

Ich bin mir vollständig klar darüber, daß der Titel meines Vortrages eigentlich hätte lauten sollen: „*Aphoristische Bemerkungen zum Sarkoid-Problem*". Ich bin mir auch im klaren, daß Sie jetzt Schlußfolgerungen erwarten. Ich will Ihnen jetzt erklären, warum ich darauf verzichte.

Am 3. Juli 1934, also vor 30 Jahren, hat in Straßburg unter Pautrier eine Sarkoidtagung stattgefunden. Der Kongreßbericht dieser eintägigen Tagung umfaßt 500 Seiten des Bulletin de la Société française de Dermatologie et de Syphiligraphie. Damals wurden die Beziehungen der Sarkoidose zur Tuberkulose sehr lebhaft diskutiert, meiner Erinnerung nach lebhafter, als es aus dem gedruckten Bericht hervorgeht. Ich habe mich damals allerdings sehr vorsichtig pro Tuberkulose ausgesprochen. Seither ist sehr viel gearbeitet worden, speziell auch über das Problem der tuberkulösen Aetiologie. 1948 hat Löffler die Frage der tuberkulösen Aetiologie als ungelöst bezeichnet, 1956 als unwahrscheinlich. 1960 spricht sich Scadding für die Sarkoidose als anergische Form der Tuberkulose aus. 1962 schreibt Michelson, daß der „trend certainly away from the tuberculous causation" sei. Ich bin vollkommen damit einverstanden, wenn man die Aetiologie des Sarkoids heute als unbekannt bezeichnet. Ob es aber vorsichtig genug ist, wenn man die tuberkulöse Aetiologie als unwahrscheinlich bezeichnet, ist mir nicht sicher. Es spricht doch allzu viel in dieser Richtung. Wir müssen abwarten, trotz aller Untersuchungen, die überall durchgeführt wurden. Vielleicht bringen neue Methoden neue Erkenntnisse. So hat Chapmann neue Untersuchungen mit der Agardiffusionstechnik angestellt und „mycobacterial und mycotic antibodies" festgestellt. Er betont aber, daß es verfrüht ist, aus seinen Untersuchungen Schlußfolgerungen auf eine ätiologische Bedeutung von „anonymous Mycobacteria" für die Sarkoidose zu ziehen. Erwähnt seien auch noch die neuesten Untersuchungen von Mankiewicz, die, wie die Autorin hervorhebt, für die tuberkulöse Aetiologie gewisser Sarkoidfälle sprechen. Es ist ihr nämlich gelungen „modified" Tuberkelbazillen zu züchten. Mycobakteriophagen können aus Stuhl und Drüsen isoliert werden. Was nun aber nach Mankiewicz für die Sarkoidose speziell charakteristisch ist, ist die Unfähigkeit dieser Patienten, Antikörper gegen die Mycobakteriophagen zu bilden.

Schließlich sei noch erwähnt, daß für Sarkoidose Kieferpollen verantwortlich gemacht werden, und daß im Kieferpollenwachs und im Tuberkelbazillenwachs analoge Lipidfraktionen festgestellt wurden. Es bleibt gar nichts anderes übrig: man muß weiter arbeiten, weiter Material sammeln, weiter experimentieren, ohne sich verpflichtet zu fühlen (und das gilt nicht nur für das Sarkoid), gleich bindende, abschließende Schlußfolgerungen zu ziehen. Die verschiedenen an der Sarkoidose interessierten Spezialfächer müssen zusammenarbeiten. Seit mehr als 50 Jahren wird das Sarkoid-Problem bearbeitet. Wie lange wird es noch dauern, bis man klarer sieht? Aber:

„Es ist die Zeit von einem guten Werke nicht das Maß" (Goethe).

Aus der Dermatologischen Klinik und Poliklinik der Universität München
(Direktor: Prof. Dr. Dr. h. c. A. Marchionini)

Zur Anwendung cytostatischer Substanzen in der Dermatologie

Von

Carl Georg Schirren

A. Einleitung

Es kann fast als Regel gelten, daß Autoren, die auf dem Gebiet der Chemotherapie des Krebses publizieren, dieses entweder tun, um dieser Methode um jeden Preis und mit grenzenlosem Vertrauen zum entscheidenden Durchbruch zu verhelfen, oder ganz von dem Gedanken erfüllt sind, die Wertlosigkeit dieses Behandlungsverfahrens zu beweisen und diese Ansicht bei jeder sich bietenden Gelegenheit kundzutun.

So mag es zweckmäßig sein, sich am Beginn dieser Ausführungen über die Chemotherapie des Krebses der Haut auszuweisen und zu betonen, daß der Autor sich weder zum Kreis jener oben skizzierten Optimisten a priori noch der Pessimisten aus Prinzip rechnet, sondern in mehrjährigen Bemühungen darum bemüht war, Vor- und Nachteile der chemotherapeutischen Beeinflussung des Haut-Krebses auf Grund eigener experimenteller Studien kennenzulernen und sie gegeneinander abzuwägen.

Trotz vieler Fehlschläge und Enttäuschungen lebt die Chemotherapie des Krebses aus der Hoffnung, eines Tages ähnliche Erfolge zu erzielen, wie sie der Chemotherapie bakterieller Infektionen nach Jahrzehnten der Ergebnislosigkeit schließlich beschieden waren. Die Ursache für die unterschiedliche Bewertung beider Verfahren liegt in der Tatsache, daß es bei den Bakterien gelang, qualitativ andersartige Stoffwechselvorgänge gegenüber den Wirtszellen aufzufinden und auszunützen, während bei den Tumorzellen trotz aller Bemühungen höchstens quantitative Unterschiede gefunden wurden, deren Ausnutzung wegen der häufig sehr geringen Toleranzbreite geeignet erscheinender Substanzen zumeist nur zu Anfangserfolgen führt.

Das wirksame Prinzip bei der Chemotherapie bakterieller Infektionen besteht in der Verdrängung lebenswichtiger Wuchsstoffe am Reaktionsort durch chemisch sehr ähnlich aufgebaute Substanzen; das Paradebeispiel hierfür ist die Verdrängung der p-Aminobenzoesäure durch p-Aminobenzoesulfonamid, in deren Folge die Bakterien nicht mehr zur Folsäuresynthese in der Lage sind. Da die Folsäuresynthese nur Pflanzenzellen nicht aber den Zellen des menschlichen oder tierischen Organismus eigen ist, berührt eine Blockierung derselben auf diesem Wege einer Substratkonkurrenz den Wirt nicht, während sie eine Vermehrung von Bakterien unmöglich macht.

Chemotherapeutica zur Bekämpfung von Bakterien sind für den Wirtsorganismus ungiftig oder zumindest in den empfohlenen Dosen ungiftig, während die Chemotherapie des Krebses z.Z. noch mit Substanzen vorgenommen werden muß, die nicht nur für die Tumorzelle, sondern auch für die normale Körperzelle ein mehr oder minder stark wirkendes Gift darstellen.

Die Richtigkeit dieser Auffassung wird dadurch deutlich, daß die Dosierung praktisch jeder cytostatisch wirkenden Substanz bei der Krebsbekämpfung bisher nach der Reaktion der corpusculären Elemente des Blutes — vor allem der Leukocyten, aber auch der Thrombocyten — vorgenommen werden muß, während es doch eigentlich viel sinnvoller wäre, sich vorwiegend nach der Reaktion des Tumors zu richten. Würden wir mit den heute zur Verfügung stehenden Substanzen in der Chemotherapie des Krebses so verfahren, würde die Mehrzahl unserer Patienten weniger durch den Krebs als vielmehr durch die Therapie sterben. Eine gewisse Ausnahme dieser Regel soll u.a. bei der Anwendung von Podophyllin-β-D-benzyliden-glycosid (SP-G Sandoz) sowie Podophyllinsäureäthylhydrazid (SP-I Sandoz) beobachtet werden, bei der leukocytäre Depressionen ganz fehlen können (HUBACHER).

Bei der Beurteilung von Behandlungserfolgen sieht sich der Dermatologe seit jeher in der glücklichen Lage, die Erfolge durch direkte Inaugenscheinnahme kontrollieren zu können. Was bei anderen Disziplinen mittels indirekter Nachweismethoden wie Röntgenbild, Spiegelkontrolle usw. erfaßt und gedeutet werden muß, liegt bei Hautgeschwülsten offen zu Tage. Das hat bei der Chemotherapie des Krebses in den letzten Jahren dazu geführt, daß man unser Fach gerne zum Kronzeugen für die Wirksamkeit cytostatischer Präparate angerufen hat — leider aber weniger bei der gebräuchlichen parenteralen oder oralen Applikation des Mittels, sondern in erster Linie bei Injektion der cytostatischen Substanz direkt in den Tumor hinein. Daß diese Methode bei zu Vergleichszwecken ungeeigneter Konzentration leicht Anlaß zu Fehlschlüssen sein kann und cytostatische Effekte, die in Wirklichkeit toxische Effekte sind, vorgetäuscht werden, soll bei der Erörterung eigener experimenteller Untersuchungen gezeigt werden.

Die Chemotherapie von bösartigen Geschwülsten hat in allen Disziplinen der Medizin in den letzten Jahren zweifellos an Bedeutung zu gewinnen versucht. Alle Bestrebungen sind dahingehend ausgerichtet diese Behandlungsmethode gleichrangig neben die chirurgische und radiologische Therapie im Kampf gegen den Krebs zu setzen. Daß wir von diesem Ziel heute noch weit entfernt sind und es noch sehr großer Bemühungen zur Erreichung dieses Zieles bedarf, muß bereits eingangs festgestellt werden.

Unsere Ausführungen sollen dem Dermatologen den Überblick über den derzeitigen Stand der Chemotherapie von Geschwülsten erleichtern und einen Einblick in die Bedeutung verschiedener Mittel gewähren, wie er durch experimentelle Untersuchungen gewonnen werden konnte. Das Schwergewicht unserer Untersuchungen lag auf dem Gebiet der *Lokalanwendung* chemotherapeutischer Mittel, da wir auf diesem Wege eine ausschließlich auf den Tumor bezogene cytostatische Therapie durchführen können, ohne daß Allgemeinreaktionen erwartet werden müssen, was bei der Art der z.Z. gängigen Cytostatica, die alle nicht frei von Nebenerscheinungen sind, von besonderem Wert ist.

I. Zur Systematik der Cytostatica

Jeder *Einteilungsversuch* der bisher gebräuchlichen Cytostatica in der Krebsbehandlung ist willkürlich und voller Widersprüche. Am ehesten befriedigend und einer ordnenden Übersicht am meisten dienlich ist der in Tabelle 1 unternommene Versuch, der in Anlehnung an SIEGENTHALER unternommen wurde. Er läßt erkennen, daß wir es mit 2 großen Gruppen von Substanzen zu tun haben:

Teilungsgifte und *Antimetabolite*

1. Teilungsgifte

Bei den *Teilungsgiften* handelt es sich um Substanzen, die in direkter Form auf die Mitose der Zelle einwirken. Tun sie dies während der Kernteilungsphase, so spricht man von *Spindelgiften*, da die erste Schädigung

Tabelle 1. *Systematik der gebräuchlichsten cytostatischen Substanzen zur Krebsbehandlung*

CYTOSTATICA

Teilungsgifte — Antimetaboliten

Spindelgifte	Arsen	Urethan	N-Lost-Verbindungen	Äthylenimine	Äthyleniminochinone	Folsäureantagonisten	Purine	Pyrimidine
Colchicin Colcemid (Desacethyl-N-methylcolchicin) Podophyllin SP-G Sandoz (Podophyllotoxin-β-D-benzyliden-glycosid) SP-J Sandoz (Podophyllinsäure-äthylhydrazid) Trypaflavin (3,6-Diamino-10-methyl-acridinium-hydroxyd)		(Carbaminsäure-äthylester, Carbaminsäure-phenylester)	Mitomen (= Nitromin) (Methyl-Bis-(β-chloräthyl)-amino-N-oxyd-hydrochlorid Sarcolysin (Dl-p-Bis-(β-chloräthyl)-amino-1-phenylanalin-hydrochlorid Dichloren (= Cibalost) (Methyl-Bis-(β-Chloräthyl)-amino-hydrochlorid Sinalost (Trichlortriäthylaminchlorhydrat Myleran (1,4-Dimethyl-sulfonyl-dihydrooxy-butan) Endoxan (N,N-Bis-(β-chloräthyl)-N-, O-propylen-phosphorsäureesterdiamid) Leukeran p-(Di-chloräthylamino)-phenyl-buttersäure Aleukan (Bis-(2-Chloräthyl)-β-naphthyl-amin) Novo-Embichin (β-Chlor-propyl-Bis-(β-chloräthyl)-amino-hydrochlorid)	Tetramin (1-Äthylen-imino-2-oxybuten) Cealysin (2,4,6-Tris-(di-oxymethyl)-amino-1,3,5-triazin) TEM (2,4,6-Triäthylenimino-1,3,5-triazin) TEPA (N,N',N''-Triäthylenphosphoramid) Thio-TEPA (N,N',N''-Triäthylen-thiophosphoramid Opsa (N_3-Oxo-pentamethylen-N'-N''-diäthylen-thio-phosphoramid)	E 39 (2,5-Bis-n-propoxy-3,6-Bis-äthylenimino)-benzochinon E 39 solubile (2,5-Bis-methoxyl-äthoxy-3,6-Bis-äthylen-imino-benzochinon) Trenimon (2,3,5-Tris-äthylenimino-benzochinon)	Aminopterin (4-Amino-pteroyl-glutaminsäure) Metothrexat (4-Amino-N^{10}-methyl-pteroyl-glutaminsäure) Teropterin (Na-Pteroyltri-glutaminat)	Purinethol (6-Mercapto-purin) 6-Chloro-purin 8-Azaguanin Kinetin (6-Furfuryl-amino-purin)	5-Fluoruracil Bromuracil Joduracil Azauracil

von Substanzen dieser Gruppe stets am Spindelapparat in der Metaphase gesetzt wird; mikroskopisch sichtbar wird dieser Effekt durch den resultierenden Mitosestop in der Metaphase — ein Vorgang, mit dem sich bekanntlich DUSTIN eingehend experimentell schon vor Jahrzehnten beschäftigt hat. Der bekannteste Vertreter aus dieser Gruppe ist das Gift der Herbstzeitlosen, das schon seit Jahrhunderten als Colchicin therapeutische Verwendung findet. Heute werden Substanzen dieser Gruppe therapeutisch praktisch ausschließlich lokal angewendet, so daß sie den Bedürfnissen unseres engeren Fachgebietes besonders entsprechen.

Die *Ruhekerngifte* besitzen als allgemein angewandte Cytostatica eine wesentlich größere Bedeutung. Im Gegensatz zu den Spindelgiften erfolgt ihr Eingriff am Zellkern während der Interphase, wie dieses auch von den ionisierenden Strahlen bekannt ist. Die Auswirkungen ihres Zelleingriffes zeigen sich erst dann, wenn die nächste Mitose abläuft, und zwar in Form von Chromosomenfragmentierung, Pseudomitosen sowie Chromosomenumbauvorgängen.

Die beiden wichtigsten Gruppen sind die *N-Lost-Verbindungen* und die *Aethylenimine*.

Die *N-Lostverbindungen* sind wesentlich länger bekannt und finden vielfach Verwendung. Einer der bewährtesten Vertreter, der zugleich für die Dermatologie das größte Interesse besitzt, ist das Endoxan. Dieser N-Lost-Phosphamidester erreicht seine *Wirkstofform* erst nach der Applikation im Organismus, so daß negative Ergebnisse bei den Versuchen einer Lokalanwendung, die ja stets mit der therapeutisch unwirksamen *Transportform* des Endoxan vorgenommen worden sind, nicht verwundern dürften.

Die *Aethylenimine*, vor allem aber die Aethyleniminochinone, sind in der letzten Zeit stark in den Vordergrund des Interesses gerückt worden. Seit 10 Jahren haben sich DOMAGK und sein Arbeitskreis vor allem um wirksame Substanzen aus der Gruppe der Aethyleniminobenzochinone bemüht. Der bekannteste Vertreter mit der angeblich stärksten Wirksamkeit ist das Trenimon, das sich sowohl im Tierversuch als auch in der Gewebekultur als sehr wirksam erwiesen hat.

2. Antimetabolite

Den Teilungsgiften gegenüber steht die Gruppe der *Antimetaboliten*. Ihr Prinzip des Einbaues in wichtige Stoffwechselvorgänge der Zelle und vor allem des Zellkerns hat den Siegeszug der chemotherapeutischen Beeinflussung bakterieller Infektionen begründet. Während es jedoch bei den Bakterien und Protozoen gelungen war, *qualitativ* unterschiedliche biochemische Reaktionen des Bakteriums aufzufinden und Antimetaboliten für diese zu entwickeln, blieben der Chemotherapie des Krebses solche Erfolge bisher versagt, da die gefundenen biochemischen Unterschiede zwischen Krebs- und Körperzelle stets nur *quantitativer* Art waren. Der antimetabolitischen Wirkung entsprechend werden in dieser Gruppe *Folsäureantagonisten* von *Purin-* und *Pyrimidinderivaten* unterschieden.

II. Wirkungsprinzip der Chemotherapeutica

Viele Einzelvorgänge bei der Einwirkung chemotherapeutischer Substanzen auf die Krebszelle liegen noch im Dunkel. Unsere bisherigen Kenntnisse erlauben nur einen sehr unvollkommenen Einblick in das Geschehen.

Wir sind beim Auffinden neuer chemotherapeutischer Stoffe ganz auf die Empirie angewiesen; die Erklärung des Geschehens mit den beobachteten Veränderungen nach Verabreichung von chemotherapeutisch wirksamen Substanzen hält mit der fortlaufenden Entwicklung neuer Substanzen in keiner Weise Schritt.

Theoretischen Überlegungen nach bieten sich 2 grundverschiedene Stoffwechselvorgänge in der Zelle als chemotherapeutische Angriffspunkte an:

1. Der Eingriff in den *Energiestoffwechsel* der Zelle und
2. die Störung der *Nucleinsäuresynthese* der Zelle.

1. Störung des Energiestoffwechsels

Die normale Zelle gewinnt die für sie notwendige Energie zur Hauptsache auf dem Wege der sogenannten „Atmung", die eine biologische Oxydation darstellt. Für diese Reaktion ist Sauerstoffanwesenheit obligat. Fehlt Sauerstoff, vermag die Zelle — wenn auch mit wesentlich geringerer Energieausbeute — die für sie notwendige Energie aus der Glykolyse zu gewinnen.

Tabelle 2. *Vereinfachter Glukoseabbau (→) und Glykolyse (·····→) und deren Störung (→) durch Chemotherapeutica* (nach LISS)

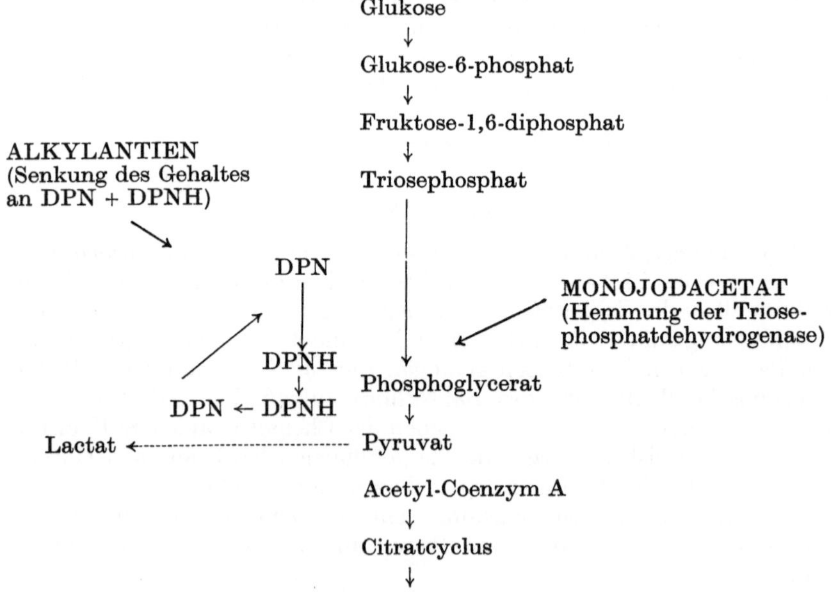

Im Gegensatz hierzu gewinnt die Tumorzelle ihre Energie auch bei Anwesenheit von Sauerstoff auf glykolytischem Wege (WARBURG). Tabelle 2 zeigt die Eingriffsmöglichkeit chemotherapeutischer Substanzen zur Störung des Glukoseabbaus. Die Unterbrechung des Glukoseabbaues bei der Umwandlung des Triosephosphates zu Phosphoglycerat z.B. durch Monojodacetat besitzt nur theoretisches Interesse, da dieser Eingriff nicht nur an der Tumorzelle, sondern bei sämtlichen Körperzellen erfolgen würde und schwere allgemeine Schäden die Folge wären (LISS).

Hingegen wird die Senkung des Gehaltes an DPN (Diphosphopyridinnucleotid, das in oxydierter bzw. reduzierter Form beim Glukoseabbau und bei der anaeroben Glykolyse als H-Überträger von großer Bedeutung ist) durch Chemotherapeutica aus der Gruppe der *alkylierend* wirkenden Stoffe bereits praktisch durchgeführt.

Wie Tabelle 2 zeigt, kann eine Senkung des DPN-Gehaltes sich sowohl im Glukoseabbau wie auch bei der Glykolyse störend auswirken. LISS hat mit Recht darauf hingewiesen, daß dieser in Tabelle 2 aufgezeigte Eingriff in den Stoffwechsel der Zelle nur einen kleinen Teil des Geschehens darstellt und bereits gesichert ist, daß *Alkylantien* gleichzeitig in die Nucleinsäuresynthese und alle mit ihr im Zusammenhang stehenden Zellsyntheseleistungen, wie z.B. die Proteinsynthese usw. eingreifen.

2. Störung der Nucleinsäuresynthese

Es würde den Rahmen dieses Beitrages sprengen, ausführlich auf die *Nucleinsäuresynthese* einzugehen. Zum Verständnis der chemotherapeutischen Wirkung sind entsprechende Grundkenntnisse jedoch notwendig.

Nucleinsäuren sind hochmolekulare Kettenverbindungen von *Nucleotiden*. Diese Nucleotide stellen eine Verbindung einer Pyrimidin- bzw.

Tabelle 3. *Beispiel des Aufbaues eines Nucleotides als Baustein einer Nucleinsäure*

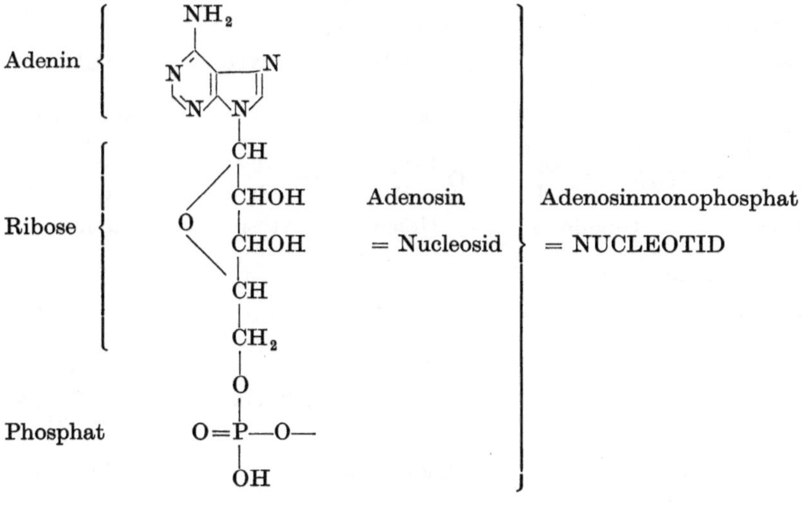

Adenin	NH₂ … (Adenin-Ringstruktur)		
Ribose	CH / CHOH / O / CHOH / CH / CH₂	Adenosin = Nucleosid	Adenosinmonophosphat = NUCLEOTID
Phosphat	O=P—O— / OH		

Purinbase mit einem Zucker (Ribose, daher Ribonucleinsäure; Desoxyribose, daher Desoxyribonucleinsäure) und einem Phosphatrest dar. Tabelle 3 zeigt das Aufbauschema eines Nucleotides.

Ribonucleinsäuren enthalten die Purinbasen Adenin, Guanin sowie die Pyrimidinbasen Cytosin und Uracil; Desoxyribonucleinsäuren besitzen als Purinbasen Adenin, Guanin, als Pyrimidinbasen Cytosin und Thymin (Tabelle 4).

Tabelle 4. *Aufbau von RNS und DNS aus verschiedenen Purin- bzw. Pyrimidinbasen*

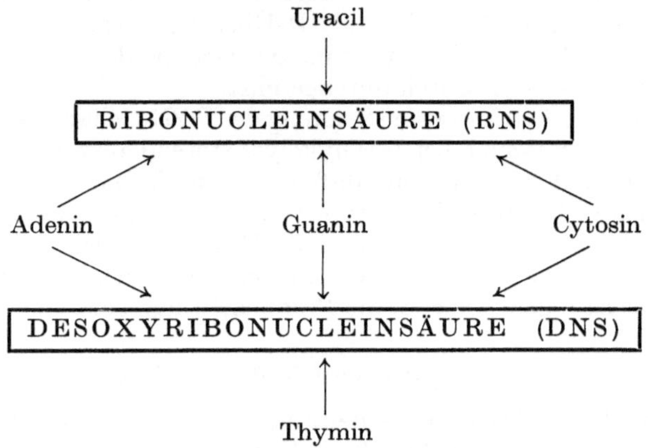

Diese Purin- bzw. Pyrimidinbasen sind für das Verständnis des antimetabolitischen Effektes besonders wichtig, da die als Antimetaboliten fungierenden Chemotherapeutica ihnen ähneln (Tabelle 5) und sich als

Tabelle 5. *Für die Nucleinsäuresynthese erforderliche Purin- und Pyrimidinbasen in Gegenüberstellung zu den in der Chemotherapie des Krebses gebräuchlichsten Antimetaboliten*

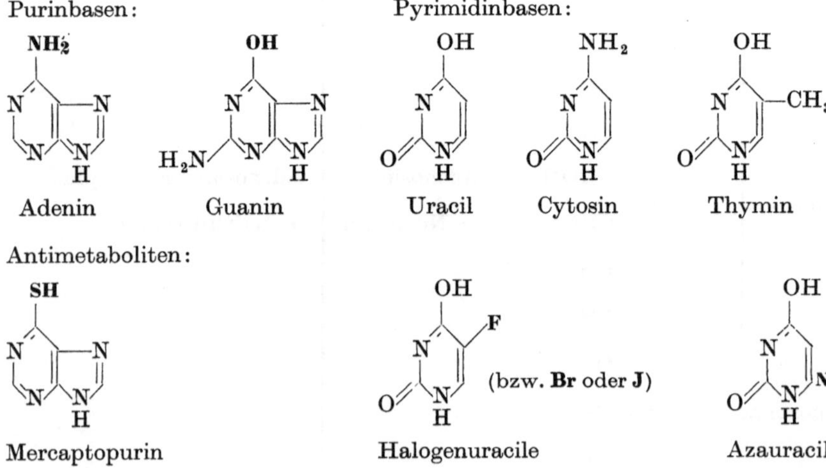

Tabelle 6. *Störung der Synthese von RNS und DNS durch Antimetaboliten* (nach Liss)

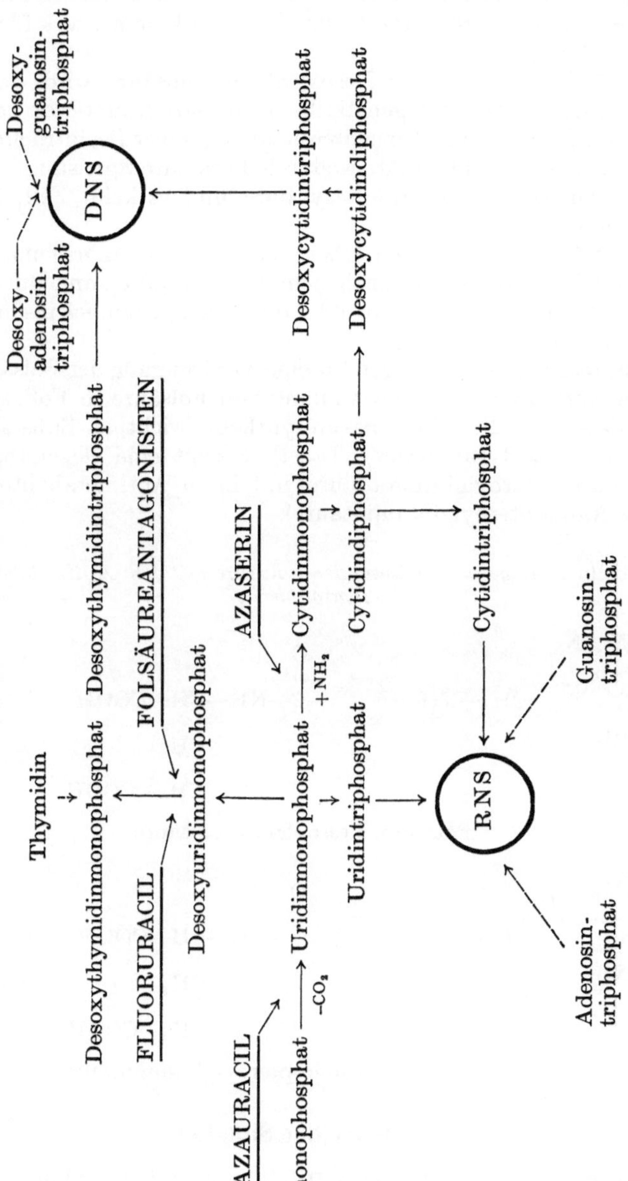

Desoxy-guanosin-triphosphat

Desoxy-adenosin-triphosphat

DNS

Desoxythymidintriphosphat

Desoxythymidinmonophosphat

Thymidin

__FOLSÄUREANTAGONISTEN__

Desoxyuridinmonophosphat

__FLUORURACIL__

__AZASERIN__

Cytidinmonophosphat

Cytidindiphosphat

Cytidintriphosphat

Desoxycytidintriphosphat

Desoxycytidindiphosphat

$+NH_2$

Uridinmonophosphat

Uridintriphosphat

RNS

Guanosin-triphosphat

Adenosin-triphosphat

__AZAURACIL__

Orotidinmonophosphat $-CO_2$

abwegige Stoffwechselbestandteile in die Nucleotide einbauen lassen, wodurch die Nucleinsäuresynthese zum Erliegen kommt, was für die Zelle erhebliche Folgen hat.

Mit der Schädigung der Desoxyribonucleinsäure wird das in den Chromosomen verankerte genetische Informationsmaterial beeinträchtigt, während die Ribonucleinsäureschädigung einer Beeinträchtigung der Proteinsynthese gleichkommt, wodurch Fermententgleisungen usw. gesetzt werden. Ohne Nucleinsäuresynthese gibt es keine Zellteilung und keine Proteinsynthese mehr!

Tabelle 6 vermittelt einen Überblick über die Angriffspunkte einer Reihe von Metaboliten. Je nach dem Ansatzpunkt kann durch sie die Synthese der Ribonucleinsäure oder der Desoxyribonucleinsäure unterbrochen werden.

Folsäureantagonisten sorgen für eine Verdrängung der Folsäure in der Zelle. Sie verhindern die Umwandlung von Folsäure in Folinsäure, wodurch diese für die Nucleinsäuresynthese wichtige Substanz fehlt. (KUSCHINSKY und LILLMANN). Tabelle 7 zeigt eine Gegenüberstellung von Folsäure (Pteroylglutaminsäure) mit ihren Antimetaboliten Aminopterin (4-Aminopteroylglutaminsäure).

Tabelle 7. *Gegenüberstellung der Folsäure mit dem Antimetaboliten Aminopterin*

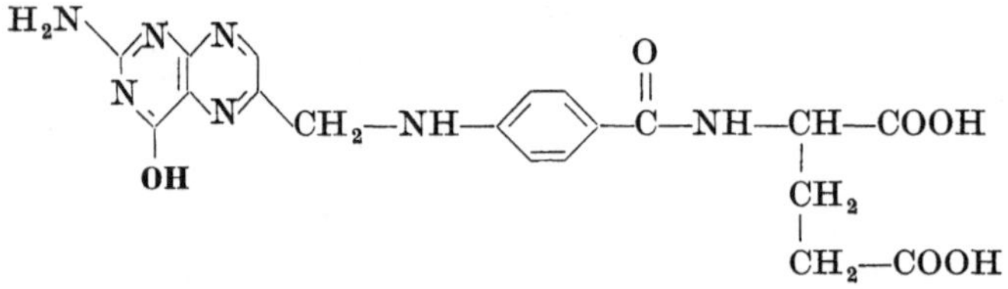

Folsäure, Pteroylglutaminsäure

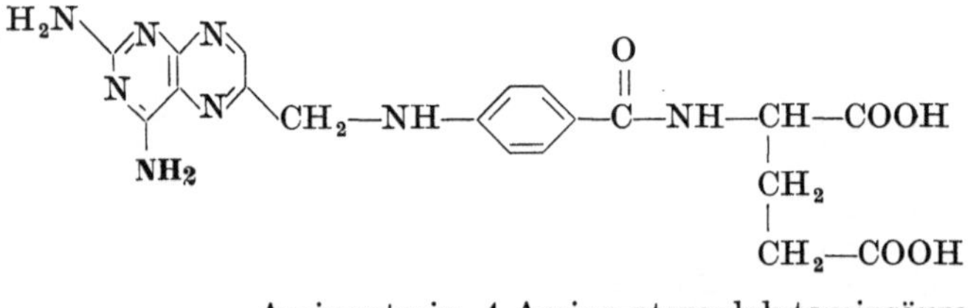

Aminopterin, 4-Amino-pteroylglutaminsäure

III. Derzeitige Situation

Noch sind wir weit davon entfernt, über Mittel mit genügender therapeutischer Breite zu verfügen. Der hier immer wieder zu zitierende Vorsprung der bakteriellen Chemotherapie ist noch gewaltig. Verbesserungen werden sich erst dann erzielen lassen, wenn wir vollständigere Einblicke in die Biochemie der Zelle erhalten.

Die bisherigen Erfolge sind fast durchgehend palliativer Art. Dauerheilungen sind kaum beobachtet worden. Um so notwendiger ist es, den begonnenen Weg Schritt für Schritt fortzusetzen und nicht durch präjudizierende Äußerungen nach der einen oder nach der anderen Seite Schaden zu setzen. Bisher ist die Chemotherapie des Krebses — gemeint ist hier vor allem diejenige des solitären Einzeltumors — über den Stand des Experimentierens nicht hinausgekommen. In diesem Sinn soll auch der anschließende experimentell-therapeutische Teil in erster Linie als weiterer Beitrag unseres Fachgebietes zum Problem der lokalen Krebstherapie aufgefaßt werden.

B. Bisherige Erfahrungen mit der Lokalanwendung von chemotherapeutisch wirksamen Substanzen

Die überwiegende Mehrzahl der bisher unternommenen Versuche einer Lokalanwendung von chemotherapeutisch wirksamen Substanzen wurde an Hautgeschwülsten durchgeführt; soweit von allgemeiner Bedeutung sollen jedoch auch die in anderen Disziplinen der Medizin gemachten Erfahrungen Erwähnung finden. Die Sichtung der zu den angeschnittenen Problemen z.T. außerordentlich umfangreichen Literatur erfolgte gemeinsam mit Höfer.

Außer Betracht bleiben im wesentlichen tierexperimentelle Untersuchungen sowie Erfahrungen an Zellkulturen, da wir uns im Rahmen unserer Darstellung ausschließlich auf klinische Fragen beschränken müssen. Zu dieser Frage verweisen wir auf die ausführliche Handbuchdarstellung von Meyer-Rohn.

I. Spindelgifte

1. Colchicin

Colchicin ist seit über 100 Jahren in der Lokaltherapie von Hautkrebsen verwendet worden, nachdem es sich bei innerlicher Verabreichung bereits seit Jahrhunderten bei den verschiedenen Krebsformen als therapeutisch wirksam gezeigt hatte. Die geringe therapeutische Breite ließ definitive Heilungen jedoch in der Regel vermissen. Colchicin hat sich in Lösung sowie auch in Salbenform als lokal wirksam erwiesen(Brodersen), jedoch trat der Effekt keineswegs mit Gesetzmäßigkeit auf.

In seiner Wirkung zuverlässiger erwies sich das *Colcemid*, um dessen Isolierung Santavy und Reichstein 1950 besonders bemüht waren. Schon Gardini und Rizzente wiesen darauf hin, daß mancher anfangs geheilt erscheinende Fall bei längerer Nachkontrolle recidivierte. Daran änderte auch die Erhöhung der Colcemidkonzentration von 0,1% auf 4% (Berres, E. Fischer) nichts.

Recidive traten bei tiefer reichenden Hauttumoren fast mit Regelmäßigkeit auf. Histologische Kontrollen ergaben, daß die cytostatische Salbe lediglich an der Oberfläche eine starke Wirkung zeigte, während sie in der Tiefe des Gewebes nicht zur Zerstörung der Tumoren ausreichte (Heep, Berres, Schirren).

Bemerkenswerterweise zeigte die Colcemidsalbe bei Basaliomen eine stärkere Wirkung als bei Plattenepithelcarcinomen trotz deren wesentlich rascheren Wachstums (Cottini und Randazzo).

So einfach die Colcemidsalbentherapie erscheint, erzielt nur der mit dieser Behandlungsmethode sehr Vertraute befriedigende Ergebnisse; ansonsten ist die Recidivquote nicht unerheblich. Die umfangreichsten Erfahrungen konnten Wermel und Kramorenko, sowie vor allem Belisario sammeln. Bei flachen Hautkrebsen beobachteten Wermel und Kramorenko unter 240 Patienten 90% Heilungen. Belisario vermochte bei 96 Fällen von Basaliomen und Morbus Bowen 58% Primärheilungen durch ausschließlich Colcemidsalbenanwendung (0,5%) über 3 Wochen erzielen, Plattenepithelcarcinome sprachen nicht an!

Durch die iontophoretische Einbringung von Colchicinderivaten in die Haut kann die Heilungsquote nicht verbessert werden (Böttcher und Schirren); die Erfolge stehen vielmehr hinter der Salbenapplikation zurück.

Versuche, bei ausgedehnteren Tumoren das Colchicin intratumoral zur Wirkung zu bringen, hat Nelson unternommen (0,1–0,15 ccm einer Lösung von 1 mg Colchicin in 1 ccm phys. NaCl). Mit dieser Methode konnten sowohl Basaliome als auch Plattenepithelcarcinome zum Verschwinden gebracht werden. Jedoch zeigte sich auch hier, daß — ähnlich wie bei der Salbentherapie — einige Tumoren gut, andere überhaupt nicht reagierten. Klinische Abheilung wurde mehrfach vorgetäuscht; bei histologischen Kontrollen fanden sich bei solchen klinisch geheilt erscheinenden Fällen noch deutlich Tumorreste.

2. *Podophyllin*

Das aus der in Amerika beheimateten Staudenpflanze Podophyllum peltatum gewonnene *Podophyllin* wird in der Dermatologie vorwiegend zur Beseitigung von Warzen und spitzen Kondylomen verwendet. Die Substanz ruft typische cytostatische Effekte am Zellkern hervor.

Die Behandlungserfolge bei Basaliomen und Plattenepithelcarcinomen sind nach den Erfahrungen von Sims und Pensky nicht ermutigend. Histologisch konnten cytostatische Effekte stets nur in den obersten Gewebschichten nachgewiesen werden. In Alkohol gelöstes Podophyllin (10–25%) ist am ehesten wirksam. Sullivan, sowie Shanon und Sagher haben darauf hingewiesen, daß die Behandlung unter Umständen über Monate ausgedehnt werden muß. Selbst dann sind jedoch Versager keine Seltenheit (Fischer; Smith und Garret; Larsson).

Die Podophyllinanwendung zur Behandlung von Hautkrebsen hat sich nicht bewährt.

Über günstigere Wirkungen der Podophyllinderivate SP-G (orale Anwendung) und SP-J (Anwendung per infusionem) berichten u. a. Stamm, sowie Hubacher. Stamm konnte bei zusätzlicher Lokalanwendung von SP-J in Pulverform an der Portio cytostatische Effekte beobachten.

In diesem Zusammenhang sind Untersuchungen von Söltz-Szötz aus der Wiedmannschen Klinik von Interesse, nach denen sich das Aethylhydrazid der Podophyllinsäure ebensowenig wie Trenimon bei Melanomzellkulturen als wirksam erwies. Schädigungen traten stets erst bei Konzentrationen auf, die in vivo kaum erreicht werden können.

II. Ruhekerngifte

Bei der Lokalanwendung von chemotherapeutisch bei Krebs wirksamen Substanzen besitzen die N-Lostverbindungen und deren Derivate eine sehr geringe, die Aethyleniminobenzochinone eine gewisse Bedeutung.

1. N-Lostverbindungen

Die von einigen Autoren konstatierte Wirkung von *Lost* auf Krebse an der Haut des Tieres und des Menschen (ADAIR und BAGG) darf in Anbetracht der toxischen Wirkung dieser aus dem 1. Weltkrieg in ihrer Hautwirkung hinreichend bekannten Substanz nicht verwundern.

Bei stärkerer Verdünnung konnten VINEYARD und MITCHELL bei der cytostatischen Einflüssen gegenüber a priori besonders empfindlichen Mykosis fungoides auffallenderweise nur im praemykotischen, nicht aber im tumorösen Stadium eine Wirkung erzielen.

Endoxan ist zur Lokalanwendung in Salbenform nicht geeignet; auch bei intrafokaler Anwendung hat es sich weder bei Epithelgeschwülsten noch bei der Mykosis fungoides bewährt (HILLEMANNS und WAGNER; VINEYARD und MITCHELL).

Die Anwendung von Substanzen aus dieser Gruppe zur Lokaltherapie des Krebses erscheint nach den bisherigen Erfahrungen nicht gerechtfertigt. Die i.v.-Verabreichung von Endoxan bei malignen Retikulosen bleibt hiervon unberührt. Nach unseren eigenen Erfahrungen ist das i.v.-verabreichbare Endoxan eine der wenigen cytostatischen Substanzen, mit der sich in unserem Fachgebiet in der Gruppe der malignen Retikulosen und Granulomatosen vorübergehende Beeinflussungen erzielen lassen.

2. Aethylenimine

Praktische Erfahrungen nennenswerten Ausmaßes liegen mit dem *Aethyleniminobenzochinon E 39, E 39 solubile*, sowie *Trenimon* vor. Diese Substanzen erweisen sich z.T. bei der Salbenanwendung als unstabil, so daß sie bei der Lokalapplikation ausschließlich in intratumoraler Injektion verwendet werden müssen.

DOMAGK hatte 1956 zu Versuchen der intrafokalen Verabreichung bei Hautkrebsen geraten.

Die Erfolge von PILLAT mit E 39 und E 39 solubile scheinen solche Versuche zu rechtfertigen. Es konnte eine größere Zahl von Lidbasaliomen geheilt werden. Die Injektion wurde in Abständen von 2—6 Tagen zwei bis dreimal gegeben und nach einer Frist von 4—6 Wochen entschieden, ob die bisherige Therapie ausreichend war. Je mehr das Cytostaticum intracutan appliziert wird, um so heftigere Reaktionen und Schwellungen treten auf.

Bereits MARX und WILLOMITZER fanden bei ihren Patienten häufiger Tumorreste nach klinisch angenommener Heilung. SIEBECK warnte vor zu großzügiger Anwendung des Verfahrens in Augennähe.

HEINRICH vermochte ein Plattenepithelcarcinom des Oberlids, das er nach PILLAT mit E 39 zu heilen versucht hatte, nicht zu beeinflussen. Er glaubt, daß für dieses Verfahren lediglich Basaliome geeignet seien.

Über günstige Ergebnisse berichtete KOHLER. Er beobachtete bei 26 Basaliomen, 4 Spinaliomen und einem Basaliom typ mixte 3 Rezidive eines Basalioms und 1 Rezidiv eines Spinalioms; die übrigen Fälle stehen noch in Nachkontrolle.

KARRER und BOECKL halten das Trenimon für das Mittel der Wahl bei intratumoraler Krebsbehandlung und beziehen sich auf ihre Tierversuche.

LÜCKE empfiehlt die Kombination des Trenimon mit Hyaluronidase, da man so eine höhere Konzentration im Tumor erreichen könne.

PESCHKE brachte M.f.-Tumoren durch lokale Injektion zur Rückbildung. SPIESSL konnte bei Wangen-, Zungen- und Lippencarcinomen lediglich palliative Erfolge erzielen. WEGHAUPT heilte ein ausgedehntes Vulvacarcinom durch intratumorale Injektion von E 39. LOEBELL, BAUER beobachteten Heilungen von Krebsen im Pharyngo-Laryngealbereich nach lokaler Verabreichung von Aethyleniminen.

Streng ablehnend urteilt HORNSTEIN. Es könne zwar eine Beseitigung der Geschwulst erreicht werden. Jedoch sei der Preis — gemeint sind die Länge der Behandlungszeit, sowie vor allem die nicht zumutbaren subjektiven Beschwerden des Patienten — entschieden zu hoch. Excision oder Rö.-Therapie führten rascher und einfacher, zudem für den Patienten schonender, zum Erfolg.

Angeregt durch die Mitteilungen von DOMAGK und PILLATS Erfolgen behandelte KNAUS Portiocarcinome mit E 39 in Pulverform, das auf die Erosion gestreut wurde. 5 von 10 Frauen konnten auf diese Weise geheilt werden.

WOLF und GERLICH empfehlen die intraperitoneale bzw. intrapleurale Applikation von E 39 bei ausgedehnter Metastasierung.

Pessimistisch äußert sich SACHSE über die intratumorale Aethyleniminbehandlung mit E 39 bei Blasencarcinomen. Bei keinem der 4 Fälle konnte eine Heilung beobachtet werden. Histologisch fand sich im Tumor eine herdweise Nekrose neben völlig unveränderten Tumorabschnitten.

EDLEN empfiehlt die intratumorale Injektion von E 39 bei sonst therapieresistenten leukämischen Infiltraten. Vor allem bei Herden in der Mundhöhle hat sich das Verfahren bewährt. Das in 10 mg Trockenampullen enthaltene Präparat wird wie zur i.v.-Injektion verdünnt und direkt in die Tumoren gespritzt.

KANTNER will mit einer 0,1–0,3% E 39-Salbe cytostatische Effekte an Hautcarcinomen beobachtet haben, die bei 1 von 3 Fällen sogar bis zur Abheilung gingen.

III. Antimetaboliten

BELISARIO beobachtete cytostatische Effekte bei oberflächlichen Carcinomen der Haut mit *Metothrexat* in Salbenform. Er kombinierte eine 0,5%-Colcemidsalbe mit 0,25–0,5% Metothrexat. Seiner Meinung nach führt die Kombination zu einer rascheren und intensiveren Reaktion im Bereich des Tumors.

DILLAHA und Mitarb. halten *5-Fluoruracil* in 20%-Konzentration für ein gutes Mittel zur Lokaltherapie von oberflächlichen Basaliomen und Praecancerosen; nach 2 Monaten kam es zum Auftreten mehrerer Recidive.

C. Eigene Erfahrungen

Nachstehend aufgeführte Untersuchungen wurden gemeinsam mit L. GRUBER mit Unterstützung durch Y. NEUNER, A. FISCHER und H. BÜCHE an etwa 200 Patienten mit Basaliomen und Praecancerosen der Haut durchgeführt. Sie sollten dazu dienen, einen Einblick in den Wert dieser Behandlungsmethode der *Lokalanwendung* von chemotherapeutisch wirksamen Substanzen zu erhalten (bezüglich technischer Einzelheiten s. C. G. SCHIRREN und L. GRUBER: Mü. Med. Wschr. 1964, 2101).

I. Salbentherapie

Unsere an etwa 150 Patienten gesammelten Erfahrungen mit *Colcemid-* bzw. *5-Fluoruracilsalbe* ergaben:

1. Beim Colcemid liegt die günstigste Konzentration bei 0,5%; eine 1%-Salbe leistet nicht mehr.

Beim 5-Fluoruracil scheint 20% die geeignetste Konzentration zu sein. Beide Substanzen entsprechen sich in ihrem Wert.

2. Vaseline dürfte die geeignetste Salbengrundlage sein.

3. Die Salbenbehandlung mit chemotherapeutisch wirksamen Substanzen ist *nur für sehr oberflächliche* Basaliome oder Praecancerosen geeignet.

Tiefer reichende Tumoren werden *nicht* mit ausreichender Sicherheit beeinflußt.

Bei klinischer Heilung findet sich bei diesen Tumoren gehäuft ein oft nur histologisch erfaßbarer Geschwulstrest in der Tiefe des Coriums.

4. Die *Behandlungsdauer* ist für eine definitive Heilung von *entscheidender* Bedeutung. Nach unseren Erfahrungen ist eine Heilung ohne erzielte erosive Reaktion unmöglich. Jedoch garantiert sie alleine noch nicht ausreichend die angestrebte Heilung. Je länger die Therapie durch tägliches Salbenauflegen während der zumeist nach 2 Wochen voll entwickelten exsudativen Reaktion fortgesetzt wird, um so besser sind die Aussichten auf eine definitive Heilung. Nach 5wöchiger Salbenbehandlung beobachteten wir 25%, nach 6 Wochen 10% Recidive, nach 8 Wochen scheinen Recidive sehr selten zu sein.

5. Gesunde Haut reagiert gering oder gar nicht. Vorsicht bei Applikation im Augenwinkel; heftige Conjunctivitiden sind die Folge.

6. Zur Beseitigung der durch die cytostatische Salbenbehandlung aufgetretenen erosiven Reaktion, sofern diese lange genug bestanden hat, empfiehlt sich wegen der zunächst vorhandenen Sekundärinfektion eine milde desinfizierende Salbe (z. B. 0,5% Vioformvaseline) oder eine kombinierte Salbe aus einem Antibioticum (Tetracyclin) mit einem Cortison (z. B. Terracortrilsalbe).

7. Die Narben sind in Abhängigkeit von der Lokalisation kosmetisch günstig. In manchen Fällen entsprachen sie in ihrer Depigmentierung dem Zustand, wie nach einer Weichstrahlbehandlung mit Dosen um 6000 r bekannt ist. Hyperpigmentierungen und Teleangiektasienbildung sind seltener als nach Röntgenbestrahlungen zu beobachten, kommen jedoch auch vor.

Zusammenfassung

Die Anwendung von Colcemid- bzw. 5-Fluoruracilsalbe führt bei flachen Basaliomen und Praecancerosen dann zum Erfolg, wenn die Behandlung *über mindestens 6—8 Wochen* durchgeführt wird. Bei tiefer reichenden Tumoren ist sie ungeeignet. Bei Plattenepithelcarcinomen sollte diese Therapiemethode *nicht* angewendet werden.

Die Behandlung ist in der Regel mit einem großen zeitlichen Aufwand verbunden, der entsprechende Anforderungen an die Geduld von Arzt und Patient stellt. Die Mehrzahl der negativen Ergebnisse in der Literatur dürfte nach unserer Ansicht darin begründet liegen, daß die ausgesuchten Fälle nicht oberflächlich genug waren oder daß die Behandlungsdauer nicht genügend lang bemessen war.

II. Intratumorale Applikation

Basierend auf den bereits in der Literatur niedergelegten Erkenntnissen hielten wir unter den heute zur Verfügung stehenden chemotherapeutischen Substanzen nur das E 39 solubile sowie das Trenimon für erfolgversprechend. Die eigenen Untersuchungen beziehen sich auf ca. 50 Patienten. Sie dürften rein zahlenmäßig die bisher umfassendste Patientengutgruppe sein, die einer intratumoralen Aethyleniminobenzochinonbehandlung unterzogen wurde. (Konzentration: Trenimon 65, 36, 22, 16, 11 γ/ccm; E 39 sol. 1 mg/ccm; jeweils 1–3 ccm in den Tumor, alle 3–5 Tage):

1. Die intratumorale Injektion bereitet dem Patienten häufig *erhebliche* Beschwerden in Form von Schmerzen, starker Entzündung und oft beträchtlichen Schwellungen. Je mehr intracutan gespritzt wird, um so erheblicher ist das Ausmaß dieser Beschwerden. Diese Beschwerden halten über Tage bis Wochen an. In Augennähe sind sie oft kaum zumutbar. An ihrer Stelle resultieren oft wochen- bis monatelang anhaltende ausgedehnte Gewebsindurationen.

2. Bei den bisher üblichen Konzentrationen handelt es sich weniger um eine cytostatische *als vielmehr um eine cytotoxische Reaktion,* an der nicht nur der Tumor, sondern das gesamte umgebende normale Gewebe teilnimmt. Bei stärkerer Verdünnung des Trenimons nehmen diese Nebenwirkungen deutlich ab, in gleicher Weise nehmen aber Recidive und Unbeeinflußbarkeit der Tumoren zu — und zwar nicht nur bei Basaliomen, sondern auch bei Tumoren der Mykosis fungoides. Die bei diesen Konzentrationen histologisch bisweilen noch erkennbaren cytostatischen Effekte reichen nicht mit genügender Regelmäßigkeit zur Beseitigung des Tumors aus.

3. Klinische Abheilung besagt nichts; in vielen Fällen ergibt die histologische Kontrolle das Vorliegen völlig unbeeinflußter Tumorzellverbände.

4. Die Kombination des Cytostaticums mit Hyaluronidase (Lücke) ergibt keine Verbesserung der Behandlungsergebnisse. Theoretisch müßte es ja auch zu einer rascheren Ausschwemmung der Substanz aus dem

Tumor kommen. Auch bei täglichen Injektionen gegenüber dem sonst üblichen Vorgehen ein-zweimal pro Woche zu injizieren, sind die Behandlungsergebnisse nicht besser.

5. Bei Konzentrationen, die noch um ein Vielfaches über denjenigen liegen, die bei i. v.-Verabreichung des Cytostaticums im Tumor erreicht werden, ist oft keinerlei Effekt eingetreten. (Eine überschlagsmäßige Rechnung ergibt, daß die Konzentration bei intratumoraler Injektion mit 30 γ in 1 ccm Lösung in einen erbsgroßen Tumor rund 10000 mal höher ist, als sie bei Verabreichung des üblichen Trenimon von 200 γ i.v. im Tumor sein könnte).

6. Recidive und Tumorreste sind, sofern man sich mit der Konzentration aus dem Bereich stark toxischer Reaktionen hält, so häufig, *daß die Behandlung allgemein nicht empfohlen werden kann.*

7. Es ist nicht berechtigt, aus der Rückbildung einzelner Tumoren bei den oft in der Literatur angeführten hohen Konzentrationen ohne weiteres auf eine genügend starke cytostatische Wirkung eines Chemotherapeuticums rückzuschließen.

Zusammenfassung

Die intratumorale Injektion mit Aethyleniminen *kann für die Praxis nicht empfohlen werden.* Erfolge, wenn auch häufig sehr unregelmäßiger Art, lassen sich nur bei mit toxischen Reaktionen einhergehenden Konzentrationen erreichen. *Diese Behandlungsmethode ist den Patienten praktisch nicht zumutbar.*

III. Orale bzw. intravenöse Verabreichung von Trenimon bei malignen Retikulosen und Granulomatosen der Haut

Die negativen und z.T. deprimierenden Erfahrungen bei der intratumoralen Chemotherapie mit Aethyleniminobenzochinonen nicht nur bei epithelialen Geschwülsten, sondern vor allem auch bei mehreren Fällen von Mykosis fungoides führte uns (SCHIRREN und GRUBER) zu der Frage, inwieweit Aethyleniminobenzochinone bei *oraler* bzw. *intravenöser Anwendung* auf tumoröse Hautveränderungen bei malignen Granulomatosen und Retikulosen Erfolge zu erzielen in der Lage seien.

Dieser Frage kam zusätzlich besondere Bedeutung zu, da die negativen Erfahrungen bei epithelialen Geschwülsten durch die erfolgreiche Anwendung chirurgischer bzw. radiologischer Behandlungsmethoden mehr wie ausgeglichen werden, während die malignen Retikulosen und Granulomatosen der Haut nach wie vor ein therapeutisch ungelöstes Problem darstellen. Zwar hat die Strahlentherapie uns für desolate generalisierte Fälle mit der *Rö.-Fernbestrahlung der Haut* eine technisch verbesserte Bestrahlungsmethode gegeben, jedoch vermögen wir mit ihr nur palliative Erfolge zu erzielen.

Die Erprobung des Trenimons in dieser Applikationsweise erschien um so wichtiger, als das Ansprechen dieser Dermatosengruppe auf andere Cytostatica — wenn auch stets nur vorübergehend und in durchaus unterschiedlicher Weise — bekannt war. Hier hat sich vor allem der cyclische N-Lost-Phosphamidester Endoxan bewährt.

Unser Patientengut setzte sich für die Erprobung des Trenimons aus 8 Fällen mit einer Mykosis fungoides im flachinfiltrativen bzw. tumorösen Stadium sowie 4 Fällen mit einer primär hautständigen Retikulosarkomatose Gottron zusammen; bei 2 weiteren Fällen handelte es sich um ausgedehnte Hautmetastasen eines Mammakarzinoms sowie ein hämatogen metastasierendes Melanomalignom.

Die Behandlungsdauer erstreckte sich auf einen Zeitraum von 5–30 Wochen. Das Präparat wurde sowohl intravenös als auch oral verabreicht. 5 Patienten wurden kombiniert i.v. und oral mit der Substanz behandelt, 3 Patienten erhielten ausschließlich i.v.-Injektionen, 7 Patienten wurden einer alleinigen oralen Behandlung unterzogen.

Bei intravenöser Verabreichung wurden pro Sitzung 200 γ in 20 ccm physiologischer Kochsalzlösung langsam injiziert. Die Injektion wurde 2–3 mal wöchentlich vorgenommen, maximal selten mehr als 10 Injektionen wegen lokaler Unverträglichkeitsreaktionen am Injektionsort. Fast alle Patienten klagten trotz eindeutig streng intravenöser Injektionen über Veneninnenwandreizungen, die vereinzelt in wochenlang anhaltende thrombophlebitische Beschwerden übergingen. In diesen Fällen sowie in einer Reihe von Fällen ohne vorausgegangene i.v.-Applikation wurde das Mittel in Tablettenform verabreicht.

Die Einzeldosis von oral 500 γ soll hierbei in ihrer Wirkung der 200 γ-i.v.-Dosis entsprechen. Die Patienten erhielten anfänglich 1 Tablette zu 500 γ pro Tag über einen Zeitraum von 1 Woche, später in Abhängigkeit vom Verhalten der Leukocyten und Thrombocyten 2–3 mal wöchentlich 1 Tablette. 1 Patient wurde über mehrere Wochen mit 2 Tabletten pro Tag behandelt, ohne daß hierdurch ein besserer therapeutischer Effekt erzielt werden konnte. Die Gesamtdosis bei allen Fällen lag zwischen 6,5–41 mg Trenimon.

Das Verhalten der Leukocyten und Thrombocyten entsprach den in der Literatur hinreichend beschriebenen Depressionen, die oft über mehrere Wochen auch nach Absetzen des Präparates anhielten. Die niedrigsten Werte lagen bei den Leukocyten bei 1800, bei den Thrombocyten bei 46500.

Die Behandlungsergebnisse waren völlig unabhängig von der Art der Verabreichung des Medikamentes. Unter den 8 behandelten Fällen von Mykosis fungoides zeigten lediglich 2 eine Besserung der Hauterscheinungen. Bei diesen bildeten sich die flachinfiltrativen und tumorösen Veränderungen deutlich zurück, ohne jedoch vollständig zu verschwinden. Bei Absetzen des Medikamentes wegen Unverträglichkeit (Magenbeschwerden) baldiges Rezidiv, das auf Trenimon nicht mehr ansprach. In einem 3. Fall trat eine sehr kurz anhaltende, passagere Besserung auf.

In allen übrigen 5 Fällen war *keinerlei* günstige Beeinflussung der Hautveränderungen zu verzeichnen. Unter der Trenimon-Therapie traten neue Tumoren auf, bereits vorhandene vergrößerten sich. Auch der zeitweilig unerträgliche Pruritus wurde durch die Therapie praktisch nicht beeinflußt. Bei diesen Fällen, bei denen das Trenimon zu keinerlei Rückbildung der Hautveränderungen führte, konnten wir uns des Eindruckes nicht erwehren, daß das Cytostaticum — offenbar wegen seines die körpereigene Abwehr lähmenden Effektes — den allgemeinen Verfall noch beschleunigte. Von den insgesamt 8 Fällen sind während der Nachbeobachtung bisher 3 Fälle ad exitum infolge des Grundleidens gekommen, ohne daß das Trenimon den schicksalhaften Ablauf des Leidens entscheidend beeinflussen konnte.

Von 4 Patienten mit einer Retikulosarkomatose GOTTRON konnte keiner auf die Dauer günstig beeinflußt werden.

Ein 70 jähriger Patient zeigte trotz fortlaufender Therapie unter derselben das Auftreten neuer Geschwülste, denen er schließlich in allgemeiner Kachexie erlag.

Bei 2 Patientinnen mit ausgedehnten Hautmetastasen eines Mammakarzinoms vermochte die Trenimon-Therapie keinerlei Änderung herbeizuführen. Beide Patientinnen erlagen ihrem Leiden. Eine Melanomalignompatientin erlitt unter i.v.-Verabreichung von Trenimon eine rasch fortschreitende hämatogene Metastasierung und erlag ihrem Leiden.

Etwa die Hälfte der Patienten klagte über bald nach Therapiebeginn einsetzende Verschlechterung ihres Allgemeinbefindens, sofern die Dosierung bis zu deutlichen Reaktionen des Blutbildes hoch gehalten wurde. Neben Abgeschlagenheit wurde vor allem über Appetitlosigkeit, Brechreiz und Kopfschmerzen geklagt. Diese Nebenwirkungen besserten sich bei Reduzierung der Einzeldosen bzw. bei protrahierterer Verabreichung. Ältere Patienten waren deutlich anfälliger.

Zusammenfassung

Die vorliegenden Zahlenunterlagen — von einer Einbeziehung weiterer Fälle wurde in Anbetracht der gesammelten negativen Erfahrungen Abstand genommen — erlauben die Feststellung, daß die in das Trenimon gesetzten Hoffnungen bei der Behandlung der malignen Retikulosen und Granulomatosen des Hautorgans *unerfüllt* blieben. Gelegentliche (BOHNENSTENGEL, PESCHKE), stets jedoch nur sehr passagere Besserungen lassen einen routinemäßigen Einsatz dieser Substanz in der Gruppe der malignen Retikulosen und Granulomatosen praktisch schon zum jetzigen Zeitpunkt *nicht* empfehlenswert erscheinen (ausführliche Darstellung: SCHIRREN und GRUBER 1964).

D. Diskussion

Nach den obigen Ausführungen kann kein Zweifel darüber bestehen, daß wir bei der Entwicklung chemotherapeutischer Substanzen zur Krebsbehandlung noch ganz am Anfang der Entwicklung stehen. Wir sind noch weit davon entfernt, die Chemotherapie bei der Krebsbehandlung gleichrangig neben die chirurgische oder radiologische Behandlung stellen zu dürfen.

Sicher wäre es falsch, in Erkenntnis dieser Situation zu resignieren und den begonnenen Weg nicht fortzusetzen. Erinnern wir uns an die Situation bei der Einführung der Tuberkulostatica. Damals scheiterte diese fast daran, daß man die Thiosemicarbazone wegen angeblich zu großer Toxicität ablehnen wollte; kurze Zeit später beobachtete man bei richtiger Dosierung die ersten Heilungen von Tuberkulose der Haut, der Blase, des Darmes und des Kehlkopfes (DOMAGK).

Aber wir müssen bei der praktischen Anwendung der bisherigen Krebschemotherapeutica stets überlegen, ob wir es verantworten können, auf andere bewährte Behandlungsverfahren zu verzichten; bei allgemeiner Anwendung bedeuten Cytostatica praktisch nie eine Heilung, wohl unter Umständen aber eine für den Patienten nicht unwesentliche palliative Maßnahme. Mit Recht hat DENNIG daher die Forderung aufgestellt: *Niemals darf eine Operation oder eine Bestrahlung mit Aussicht auf Erfolg zugunsten einer cytostatischen Behandlung unterlassen werden. Nur solche Geschwülste kommen für die cytostatische Behandlung in Betracht, die wegen ihrer Lage, ihrer Ausdehnung oder des Vorhandenseins von Metastasen sonst keine Aussicht auf Heilung mehr bieten!*

In unserem Fachgebiet sollte eine *Lokaltherapie* mit cytostatischen Substanzen nur in Form von Salbenapplikation bei flachen Praecancerosen und Basaliomen in geeigneten Fällen angewendet werden. Auch hier sind Erfolge nur dann zu erzielen, wenn die Therapie über genügend lange Zeit durchgeführt werden kann. In der Mehrzahl der Fälle wird man sich aus zeitökonomischem Grund eher zu einer einfachen oberflächlichen Elektrokoagulation oder auch einer kurzfristigen Röntgentherapie entscheiden, als dem Patienten die Last einer 6—8 wöchigen täglichen Salbenanwendung zuzumuten, zumal auch dann noch mit Rezidiven durchaus gerechnet werden muß. Trotzdem messen wir dieser Behandlung, z.B. bei sehr ausgedehnten senilen Hyperkeratosen eine gewisse Bedeutung bei. Im übrigen ist aber die Salbenapplikation cytostatischer Substanzen vorwiegend von theoretischem Interesse und ein wichtiger Beitrag zum Verständnis des Wirkungsmechanismus mancher Krebstherapeutica.

Die *intratumorale* Injektion mit den bisher behandelten Substanzen halten wir *nicht* für empfehlenswert. Wir stimmen hier völlig mit HORNSTEIN überein, der die mit dem Verfahren verbundene Belästigung des Patienten selbst dann nicht für vertretbar hält, wenn es gelingt, den Tumor zu beseitigen. Die Unsicherheit des Verfahrens verbietet es unseres Erachtens, Plattenepithelcarcinome zu injizieren. Bei Melanomalignomen, die von einzelnen Autoren ebenfalls auf diese Weise zu beeinflussen versucht wurden, muß dieses Verfahren abgelehnt werden.

Auch auf dem Gebiet der Chemotherapie bei malignen Reticulosen und Granulomatosen der Haut bedürfen wir noch dringend verbesserter Substanzen, zumal wir gerade auf diesem Gebiet praktisch keine Ausweichmöglichkeit in der Therapie haben. Man sollte schließlich niemals übersehen, daß jede allgemeine Krebs-Chemotherapie für den Patienten auch mit großen Gefahren verbunden sein kann. Es ist hier weniger an die Reaktion des Blutbildes gedacht, die bei regelmäßiger Kontrolle beherrschbar ist, sondern vor allem an die Beeinträchtigung der Abwehrleistung des Organismus, für die uns bisher jeder Maßstab fehlt. Tierexperimentelle Untersuchungen von SCHMÄHL zeigten bei Endoxan- und Trenimonmedikation eine erhebliche Schwächung der Abwehrkraft der Tiere gegenüber Tumorimplantationen. Der Autor zieht hieraus den

Schluß: Spricht ein Tumor auf Chemotherapie nicht deutlich an, so ist von der hartnäckig weitergeführten Therapie *mehr Schaden als Nutzen* zu erwarten. Klinische Beobachtungen sprechen ganz in diesem Sinn. Gerade bei Melanomalignompatienten kann die prophylaktische Chemotherapie nach der Entfernung des Primärtumors eine sehr zweischneidige Maßnahme sein.

So müssen wir am Ende unseres Beitrages feststellen, daß die Chemotherapie des Krebses in unserem Fach bisher über Anfangserfolge nicht hinausgekommen ist. Die kommenden Jahre müssen zeigen, ob die Hoffnung auf die Auffindung weiterer und wirksamerer Mittel berechtigt ist. Sie wird sich wahrscheinlich nur dann erfüllen, wenn es uns gelingt, tiefere Einblicke in das biochemische Geschehen der normalen Zelle und der Krebszelle zu gewinnen.

Aus der Universitäts-Hautklinik Köln
(Komm. Direktor: Prof. Dr. med. G. Stüttgen)

Die Rolle der Dermatologen bei der Pockenbekämpfung

Von

G. Stüttgen

Mit 1 Abbildung

Einleitung

Die Aufregung über die Pocken mit ihren lokalisierten kleinen Epidemien — die letzte in Düsseldorf und der Eifel 1962 umfaßte 33 Fälle — ist seit geraumer Zeit abgeebbt. Wie so oft nach einer über das Maß geschürten Aktivität und Diskussion befinden wir uns zur Zeit in der Ruhephase der Erwartung des nächsten Pockenfalles. Die Alarmpläne bei den Gesundheitsämtern sind ausgearbeitet, Pockenbehandlungs- und -quarantänestationen bezeichnet, moderne Einheiten in Planung, und die Durchimpfung der gesamten Bevölkerung hat sich nicht wesentlich verändert. Es wird somit bei einem neuen Pockenfall alles seinen gesteuerten Gang nehmen. In welchem Ausmaße es seinen Gang nehmen wird, hängt von dem Zeitpunkt des Erkennens der Erkrankung ab. Die sofortige Diagnose kann den Kreis der Kontaktpersonen begrenzen und die temporäre Einschränkung der Lebensgewohnheiten somit nur einem kleinen Personenkreis vorbehalten bleiben.

Die Erfahrung der letzten Jahre hat gezeigt, daß *ohne den Dermatologen eine Pockenbekämpfung oder überhaupt das Pockenproblem in unseren Landstrichen nicht lösbar ist.* Es kommt ja nicht nur allein auf die Diagnose des Ernstfalles des an Pocken Erkrankten an, sondern in noch viel größerem Maße auf die sofortige Klärung sogenannter Verdachtsoder Beobachtungsfälle, die dann differentialdiagnostisch als nicht den Pocken zugehörige Exantheme entlarvt werden können. Doch damit ist die Aufgabe des Dermatologen nicht erschöpft. Wichtig ist sein Urteil bei

der Impffähigkeit und auch bei der Entdeckung von Folgeerscheinungen
einer Impfung und den anschließenden Maßnahmen, die in enger Zusammenarbeit mit den Impfanstalten bzw. Gesundheitsämtern getroffen
werden. Auf Grund der Verbundenheit des Dermatologen mit chemotherapeutischen Problemen dürfte er auch besonders geeignet sein, bei
der Entwicklung und Erprobung einer Chemotherapie der Pocken mit
viruciden Mitteln mitzuarbeiten, zumal die Viruserkrankungen der Haut
ein weites Feld für derartige Untersuchungen bieten, auf welche Herr
Nasemann nachher noch eingehen wird.

Ich werde mich im folgenden bemühen, die Rolle des Dermatologen
nach verschiedenen Funktionen zu beschreiben und — soweit möglich —
Empfehlungen zu geben, die im Laufe einer engen Zusammenarbeit mit
den Landesimpfanstalten und Gesundheitsbehörden entworfen wurden.

Es schälen sich im wesentlichen folgende Punkte heraus:

1. a) Die Diagnose der Pocken einschließlich der Differentialdiagnose,

b) das Verhalten des Dermatologen bei Pockenkontakt und seine
Maßnahmen zur Eingrenzung einer Weiterinfektion.

2. Die Beurteilung der Impffähigkeit bei vorliegenden Dermatosen.

3. Die Erkennung und Behandlung von Impfkomplikationen, soweit
sie sich an der Haut abspielen.

Mit Aufführung dieser Punkte braucht wohl nicht weiter betont zu
werden, wie eng der Dermatologe mit dem Pockenproblem verbunden
und wie verstrickt er im Ernstfall im „Pockennetz" sein kann.

Zunächst werden Sie mit Recht erwarten, daß ich Ihnen eine gewisse
Sicherheit der Diagnose der Pocken vermittle, und wenn ich Ihnen an 2 Diapositiven 2 Fälle zeige, die das Maximum und das Minimum, also 1 Pustel
und einige 1000 Pusteln am Patienten aufweisen, so werden Sie mit mir
einig sein, daß die Diagnose der Pocken aus dem Hautbild allein unter Umständen nicht möglich ist, und es ist deswegen ratsam, zunächst den gesamten
Pockenverlauf von der Infektionsmöglichkeit bis zum Ausbruch des klassischen Exanthems zu erfassen.

Klinik und Pocken

Die Pocken sind nach Höring eine typische akute cyclische Allge-
meininfektionskrankheit mit zeitlich normierten Stadien und einer der-
matotropen Organmanifestation. Der Erreger der Variola ist ein etwa
200 mμ großes Virus, das lichtoptisch bereits nach Färbung und elektronenoptisch als ein Quadervirus erkennbar ist und kulturell nach Über-
impfung auf die Chorion-Allantois-Membran ein typisches Wachstum
zeigt.

Der Ausdruck Pocken leitet sich von dem altdeutschen Begriff für
Beutel ab. Im Englischen spricht man von small-pox im Gegensatz zu
den chicken-pox, den Varicellen. Variola vera oder major ist der gebräuchliche medizinische Ausdruck und unter dem Begriff Variola minor wird
die Alastrim verstanden, eine den Pocken wesensähnliche Erkrankung,
die vornehmlich in Südamerika und Afrika auftritt und durch einen mehr
gutartigen Verlauf ausgezeichnet ist. Die große „Pockenepidemie" in der

Schweiz zu Anfang der 20er Jahre war eine Alastrim-Infektion. Eine
Variola-Infektion beim vaccinierten Patienten oder auch beim früher
einmal Erkrankten wird als Variolois bezeichnet. Dieser Ausdruck um-
reißt nicht nur allein die immunbiologische Situation, damit gekoppelt
ist im allgemeinen ein milderer Krankheitsverlauf, der bei Nachlassen
des immunbiologischen Schutzes auch zu variationsreicheren Bildern
führen kann. Verkürzungen aber auch Verlängerungen der Inkubationszeit, eine schnellere Transformation des makulo-papulösen Exanthems
der Pustel mit entsprechender Tendenz zur rascheren Eintrocknung, eine
spärliche Aussaat des Exanthems, alles dies sind mögliche Charakteristika, die einer Variolois innewohnen und welche die Differentialdiagnose
wesentlich erschweren. Ist der immunbiologische Schutz in Abhängigkeit
von dem Zeitintervall zwischen Vaccination und Infektion weitgehend
geschwunden, so wird eine Variolois ebenfalls einen schweren Krankheitsverlauf nehmen.

Die Einschleppung der Pocken

Man darf im allgemeinen mit folgenden Einschleppungsmöglichkeiten
rechnen:

1. Infektion im endemischen Pockengebiet und Rückkehr in die
Heimat im Inkubationsstadium und dort anschließender Ausbruch der
Erkrankung.

2. Die Erkrankung tritt bereits im Infektionsgebiet auf und ist auf
Grund immunbiologischer Gegebenheiten (Impfung) in der Regel leicht
und uncharakteristisch.

Die Diagnose Pocken wird bei solchen diskreten Fällen erst gestellt,
wenn Personen ohne immunbiologischen Schutz angesteckt werden.

Der Infektionsmodus

Die Übertragung der Pocken geschieht vornehmlich als Tröpfchen-
infektion, deren Massivität von dem Befall der Schleimhäute abhängt.
Weiterhin ist eine Übertragung der Pocken durch Kontakt mit Pocken-
pusteln des Patienten oder mit abgeschuppten Blasenresten möglich, und
damit zeichnet sich auch eine indirekte Infektion über variolahaltige
Kleidungs- oder Wäschestücke ab.

Entgegen früheren Ansichten hat es sich nicht bestätigen lassen, daß
eine Inhalation von Variolaviren allein genügt, um die Krankheit kurzfristig weiter zu übertragen. Es hat sich bisher nicht belegen lassen, daß
die Inhalation in einem mit Variolaviren verseuchten Raum ausreicht,
um nach Verlassen des Raumes diese Viren außerhalb des Schleusen-
systems weiterzugeben. Trotzdem möchte ich empfehlen, eine Karenz-
zeit von etwa 24 Stunden nach Kontakt mit Variolapatienten einzuhalten.
Notwendig ist ein Kleiderwechsel, eine Dusche und ein Wechseln der
Schuhe, wenn nicht die entsprechende Schutzkleidung getragen wurde.
Ist der Kontakt mit Variolakranken ohne Schutz erfolgt, läßt sich eine
Quarantänisierung ab 8. Tage für den Arzt nicht umgehen.

Bei jeder Infektionskette, ob es in Heidelberg oder Düsseldorf war
oder schließlich auch in tropischen Ländern, gibt es einen Fall, dessen

Infektionsmodus nicht aufgeklärt werden konnte, und es wird immer wieder die Frage aufgeworfen, ob nicht die Übertragungsmöglichkeit der Pockenviren über einen Patienten vor sich geht, der eine Variola ohne Exanthem und ohne Schleimhautveränderungen aufwies.

Mitteilungen über das Auffinden und Züchten von Variolaviren im Sputum von Patienten, die einen kurzfristigen Kontakt mit Variolakranken hatten, ohne selber zu erkranken oder auch das Auffinden von Viren vor dem 8. Tag, also zu der Zeit, wo bald der Beginn exanthematischer Veränderungen erwartet werden kann, ließen sich noch nicht bestätigen.

Der Verlauf der Erkrankung

Das Initialstadium

Eine Infektion mit Variolaviren durch Tröpfchen- oder Schmutzinfektion führt nach einer Inkubationszeit von 8 bis 18 Tagen mit einer statistischen Häufung am 12. Tage zu dem sogenannten Initialstadium als Zeichen einer ersten klinisch faßbaren Auseinandersetzung des Organismus mit dem Erreger. Dieses viertägige Stadium ist durch einen

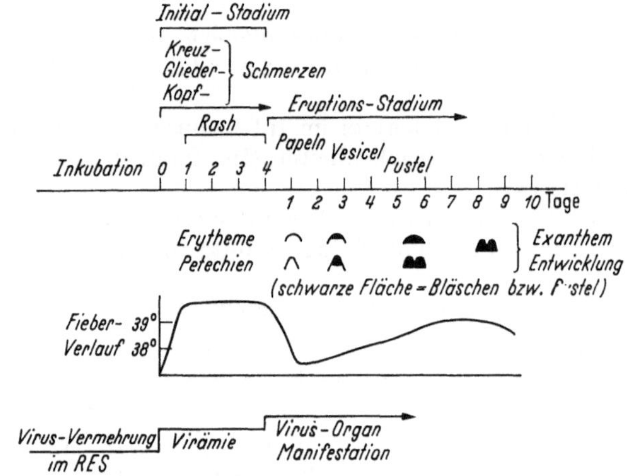

Abb. 1. Überblick über die zeitliche und exanthematische Entwicklung der Variola

steilen Fieberanstieg, katarrhalische Veränderungen und besonders durch Kreuz-, Kopf-, Glieder- und Hodenschmerzen gekennzeichnet. Um den 2. Krankheitstag, also kurz nach Beginn des Fiebers, können sich Exantheme entwickeln, die kurzfristig und episodenhaft scharlachähnliche oder masernähnliche Erytheme aufweisen, die aber auch kontinuierlich in die Phase der Pustelentwicklung, also in das eigentliche Eruptionsstadium, einmünden können. Charakteristisch sind Petechien z.Z. dieses Prodromalexanthems, die einzeln oder gruppiert besonders häufig in der Achselhöhle oder im Bereiche der Leiste sich entwickeln. Derartige Petechien sind auch bei früher Geimpften möglich; im allgemeinen treten aber derartige exanthematische Veränderungen nur bei geringem immunbiologischen Schutz auf. Beim gehäuften Auftreten von Petechien im jüngeren oder mittleren Alter ist ein Hinweis für eine toxische Verlaufsform gegeben. HÖRING faßt die Prodromi als Merkmale einer individuellen Allergisierbarkeit auf, deren stärkste Entwicklung die Purpura variolosa sein soll und die als primär-hämorrhagische Verlaufsform dem Shwartzman-Sanarelli-Phänomen nahestehen könnte.

Das Eruptionsstadium mit anschließender Pustelentwicklung

Im Anschluß an das Initialstadium treten isoliert oder noch im Bereich der sichtbaren frühen Erytheme kleine papulöse Veränderungen auf. Diese Papeln sind von verschiedener Konfiguration und können linsengroß breitbasig oder hanfkornähnlich spitzkegelig sein. Beide Formen können in Schüben nebeneinander auftreten, ohne daß zunächst eine vesikulöse bzw. pustulöse Transformation dieser Papeln erkennbar ist.

Erst sicher am 3. Tag, öfters bereits vorher am 2. Tag und nicht so ausgeprägt am Ende des 1. Tages zeigen sich auf der Kuppe der Papel Bläschenbildungen. Die Papeln sind von einem mehr oder weniger ausgeprägten Erythem umgeben. Die sich später entwickelnden Bläschen und Pusteln zeichnen sich durch eine prall-elastische Festigkeit aus, eine Eigenschaft, die den Efflorescenzen des Pustelstadiums bis zur vollen Reife treubleibt.

Man muß sich von der Vorstellung lösen, daß die Variola in der Frühzeit des Eruptionsstadiums ein einheitliches monomorphes Bild zeigt. Vielmehr herrscht eine Polymorphie vor, die durch die verschiedene Entwicklung der jeweiligen Schübe gekennzeichnet ist. Erst ab 5. bis 6. Tag ist ein recht eintöniges Bild einer Pustelentwicklung zu erkennen. Diese relativ späte aber nun doch einheitliche Aussaat der Pusteln erklärt sich dadurch, daß die später auftretenden Papeln eine schnellere Transformation zur Pustel aufweisen; bis zum 3.—5. Tag sind die Schübe abgeschlossen. Eine Nabelung der Pustel zu Beginn ist keineswegs obligat.

Wichtig ist die sorgfältige Betrachtung der Einzelefflorescenz. Sticht man in eine bereits deutliche Vesikel oder in eine ausgereifte Pustel mit einem Skalpell, einer Nadel oder einer Impflanzette, so verhindert die typische Kammerung des Bläschens oder der Pustel einen Kollaps des mit Flüssigkeit gefüllten Raumes. Mit dem Einstich wird lediglich ein Teil der Kammern geöffnet, während die übrigen dicht bleiben, und auch durch ein Ausstreichen der Efflorescenz ist kein völliges Einsinken des Bläschens oder der Pustel wie bei den Varicellen, die einkammerig sind, zu erreichen.

Die Lokalisation der Effloreszenzen im Eruptionsstadium

Vom statistischen Gesichtspunkt lassen sich Faustregeln aufstellen, die auf die überwiegende Mehrzahl der Variolafälle übertragbar sind und immer zutreffen, wenn es sich um eine Variola bei Ungeimpften handelt. So liegen die ersten Eruptionen im Gesicht, und zwar nach HERRLICH vornehmlich in Hautarealen, welche die Gesichtsknochen überspannen. Man darf aber nicht überrascht sein, wenn bei einer Variolois am 3. bis 4. Tage nach Beginn der Eruption der Eindruck einer Sykosis besteht und Pusteln ohne Nabelung sich vornehmlich in der Bartregion und im Bereich des Halses lokalisieren. Der Begriff „varioliforme Pyodermie" von KAPOSI, wohl einem der klassischsten Beschreiber der Pocken anläßlich der Wiener Epidemien, weist auf diese differentialdiagnostische Erwägung hin. Nach dem Gesicht werden Hände und Arme und dann schließlich nach Schultergürtel und Brust die unteren Extremitäten ergriffen. Eine Häufung von Eruptionen findet man im Gesicht und an den sichtbaren Partien der oberen und unteren Extremitäten. Ein Befall der Handinnenflächen und Fußsohlen ist ein weiterer Hinweis für eine Variola, doch sind derartige Veränderungen auch bei den Varicellen und bei dem Erythema exsudativum multiforme nicht selten. Die dem Licht exponierten Hautstellen scheinen für die frühzeitige und intensive Eruption der Hautveränderungen besonders geneigt zu sein, das trifft auch für die Glatze zu. Erwähnt sei aber, daß auch beim generalisierten Zoster eine Häufung von Herpesbläschen im Bereich der Glatze möglich ist.

Alle Faustregeln helfen aber im Falle einer geforderten Entscheidung über die Frage *„Pocken oder nicht Pocken"* nicht weiter; denn auch eine einzelne Pustel im Bereich der Hand, wie wir sie zu Beginn sahen, kann die einzige Möglichkeit der Manifestation einer Pockenefflorescenz sein. Ich würde diese Aussage nicht wagen, wenn nicht derartige Veränderungen in Form einer Einzelpustel oder disseminierter Pusteln elektronenmikroskopisch (D. Peters, Hamburg) und kulturell als variolavirenhaltig entlarvt worden wären. Bei den übrigen Möglichkeiten einer Infektion — also Kontakt und vorhergehende Prodromi, die zum Teil grippeartig imponieren — sind auch solche atypischen pustulösen Efflorescenzen immer einer speziellen Untersuchung auf Pocken im Viruslabor zuzuführen.

Der weitere Verlauf nach Entwicklung der ausgereiften Pustel

Unter dem Suppurationsstadium versteht man die Aussaat reifer Pusteln, also der mit Leukocyten gefüllten Bläschen, die nun eine maximale Größe (Erbsgröße) erreicht haben. Zunächst einzelnstehende Pusteln können nun miteinander konfluieren und besonders im Gesicht recht flächenhafte Erscheinungen erzielen. Trocknen die Pusteln ein, so verändert sich deren Farbton ins bräunliche, und diese Farbe ist der eingetrockneten, und nun der übrigen Haut niveaugleichen Schuppe eigen, die recht fest haftet. Bei der Variolois beginnt die Abschuppung früh und kann bereits beim 14. bis 15. Tage nach Auftreten der ersten Eruptionen, also am 20. Krankheitstage abgeschlossen sein, während beim klassischen Variolafall des Ungeimpften bis zum 38. Tag die bräunlichen Schuppen der Haut anhaften und dann für Jahre hinaus noch virushaltig sein können:

Die verschiedenen Verlaufsformen der Variola

Wir haben uns bisher mit dem klassischen Verlauf der Variola bzw. der Variolois mit ihren extremen Varianten beschäftigt. Variationen der Verlaufsformen sind:

1. die sekundär hämorrhagische Variola

Bei dieser Verlaufsform hat sich als zusätzliche Komponente in der Exanthementwicklung die Blutungsneigung, die hämorrhagische Imbibierung der papulo-vesikulösen bzw. pustulösen Aussaat, hinzugesellt. Damit verbunden ist öfters eine Reifungshemmung der Pustel. Man kann sagen, je weniger eine Variola zu dem klassischen Exanthem der ausgereiften Pustel neigt, um so mehr entwickelt sich eine toxische Variation mit hämorrhagischem Einschlag. Je diskreter die Pustel sich bei einem ungeimpften entwickelt hat, um so stärker kommt der hämorrhagische Charakter zum Ausdruck und um so schwerer verläuft die Erkrankung. Die sekundäre Hämorrhagie der ausgeprägten reifen Pustel kann nicht mit einer besonders toxischen hämorrhagischen Verlaufsform verwechselt werden.

Die Blutung kann so im Vordergrund stehen, daß die Pustel und auch die Papel nicht zur Entwicklung kommt. Es herrschen dann stecknadelkopfgroße, in Gruppen zusammenstehende oder flächenhafte Blutungen vor, oder es entwickeln sich lichenoide, blau durchschimmernde Hautveränderungen, die stecknadelkopfgroße generalisierte Vesikeln mit zentralem Blutpunkt darstellen können, zehnpfennigstückgroße, etwas unscharf begrenzte zentral hämorrhagische Höfe aufweisen und die schließlich von einem kokardenartigen, livid verfärbten, 1 cm breiten Streifen umsäumt werden, die dem Ungeübten nicht als variolazugehörig imponieren können.

Die schwerste Erkrankungsform stellt

2. die Purpura variolosa

dar. Der Patient kommt bereits im Initialstadium ohne Entwicklung von Pusteln ad exitum. Diese scharfe Formulierung der Purpura variolosa wird besonders von HÖRING vertreten, während HERRLICH auch die Fälle noch zur Purpura variolosa rechnet, die eine partielle oder angedeutete Eruptionsphase zeigen, also eine Einteilung, die auch im indischen Raume wohl üblich ist. Doch hebt auch HERRLICH hervor, daß die 2. Krankheitswoche kein Kranker mit einer Purpura variolosa erlebt hat, obwohl alle zur Verfügung stehenden möglichen therapeutischen Maßnahmen getroffen wurden. Diese Purpura variolosa kann auch bei Geimpften auftreten, und es verdient festgehalten zu werden, daß bei den 42 Patienten aus Ansbach, Düsseldorf und der Eifel doch 3 Fälle einer primär hämorrhagischen Variola beschrieben wurden. Die charakteristischen Frühzeichen der Purpura variolosa sind die diffusen generalisierten Erytheme und Ödeme, die frühzeitig einsetzenden petechialen Blutungen, die sich flächenhaft besonders im Bereiche der purpurrot verfärbten Unterbauchgegend ausbreiten. Ein wichtiges Zeichen ist die konjunktivale Blutung, die den Exanthemen vorauseilen kann. Mit weiterem Auftreten hämorrhagischer Hautveränderungen, die aus den subpapillären Schichten deutlich durchschimmern, entwickeln sich profuse Blutungen aus Nase und Mund. Bei 2 Fällen einer Purpura variolosa konnte ich bereits im Stadium der Erythembildung eine düsterrote Verfärbung alter Impfnarben beobachten als einen Hinweis dafür, daß infektionsallergische Phänomene sich auch bei einer foudroyanten Virämie entwickeln. Eine Stellung zwischen der Purpura variolosa und einer sich später entwickelnden sekundären hämorrhagischen Variola nimmt die *Variola bronzée* ein.

Diese Erkrankungsform hat einen etwas langsameren Verlauf und zeichnet sich durch Entwicklung hämorrhagischer Bläschen aus. Der

4*

Ausdruck „bronzée" bezieht sich auf den Farbton des papulösen Exanthems. Der Verlauf ist immer schwer.

Die Variola beim Neugeborenen

Im allgemeinen führt die Infektion einer Schwangeren zum Tode der Frucht und zum Abort. Aber dieses Ereignis braucht nicht einzutreten, und ein Kind kann mit allen ausgeprägten exanthematischen Zeichen, die sich bereits in utero entwickelt haben, ausgetragen werden. Wird ein Kind von einer Mutter geboren, die in der Gravidität eine Pockeninfektion durchgemacht hat, so kann u. U. lediglich das Nichtangehen einer Vaccination darauf hinweisen, daß das Kind sich bereits mit einer Variola auseinandergesetzt hat und geschützt ist. Wie bei den venerischen Infektionskrankheiten kann sich das Neugeborene auch während des Geburtsaktes infizieren, und die weitere Krankheitsentwicklung hängt von der Stärke der Immunität ab, die der mütterliche Organismus dem Kinde mitgegeben hat.

Über die *Variola als Allgemeinerkrankung* möchte ich hier nur anhand einer tabellarischen Aufzeichnung Stellung nehmen. Diese Allgemeinveränderungen sind dem Erkrankungsverlauf mit ausgeprägtem Exanthem zugehörig. Eine Variola ohne Exanthem mit deutlich ausgeprägten anderen Organmanifestationen ist weniger bekannt.

Die Differentialdiagnose der Pocken

Vom praktischen Gesichtspunkt aus gesehen steht für den Dermatologen die Differentialdiagnose der Pocken bei ausgebrochenen Pockenepidemien oder bei Pockenverdachtsfällen im Vordergrund.

Bei derartigen Situationen wird man sich der Tatsache bewußt, wie viele Hauterkrankungen und auch vom dermatologischen Standpunkt seltene Hauterkrankungen, nicht dem Dermatologen zu Gesicht kommen. Die Unsicherheit der Kollegen ohne dermatologische Ausbildung ist selbstverständlich nicht nur deswegen groß, weil die Differentialdiagnose der Pocken ein weites Feld ist, sondern weil auch vom juristischen Standpunkt aus ein Arzt verpflichtet ist, einen Pockenverdacht zu melden, und es schließt sich an eine solche Meldung eine Kette von weiteren Handlungen an. Die Verantwortung, einen Pockenfall nicht zu erkennen, ist selbstverständlich größer als einen Pseudopockenfall zu melden, doch darf nicht vergessen werden, zu welchen Konsequenzen eine solche Meldung führt.

Die meisten differentialdiagnostisch zur Beobachtung vorgestellten Fälle sind selbstverständlich die Varicellen, daneben das Erythema exsudativum multiforme und der Kreis der Arzneimittelexantheme. Es ist vielleicht wichtig, nicht nur allein die Exantheme differential-diagnostisch abzugrenzen, die Zeichen des Frühstadiums der Pocken aufweisen, sondern auch die Ähnlichkeiten mit den Spätfällen der Pockenerkrankungen im Auge zu behalten, also die späten Blasenreste, die festhaftenden braunen Schuppen, die eigentlich keine differentialdiagnostische Abgrenzung zulassen. Derartige Veränderungen sind so klassisch, daß sie lediglich im Rahmen einer Pityriasis lichenoides varioliformis acuta

MUCHA-HABERMANN zu erwägen sind. Solche Exantheme machen Schwierigkeiten, und neben dem Nachweis von Viren in dem Schuppenmaterial kann auch der Hämagglutinations-Hemmtiter bestimmt werden, der in der Lage ist, zu diesem Zeitpunkt Klarheit darüber zu bringen, ob der entsprechende Patient mit Viren der Pockengruppe in Kontakt gekommen war und an dieser Infektion erkrankt ist (RICHTER). Dieser Hämagglutinationstiter steigt auch nach einer kräftigen Vaccinations-Reaktion an, so daß dieser differentialdiagnostisch besonders bei Aufdeckung von Infektionsketten wichtige serologische Test in seiner Bedeutung etwas eingeschränkt wird.

Wenn ich Ihnen nun einige Erkrankungen nenne, die differentialdiagnostisch — bevor sie einem entsprechenden Beraterteam vorgestellt wurden — als „pockenverdächtig" genannt wurden, so ist bereits einzuschließen, daß vorher Dermatologen diese Erkrankungen gesehen hatten. Es handelte sich z.B. um eine cholinergische Urticaria bei einem Patienten, der aus Indien kam; weiter Insektenstiche an den Extremitäten, die darauf zurückzuführen waren, daß die Beine außerhalb des Moskitonetzes lagen; die Lues II mit papulo-makulösem Exanthem an den Händen und Füßen, welches 14 Tage nach Rückkehr aus den Tropen auftrat; sog. „roter Hund" als Pyodermie bei Transpiration unter tropischen Bedingungen und entsprechender generalisierter bakterieller Infektion der Follikel und Schweißdrüsen. Dieser letzte Fall war noch dadurch kompliziert worden, daß der Patient — ein Schiffskoch — geimpft wurde und unter der Impfung sich nun eine varioliforme Pyodermie entwickelte, die dann zur Urlaubszeit des Patienten zum Pockenalarm führte. Immer melden sich Patientengruppen, die gelegentlich einer Safari in Afrika mit exanthematischen Veränderungen zurückkommen. Die Insektenstiche stehen zwar eindeutig bei diesen Patienten im Vordergrund, aber der weitere Verlauf gibt doch manchmal Schwierigkeiten in der Abgrenzung einer Variolois.

Fassen wir die Charakteristika der Variolaexantheme in differentialdiagnostischer Hinsicht straff zusammen, so sind folgende Forderungen an ein Variolaexanthem zu stellen:

Das Variolaexanthem zeigt eine Tendenz der Einzelefflorescenz zur Zentralisierung, zur nachfolgenden vesikulösen Transformation mit anschließender Pustelbildung. Im Gegensatz dazu fließen die Exantheme vom Typ des Erythema exsudativum multiforme, die Dermatostomatitis, die kleinfleckig beginnen kann, im Verlaufe von Tagen auseinander. Das gleiche gilt auch von Arzneimittelexanthemen zu sagen. Zu beachten ist, daß über sämtliche Stadien der Eruption von Papulovesikeln bis zu Pusteln die Efflorescenzen der Variola prall elastisch fest und nicht leicht vulnerabel sind. Dieses Charakteristikum ist natürlich nur ein Hinweis und eine Faustregel. Es gibt durchaus Vesikelbildung bei den Varicellen, die ebenfalls relativ fest sind und wo nicht ohne weiteres die fehlende Kammerung wie bei der Variolavesikel oder -pustel zu einer leichten Vulnerabilität des Bläschens führt. *Lokalisatorisch* beginnt das Variola-Exanthem im Bereiche des Gesichtes, konzentriert sich zum Schluß zusätzlich an den distalen Partien der Extremitäten und läßt den Bereich der Schenkelbeuge relativ frei. Im Gegensatz dazu liegt der Schwerpunkt des Varicellenexanthems im Bereiche des Stamms. Entscheidend bei differential-diagnostischen Schwierigkeiten ist das virologische Ergebnis nach Entnahme von Bläschen- bzw. Pustelflüssigkeit.

Zum Virusnachweis aus Pusteln bzw. Bläschen

Zu diesem Zweck wird das Bläschen mit einer Impflanzette oder einem Messer angestochen und die Flüssigkeit auf die Mitte eines Objektträgers gestrichen. Der Objektträger muß vorher gesäubert sein. Eine Verschmutzung ist unbedingt zu vermeiden. Der Objektträger wird nun durch Einlage in ein entsprechend konstruiertes Kästchen vor Kontakt geschützt; man kann auch so vorgehen, daß man diesem den Blaseninhalt tragenden Objektträger einen 2. als Schutz auflegt, indem man Streichhölzchen auf die Kontaktfläche legt und nunmehr die so miteinander verbundenen Objektträger mit Leukoplast umwickelt. Wichtig ist die Deklaration „infektiöses Material" der Objektträger, die erst in eine besondere Schutzhülle eingelegt werden und nunmehr in die übliche Versandtüte kommen. Bevor dieses Päckchen als „infektiöses Material" an das entsprechende Institut abgeschickt wird, empfiehlt es sich, die elektronenmikroskopische Abteilung zur Schnelldiagnose oder das Viruslabor vorher zu verständigen, daß eine solche Sendung ankommt. Die Erfahrung mit der elektronenmikroskopischen Abteilung des Tropeninstituts Hamburg, Abtl.-Leiter Priv.-Dozent Dr. Peters, hat gezeigt, daß die Schnelldiagnose durch das elektronenmikroskopische Präparat in der Lage ist, Klarheit über den vorliegenden Fall zu erbringen. Die Fälle, die später das voll entwickelte Bild einer Variola boten, sind samt und sonders im Frühstadium durch das Elektronenmikroskop als der Quadervirengruppe zugehörig entlarvt worden.

Die Vorsichtsmaßnahmen des zur konsiliarischen Tätigkeit herbeigebetenen Arztes bei Pockenverdachtsfällen

1. Die Vorsichtsmaßnahmen bei konsiliarischer Tätigkeit

Nur ein Arzt mit ausreichendem Impfschutz kann zur diagnostischen Klärung einer Variola herangezogen werden, d.h. die Impfung darf nicht länger als 3 Jahre zurückliegen. Darüber hinaus ist zu fordern, daß bei einer späten Nachimpfung, also im Falle einer über 20 Jahre zurückliegenden Impfung, die Impfreaktion eine pustulöse Reaktion gezeigt hat. Es kann nicht erwartet werden, daß nach einer solch späten Nachimpfung noch so viel immunbiologischer Schutz gegen die Vaccineviren vorliegt, daß es nicht zu einer solchen Reaktion kommt.

Die Infektionsmöglichkeit ist darüber hinaus auf ein Minimum zu beschränken. Notwendig ist somit ein später zu desinfizierender Kittel, Hose, Gummihandschuhe, Kopfschutz, Mundschutz und ein guter Abschluß des Kittels gegen die Gesichtsregion. Es gibt Schutzanzüge mit Zellophanhüllen und weiteren Ausrüstungsgegenständen, die gegebenenfalls von Ärzten, die nach Übereinkunft mit den Gesundheitsämtern als beratende Dermatologen bei Pockenverdachtsfällen herangezogen werden, zu bevorzugen sind.

Es ist auch daran zu denken, daß ein Eindringen von Viren über die Konjuktiven erfolgen kann. Beim Betreten des Krankenraumes soll der Patient vorher entkleidet sein und ohne Deckenschutz frei dort liegen.

Das Aufwerfen von Betten ist in Gegenwart des Arztes zu vermeiden. Gegebenenfalls erfolgt die Inspektion unter einer „inhalativen Tauchtechnik", d.h. des Vermeidens einer Inhalation. Auf diese Weise ist es möglich, sich einen Überblick über den vorliegenden Fall zu verschaffen, ohne daß ein inhalativer Kontakt mit Viren erfolgt. Die entsprechende Schutzkleidung ist in einer Zwischenschleuse abzulegen (in einen Kunststoffbeutel, Papiersack oder Desinfektionslösung). Bei Verlassen der Isolierstation, die in den meisten Fällen wohl provisorisch eingerichtet wurde, empfiehlt sich eine Reinigung unter der Brause.

Eine derartige Vorsichtsmaßnahme ist nicht nur notwendig zur Verhütung der Übertragung einer Infektion, sondern auch eine psychologisch bedingte Maßnahme gegenüber der Öffentlichkeit.

2. Das Verhalten des Arztes bei unerwartetem Auftreten eines Pockenerkrankten in seiner Praxis

Als Dermatologe möchte ich an dem Begriff des *Pockenbeobachtungsfalles* festhalten. Ein solcher Fall zwingt zur Wachsamkeit, zu weiteren Überlegungen und gegebenenfalls zu Maßnahmen, ohne daß aber die Verantwortung dafür übernommen werden kann, den zu beobachtenden Patienten als Pockenverdacht zu deklarieren und den Amtsarzt zu zwingen, den Alarmplan auszulösen. Es wird von der jeweiligen Situation abhängen, wie der Amtsarzt und der Dermatologe ihre gemeinsame Arbeit besprochen haben, um den Begriff „Pockenbeobachtungsfall" zu umgehen. Vom praktischen Gesichtspunkt hat sich eine solche Deklaration bewährt. Kommt ein Patient in die Sprechstunde, der 1. exanthematische Veränderungen — die an Pockenexantheme erinnern — besitzt, 2. vorangegangene Allgemeinsymptome des sog. Prodromalstadiums aufweist und 3. im Hinblick auf die Kontaktmöglichkeit in den Tropen oder auf den entsprechenden Verkehrswegen die Möglichkeit einer Inkubationszeit gegeben ist, so ist der Amtsarzt zu verständigen, der Patient zu isolieren, Bläschenausstriche zu entnehmen und nach vorhergehender telefonischer Anmeldung in dem entsprechenden Institut und deklariert als „infektiöses Material" abzuschicken.

Die 1. Handlung ist die Sicherung des Warteraumes; keinem der Patienten darf die Möglichkeit gegeben werden, nach offensichtlichem Kontakt mit dem Verdachtsfall den Warteraum zu verlassen. Danach ist das Gesundheitsamt zu verständigen, die Personalien der Kontaktpersonen sind festzuhalten. Besteht eine entsprechende Möglichkeit einer Hausquarantäne, so kann dem zugestimmt werden, da ein Angehen der Pockeninfektion und eine entsprechende Infektionstüchtigkeit erst ab 8. Tag erwartet werden kann. Erst dann ist in dem gegebenen und mit dem Gesundheitsamt besprochenen Fall der Patient in die allgemeine Quarantäne zu überweisen. Es muß allerdings durch das Gesundheitsamt verhindert werden, daß ein Patient mit unbekanntem Ziel und ohne Meldung weiterreist.

Eine weitere Maßnahme ist die Ausschleusung des Patienten mit Pockenverdacht aus der Praxis in die entsprechende Isolierstation. Über das Gesundheitsamt ist ein Infektionswagen anzufordern, und nachdem man sich davon überzeugt hat, daß es wirklich ein Infektionswagen mit entsprechend geschützten Fahrern und Begleitpersonen ist, wird dem Patienten ein Mundschutz angelegt, und er wird im Wagen zur Quarantänestation gefahren.

3. Bei konsiliarischer Tätigkeit eines Dermatologen im Bereich der Praxis

kann der Pockenverdächtige in einem Isolierwagen vorfahren und der Arzt im Wagen den ausgekleideten Patienten inspizieren. Der Arzt hat die Möglichkeit, vorher Schutzkleidung anzulegen. Wichtig ist, daß es sich um einen Wagen handelt, in dem räumlich eine Inspektion möglich ist. Bei konsiliarischer Tätigkeit in einer Isolierstation gelten alle genannten Vorsichtsmaßnahmen der Ein- und Ausschleusung.

Zur Einschränkung der Impfempfehlungen durch den Dermatologen

Es braucht nicht weiter betont zu werden, daß z.B. nach wie vor die Schutzimpfung gegen Pocken die sicherste Maßnahme ist, den Verlauf einer Infektion milde zu gestalten bzw. eine Infektion zu verhindern. Eine Kontraindikation der Pockenschutz-Erst- und -Wiederimpfung z.Z. der gesetzlichen Empfehlung ist dann gegeben, wenn befürchtet werden muß, daß durch die Impfung eine schwere Haut- oder Allgemeinerkrankung ausgelöst wird (Risikoabwägung). Im Falle einer Pockenepidemie tritt zusätzlich noch das Problem des überalterten Erstimpflings hervor, also eines Patienten, der in den ersten 3 Lebensjahren und späterhin nicht geimpft wurde. Die Impfung dieses überalterten Erstimpflings ist nach den Erfolgen mit der Herrlich-Vaccineimpfung ein erhebliches Stück weitergekommen und ist ein Anliegen des Impfarztes, während dem Dermatologen die Stellungnahme zur Verträglichkeit der Impfung bei Patienten mit Haut- oder Schleimhautveränderungen zukommt. Es kann allgemein die Fautsregel aufgestellt werden, daß bei fehlenden Hautveränderungen, also in einem Latenzstadium jeglicher Hauterkrankung, die Möglichkeit einer Impfung gegeben ist. Eine danach eintretende Verschlimmerung einer Hauterkrankung wie z.B. einem endogenen Ekzem ist allerdings häufig. Diese Verschlimmerung tritt aber später ein und ist dann zu einem Zeitpunkt manifest, wo Komplikationen durch die Inoculation der Vaccineviren im Hinblick auf eine disseminierte Hautinfektion, also nach Abklingen der Impfpustel (10. Tag) nicht mehr gegeben sind. Wir haben so viele Kleinkinder und Erwachsene mit einem endogenen Ekzem impfen können. Lediglich bei vorangegangenen schweren Asthmaanfällen, die gegebenenfalls eine Therapie mit Cortison erfordern, und die zusätzlich eine chronische Bronchitis oder ein Emphysem aufwiesen, ist von einer Impfung abzuraten. Eine Impfung bei einem Hautkranken verbietet sich im Stadium einer floriden Hautveränderung. Unabhängig davon ist ein sicherer Schutz der Impfstelle und Verhinderung einer Schmierinfektion aus vielerlei Gründen notwendig.

Auf einer anderen Ebene liegen die Hauterscheinungen nach Schutz-
impfungen. Impfkomplikationen direkter Natur sind

1. das Vaccine-Exanthem als allergische Reaktion,

2. die Vaccinia secundaria als Schmierinfektion von Impfpusteln,
unter Einschluß des Ekzema vaccinatum,

3. die Vaccinia generalisata als Virusabsiedlung bei Erstimpflingen
oder bei Wiederimpflingen im höheren Alter, die ohne immunbiologischen Schutz trotz sichtbarer Impfnarben sein können.

Darüber hinaus gibt es mannigfache Einflußnahmen auf Haut- und
andere Organveränderungen, wenn im Zuge einer Pockenerkrankung
mit notwendiger Großzügigkeit geimpft werden muß. Die nekrotisierende
entzündliche Impfpustel mit beschleunigtem Verlauf, einschließlich um-
gebender Erytheme und Schwellung, gehören zum alltäglichen Bild und
klingen meistens ab, ohne daß eine Antibiotica-Therapie unbedingt notwendig ist. Besonders eindrucksvoll ist die Schmierinfektion als Zwischenfall und insbesondere die Infektion der Schleimhäute wie der Zunge mit
Vaccinematerial, die zu schweren Allgemeinerscheinungen führen kann.

(Als direkte Impffolge ist noch die keloidartige Veränderung der Impf-
narbe zu verzeichnen, die später excidiert werden kann.)

Generalisierte Exantheme, die bis zur Erythrodermie ausarten können,
sind meistens Überempfindlichkeitserscheinungen gegen Begleitproteine der
Impflymphe von der Kuh, die zum Teil unter dem Bilde einer Serumkrankheit ablaufen können.

Unter einer Impfung tritt allgemein eine Aktivierung bakterieller Haut-
und Organerkrankungen ein. Ein Aufflackern einer chronischen Bronchitis,
einer Pyelitis, einer Cholecystitis ist häufig. Besonders interessant ist die
morphologische Transformation einer bestehenden Akne, die nach einer
Impfung aufblüht und nunmehr varioliforme Züge zeigt. Dieser Gestalts-
wandel der Aknepustel konnte nicht durch Nachweis der Vacciniviren in den
Pustelinhalt als Ausdruck einer generalisierten Vaccine belegt werden.

Zum Schluß haben wir den Eindruck gehabt, daß nach einer Vaccination
andere Viruserkrankungen häufiger auftreten. Endemische Nester von Varicellenerkrankungen und auch eigenartigerweise die Dermatostomatitis, die
wir hier nicht als Viruserkrankung deklarieren möchten, zeigten eine deutliche
Häufung während der großzügigen Pockenimpfaktion.

Die Vaccinia generalisata ist von WEBER und RIESE als besonders
schwere Komplikation bezeichnet worden. Die Letalität beschränkt sich
offenbar auf Erstimpflinge im 1. Lebensjahr. Das spätere Auftreten einer
disseminierten generalisierten Vaccinia bei Wiederimpfung im höheren
Lebensalter ist nach meinen Erfahrungen durch Gammaglobuline zu bessern
und bietet im wesentlichen nur eine Gefahr für die Umgebung, soweit sie
nicht geimpft ist, und erfordert zudem eine prophylaktische Einstellung
gegenüber bakteriellen Begleiterscheinungen des Patienten.

Die Therapie der Variola im Rahmen der Therapie
von Viruserkrankungen der Haut

Ich hätte dieses Thema nicht angeschnitten, wenn wir nicht inzwischen Klarheit über die damals während der Westdeutschen Pockenepidemie durchgeführten systematischen Behandlung von Pockenkranken und prophylaktischer Behandlung Kontaktpersonen 1. Grades
gewonnen hätten. Wir hatten damals den Eindruck, daß die Schwere
der Erkrankung durch Virustatica bei Pockenkranken, die im floriden

Krankheitsstadium einer Behandlung zugeführt wurden, gemindert werden konnte. Auf Grund der relativ kleinen Zahl haben wir es allerdings nicht gewagt, auf einen solchen Therapieerfolg in unseren Publikationen hinzuweisen. Wie gut wir daran getan haben, zeigte der von Desai auf unsere Veranlassung (Michael und Stüttgen) unternommene Versuch, die verschiedenartigsten akuten Pockenerkrankungen in einem indischen Hospital durch Virustatica zu beeinflussen. Unser damaliger Eindruck hinsichtlich der Beeinflussung ausgebrochener Pockenerkrankungen mit Virustatica ließ sich *nicht* verifizieren.

Die prophylaktische Wirkung von Virustatica vor Ausbruch der Pockenerkrankung nach Kontakt mit Pockenkranken und einer zu erwartenden Infektion ist noch nicht abgeklärt.

Die auf breiter Basis in der Düsseldorfer und Kölner Hautklinik durchgeführten Untersuchungen mit viruciden Substanzen zeigte eine

Tabelle. *Darstellung der Allgemeinveränderungen bei der Variola*

Organ	Klinisches Bild	Pathologische Anatomie	Besonderheiten
Auge	Conjunctivitis, Iritis, Chorioiditis		Panophthalmie möglich
Ohr	Tubenkatarrh, Otitis media		chronischer Verlauf
Trachea	Tracheitis	Hyperämie, Epitheldefekte	Entwicklung der Bronchitis
Lunge	Pneumonie		häufig, sekundär bakterielle Komplikationen
Herz	Myokarditis	interfibrilläres Ödem, Hämorrhagien	primär toxisch (Virus), aber auch sekundär bakteriell-septisch
Urogenitaltrakt	Nephritis, Nephrose Orchitis, Epididymitis und entsprechende Veränderungen bei ♀	trübe Schwellung, Hämorrhagien, Hyperämie, Plasmazellinfiltration	bis zur Nekrose
Nervensystem	Encephalomeningitis a) Frühform b) postvariolöse Form Myelitis, Polyneuritis		nervale Störungen bereits vor Pusteleruption, entsprechender Symptomenkomplex bei postvaccinaler Encephalitis
Knochen und Gelenke		trophische und entzündliche Veränderungen	Ankylosen möglich

offenbare Minderung der Infektionszahl bei Varicellenerkrankungen in der Form, daß nach Ausbruch der 1. Erkrankung durch prophylaktische Behandlung der vorher noch nicht erkrankten Kinder Varicellenerkrankungen nicht oder nur mitigiert zum Ausbruch kamen. Den gleichen Eindruck hatten wir auch bei Zostererkrankungen. Es liegt in der Biologie der Symbiose Virus — Zelle, daß Virustatica in Abhängigkeit von dem Zeitpunkt der Medikamentgabe einen anderen Boden für ihre Wirksamkeit finden, über die Herr NASEMANN wohl später noch berichten wird.

Wir haben damals in der Eifel 12 Kontaktpersonen I. Grades über 14 Tage täglich dreimal 2 Tabletten Virustatica gegeben und nur 2 Fälle einer Infektion in spärlichstem Ausmaß gesehen, Fälle, die sich virologisch objektivieren ließen.

Aus der Dermatologischen Klinik und Poliklinik der Universität München
(Direktor: Prof. Dr. Dr. h. c. A. MARCHIONINI)

Virustatica in der Hand des Dermatologen

Von

THEODOR NASEMANN

Der Begriff „*Bakteriostase*" ist seit langem wohl definiert, jedem Arzt geläufig und die Anwendung der Antibiotica in der Therapie der Infektionskrankheiten nicht mehr zu entbehren. Die Entwicklung ging weiter, mit dem Griseofulvin und dem Nystatin wurden Mycostatica gefunden — und es schien nur eine Frage der Zeit zu sein, auch wirksame Virustatica zu entdecken. Chemotherapie und gezielte antibiotische Behandlung bestimmen heute immer mehr sowohl die praktische Medizin als auch die Forschungsarbeit der Theoretiker. Wir sprechen längst von einer Tuberkulostase oder einer Chemotherapie der Malignome und der Tropenkrankheiten. Wie aber steht es hiermit im Bereich der Virusinfektionen? Kann schon eine echte Virustase bzw. Virucidie mit Antibioticis oder chemotherapeutisch-wirksamen Substanzen erreicht werden? Sind brauchbare Ansätze vorhanden? Wie sind die theoretischen Grundlagen beschaffen? Welche Folgerungen kann der Praktiker für seine therapeutischen Maßnahmen ableiten? Wie groß ist der Nutzen moderner Virustatica?

Im folgenden soll versucht werden, diese Fragen für die Belange des Dermatologen, d.h. aus der Sicht unseres Faches, zu beantworten. Hierzu sind einerseits einige Vorbemerkungen über die Natur der Virusarten notwendig, andererseits kann unmöglich das Gesamtgebiet der experimentellen Virustherapie hier dargestellt werden. Beschränkung auf wesentliche Entwicklungslinien und auf die Grundzüge der Chemotherapie dermotroper Virosen versteht sich daher von selbst.

Nachdem immer mehr Antibiotica mit spezieller Wirkung oder breitspektralem Nutzeffekt zur Verfügung standen, lag es auf der Hand, auch Viruserkrankungen antibiotisch anzugreifen. Schon die ersten Versuche zeigten, daß nur Rickettsiosen und jene Infektionen auf Antibioticatherapie ansprachen, die durch große Virusarten hervorgerufen werden, das sind die sogenannten Cysticeten wie die Erreger der Psittakose, der Einschlußblenorrhoe, des Trachoms und des Lymphogranuloma inguinale. Alle kleineren Viren lassen sich durch sämtliche bis heute isolierten Antibiotica in vivo weder zerstören, noch in ihrer Vermehrung im menschlichen Organismus überzeugend hemmen.

Die Ursache dieses Versagens liegt in den besonderen Verhältnissen der Virusvermehrung begründet. Bakterien und Rickettsien vermehren sich durch Zweiteilung. Erstere verfügen über ein eigenes Stoffwechselsystem mit Fermenten und Cofermenten, letztere und die großen Virusarten noch über Faktoren, die ihnen gewisse Stoffwechselfunktionen verleihen, d.h. man nimmt das Vorliegen eines Reststoffwechsels an. Die Bakterien können sich auf Grund ihrer Fermentleistungen auf künstlichen Nährböden vermehren. Über ihr Fermentsystem vollzieht sich der Angriff der Antibiotica und es scheint, daß letztere auch bei Rickettsien und großen Viren die bei diesen Erregern vorhandenen Enzyme blockieren. Die kleinen Virusarten sind, was ihren Vermehrungsstoffwechsel angeht, ausschließlich auf den Chemismus der Wirtszelle angewiesen und verfügen — von wenigen Ausnahmen abgesehen — nicht mehr über eigene, im Elementarkörper enthaltene, komplette Enzyme. Unter Berücksichtigung dieser Tatsache würde sich nach GÖNNERT für eine chemotherapeutische oder antibiotische Beeinflussung der kleinen „echten" Virusarten die Forderung ergeben, daß Mittel gefunden weiden müssen, die entweder die Virussynthese in der Wirtszelle blockieren oder den Zellstoffwechsel, der stimuliert und für die Bedürfnisse des Virus, d.h. zu dessen automatischer Reproduktion, umgelenkt ist, zur Norm regulieren. Unter idealen Bedingungen müßten die Stoffwechselvorgänge in den infizierten Zellen so verändert werden, daß die Viruselemente zerstört, die Wirtszellen selbst aber nicht permanent geschädigt werden.

Aus der Reihe der großen Viren, der Cysticeten, interessieren den Dermatologen nur die Erreger des *Lymphogranuloma inguinale* und der *Einschluß-Blenorrhoe*, der *Einschluß-Cervicitis* bzw. *-Urethritis*. Wie wir sahen, sprechen diese Virusarten noch befriedigend auf einige Antibiotica an. Betrachten wir zunächst in diesem Zusammenhang das Lymphogranuloma inguinale, das zwar in Deutschland selten geworden, in subtropischen und tropischen Ländern jedoch noch häufiger vorkommt. Die Tabelle 1 zeigt die Empfindlichkeit des Lymphogranuloma-Virus den Sulfonamiden und Antibioticis gegenüber.

Die Tetracycline sind demnach zur Zeit bei der Behandlung dieser einzigen durch ein Virus verursachten venerischen Erkrankung am wirk-

Tabelle 1. *Wirkung einiger Antibiotica und der Sulfonamide auf das Lymphogranuloma inguinale-Virus*

	Effekt auf das Lymph. ing.-Virus
Sulfonamide	(+)
Penicillin	+
Streptomycin	(+)
Tetracycline	++
Chloromycetin	(+)

samsten. Bei der Frühform dieser Krankheit gibt man täglich 2 g Tetracycline — (viermal 500 mg in Abständen von 6 Stunden) — insgesamt über 10 Tage. Solange keine bleibenden Veränderungen — etwa im Sinne der Elephantiasis anorectalis — bestehen, ist die Prognose günstig. Spätmanifestationen müssen unter Antibioticaschutz operativ angegangen und/oder einer Röntgenbestrahlung zugeführt werden.

Der Erreger der Einschluß-Blenorrhoe, der Schwimmbad-Conjunctivitis und der Einschluß-Cervicitis bzw. -Urethritis ist das Chlamydozoon oculogenitale. Es ist gegen Penicillin resistent, spricht aber gut auf einige Sulfonamide und auf Tetracycline an. Die Penicillin-Resistenz wies SORSBY (1945) nach. Über gute Aureomycin-Wirkung berichteten BRALEY und SANDERS (1948).

Die Einschluß-Blenorrhoe und die Schwimmbad-Conjunctivitis können durch Lokalbehandlung mit Sulfonamid-haltigen Augensalben oder Tetracyclin-haltigen Augentropfen geheilt werden. Die Präparate sind sechsmal täglich zu applizieren. Es erfolgt dann in den meisten Fällen innerhalb von 5—7 Tagen völlige Abheilung. Unterstützung durch interne Zufuhr von Sulfonamiden oder Tetracyclinen kann indiziert sein. Bei gründlicher Durchführung der lokalen Therapie — am besten mit 5%iger Sulfathiazolsalbe oder Aureomycin-Augensalbe — oder der internen Antibioticabehandlung treten keine Rezidive auf.

Bei der Einschluß-Urethritis haben sich außer Sulfonamiden und Tetracyclinen auch Chloromycetin und Erythromycin bewährt. — Im Gegensatz zum guten Effekt bei diesen Virosen besitzen die Antibiotica bei allen anderen Viruskrankheiten der Haut keine kausale Wirkung, können aber, besonders wenn sie über ein breites Wirkungsspektrum verfügen, im Sinne der „Abschirmfunktion" MIESCHERs von Nutzen sein, d.h. komplizierende bakterielle Superinfektionen verhindern oder beseitigen. Nur so ist ihre Anwendung beim Zoster, bei Varicellen, beim Eczema herpeticatum, beim Melkerknoten oder Eczema vaccinatum sinnvoll.

Abgesehen vom Idealfall des Lymphogranuloma inguinale und der Einschluß-Blenorrhoe standen bis vor kurzem zur Behandlung der Virusdermatosen außer Adjuvantien und chirurgischen Maßnahmen nur prophylaktische Methoden wie die Virusdesinfektion und die Immunisation zur Verfügung. Auf die Kontaktwirkung viruswirksamer Desinfektionsmittel wie Formalin, Jod oder verschiedene Aerosole kann hier nicht näher eingegangen werden, ebenfalls nicht auf die Grundlagen und die Durchführung der Immunisierung gegen Infektionen durch dermotrope Virusarten.

Eingedenk der Tatsache, daß die Nucleinsäure-haltigen Viren obligate Zellschmarotzer sind, wurde versucht, z.B. durch falsches Angebot bestimmter Nucleinsäuren oder von Bruchstücken der letzteren, die sozusagen dem Matrizenmechanismus der Virusmultiplikation eine Nonsense-Information vermitteln, die Virussynthese fehlzusteuern und so die Produktion infektionstüchtiger Elementarkörper zu unterbinden. Experimentiert wurde in letzter Zeit vor allem auch mit Purinderivaten, Harnstoffabkömmlingen und Biguaniden. Immer mehr Substanzen mit virustatischer Wirkung sind synthetisiert und im Laboratorium geprüft worden. Die experimentellen Erfahrungen sind bemerkenswert und lassen für die Zukunft wichtige Fortschritte für die Chemotherapie der Virusinfektionen des Menschen und der Haustiere erhoffen. Nicht immer entspricht jedoch der sehr guten in vitro-Wirkung, z.B. in Ei- und Gewebekulturen — oder dem Effekt im Tierversuch das Resultat, das bei der Behandlung des Menschen erzielt wird. Die Gründe für diese Diskrepanz sind komplexer Natur und keineswegs in ihrer Gesamtheit bekannt. Außerdem sind die klinischen Mitteilungen über den therapeutischen Nutzen der Virustatica noch recht spärlich. Eine Übersicht aus dem Blickwinkel des dermatologischen Klinikers kann daher einige Aufschlüsse geben.

Am Beispiel des Herpes simplex sei erwähnt, daß auch in unserem Fach schon zahlreiche Substanzen auf ihre klinische Wirksamkeit hin geprüft wurden. Die Skala reicht von den Sulfonamiden über die Corticosteroide, die Antimalariamittel wie Resochin oder Quensyl bis zum Fuadin und Urotropin oder Salicylaten. Von einzelnen günstigen Ergebnissen abgesehen, vielleicht basierend auf spontanen Remissionen oder Suggestionserfolgen, waren die Resultate unbefriedigend. Doch sollten Meinungen, wie die kürzlich von Korting vertretene, daß die zur Vorbeugung des rezidivierenden Herpes simplex verordnete interne „gezügelte" *Formalintherapie* — etwa mit Hexamethylentetramin drei- bis viermal täglich 0,5 g über 2—3 Wochen — möglicherweise mehr als nur „Placebo-Suggestion" darstellt, Anlaß genug für eine gründliche klinisch-experimentelle Überprüfung sein. Auch das Erythema exsudativum multiforme spricht zum Teil recht gut auf eine Hexamethylentetramin-Behandlung an.

Weiter wurde das *Xenalamin,* das auf mehrere Virusarten im Kulturversuch und tierexperimentell eine vermehrungshemmende Wirkung ausübt, u.a. von Altucci u. Mitarb. hinsichtlich seiner therapeutischen Wirksamkeit auf verschiedene herpetische Infektionen des Menschen untersucht. Die ersten Berichte enthalten ermutigende Ergebnisse. Nachprüfungen mit Doppelblindversuchen stehen noch aus.

Seit einigen Jahren ist bekannt, daß *Chlorophyllin* die Vermehrung von Bakterien hemmen und auch mehrere Virusarten (Myxoviren, Vaccinevirus) inaktivieren kann. Kürzlich konnte Schneweis feststellen, daß dieser Stoff noch in einer Verdünnung von 10^{-7} auch das Herpes simplex-Virus inaktiviert. Diese Wirkung wird durch Lichteinfluß wesentlich verstärkt. Für praktisch-therapeutische Zwecke kann diese Chlorophyllin-inaktivierung des Herpesvirus der erheblichen cytotoxischen Nebenwirkung wegen nicht ausgenutzt werden, doch besitzt diese *lichtabhängige Virushemmung* heuristisches Interesse.

Doch wenden wir uns konkreten, für die dermatologische Praxis belangvollen Fortschritten zu! Aus der Vielzahl der neuentwickelten, im Nutzeffekt zum Teil enttäuschenden Virustatica sollen hier vier Substanzen aus den Gruppen der Thiosemicarbazone, der Biguanide, der halogenierten Uracile und der Harnstoffderivate des Diphenylsulfons ausgewählt werden, über die klinische und pharmakologische Details bekannt geworden sind.

Beginnen wir mit den Thiosemicarbazonen, die in den Farbenfabriken Bayer von BEHNISCH, MIETZSCH und SCHMIDT entwickelt und 1950 von dem Amerikaner HAMRE und dessen Mitarbeitern erstmals tierexperimentell auf ihre Wirksamkeit dem Vaccinevirus gegenüber untersucht wurden. In Deutschland berichtete BOCK (1957) über Tierversuche mit Thiosemicarbazon-Verbindungen. Das Resultat entsprach in etwa dem des Arbeitskreises um HAMRE, d.h. es konnte eine deutliche Hemmwirkung vorzugsweise dem Vaccinevirus gegenüber festgestellt werden. Auch BAUER (1955), MINTON und Mitarbeiter (1953) sowie THOMPSON und Mitarbeiter (1953) erhielten günstige Resultate im Mäuseversuch. Einen Schutzeffekt scheinen solche Thiosemicarbazone zu entfalten, die Benzol-, Thiophen-, Pyridin-, Chinolin- oder Isatingruppen enthalten. Die

$$=N-NH-CS-NH_2\text{-Gruppe}$$

und das Vorhandensein einer cyclischen Komponente scheinen für diese Wirkung wesentlich zu sein.

Nach den im ganzen recht günstigen Ergebnissen der Tierversuche stand der Erprobung bei Impfkomplikationen nichts mehr im Wege. Das wirksamste Präparat war das N-Methylisatin-β-thiosemicarbazon (im Handel als ,,*Marboran*"), das von den Londoner Wellcome Laboratories of Tropical Medicine entwickelt und in Zusammenarbeit mit zwei amerikanischen Universitäts-Kinderkliniken und dem Liverpooler Bakteriologischen Institut geprüft wurde. Einer Reihe eindeutiger Erfolge (z.B. Berichte von DALY und JACKSON, DAVIDSON und HAYHOE, HANSSON und VAHLQUIST) stehen einige Mißerfolge gegenüber (WHITE sowie CONNOLLY und Mitarbeiter). Im Falle von HANSSON und VAHLQUIST trat bei einem Erstimpfling ein ausgedehntes gangränöses Geschwür an der Impfstelle, eine sog. *Vaccinia gangränosa* auf, die durch keine Art der bisher üblichen Lokal- und Allgemeinbehandlung — darunter Antibiotica, Gammaglobuline und Hyperimmun-Vaccinia-Gammaglobulin — beeinflußt werden konnte. Die Wende brachte erst die orale Verabreichung von 70 cm³ einer 10%igen Marboransuspension in einem Zeitraum von 5 Tagen. Schon nach 48 Stunden ging das periphere Ödem zurück, es bildete sich frisches Granulationsgewebe, und der Hautdefekt konnte plastisch gedeckt werden.

Voraussetzung für die Wirkung der Thiosemicarbazone scheint die Intaktheit bestimmter Abwehrmechanismen im Organismus des Geimpften zu sein. Hierfür spricht u.a. eine Beobachtung von FLEWETT und KER (1963), die ein Kind mit einer Vaccinia gangraenosa progressiva, das eine Hypogammaglobulinämie aufwies, erfolglos behandelten. Nach viertägiger Gabe von viermal 0,25 g Marboran setzten außerdem Durchfälle ein und das Kind kam 3 Tage später ad exitum.

Ein erheblicher Fortschritt konnte dagegen mit Marboran bei der *Pockenprophylaxe* erzielt werden. BAUER u. Mitarb. (1962, 1963) führten einen groß angelegten Versuch anhand von Kontaktfällen in Madras (Indien) durch. Insgesamt 1101 Pockenkontaktpersonen bekamen 1,5 bis 3 g Marboran zweimal täglich über 4 Tage zugeführt. Unbehandelt blieben 1126 Personen und dienten der Kontrolle. Pockenimpfungen wurden in beiden Gruppen vorgenommen. Erst 14—16 Tage später wurde das Impfresultat abgelesen und die Patienten im Hinblick auf eine Variola vera-Erkrankung untersucht. Unter den 1101 behandelten Kontaktpersonen kam es nur zu 3 leichten Pockenfällen, während unter den 1126 Kontrollpersonen 78 mal eine Variola vera auftrat, davon zwölfmal mit letalem Verlauf. An diesem Ergebnis ist bemerkenswert, daß die medikamentöse Prophylaxe zum Teil erst in der letzten Phase der Inkubationsperiode begann.

Die Wirkungsweise des Marboran ist noch nicht ganz geklärt. Wird die Substanz Vaccinevirus-infiziertem Gewebe zugesetzt, konnte nach 24 Stunden kein weiterer Anstieg des Virustiters ermittelt werden. BACH und MAGEE (1962) vermuten, daß Marboran entweder zur Bildung einer für die Zwecke der Virusmultiplikation nicht geeigneten Desoxyribonucleinsäure führt oder daß die Hemmwirkung in einem späteren Stadium einsetzt. Letzteres halten die Autoren für wahrscheinlicher.

Das Marboran ist nicht frei von Nebenwirkungen, doch scheinen diese im allgemeinen geringfügig zu sein. Überwiegend wurden nur Übelkeit und Erbrechen beobachtet. Gelegentlich sind jedoch auch ernstere Komplikationen registriert worden, vor allem bei der Therapie vaccinaler Erkrankungen wie Eczema vaccinatum oder Vaccinia gangraenosa (TURNER u. Mitarb., 1962, LANDSMAN und GRIST 1964, HUTFIELD und CSONKA 1964). Besonders die aufgetretenen Durchfälle wird man als toxisches Zeichen werten müssen. Sie waren zum Teil so schwer, daß das Mittel abgesetzt werden mußte.

Eine weitere Substanz mit virustatischer Wirkung ist das N^1,N^1-anhydrobis-(β-hydroxyäthyl-)biguanid-HCl, das als *Spenitol* bzw. als *Flumidin* im Handel ist und folgende Strukturformel besitzt:

$$O\!\!\!\diagup\!\!\!\diagdown\!\!\!N\!-\!\!\underset{\underset{HN}{\parallel}}{C}\!-\!NH\!-\!C\!\!\diagup^{NH_2}_{\diagdown NH}\cdot HCl$$

Die beste Wirkung zeigte dieses heterocyclische Biguanid bisher bei prophylaktischer Anwendung, und zwar besonders zur Verhütung der Virusgrippe (Influenza). Der prophylaktische Effekt überwiegt bei weitem den kurativen.

Das Spenitol wird sehr schnell im Magen-Darmtrakt resorbiert. Da sich auch die Ausscheidung relativ rasch vollzieht (100 mg in etwa 6 Std.), tritt keine Kumulation auf. Im Mäusetest und bei oraler Zufuhr beträgt die LD_{50} dieser Substanz: > 6250 mg/kg Körpergewicht. Ihre Wasserlöslichkeit ist sehr gut.

Verglichen mit dem Erfahrungsgut, das auf dem Sektor der Chemoprophylaxe und der Behandlung der Influenza vorliegt, sind die klinischen Daten auf dem Gebiet der Infektionen durch dermotrope Virusarten noch sehr spärlich. Bereits manifeste Masern werden durch Spenitol nicht mehr beeinflußt (HOPKINS u. Mitarb., 1961). SCHERSTEN (1959) behandelte mit diesem Präparat 26 Zosterfälle und meint, 21 mal eine gute bis sehr gute Wirkung, d.h. schnellere Abheilung und rascheres Sistieren der Schmerzen gesehen zu haben. Solche Mitteilungen müssen mit Vorsicht bewertet werden. Ein Doppelblindversuch steht noch aus.

Auch RIVOIRE (1963) sah unlängst gute Resultate bei 85 Patienten mit Zoster und Herpes simplex-Eruptionen.

Wir selbst stellten in Ei- und Gewebekulturen eine deutliche Hemmwirkung des Spenitols auf das Herpes simplex-Virus fest. Klinisch prüften wir das Mittel bei Patienten mit Herpes labialis, Herpes genitalis, Herpes simplex faciei und Stomatitis aphthosa. Bei der letztgenannten Herpesinfektion erhielten wir bisher überhaupt keine Erfolge. Auch bei den anderen Herpesmanifestationen sahen wir nicht in jedem Falle einen eindeutigen Effekt. Relativ am besten waren die therapeutischen Resultate bei ganz frühzeitiger Applikation des Präparates, d.h. wenn es schon dann gegeben werden konnte, wenn die ersten Symptome einer Herpeseruption auftraten. Wir gaben z.B. bei rekurrierenden Verläufen den Patienten das Spenitol mit dem Auftrag, es bei einem Rezidiv sofort einzunehmen. Die Dosierung betrug: 3×2 Tabletten $= 3 \times 200$ mg täglich, eine Woche lang. Hierdurch erreichten wir bei einem Teil unserer Patienten so rasche Besserungen, daß sie wahrscheinlich dem Medikament zugerechnet werden dürfen. Spenitol kann jedoch Herpesrezidive nicht verhindern — und es ist auch keine so stark virucid-wirksame Substanz, daß sie eine Herpesinfektion innerhalb von 1—2 Tagen beseitigen könnte. Spenitol ist *in vivo* bestenfalls ein Adjuvans, das aber *in vitro* das Herpesvirus deutlich inaktiviert. Es wird in seiner Wirkung auf mehrere dermotrope Virusarten durch einige Virustatica übertroffen, die in letzter Zeit von der Firma Grünenthal entwickelt wurden.

Bei letzteren handelt es sich um Harnstoffderivate des Diphenylsulfons mit folgendem Formelprinzip:

$$CG\ 662$$

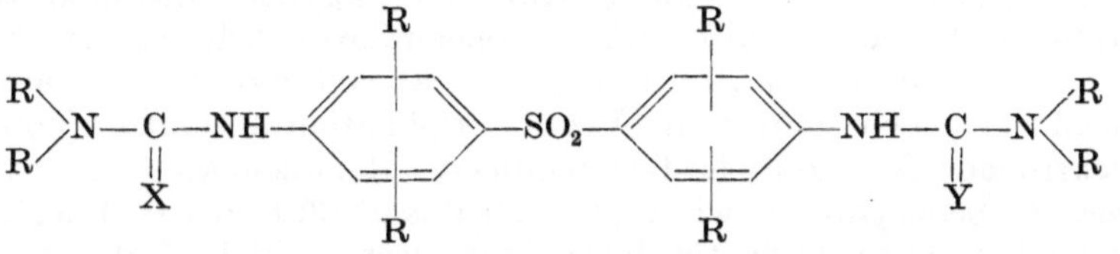

$$\text{R}_2\text{N}-\underset{\underset{\text{X}}{\|}}{\text{C}}-\text{NH}-\text{C}_6\text{H}_3(\text{R})_2-\text{SO}_2-\text{C}_6\text{H}_3(\text{R})_2-\text{NH}-\underset{\underset{\text{Y}}{\|}}{\text{C}}-\text{NR}_2$$

Die Grundsubstanz hat die Prüfbezeichnung CG 662. Sie und mehrere Derivate prüften wir in den letzten beiden Jahren anhand von Tierversuchen, Ei- und Gewebekulturen zunächst rein experimentell.

Einige der von uns im Viruslaboratorium untersuchten Bis-Ureido-Diphenylsulfonderivate hatten in vitro eine deutliche Hemmwirkung auf das Vaccinevirus, inaktivierten hingegen das Herpes simplex-Virus in weitaus stärkerem Maße. — Nur die Grundsubstanz selbst, das CG 662, konnte bisher klinisch eingesetzt werden. Sie ist geruch- und geschmacklos, in Wasser wenig löslich und bis zu Temperaturen von 90 °C stabil. Das Mittel hat eine äußerst geringe akute Toxizität. Im Ratten- und Mäuseversuch ist die LD_{50} größer als 8000 mg/kg. Ein Vergiftungsbild im Tierversuch konnte auch bei längerer Zufuhr bisher nicht beobachtet werden. Beim Menschen ist die Verträglichkeit gleichfalls sehr gut, wie wir selbst an bisher etwa 160 behandelten Patienten feststellen konnten. Das CG 662 besitzt weder antibakterielle noch antimykotische Wirkungen. — Vor Besprechung der klinischen Resultate soll kurz die experimentelle Therapie gestreift werden.

In zahlreichen Versuchen mit Bruteiern und Gewebekulturen fanden wir generell, daß die bisher geprüften Bis-Ureido-Diphenylsulfon-Derivate das Herpes simplex-Virus sämtlich stärker als das Vaccinevirus inaktivierten und daß einige der CG 662-Abkömmlinge wesentlich wirksamer als die Grundsubstanz waren. Das gilt vor allem für die Substanzen mit der Prüfbezeichnung B 1320 und B 1321. In HeLa-Zellkulturen erhielten wir in über 50 Versuchsreihen folgende Resultate:

Tabelle 2

Grundsubstanz: CG 662	deutliche Hemmwirkung auf die Herpesvirus-Vermehrung mit 0,3 mg/cm³ Kulturmedium
Derivat B 1320:	totale Hemmung der Vermehrung des Herpes simplex-Virus mit 0,1 mg/cm³ Kulturmedium
Derivat B 1321:	deutliche Hemmwirkung mit 0,01 mg/cm³ Kulturmedium
„ „ :	fast völlige Hemmung der Virusmultiplikation mit 0,02 mg/cm³ Kulturmedium
„ „ :	totale Hemmung mit 0,03 mg/cm³ Kulturmedium

Von den 9 durch uns geprüften Substanzen war B 1321 das wirksamste Mittel. Die Hemmwirkung wurde am Ausbleiben des cytopathischen Effektes nach Beobachtung mit dem Kulturmikroskop registriert. Hierbei sahen wir nun, daß man sich auf die lichtoptische Beurteilung nicht sicher verlassen kann. Wir fanden nämlich, als wir in Methacrylat eingebettete, mit Herpes simplex-Virus infizierte und mit den virustatischen Substanzen behandelte Kulturen mit dem Ultramikrotom schnitten und die Dünnschnitte im Elektronenmikroskop durchmusterten, daß die bei lichtoptischer Kontrolle scheinbar voll wirksamen Konzentrationen doch nicht immer die Virusmultiplikation absolut aufhoben. Die elektronenmikroskopische Beurteilung des Hemmeffektes war zuverlässiger. So beobachteten wir z.B., daß das B 1321 mit 0,01 mg/cm³ Kulturmedium zwar eindeutig den cytopathischen Effekt fast gänzlich unterband, daß aber im Ultraschnitt in den Zellkernen noch zahlreiche Aggregate der Elementarkörper des Herpes simplex-Virus vorhanden waren, ähnlich wie in unbehandelten, herpesinfizierten Kontrollkulturen. Erst eine Konzentration von 0,03 mg B 1321/cm³ rief eine absolute Hemmung der Herpesvirus-Synthese hervor. — In zahlreichen Versuchen an Bruteiern ließ sich das Resultat, das mit HeLa-Zellkulturen gewonnen wurde, im großen und ganzen gut bestätigen.

Außer der Inaktivierung des Vaccine- und des Herpes simplex-Virus konnte von mehreren Arbeitsgruppen eine Hemmwirkung auch auf das Influenzavirus (MÜCKTER u. Mitarb. 1961), auf das Parainfluenzavirus sowie auf Coxsackie- und ECHO-Viren festgestellt werden. Diese Untersuchungen wurden nicht nur in Zellkulturen, sondern auch mit Versuchstieren vorgenommen. Wir selbst prüften u.a. das Derivat B 1321 hinsichtlich der Wirkung auf die experimentelle Keratoconjunctivitis herpetica des Kaninchens. Das Mittel wurde in einer 1%igen wässerigen Lösung dreimal täglich in das infizierte Auge eingetropft. Das andere Auge wurde nur infiziert und zum Vergleich nicht behandelt. Die virustatische Wirkung des B 1321 war auch hier ausgezeichnet. Nennenswerte Reizungen der Cornea durch das Mittel selbst wurden nicht beobachtet. Einer Lokalbehandlung der menschlichen Haut mit B 1321-haltigen Salben stehen keine grundsätzlichen Bedenken entgegen. Wir hoffen, bald ein solches Salbenpräparat prüfen zu können. Für die interne Therapie sind das B 1321 wie auch andere wirksame Derivate dieser Reihe zu toxisch.

Das ist auch der Grund für die bisher ausschließliche klinische Überprüfung der Grundsubstanz CG 662, die als einzige so wenig toxisch ist, daß auch bei längerer Zufuhr keine Nebenwirkungen gesehen werden. ALEXANDER und NEUHAUS (1963) berichteten über die Ergebnisse orientierender klinischer Untersuchungen an über 100 Patienten mit verschiedenen Viruskrankheiten. Hinweise auf eine erfolgversprechende Therapie mit dem Virustaticum ergaben sich vor allem beim Herpes simplex, beim Zoster und bei der Parotitis epidemica. Bei der Virusgrippe und der infektiösen Mononukleose ließ sich die Überlegenheit der virustatischen Behandlung einer symptomatischen Therapie gegenüber statistisch sichern. Die Verträglichkeit des CG 662 war nicht nur subjektiv gut, sondern auch Kontrollen der Urinbefunde, des Blutstatus, der Thrombozytenzahl und der Leberfunktionsproben wiesen keine Abweichungen von der Norm auf.

Erwähnt sei weiter, daß STÜTTGEN anläßlich der Pockenepidemie 1963 im Rheinland auch Gutes vom CG 662 sah. Es ist seiner Meinung nach nicht ausgeschlossen. daß die geringe Zahl von Todesfällen eventuell zum Teil auf das Konto dieses neuen Mittels geht.

Wir selbst behandelten in einem ersten Versuch 80 Patienten mit Viruskrankheiten der Haut, darunter 52 mit herpetischen Infektionen und 26 Zosterfälle. Bei Erwachsenen wurden täglich viermal 2 Tabletten = 2 g eine Woche lang zugeführt. Herpes simplex-Rezidive lassen sich auch mit dem CG 662 nicht verhindern. Bei frühzeitiger Applikation, d.h. ganz zu Beginn der Eruption, wurde in vielen Fällen der Verlauf der Herpesinfektion abgekürzt, die Läsionen heilten rascher ab. Desgleichen ließ sich auch beim Zoster eine Attenuation beobachten, außerdem besonders oft ein rasches Sistieren der neuralgischen Schmerzen — selbst bei sehr alten Menschen.

Um diesen therapeutischen Nutzen sicherer beurteilen zu können, führten wir einen kontrollierten Doppelblindversuch an weiteren 80 Patienten durch. Wie Tabelle 3 zeigt, fiel das Ergebnis eindeutig zugunsten des CG 662 aus.

Bei der Therapie des Zosters war am eindeutigsten das Ausbleiben von stärkeren Neuralgien in der mit der Substanz K behandelten Patientengruppe, während im Kontrollkollektiv 4mal Zosterneuralgien auftraten. Bei Varicellen, beim Eczema herpeticatum und beim Eczema vaccinatum war kein verwertbarer Effekt festzustellen, auch war die behandelte Patientenzahl — genau wie bei den Mumpserkrankungen — für irgendwelche Rückschlüsse zu klein. Hinsichtlich der Virusgrippe kann ebenfalls noch kein Urteil gefällt werden. Deutlich aber fällt der bessere Behandlungserfolg bei den Herpes simplex-Infektionen auf, der

Tabelle 3. *Doppelblindversuch mit CG 662 und einem Placebo (Aufdeckung der Chargen erst nach Abschluß der Untersuchungen)*

Diagnose	Anzahl der behandelten Patienten mit:			
	Substanz G = Placebo		Substanz K = CG 662	
		Erfolg:		*Erfolg:*
Zoster	6	∅ *)	14	+ (14)**)
postzosterische Neuralgien	–	–	2	+ (1), ∅ (1)
Varicellen	–	–	2	∅
Herpes simplex	8	∅	12	+ (10), ∅ (2)
Herpes genitalis	8	∅	6	+ (4), ∅ (2)
Herpes mit Erythema exsudativum multiforme	–	–	3	+ + (3)
Eczema heperticatum	1	∅	–	–
Mumps	2	∅	–	–
Virusgrippe	10	∅	5	+ (2), ∅ (3)
Eczema vaccinatum	–	–	1	∅
	35		45	

*) Viermal starke Neuralgien.   **) Kein Fall mit Neuralgien.

mit der K-Substanz (= CG 662) erzielt wurde. Besonders schnell kamen die Fälle mit Herpes simplex und nachfolgendem multiformen Erythem zur Abheilung.

Wenn auch, wie wir sahen, das CG 662 in vitro von einigen anderen Derivaten hinsichtlich der Virusinaktivierung weitaus übertroffen wird, so hat es klinisch doch einen deutlich erkennbaren therapeutischen Effekt — ähnlich wie im Tierversuch und der Gewebekultur. MUNK (1964) ermittelte in Versuchen mit dem Herpes simplex-Virus in Zellkulturen, daß die CG 662-Wirkung nur in den ersten Stadien der Virusvermehrung sichtbar ist, dabei liegt aber die wirksame Menge weit unter einer zellschädigenden Konzentration. Das entspricht auch unseren klinischen Impressionen. Nebenwirkungen beobachteten wir nicht — und der therapeutische Nutzen war stets am eindrucksvollsten, wenn die Behandlung ganz zu Beginn einer Virusinfektion einsetzte. Es steht zu hoffen, daß innerhalb dieser Gruppe chemischer Verbindungen Substanzen entwickelt werden, die a) noch wirksamer, besonders im klinischen Versuch als das CG 662 und b) ebenso gut verträglich wie dieses für den menschlichen Organismus sind.

Erstaunliche Behandlungserfolge sowohl bei der experimentellen Herpeskeratitis als auch bei der Keratitis dendritica des Menschen wurden in letzter Zeit mit dem 5-Jod-2′-Desoxyuridin (*IDU*) erzielt (KAUFMAN 1962, KAUFMAN und MALONEY 1962/63, KAUFMAN, NESBURN und MALONEY 1962/63, KAUFMAN, MARTOLA und DOHLMAN 1962, HOWARD und KAUFMAN 1962, THIEL und WACKER 1962, ROLLY 1963, KÜCHLE 1963 und HERTZBERG 1963).

ROLLY (1963) hat die Wirkung des 5-Jod-desoxyuridin (IDU) experimentell sehr eingehend untersucht. Schon seit mehreren Jahren ist bekannt, daß die Stoffwechselantagonisten aus der Reihe der halogenierten Uracile in der Lage sind, die Pyrimidinbase Thymin in der Desoxy-ribonucleinsäure zu ersetzen. Die Vermehrung des Vaccinevirus und bestimmter Bakteriophagen kann beispielsweise in der Eikultur durch Zugabe von 5-Brom-Uracil eindeutig gehemmt werden. Noch wirksamer sind die Desoxyribose-Derivate der halogenierten Uracile wie etwa das 5-Brom- oder das 5-Jod-Uracil-desoxyribosid, Stoffe, die man auch 5-Brom- bzw. 5-Jod-desoxyuridin nennt. In der Zelle werden diese halogenierten Desoxyuridine anstelle der spezifischen DNS-Base Thymidin eingebaut und so auch für die Virussynthese bereitgestellt. ROLLY führt nun aus, daß der Hemmeffekt der halogenierten Desoxyuridine vom mengenmäßigen Verhältnis dieses Antagonisten zu dem im Stoffwechsel des Wirtsorganismus vorhandenen Thymidin abhängig ist. Dieser gegen-seitigen Konkurrenz wegen wird daher die DNS-Base Thymidin nicht gleichzeitig in der gesamten neusynthetisierten Virusnucleinsäure ersetzt. Deshalb muß auch der Antagonist IDU über mehrere Virusgenerationen zur Verfügung stehen. Eine Hemmwirkung kann naturgemäß nur bei DNS-haltigen Virusarten erwartet werden, zu denen z.B. auch das Herpes simplex-Virus zählt. ROLLY konnte mit dem IDU eine totale Hemmung der Herpesvirus-Vermehrung in HeLa-Zellkulturen erzielen. Diese Wirkung erwies sich als abhängig von der Dosis und dem Zeitpunkt der Behandlung. Die therapeutische Grenzdosis des IDU lag bei $2,5\gamma/cm^3$. Wir selbst konnten in HeLa-Zellkulturen noch bis zu 1 γ/cm^3 Kultur-medium eine Hemmung verschiedenen Herpesstämmen gegenüber beob-achten. Das IDU besitzt also einen echten virustatischen Effekt auf das Herpes simplex-Virus, der besonders im Versuch am infizierten Kaninchen-auge deutlich wird. Man verwendet zur Behandlung der beimpften Cornea eine 0,1%ige IDU-Lösung (,,*Emanil*" der Farbwerke Hoechst AG). Die infizierten Augen erhalten jeweils 1—2 Tropfen der gepufferten und auf ein pH von 7,4 eingestellten Lösung mit einer Augentropfpipette z.B. in zweistündigen Intervallen. Der Erfolg dieser Therapie ist sehr eindrucksvoll. Die Dauer der IDU-Applikation muß sich über 3—4 Tage erstrecken, wenn es zu einem rezidivfreien Verlauf kommen soll.

Auch bei der herpetischen Keratitis des Menschen hat das IDU zu überzeugenden Erfolgen geführt. Nach KÜCHLE (1963) ist das thera-peutische Resultat desto besser, je frühzeitiger das IDU auf die erkrankte Cornea gebracht wird. Es hat wenig örtliche Nebenwirkungen und wird von den Patienten durchweg gut vertragen. Für eine interne Behandlung ist es jedoch nicht geeignet. Der bei der Keratoconjunctivitis herpetica vorhandene Blepharospasmus verschwindet genau wie das Tränentreufeln durchschnittlich schon 4 Stunden nach Therapiebeginn. Die bei der Abheilung beobachtete Narbenbildung ist besonders zart. THIEL und WACKER (1962) zeigten, daß die Wirkung des IDU durch zusätzliche Bestrahlung der Cornea mit UV-haltigem Licht noch verbessert werden kann. Die Autoren empfehlen darüber hinaus zur Stärkung der Abwehr-leistungen des Organismus und zur Förderung der Epithelregeneration eine Kombination des IDU mit Pantothensäure.

Es lag nahe, das Präparat in Salbenform beim Herpes simplex der Haut anzuwenden (Emanilsalbe ,,Hoechst"). BURNETT und KATZ (1963) führten eine kontrollierte Doppelblinduntersuchung an 26 Patienten mit herpetischen Hautläsionen und lokaler Applikation von IDU durch. Bei dieser Art der Anwendung des Mittels konnten die Autoren keinen therapeutischen Nutzen im Vergleich zu den Kontrollen eruieren, insbesondere keine schnellere Abheilung der Bläschen. HOLZMANN (1963) sah hingegen eine gute Rückbildung der Läsionen von Patienten mit Herpes labialis und Herpes genitalis nach Anwendung einer 0,1%igen wässerigen Emanillösung über 3–4 Tage in Intervallen von 2–3 Stunden. Die Lösung muß immer frisch hergestellt werden, da das IDU licht- und wärmeempfindlich ist.

Wir selbst prüften das IDU in Salbenform (Aufbewahrung der Salbe im Kühlschrank). Wurde die Emanilsalbe beim Herpes labialis und Herpes genitalis ganz frühzeitig appliziert, d.h. dann, wenn die Herpesbläschen intraepidermal liegen und noch keine Beteiligung des Corium zeigen, so erhielten wir gute Erfolge. Wir übersehen jetzt die Ergebnisse bei etwa 30 Patienten. Beim Zoster konnten wir keinen nennenswerten Effekt erzielen. Überhaupt ist bei Beteiligung des Coriums und dessen Gefäßapparat kein therapeutisches Resultat mehr zu erwarten. Für diese klinische Beobachtung fanden wir eine ophthalmologische und eine experimentelle Parallele. Einerseits betont HERTZBERG (1963), daß die Herpesinfektion des Auges auf IDU-Behandlung viel schlechter anspricht, wenn eine Stromareaktion vorhanden ist — und andererseits fanden wir, daß das IDU bei vergleichbaren Konzentrationen das Herpesvirus in der Zellkultur hervorragend, auf der gefäßreichen Chorionallantoismembran des Bruteies hingegen kaum hemmt. Die Cornea ist ein bradytrophes Gewebe und kann in ihrem Aufbau viel eher mit einer Gewebekultur verglichen werden als die Chorionallantois von Bruteiern. Die etwa gleich-gute Wirkung des IDU in der HeLa-Zellkultur und im Bereich der Cornea von Mensch und Tier — wahrscheinlich auch in der Epidermis — hat also eine morphologische und funktionelle Entsprechung. Dem steht die schlechte Wirksamkeit des Mittels auf der Eimembran und in der menschlichen Haut gegenüber, wenn das Corium von der Virusläsion mit erfaßt ist. Für den in der Initialphase behandelten Herpes simplex der Haut gilt auch das, was KÜCHLE bei der Herpeskeratitis feststellte: Der Therapieerfolg ist desto besser, je frühzeitiger das IDU appliziert wird. Herpesrezidive lassen sich naturgemäß auch mit dem IDU nicht verhindern, doch können frische Eruptionen bei rechtzeitiger Behandlung oft so rasch beseitigt werden, daß keine größeren Herde und keine lästigen Symptome entstehen.

Nicht verschwiegen werden darf, daß die Virusarten auch eine *Chemoresistenz* entwickeln können. Dies stellten z.B. LODDO u. Mitarb. (1963) gegenüber dem IDU in Versuchen mit dem Vaccinevirus fest. Im Hinblick hierauf wird man daher gerade beim rezidivierenden Herpes nicht auf die Immunisationsbehandlung verzichten können.

Beantworten wir abschließend und zusammenfassend die eingangs aufgeworfenen Fragen! Echte Virustase kann heute mit verschiedenen Mitteln bereits herbeigeführt werden. Dem Hautarzt stehen z.B. zur Behandlung des Herpes simplex und des Zoster mehrere Virustatica zur Verfügung, die allerdings noch keine totale Virucidie bewirken, d.h. in

2—3 Tagen eine Virusinfektion nicht völlig beseitigen können. Virucidie ist wohl in vitro, nicht aber — z.B. durch interne Zufuhr der Substanz — in vivo erzielbar! Brauchbare Ansätze für weitere Verbesserung der Mittel sind vorhanden. Will man einen Vergleich zur Therapie bakterieller Infektionen anstellen, so könnte man sagen, daß noch nicht ganz die *Prontosilstufe* erreicht ist. Welche Viruskrankheiten der Haut nicht einer virustatischen Therapie bedürfen und für welche Virosen sie erwünscht wäre, demonstriert Tabelle 4.

Tabelle 4. *Viruskrankheiten der Haut*

ohne Virustatica zu behandeln	für Virustatica-Behandlung grundsätzlich geeignet
Molluscum contagiosum	Eczema vaccinatum
Melkerknoten	Eczema herpeticatum
Solitäre Warzen	Herpes simplex rezidivans
Vereinzelte Condylomata acuminata	Stomatitis aphthosa
	Zoster
hier führen z.B. einfache chirur-	Varicellen
gische Maßnahmen rasch zum Ziel	Verrucosis generalisata
	Fälle mit ausgedehnten spitzen Condylomen
	Ausgedehnte plane Warzen

Für die Praxis kann heute z.B. bei Zostererkrankungen die Anwendung von CG 662 empfohlen werden, in Verbindung mit Vitamin B_{12} auch bei starken zosterischen Neuralgien. Schwere ausgedehnte Herpes simplex-Eruptionen — z.B. eine primäre Herpes-Vulvitis, ein ausgedehnter Herpes labialis et faciei oder ein Eczema herpeticatum — sollten lokal mit Emanilsalbe mehrmals täglich und zusätzlich intern mit CG 662 behandelt werden. Mit diesen Mitteln lassen sich Komplikationen weitgehend vermeiden und in der Regel raschere Heilungsverläufe erreichen. Rezidive — z.B. eines genitalen Herpes — werden durch die bisher entwickelten Virustatica nicht zu verhindern sein. Hier muß die Immunisierungstherapie einsetzen!

Wie umfassend die Möglichkeiten für die Entwicklung noch weit wirksamerer Virustatica sind, möge schon daraus erhellen, daß es kürzlich KOHLHAGE und FALKE möglich war, mit gereinigter Ribonukleinsäure aus Kaninchennieren in HeLa-Zellkulturen eine *Interferon*-ähnliche Substanz freizusetzen, die das Herpes simplex-Virus stark hemmte. Die Versuche, die Virusmultiplikation durch Zufuhr „virusfremder" Nucleinsäuren fehlzusteuern (ROTEM u. Mitarb. 1963), stehen noch in den Anfängen. Manche der beobachteten Wirkungen bedarf noch einer mikrobiologischen Klärung, und sowohl chemisch-pharmakologische als auch virologische Laboratorien werden noch ein weites Feld zu bearbeiten haben. Wir dürfen aber die Hoffnung hegen, daß die hier in Umrissen gezeichnete Entwicklung bald zur Synthese noch wirksamerer Präparate führen und dann dem Kliniker und Praktiker die zuverlässige Chemotherapie von Virusinfektionen der Haut möglich sein wird. Sicher war das hier Vorgetragene gewissermaßen Zukunftsmusik, oder besser gesagt: aus einer neuen Oper hörten wir eben die Ouverture.

Aus der Hautklinik der Medizinischen Akademie Düsseldorf
(Direktor: Prof. Dr. Dr. A. GREITHER)

Keratotische Zustände und Krankheiten der Mundschleimhaut

Von

ALOYS GREITHER

Bei meinem letzten Vortrag vor drei Jahren sprach ich über erbliche Keratosen und Dyskeratosen der Haut, wobei bevorzugt die Palmar-Plantar-Keratosen abgehandelt wurden. Die damals besprochenen keratotischen Genodermatosen boten wenig Gelegenheit, auf den möglichen Mundschleimhautbefall einzugehen; lediglich bei der Gruppe der Dyskeratosen (im klinischen Sinn) waren leukoplakieartige praecanceröse Herde zu erwähnen, die zur klinischen Systematik der Dyskeratosen gehören.

Im Gegensatz dazu sollen diesmal keratotische Veränderungen der Mundschleimhaut (unter Aussparung der Lippen) in den Vordergrund gestellt werden, gleich ob sie isoliert an der Schleimhaut oder in Verbindung mit Hautveränderungen vorkommen.

Das Thema schließt, wie der Titel besagt, sowohl keratotische Zustände als auch keratotische Krankheiten der Mundschleimhaut ein, wobei die Mundhöhle ausschließlich oder neben der Haut befallen sein kann. Der Ausdruck „Zustände" ist wenig bestimmt, sagt aber vielleicht doch schon deutlich aus, daß wir es hier nicht mit eigentlichen Krankheiten, sondern mit Anomalien oder gewissen Epithelalterationen zu tun haben, die indessen dem Träger sehr lästig fallen und differentialdiagnostisch von wesentlicher Bedeutung sein können.

Keratotische Zustände

Beginnen wir bei den von der Norm abweichenden Zuständen, so ist zuerst zu erwähnen die sogenannte

Lingua geographica (Exfoliatio areata linguae).

Es handelt sich dabei um einen sehr auffälligen, vom Träger zwar oft lange unbemerkten, ihn dann aber um so mehr erschreckenden Zustand, bei dem wie abgemäht erscheinende rote Areale von weißlichen Zonen eingefaßt werden. Die roten Stellen sind auch gegenüber der weißen Umgebung leicht eingesunken, in ihnen sind die Papillae filiformes flacher als normal, dagegen die Papillae fungiformes mächtiger. Die roten Areale, die oft zuerst an den seitlichen Zungenrändern erscheinen, sind rundlich, können aber durch Konfluenz bogige Formen annehmen. Bemerkenswert ist der Übergang von den glatten, wie abrasiert anmutenden roten Feldern zur weißlichen Umgebung: hier setzt ein stärkerer keratotischer Belag ein, der sich gegen die roten Zentren zu, wie SCHÖNFELD sagt: „aufzwirbelt"; SCHUERMANN spricht von einer mehr nach medial aufgerichteten „Krause". Es ist wohl so, daß diese Krause nur den äußeren Rand der Abschilferung darstellt (vom Fleck her gesehen); die rote, glatt erscheinende Mitte wurde zuerst „exfoliiert", wobei es unklar ist, ob der hier anzutreffende anomale Zustand der Papillen dafür verantwortlich zu machen ist. Es ist jedoch sicher, daß der Gebrauch der Zunge durch Sprechen und Kauen zur Abschilferung beiträgt, so daß oft am Abend mehr rote Areale zu sehen sind als am Mor-

Tabelle

| Keratotische Zustände | *der Mundschleimhaut* |

Exfoliatio areata linguae
Lingua villosa nigra
Glossitis rhombica mediana
White folded Naevus

Wangensaum und retroanguläre —— | Leukoplakie   idiopathisch |

traumatisch irritativ

Proptosis buccalis
Raucherleukokeratose
Betelnuß-Kautabak-Leukokeratose
Prothesenleukoplakie
L. durch cariöse Zähne,
   Schlotterkamm
Hyperplastische Gingivitiden
Morsicatio buccarum

| Keratotische Krankheiten | Leukoplakie   symptomatisch |

fakultative Praecancerosen

Über Myoblastenmyom
Glossitis interstitialis luica
Glossitis granulomatosa
Lichen ruber (blasige Form)
Erythematodes
Lupus vulgaris

obligate Praecancerosen

Die praecanceröse Leukoplakie (i.e.S.)
Morbus Bowen (Hypertrophie pure)
Floride orale Papillomatose
Dyskeratosis congenita

Cancerose   Das verhornende Stachelzell-
                           Carcinom

| Keratotische, nicht praecanceröse
Dermatosen mit Befall der Mundhöhle |

Ichthyosis congenita
Ichthyosis hystrix
Acanthosis nigricans
Morbus Darier
Psoriasis pustulosa
Dominant dystrophische Epidermolysis bullosa herditaria

gen, insofern sich nicht auch, durch die gleiche mechanische Einwirkung, der weißliche Belag der diese Areale einfassenden Zonen etwas „gelichtet" hat.

Die Zahl der roten abgegrasten Flecke schwankt zwischen 1 und 5 (nach SCHUERMANN); die Entwicklung eines Einzelherdes beträgt 2 bis 10 Tage. Infolge dieser sich oft überschneidenden Ausbildung verschiedener Herde vermag das klinische Bild innerhalb von Tagen und Wochen außerordentlich zu schwanken; der gesamte Verlauf ist infolgedessen chronisch rezidivierend. Wichtig ist nun aber, daß diese Anomalie Beschwerden machen kann; freilich oft erst dann, wenn der Zustand, der plötzlich auftreten, aber auch lange unbemerkt bestehen kann, dem Träger bewußt wird; hier kann die Beruhigung viel zur Beschwerdefreiheit beitragen. Am meisten Schmerzen verursachen die Säfte von Zitrusfrüchten, Tomaten, Essig, frisches Obst, Gewürze. Eine solche Schmerzhaftigkeit findet sich oft im Verein mit einer Lingua plicata. Sind die Beschwerden hartnäckig, sollte man sich nicht mit der Diagnose einer Exfoliatio areata linguae begnügen, sondern genau nach Perniziosa, Achylie oder Subacidität des Magens usw. fahnden. Die Ätiologie ist völlig unbekannt; die Therapie ist vorwiegend beruhigend, das Pinseln mit Bepanthen-Lösung hilft im allgemeinen nicht mehr als die Aufklärung des Arztes über die Harmlosigkeit des Zustandes.

Feingeweblich zeigt sich ein recht charakteristisches Bild: der weißliche Rand ist hyperkeratotisch und im ganzen Epithel verdickt. Diesen Belag lassen die klinisch abgegrasten Areale vermissen, bei denen jedoch die fehlenden bzw. abgeflachten filiformen Papillen und die mächtig ausgeprägten fungiformen Papillen auffallen. In der Tunica submucosa finden sich erweiterte Blut- und Lymphgefäße bei weitgehendem Schwund der elastischen Fasern. Dazu kommt eine vorwiegend granulocytäre („psoriasiforme") Infiltration.

Die Lingua villosa nigra

besteht in einer haar- bzw. zottenförmigen Verlängerung und stärkeren Verfärbung der filiformen Papillen (sogenannte schwarze Haarzunge), die besonders stark im medialen Teil des mittleren und hinteren Drittels der Zunge ausgeprägt ist. Bei gleichzeitigem Vorliegen einer Glossitis rhombica mediana ist letztere von den fadenförmigen Keratosen, die meist vestibularwärts gerichtet sind und andeutungsweise gescheitelt sein können, ausgespart; das klinische Bild ist ebenso charakteristisch wie harmlos. Die Pathogenese ist nicht eindeutig geklärt; zu dem Enzymdefekt (möglicherweise Achylie des Magens) und einer gewissen Verarmung an Vitamin A und B kommen möglicherweise exogene Faktoren in Form von Pilzen oder Speiseresten und ähnlichem dazu; besonders bekannt ist das Phänomen nach peroraler Einnahme gewisser Antibiotica, die sicher eine vorübergehende Vitamin B-Verarmung verursachen. Die Ätiologie ist sicher komplex und in einzelnen Fällen verschieden; komplizierend ist ferner, daß die gleichen Mittel sowohl für die Verursachung wie für die Beseitigung des Zustandes in Frage kommen können, wie z.B. Nikotinsäureamid, H_2O_2-Pinselungen usw. Differentialdiagnostisch kommt eigentlich nur die Akanthosis nigricans in Frage, von der sich die schwarze Haarzunge durch ihren flüchtigen Bestand unterscheidet.

Die Glossitis rhombica mediana

gehört nur bedingt hierher, weil die keratotische Oberfläche der an typischer Stelle, nämlich zwischen mittlerem und hinterem Zungendrittel lokalisierten Knoten sekundärer Art ist. Sie kann zwar klinisch, wie auch SCHUERMANN sagt, ausgesprochen leukoplakisch imponieren, ebenso aber eine rötliche, lackartige Oberfläche zeigen, wobei die umschriebene, rautenartige Veränderung unter dem umgebenden Niveau liegen kann, meist aber letzteres in Form eines einzigen oder mehrerer Knötchen überragt. Die Konsistenz der Knoten ist weich oder auch derb, die Veränderung wird, da sie keine Beschwerden macht, meist zufällig entdeckt.

Hier ist die Pathogenese klar: es handelt sich um ein persistierendes Tuberculum impar. Bei der Vereinigung der die Zunge bildenden Vorsprünge (zwei vordere stammen vom Mandibularbogen und zwei hintere vom Hyoidbogen) bildet sich das Tuberculum impar, das ebenfalls an der Vereinigung der Zunge beteiligt ist, meist zurück. Sein Persistieren macht die Glossitis rhombica mediana aus. Feingeweblich zeigt sich der Befund einer Angiohyperplasie mit zahlreichen Lymphgefäßen und einer sekundären, die unteren Epithelschichten nesterförmig infiltrierenden Entzündung. Gleichzeitig aber besteht eine so mächtige Verdickung des Epithels (bei fehlenden Geschmackspapillen und gewucherten Papillen fungiformes), daß einmal der klinische Befund einer Leukoplakie verständlich wird, zum anderen aber die nicht ungewöhnliche histologische Fehldiagnose eines Zungencarcinoms. Wir erlebten erst vor kurzem wieder einen solchen Fall, bei dem ein Zungencarcinom diagnostiziert und auch pathologisch-anatomisch in einem auswärtigen Krankenhaus angenommen wurde, dann aber von der Ohrenklinik unserer Akademie bezweifelt wurde. Die erneute Exzision ließ lediglich den Befund einer Glossitis rhombica mediana aufdecken.

Klinisch näher liegende Differential-Diagnosen als das Carcinom sind: *Neurinom-Knoten* des Morbus RECKLINGHAUSEN, noch nicht suppurierte *Bromoderm- oder Jododerm-Knoten* oder, wie ein vor kurzem beobachteter Fall zeigt, eine *Paravaccine* bei einem Zahnarzt, der zahlreiche Kinder behandelt und in der Zeit, in der Impftermine zahlreich angesetzt waren, zu uns kam mit der Angst, einen Zungenkrebs zu haben. Die Diagnose einer Vaccine oder Paravaccine wurde allerdings virologisch nicht gesichert, doch klinisch, anamnestisch und histologisch weitgehend wahrscheinlich gemacht.

White folded Naevus

In den letzten Jahren ist im englischsprachigen Schrifttum ein Zustand mehrfach beschrieben worden, der wohl als keratotischer Naevus anzusehen ist, familiär vorkommt und offenbar mit einfacher oder unregelmäßiger Dominanz vererbt wird. Es handelt sich um ziemlich massive beetartige, zum Teil auch papillomatöse bzw. Falten zeigende

Plaques, die mit Vorliebe an den Mundwinkeln und anschließend im mittleren Wangenbereich vorkommen. Im deutschen Schrifttum sind offenbar keine eigenen Beobachtungen berichtet worden; ich selbst hatte im vorigen und diesem Jahr einen Fall, der im klinischen Befund zu dieser Diagnose gepaßt hätte, leider aber nicht histologisch untersucht werden konnte. Jüngst hat STÜTTGEN einige eindrucksvolle Fälle in Köln demonstriert, die wohl hier einzureihen wären.

Keratotische Krankheiten

Der Übergang von den keratotischen Zuständen zu den eigentlichen keratotischen Krankheiten ist fließend. Die im folgenden zu besprechende Zahnleiste ist sicher nur ein keratotischer Zustand, nicht aber die mit ihr topographisch eng verknüpfte retroanguläre Leukoplakie.

Zahnleiste und retroanguläre Leukoplakie

Diese Leiste entspricht der Zahnschlußlinie zwischen den Zähnen des Ober- und Unterkiefers, also quer vom Mundwinkel aus über die Innenseite der Wangen verlaufend. Für ihre Entstehung spielen wohl entwicklungsgeschichtliche Vorgänge die wichtigste Rolle. Das Epithel der mittleren Wangenschleimheit stellt nämlich eine Fortsetzung des Mundsaumes dar. Die histologisch hier besonders deutlich anzutreffende holundermarkartige Verdickung des Epithels mit teilweiser oder vollständiger Epidermisierung ist ein phylogenetisch zu erklärender Zustand. Mit der Abstammung von der Epidermis ist auch der Reichtum an ektopen Talgdrüsen an diesem Saum zu erklären, den W. JADASSOHN übrigens sehr anschaulich die „Interligne dentaire" nennt. Es darf daran erinnert werden, daß einige keratotische Krankheiten (wie der Lichen ruber und der Erythematodes) in der Lokalisation sich oft dieser phylogenetischen Reminiszenz oder Spur bedienen.

In die gleiche, phylogenetisch vorgebahnte Richtung gehört die *retroanguläre Leukoplakie*, die eine oft zu beobachtende stärkere Keratinisierung und Epidermisierung des an die Mundwinkel anschließenden Saumbereichs darstellt.

Hier begegnen wir zum ersten Male dem Begriff der Leukoplakie; ohne jetzt schon deren Besprechung vorzugreifen, darf die Rolle traumatisch-irritativer Reize hervorgehoben werden. Es ist wohl keine Frage, daß gerade die Mundwinkel und die angrenzenden Partien der Wangenschleimhaut einer besonderen Belastung ausgesetzt sind: erinnern wir an das häufige Öffnen des Mundes und an den damit ausgeübten Zug auf diese Partien, vom Druck ganz zu schweigen. Auch die häufigen Rhagaden der Mundwinkel sind ja (abgesehen von der Sekundärinfektion) ein Hinweis auf die starke mechanische Belastung.

Verfolgen wir die traumatisch irritativ bedingten Leukoplakien weiter, so ist zu erwähnen

die Proptosis buccalis (Diapneusis buccalis).

Sie findet sich als Ausstülpung bzw. Tumor der Wangenschleimhaut, mitunter auch der Zunge, vor allem infolge von Zahnlücken; durch eine

Art Sogwirkung wird die Schleimhaut in die Lücke hineingezogen und nach deren Gestalt verformt. Anfänglich kann diese hernienartige Vorwölbung unscheinbar und klein sein, später kann sie den breitbasigen Ansatz verlieren und wie gestielt imponieren. Wichtig sind nun Sekundärveränderungen, die sich im Gefolge der anhaltenden Traumatisierung einstellen: eine leukoplakische Umwandlung (Epidermisierung) des Epithels, das sogar eine gekörnt-warzige bzw. papillomatöse Oberfläche annehmen kann; auch die gesamte Konsistenz der Vorwölbung kann sich ändern gegenüber derjenigen des gleichen Gewebes an der Ausgangsstelle. Im feingeweblichen Bild zeigt sich außer Epithelverdickung und Hyperplasie des Bindegewebes auch eine entzündliche Komponente, vor allem in frischeren Prozessen: eine circumvasale Proliferation von Lymphozyten und Plasmazellen, Infiltrate von Granulozyten. Die Blutgefäße selbst sind meist weitgestellt und gefüllt.

Die Leukoplakien

Es gibt kaum einen mißverständlicheren und vieldeutigeren Begriff als den der Leukoplakie. Um ihn so scharf wie möglich zu fassen, muß man wohl eine dreifache Bedeutung unterscheiden:

1. eine idiopathische, mit keiner besonderen Grundkrankheit zusammenhängende Leukoplakie. Bei ihr gilt indessen, daß die „Selbständigkeit", die „Idiopathie" nicht aus heiterem Himmel zustande kommt, sondern die Folge länger einwirkender, meist traumatisch irritativer Reize ist. Einen Sonderfall stellt, wie bereits erwähnt, die retroanguläre Leukoplakie dar: bei ihr trifft eine phylogenetische Anlage zu einer gewissen Epidermisierung mit stärkeren physiologischen Beanspruchungen zusammen.

Weitere idiopathische, durch traumatisch-irritative, physikalische oder auch chemische Reize zustande gekommene Leukoplakien sind:

die Raucher-Keratose (Raucher-Leukokeratose),
die Leuko-Keratose der Betelnuß- oder Kautabak-Kauer,
durch Prothesendruck bedingte Leukoplakien,
leukoplakische Scheuerstellen durch cariöse Zähne und durch einen
    sogenannten gingivalen Schlotterkamm nach Extraktion der Zähne,
hyperplastische Gingivitiden mit leukoplakischer Umwandlung,
Leukoplakien bei der Morsicatio buccarum, dem Wangenkauen, bei
    dem freilich neben den mehr netzartigen leukoplakischen Zeichnungen auch Erosionen und infiltrative Verdickungen festzustellen
    sind.

Alle diese genannten Zustände sind pathogenetisch einleuchtend und weitgehend bekannt, so daß sich eine eingehendere Besprechung erübrigt.

2. der idiopathischen steht die sogenannte *symptomatische* Leukoplakie gegenüber,also eine solche, die nicht isolierter oder selbständiger Natur ist, sondern als Ausdruck und Symptom einer dermatologischen Grundkrankheit aufzufassen ist. Hierher gehören vor allem einige Dermatosen, die Symptome an der Haut und/oder Schleimhaut machen können:
symptomatische Leukoplakie über Myoblastenmyom,

die Syphilis in Form der Glossitis interstitialis profunda luica,
die Glossitis granulomatosa,
der Lichen ruber, vor allem in seiner blasigen und atrophischen Form,
der Erythematodes,
der Lupus vulgaris.

Hierher wären wohl noch weitere keratotische Krankheiten zu zählen,
würde nicht dieser Gruppe der symptomatischen Leukoplakien ein weiteres Merkmal zukommen: ihr Charakter als *fakultative Praecancerosen*. Wir werden also noch eine weitere Gruppe nichtpraecanceröser
Keratosen der Mundschleimhaut unterscheiden müssen, auf die wir
später noch zu sprechen kommen.

Zunächst aber fehlt noch eine weitere Form der Leukoplakie, nämlich
3. die Leukoplakie als *obligate Praecancerose*,
die weder im Begriff der idiopathischen noch in der symptomatischen
Leukoplakie ganz aufgeht. Zwar handelt es sich um eine idiopathische
Leukoplakie, aber sie ist nicht irritativ bedingt, andererseits aber viel
differenter als die erste: durch ihren Charakter als obligate Praecancerose. In dieser dritten Gruppe werden wir also zu unterscheiden
haben:

die praecanceröse Leukoplakie im engeren Sinn,
den Morbus Bowen in seinen verschiedenen Formen,
     vor allem in seiner reinen Hypertrophie und
die praecanceröse Leukoplakie bei der Dyskeratosis congenita.

Aus der Reihe der symptomatischen, fakultativ-praecancerösen Charakter tragenden Leukoplakien sei kurz erwähnt die

Glossitis granulomatosa.

Sie gehört in den Rahmen des Melkersson-Rosenthal-Syndroms und
soll hier nicht ausführlich abgehandelt werden; dieses Syndrom mit
Schwellungen der Lippe, der Zunge, des Gaumens, der Wangenschleimhaut, auch anderer Weichteile des Gesichts zeigt histologisch tuberkuloide,
sarkoide und lymphonodulär-plasmozytäre Granulome. An der Zunge
entsteht über diesen Granulomen eine ausgesprochene leukoplakische
Hyperkeratose, wie wahrscheinlich bei keinem anderen Befall im Bereich
der Mundhöhle. Diese starke Keratose hat drei bulgarische Autoren sogar
dazu geführt, ein eigenes Krankheitsbild aufzustellen, nämlich die Makro-
Glossitis sklerotisans leukoplakica diffusa (ANDREEV, RAITCHEV und
STOJANOV): die sorgfältige Beschreibung dieses Krankheitsbildes (im
Archiv Dermat. 1961) geht durchaus in dem bekannten Bild der Glossitis
granulomatosa auf. Die von den Autoren berichtete Möglichkeit der
malignen Entartung, die sie als differentialdiagnostisches Zeichen gegenüber dem Melkersson-Rosenthal-Syndrom anführen, kann nicht weiter
aufrecht erhalten werden, da die von SCHUERMANN seit langem erwartete
Möglichkeit eines Carcinoms auf einer Glossitis granulomatosa nun auch
nachgewiesen werden konnte. O. HORNSTEIN wird über eine solche
sichere Beobachtung (Carcinom auf Glossitis granulomatosa) in nächster
Zeit kurz berichten. Aus dem gleichen Kapitel sei herausgegriffen der

Lichen ruber

Er ist eigentlich die keratotische Krankheit der Mundhöhle, die am leichtesten von einer Leukoplakie zu unterscheiden ist, einfach deshalb, weil die keratotische Zeichnung nicht flächenhaft, sondern netzförmig geädert, manchmal linienförmig verläuft. Selbst wenn sich zarte, plaqueartige „Trübungen" der Schleimhaut (oft an der Zunge mit perlartig zusammengesetztem Rand) finden, wird man das diagnostisch verführerische Netzwerk nicht vergeblich suchen. Dieses Charakteristikum ist nichts anderes, als die bloße Zeichnung der sogenannten Wickhamschen Streifen: das heißt also der Stellen, die histologisch eine Granulose und Hyperorthokeratose darbieten. Die an der Haut meist auffällige plane Papel kann in der Schleimhaut des Mundes, in der es eigentlich keine Papeln gibt, ganz zurücktreten, sie fällt nur histologisch auf. Klinisch sichtbar sind nur die Linien der Wickhamschen Streifen, die auch an der Hautpapel des Lichen ruber sehr sinnfällig zu demonstrieren sind und sich von der deckelförmig aufliegenden Gruppe der Psoriasis unterscheiden.

Histologie: Der Lichen ruber der Mundschleimhaut ist dem der Haut analog, das heißt, das histologische Bild läßt oft nicht entscheiden, ob es sich um eine Haut- oder Schleimhautexzision handelt. Das hängt vor allem mit dem Auftreten eines oft sehr mächtigen Stratum granulosum zusammen, das sonst an der Schleimhaut zu fehlen pflegt. Es entspricht, wie bereits oben gesagt wurde, dem klinisch sichtbaren Wickhamschen Streifen. Auch die übrigen Formationen: kuppelförmige Papillen, dicht an die Epithelzapfen herangedrängte lympho-histiozytäre Infiltrate und die Ausbildung einer meist orthokeratotischen Hyperkeratose sind den Verhältnissen des Lichen ruber an der Haut weitgehend analog.

Der Lichen ruber der Mundhöhle ist erst dann schwierig zu erkennen und bekommt eine ernste prognostische Bedeutung, wenn es sich um die blasige, die pemphigoide Form handelt. Die Blasen sind nur kurzlebig und können sich unter speckigen Verquellungen verbergen; ist die Blasendecke abgelöst, tritt die Erosion zutage, die dem gewöhnlichen Lichen ruber zu fehlen pflegt. Hier zeigt sich also ein buntes Bild, das durch Narben vervollständigt wird, wobei meist eine stärkere Atrophie eintritt. Dieses bunte Bild, das auf eine Steigerung der entzündlichen Exsudation zurückzuführen ist, und vorwiegend an der Zunge und Wangenschleimhaut zu beobachten ist, trifft man häufiger bei älteren Menschen; die Erscheinungen sind schmerzhaft. Seine Bedeutung erhält der atrophische Lichen ruber durch seine Rolle als Praecancerose; es können sich ebenso praeanceröse Papillome, (M. BOWEN) wie (häufiger) Stachelzellkrebse (im Schrifttum sind bereits über 100 Fälle bekannt) darauf entwickeln.

Einer eingehenderen Besprechung bedarf die *Leukoplakie* in ihrer Bedeutung

als obligate Praecancerose.

Sie besteht klinisch in einer Veränderung, die zwischen diskreter Trübung und plaqueartiger weißer Auflagerung schwankt. Zeigt erstere eine glatte Oberfläche (wie ein angehauchter Spiegel), so ist letztere unregelmäßig im Relief und angedeutet verrukös. Die äußeren Ränder zeigen dann einen Niveauanstieg aus der gesunden Umgebung, während bei der nur eine Trübung ausmachenden Leukoplakie keine eigentliche Prominenz tastbar ist. Je größer und stärker die Herde, um so mehr sind sie unregelmäßig in ihrem Plateau; verrukös einerseits, von Furchen durchzogen andererseits. Je stärker die Exkreszenz, desto stärker natürlich der Verdacht auf einen Übergang vom Praecancerösen ins Canceröse.

Von der Leukoplakie ist, wie eben schon betont wurde, ein kleiner Schritt zum

Morbus Bowen der Mundhöhle,

der, obgleich nicht ganz selten vorkommend, in seinen klinischen und histologischen Erscheinungsformen (dazu in seinem Verlauf) nicht genügend bekannt ist.

Das klinische Bild kann in einer von der praecancerösen Leukoplakie kaum unterscheidbaren plaque-artigen Keratose bestehen, die histologisch indessen bereits alle Besonderheiten des Morbus Bowen (mit Kernverklumpungen, Dyskeratosen, Riesenkernen (Poikilokarynose), Zellunruhe (désordre malpighien)) aufweisen kann. Dieser klinisch unscheinbaren, histologisch aber distinkten, nämlich der sogenannten metaplastischen Form steht eine klinisch auffälligere, feingeweblich aber blandere Form gegenüber. Bei ihr finden sich papillomatöse, zum Teil sogar vegetierende weißliche keratotische Massen, die mit Vorliebe die Retroangular- und Zahnsaumgegend befallen (Stellen also, die — wie bereits auseinandergesetzt — von der Epidermis abstammen, Halb-Schleimhäute sind (muqueuses dermopapillaires), mit Vorhandensein eines geschichteten Plattenepithels und eines deutlich ausgeprägten Papillarkörpers), aber dann auch auf die Schleimhaut der Lippen oder des Gaumens und der übrigen Wangen übergreifen. An den Lippen können diese (meist von oralwärts kommenden) Vegetationen das Lippenrot befallen, also auch von außen sichtbar werden.

Diesem unverkennbaren klinischen Befund steht ein geradezu harmloses *histologisches Bild* gegenüber: eine zwar massive Papillomatose, der ein in plumpen Zapfen gewuchertes Epithel entspricht, das in Form von Birnen- und Geigenkasten-ähnlichen Fortsätzen in den Papillarkörper eingreift und nach außen ebenfalls fingerförmige Ausläufer zeigt. In der untersten Schicht sind diese Zellen fast basozellulär formiert, das übrige Zellbild ist jedoch nicht so deutlich „dyskeratotisch" wie beim typischen Morbus Bowen: es finden sich zwar vermehrt Mitosen, auch gewisse Unregelmäßigkeiten an den Kernen (Dunkelfärbung, Vergrößerung), aber keine eigentliche Verklumpung, ferner auch Zellen mit vakuoligem Aussehen. Nur sehr vereinzelt trifft man die von Darier beschriebenen Boules hyalines, die Interzellulärspalten sind größtenteils weit. Eine gewisse Unruhe der Zellen ist bei längerem Suchen durchaus festzustellen, aber das Verklumpen der Zellkerne fehlt. Die oberste Epithelschicht ist ebenfalls verdickt und kernhaltig (parakeratotisch), und die fingerartigen Ausläufer (wie bei Warzen) erklären das klinische Bild. Der Papillarkörper ist oedematös; unter ihm finden sich weitgestellte Gefäße, Blutungen und oft ziemlich mächtige Zellinfiltrate aus Lymphozyten, Histiozyten, eosinophilen Leukozyten und vereinzelten Plasmazellen.

Es ist verständlich, daß diese histologisch nur durch Hypertrophie und Papillomatose ausgezeichnete Form des Morbus Bowen (die Hypertrophie pure gegenüber der metaplastisch-dyskeratotischen Form) zu Verwechslungen Anlaß gibt. Es scheint mir unzweifelhaft, daß hierher auch die „*floride Papillomatose der Mundhöhle*" (oral florid papillomatosis) gehört, die sich im amerikanischen Schrifttum der letzten Jahre findet. Jedenfalls lassen sich die in diesen Arbeiten abgebildeten klinischen und Histo-Photos kaum anders deuten. Es ist auch richtig, daß das Zellbild ein verhornendes Stachelzell-Carcinom (noch) ausschließen läßt; andererseits ist verständlich, daß die gelegentliche Vakuolisierung zu elektronenmikroskopischen Untersuchungen Anlaß gibt, und eine bislang freilich nicht erwiesene Virusgenese vermuten läßt. Noch etwas anderes, das nicht die Differentialdiagnose, sondern die Prognose betrifft, muß hervorgehoben werden: der von dem „harmlosen" histologischen Befund nicht zu erwartende Verlauf: diese Vegetationen bilden sich nämlich — ebenso plötzlich wie im allgemeinen auch schnell — zu Carcinomen aus, die strahlenresistent sind, und auch nach chirurgischer Behandlung zu metastasieren und zu rezidivieren vermögen. In diesem Stadium der reinen Hypertrophie, vor der Carcinomentartung, kann der papillomatöse Morbus Bowen der Mundhöhle auch dem vorhin schon besprochenen White folded Naevus sehr ähnlich sehen.

Am Rande erwähnt sei die differentialdiagnostisch wichtige und nicht völlig eindeutige

vegetierende Papillomatose der Mundschleimhaut,

die freilich mit Blasen einhergeht und wohl als Pemphigus chronicus anzusehen ist. Die sogenannte Pyostomatitis vegetans McCarthy ist nach Röckl keine Pyodermie, sondern ein Pemphigus vegetans.

Auch nur kurz braucht der Morbus Queyrat, die Erythroplasie, gestreift zu werden: ihr Vorkommen in der Mundhöhle ist nicht sicher erwiesen. Zudem ist die Oberfläche beim Morbus Queyrat (auch in der Mundhöhle) nicht eindeutig keratotisch.

Bei der dominant erblichen dystrophischen Epidermolysis bullosa gibt es, wie Schnyder neuerdings berichtet hat, neben Blasen auch leukoplakieähnliche Herde an der Mundschleimhaut.

Die Cancerose, das verhornende Stachelzellcarcinom

Die Praecancerose hat ihre Steigerung im definitiven Carcinom, das seinem Ausgangsort entsprechend ein verhornendes Plattenepithelcarcinom ist und auch klinisch oft durch körnige, glänzende Granulationen auffällt. Meist freilich ist weder die keratotische Komponente noch der Tumorcharakter mit im klinischen Bild erkennbar; oft fällt außer einer derben Infiltration der Umgebung, die einen wallhaiten Rand darstellen kann, der Substanzverlust der Mitte, das Ulcus, mehr auf als der eigentliche tumoröse Anteil. Außer der — hier nicht interessierenden — Lokalisation an der Unterlippe sind in der Mundhöhle die Zunge (und zwar meist die Ränder) und der Mundboden häufiger befallen als die übrigen Weichteile.

Selbständige keratotische, nicht praecanceröse Dermatosen mit Befall der Mundhöhle

Hierher gehören eine Reihe von Verhornungsstörungen im Rahmen übergeordneter Krankheiten, denen indessen keine praecanceröse Rolle zukommt. Denken wir an die keratotischen Genodermatosen, so ist die Ausbeute gering; nur selten finden sich bei der Ichthyosis congenita (oder der Ichthyosis hystrix) papillomatöse Keratosen im Mundbereich, vor allem im Gebiet der Zahnleiste. Bei der sogenannten Dyskeratosis congenita können die Leukoplakien sogar praecancerösen Charakter haben, obgleich die eigentlichen Carcinome meist an den inneren Organen sitzen. Verständlich ist der Befall der Mundhöhle (vor allem der Mundwinkel und Retroangulargegend) bei der Acanthosis nigricans, ferner die Beteiligung vor allem des Gaumens bei Morbus Darier.

Auch über einer tuberösen *Zungensyphilis* kann das Epithel keratotisch sein; über die Rolle der syphilitischen *Glossitis interstitialis profunda* war bei den keratotischen Zuständen die Rede, zum Teil auch bei den fakultativen Praecancerosen.

Einen erwähnenswerten Sonderfall stellt die *Psoriasis vulgaris* dar, die in ihrer gewöhnlichen Form an den Schleimhäuten kaum vorkommt. Sie ist beschrieben als Wangenlokalisation und auf der Zunge. Daß die Schleimhaut-Psoriasis recht zweifelhaft ist, zeigte uns ein genau untersuchter Fall von Psoriasis pustulosa, den wir auf der Gemeinschaftstagung Rheinisch-Westfälischer und Südwestdeutscher Dermatologen am 3. Mai 1964 in Düsseldorf vorgestellt haben. Es handelte sich um einen Mann, dessen pustulöse Herde (neben klassischen hyperkeratotischen) am Stamm klinisch und histologisch deutlich waren, und bei dem sich dann auch Leukoplakien und pustulös erscheinende Herde an der Zunge fanden, die bei der feingeweblichen Untersuchung (und im weiteren klinischen Verlauf) jedoch alle Merkmale der Exfoliatio areata linguae zeigten. Eine Entscheidung darüber, ob es die Psoriasis der Schleimhaut wirklich gibt, ist kaum möglich, da an der Mundschleimhaut im Gegensatz zur Epidermis das Stratum granulosum (wie bei der Psoriasis) fehlt.

Zusammenfassung

Nicht alles, was als keratotische Plaque der Mundschleimhaut imponiert, ist eine Leukoplakie. Nicht jede Leukoplakie ist obligat praecancerös. Es gibt keratotische Dermatosen mit Herden an der Mundschleimhaut, die praecancerösen Charakter haben, und andere, die prognostisch irrelevant sind.

Die harmlosen keratotischen Zustände aber muß man kennen, um sie nicht mit differenten keratotischen Dermatosen zu verwechseln.

Ferner gibt es nur an der Mundschleimhaut vorkommende keratotische Anomalien bzw. Epithelalterationen, ebenso wie keratotische Krankheiten ausschließlich der Mundschleimhaut.

Aus der Dermatologischen Klinik und Poliklinik der Universität München
(Direktor: Prof. Dr. Dr. h. c. A. Marchionini)

Morbus Hulusi Behçet

Entwicklung eines Krankheitsbildes

Von

ALFRED MARCHIONINI UND EVA MÜLLER

Mit 2 Abbildungen

Einleitung

Wenn wir das Thema Morbus Hulusi BEHÇET gewählt haben, so vor allem deshalb, weil der eine von uns (MARCHIONINI) während seines über zehnjährigen Aufenthaltes in der Türkei Gelegenheit hatte, eine größere Zahl von Fällen dieser Krankheit zu untersuchen und zu behandeln. Sie ist, wie wir im epidemiologischen Teil des Vortrages noch ausführlicher darstellen werden, vor allem eine Krankheit jener Länder, die das Mittelmeer umgeben. Es ist deshalb gewiß kein Zufall, daß einer der hervorragendsten Dermatologen der Türkei, Prof. Hulusi BEHÇET, weiland Ordinarius der Dermatologie in Istanbul, nach langjährigen sorgfältigen Studien (s. Dermat. Wschr. *105*, 1152 [1937]) zur Aufstellung eines Syndroms gelangte, das seinen Namen trägt. Wie aus dem Sitzungsbericht der Türkischen Dermatologischen Gesellschaft vom 14. Juni 1938 hervorgeht, der ersten, an der ich teilnahm, war ich zwar nicht in der Geburtsstunde, wohl aber bei der öffentlichen Namensgebung dieses Syndroms, also gewissermaßen bei seiner Taufe, zugegen, und ich schätze mich glücklich, daß ich als erster Herrn Kollegen BEHÇET meine Gratulation zu seiner Entdeckung übermitteln konnte.

Seit dieser Zeit habe ich immer wieder — auch an anderen Orten — versucht, dieses Krankheitsbild genauer zu beobachten und seine Entwicklung zu studieren. In Hamburg hatte ich Gelegenheit, wissenschaftliche und klinische Kontakte aufzunehmen mit dem hochangesehenen Ophthalmologen GILBERT, der als Beobachter der besonderen Veränderungen am Auge zweifellos einer der Vorläufer von BEHÇET war.

BEHÇET hat überhaupt bemerkenswerte Verdienste um die Dermatologie seines Landes. Er war ein vortrefflicher Kenner der verschiedensten Formen der Orientbeule. Trotz seiner schwächlichen Gesundheit galt sein Leben ausschließlich seiner Klinik, seinen Kranken und vor allem seiner wissenschaftlichen Arbeit. Er erlag einem Herzleiden schon im Alter von 59 Jahren am 8. März 1948.

Mit den folgenden Ausführungen wollen wir zugleich diesem noblen Dermatologen, der seinen in die Türkei emigrierten deutschen Kollegen ein ausgezeichneter Freund und Berater war, ein literarisches Denkmal setzen.

6*

Epidemiologie

In epidemiologischer Hinsicht ist bekannt, daß der M. Behçet besonders häufig in den Ländern des Mittelmeerbeckens und ihrer näheren und weiteren Umgebung beobachtet wird. Entsprechende Berichte liegen aus der Türkei, dem Libanon, Israel, Ägypten, Spanien, Portugal, Italien, Bulgarien, Griechenland und dem Irak vor. Die Verbreitung der Krankheit hat in diesen Ländern so sehr zugenommen, daß MONACELLI sich veranlaßt sieht, am 7. Dezember 1964 in Rom ein Symposium zu veranstalten, das sich ausschließlich mit der Diskussion des M. Behçet beschäftigen wird. Das Krankheitsbild ist jedoch keineswegs auf die geschilderten Länder des Mittelmeerbeckens und ihrer Umgebung oder von dort herstammende Patienten beschränkt. SCHOTLAND und Mitarbeiter sahen die Krankheit bei einem Neger in den USA, OSHIMA und Mitarbeiter zahlreiche Fälle bei Japanern. Ferner sind in England und Deutschland solche Fälle beschrieben worden. Umgekehrt schildert KATZENELLENBOGEN in einer zum Druck im „Hautarzt" vorliegenden Mitteilung das Vorkommen bei gebürtigen Polen, die seit mehreren Jahren in Israel ansässig sind.

Der M. Behçet tritt fast immer isoliert auf. Vereinzelt, so von BERLIN, erfolgten Berichte über die Erkrankung von Geschwistern oder eine auffallende Häufung chronisch-rezidivierender habitueller Aphthen bei Blutsverwandten. Eine Klärung dieser Zusammenhänge ist wohl erst nach Ermittlung der Ätiologie möglich.

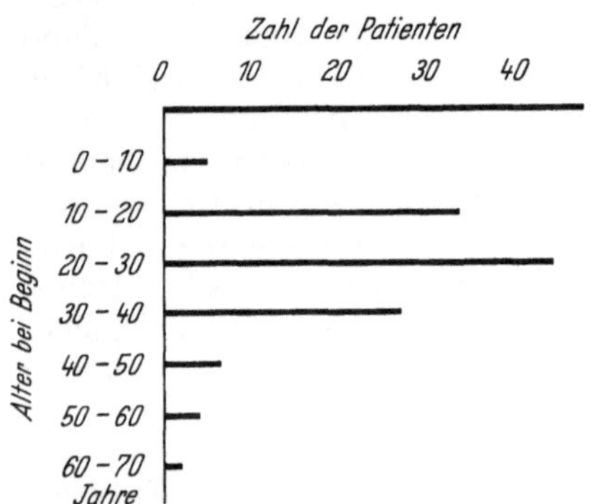

Abb. 1. Erkrankungsalter bei 220, von HOHENTHAL aus dem Schrifttum gesammelten Fällen

Erkrankungsalter

Wie der Abb. 1 zu entnehmen, beginnt die Erkrankung am häufigsten in den jüngeren und mittleren Jahren. Vereinzelt manifestierten sich die ersten Symptome bei Kindern unter 10 oder bei Erwachsenen über 50 Jahren.

Hauptsymptome

Die *Kardinal*symptome des M. Behçet sind: Aphthöse und ulceröse Veränderungen der Mundschleimhaut sowie im Genitalbereich, ferner eine recidivierende, meist zur Erblindung führende Hypopyoniritis und Iridocyclitis.

Daneben finden sich polymorphe Hauterscheinungen, z.B. Erythema nodosum- und pyodermieähnliche Effloreszenzen, Thrombophlebitiden, Arthropathien, Myalgien, Hämoptoen und — prognostisch besonders ungünstig — Herde im ZNS.

Mit Remissionen sehr unterschiedlicher Dauer können die einzelnen Symptome alternierend oder kombiniert über Jahre und Jahrzehnte recidivieren. Bei den meisten Fällen gehen die Schleimhauterscheinungen den Augensymptomen voraus. Männer erkranken etwa 3 mal häufiger als Frauen.

Geschichtliche Entwicklung des Krankheitsbegriffes

Die *geschichtliche Entwicklung* des Krankheitsbegriffes spiegelt sich in einer Aufzählung der gebräuchlichen Synonyma (Tab. 1). Übrigens hat HIPPOKRATES — worauf FEIGENBAUM aufmerksam machte — schon im 5. Jahrhundert v. Chr. im „Dritten Buch von den epidemischen Krankheiten" folgende Beschreibung gegeben: „Fließende Augenentzündungen von langer Dauer mit Schmerz. Auswüchse an den Lidern, außen wie innen, viel Sehkraft zerstörend." Von *ophthalmologischer* Seite wurde die

Tabelle 1. *Synonyma bei Morbus Behçet*

1879	Intermittierendes Hypopyon	1937	*Morbus Behçet*
1898	Ipopyon recidivante	1938	Syndrom Hulusi Behçet,
1906	doppelseitige eitrige Cyclitis mit Erythema nodosum		TrisymptomenkomplexBehçet
1920	recidivierende eitrige Irido-cyclitis (GILBERT)	1941	grande aphtose (TOURAINE)
	Iridocyclitis septica (GILBERT)	1954	cutaneo-muco-uveale
1923	Iritis septica (GILBERT)		Syndrome (SCHRECK)
1923	recidivierende allergische Staphylokokken-Uveitis (WEVE)		
1937	*recidivierende Hypopyon-Iritis* bzw. Uveitis (URBANEC)		

recidivierende Hypopyoniritis im vorigen Jahrhundert beschrieben. REIS erwähnt 1906 bei seinem Patienten das Vorkommen von Erythema nodosum, Furunkulose und Gelenkbeschwerden, und auch GILBERT, der sich in den 20er Jahren eingehend mit den hierhergehörigen Augenveränderungen befaßte, ferner WEVE, PLANNER und REMENOWSKY, ADAMANTIADES, DASCALOPULOS und WHITWELL beobachteten neben der recidivierenden Iritis Mund- und Genitalaphthen, Erythema nodosum, Thrombophlebitis und Arthropathien. Wie schon eingangs erwähnt, gebührt BEHÇET das Verdienst, erstmals die Krankheitseinheit der muco-cutaneo-uvealen Symptomatik als besonderes, selbständiges Syndrom herausgestellt zu haben. Der von TOURAINE 1941 geschaffene Begriff der grande aphtose ist dem des M. Behçet fast synonym, hat sich jedoch nicht allgemein eingebürgert. Dies ist besonders in Anbetracht der zunehmenden Veröffentlichungen über die Beteiligung der inneren Organe und des ZNS verständlich. Ohne der für unser Jahrhundert so typischen Taufsuchtsneurose Vorschub leisten zu wollen, empfiehlt sich im Fall des M. Behçet die Beibehaltung des Eigennahmens des Beschreibers wegen der Prägnanz und der besseren sprachlichen Verständigung, solange die Ätiologie nicht sicher geklärt und das Spektrum der möglichen Organbeteiligungen ständig im Zunehmen begriffen ist.

Wegen der Kürze der Zeit und in dem Wunsche, nicht mit der Aufzählung von Einzelheiten zu beanspruchen, wird in dem nun folgenden klinischen Teil vor allem das Typische herausgestellt, während formes frustes, Symptome fraglicher Zugehörigkeit und lediglich nomenklatorisch interessierende Unterschiede nur kurz abgehandelt werden.

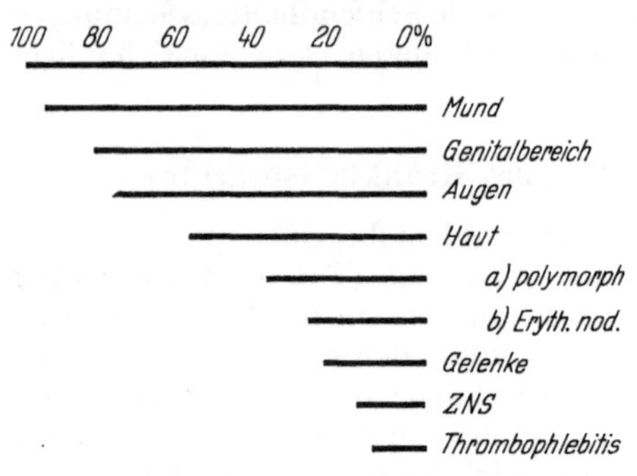

Abb. 2. Prozentuale Häufigkeit der Organmanifestationen

Klinik

Abb. 2 vermittelt einen Überblick, mit welcher prozentualen Häufigkeit die einzelnen Organsysteme beteiligt sind.

Krankheitserscheinungen an der Mundschleimhaut

Die *Mundschleimhautveränderungen* sind bei sehr vielen Patienten Erstsymptom der Krankheit. Es handelt sich um einzelne oder multiple, disseminierte, aphthöse Herde, deren Entwicklung innerhalb einiger Stunden erfolgt und die sich gewöhnlich nach kurzer Bestandsdauer — einigen Tagen — und meist ohne Narben zurückbilden. Selten persistieren die Einzelelemente länger. Die Primäreffloreszenz wird von einem zunächst etwa stecknadelkopfgroßen Bläschen dargestellt, das sich auf einer erythematösen, infiltrierten Basis entwickelt. Nach Trübung des Bläscheninhalts entsteht die etwa linsengroße, manchmal sogar bis fingernagelgroße Aphthe, teils mit nachfolgender Ulceration. Typisch für die Mundschleimhautveränderungen ist die ausgesprochene Schmerzhaftigkeit, die zur Behinderung der Nahrungsaufnahme führt. Starker Speichelfluß sowie Foetor ex ore können vorhanden sein. Befallen werden die Lippen — BEHCET erwähnt Perlèche-ähnliche Veränderungen —, die Wangenschleimhaut, die Zunge, der Gaumen, die Tonsillen, die Uvula, der Pharynx und u. U. sogar die Epiglottis.

Krankheitserscheinungen an den Genitalorganen

Die Beteiligung der *Genitalorgane kann* dem Auftreten der Augen- und Mundbeschwerden vorausgehen. *Meist* erfolgt sie aber erst nach jahrelanger Erkrankung. Ihre im Schrifttum zu findende, geringere Häufigkeit gegenüber der Mundschleimhautbeteiligung könnte, worauf BECKER hinweist, nicht zuletzt dadurch vorgetäuscht werden, daß Läsionen im Genitalbereich erfahrungsgemäß von den Patienten des öfteren verschwiegen werden. —

Die Läsionen erscheinen in Form von erythematösen Flecken, Knötchen, Follikulitiden, Pusteln und Aphthen, deren Schmerzhaftigkeit geringer ist als bei Befall der Mundschleimhaut. Meistens kommt es allerdings zu tiefer gehenden und länger persistenten Ulcerationen, die mit deutlicher Narbenbildung abheilen. Bei der Frau ähneln die Veränderungen zuweilen sehr dem Ulcus vulvae acutum LIPSCHÜTZ.

Befallen sind beim *männlichen* Geschlecht vor allem Scrotum, Penisschaft, Praeputium und Glans. Eine Beteiligung der Urethra sowie eine mehrfach recidivierende Epididymitis sind beschrieben. Beim *weiblichen* Geschlecht sind die Labia majora und minora, die Clitoris, in seltenen Fällen der Introitus vaginae, manchmal die Haut des Mons pubis betroffen. Der Einfluß des hormonalen Systems wird deutlich aus Beobachtungen über eine yclisches Auftreten der Genitalschleimhautveränderungen praemenstruell bzw. mit Einsetzen der Monatsblutung sowie über Ausbleiben neuer Schübe während der Schwangerschaft. — Bei *beiden* Geschlechtern können ferner betroffen sein die Anal- und Perianalgegend sowie die Haut der Oberschenkelinnenseite und bei der Frau des Mons pubis.

Krankheitserscheinungen am Auge

Besonders schwerwiegend für das Schicksal der Patienten sind die Manifestationen am *Auge*. Es handelt sich anfänglich meist um eine Iridocyclitis purulenta. Die sehr schmerzhaften Erscheinungen sind zunächst meist einseitig und von einer konjunctivalen Injektion sowie ausgesprochener Lichtscheu begleitet. Während das Hypopyon in der Regel rasch resorbiert wird, verschwinden die begleitenden Glaskörpertrübungen meist erst nach Wochen bis Monaten; bei späteren Schüben stellen sich bleibende Trübungen ein. Das Sehvermögen verschlechtert sich zunehmend mit jeder weiteren Attacke. HAGIWARA unterteilte nach dem klinischen Verlauf der Augensymptome in Veränderungen der vorderen Augenabschnitte mit geringfügiger Fundusbeteiligung, gefolgt von Fundusveränderungen an Chorioidea und Retina, später Vernarbung am Fundus mit umschriebener Destruktion der Macula, schließlich Erblindung durch Opticusatrophie, Netzhautablösung und Sekundärglaukom. Im Verlauf der Uveitis werden neben Hämorrhagien in den Glaskörper auch solche in die Vorderkammer beobachtet. Die retinalen und praeretinalen Blutungen sind wahrscheinlich durch arteriellen oder venösen Gefäßverschluß oder Thrombosen hervorgerufen. Auch bei den bereits amaurotischen Augen steht die große Schmerzhaftigkeit der recidivierenden Iritis bzw. Uveitis mit Hypopyon so im Vordergrund, daß schließlich die Enucleation nicht zu umgehen ist.

Krankheitserscheinungen an der Haut

Die *Haut* ist bei annähernd der Hälfte der Patienten beteiligt. Es finden sich einerseits Erythema nodosum-artige, schmerzhafte Knoten, häufiger an den unteren als an den oberen Extremitäten lokalisiert, andererseits Veränderungen sehr unterschiedlicher Morphologie (Tabelle 2). Neben ecthymaähnlichen, von TAPPEINER beschriebenen Herden können akneiforme Knötchen vornehmlich am Kopf und der oberen Rumpfpartie, ferner Follikulitiden, papulo-pustulöse Veränderungen, Furunkel, Abscesse und ulceröse Pyodermien auftreten. Nicht allzu selten leiden die Patienten an einer *Thrombophlebitis saltans*.

Tabelle 2. *Übersicht der vorkommenden Hautveränderungen bei Morbus Behçet*

1. Erythema nodosum (Extremitäten)
2. polymorphe Effloreszenzen, meist pyodermieartig:
   a) Follikulitiden
   b) papulopustulöse Effloreszenzen
   c) akneiforme Knötchen (Gesicht, Hals, Brust)
   d) Furunkulose
   e) ulceröse Pyodermien
   f) Abscesse
   g) isomorpher Reizeffekt

Die im folgenden gezeigten *klinischen Bilder* stammen mit einer Ausnahme von ein- und demselben Patienten, einem im 21. Lebensjahr erstmals an Iridocyclitis erkrankten, in Schlesien geborenen Mann. Zum Zeitpunkt der Beobachtung, 3 Jahre später, war die Sehkraft fast völlig erloschen. Iritische Schübe wechselten mit solchen der Mundschleimhaut und der Scrotalhaut. Das Allgemeinbefinden war reduziert, die Blutkörperchensenkungsgeschwindigkeit mäßig erhöht bei zeitweise subfebrilen Temperaturen, Antistreptolysintiter und C-reaktives Protein ständig erhöht.

Weitere Krankheitserscheinungen

Die relativ häufig zu beobachtenden *Arthropathien* und *Myalgien* lassen an eine Beziehung zum rheumatischen Formenkreis denken, wie von Falck und Schmidt jüngst erörtert. Beschrieben sind schmerzhafte Schwellungen und Erguß der mittelgroßen Gelenke, während die kleineren Gelenke nicht beteiligt sind. Die von Lemke publizierte Beobachtung eines Morbus Bechterew ist u. W. bisher vereinzelt geblieben.

Krankheitserscheinungen am ZNS

Im Schrifttum der letzten 15 Jahre häufen sich die Beschreibungen von Fällen mit Beteiligung des ZNS in Form von Meningoencephalitiden und Encephalomyelitiden. Zu den mannigfaltigen Symptomen zählen cerebellare Erscheinungen, pyramidale Zeichen mit Mono-, Para- und Tetraplegien, Sensibilitätsstörungen sowie Stammhirnschädigungen in Form von Sprachstörungen und Gehirnnervenlähmungen. Die Veränderungen sind teils transitorischer, teils progressiver Natur. Der Exitus letalis erfolgte in mehreren Fällen infolge Bulbärparalyse. Im Liquor findet sich häufig eine Pleocytose und eine Albumin-Globulinverschiebung.

Becker weist darauf hin, daß das Krankheitsbild des M. Behçet dem Internisten und Neurologen bis vor einigen Jahren weitgehend unbekannt war. Er konnte nachträglich Fälle als M. Behçet entlarven, bei denen man auf Grund der neurologischen Symptomatik und des Verlaufes vorher die durchaus naheliegende Diagnose einer multiplen Sklerose gestellt hatte, in Unkenntnis des Syndroms und der hierfür charakteristischen Krankheitszeichen. Becker vertritt die Ansicht, daß innere und neurologische Symptomatik den Haut-, Schleimhaut- und Augenläsionen über längere Zeit vorausgehen können. Im Vergleich zu den übrigen Organmanifestationen scheinen die zentralnervalen Veränderungen durch Corticosteroide, besonders bei Anwendung kurz nach deren Auftreten, günstig beeinflußbar zu sein. Hieraus ergibt sich die Bedeutung einer wiederholten und eingehenden Fahndung auf neurologische Beteiligung bei Patienten mit Morbus Behçet.

Krankheitserscheinungen an inneren Organen

Als Symptome der Beteiligung der *inneren Organe* seien erwähnt: Hämoptoen, Teerstühle, Darmperforationen mit anschließender Peritonitis, ferner Erythrocyturie.

Allgemeinsymtome

Allgemeinsymptome sind bei einem Teil der Patienten vorhanden, vor allem kurz vor und bei Ausbruch eines frischen Schubs. Sie äußern sich in starker Ermüdbarkeit, Kopfschmerzen, Appetitlosigkeit, Schweißneigung und subfebrilen bis septischen Temperaturen. Daneben wurden beobachtet: Generalisierte Lymphknotenschwellung, Schmerzen der Substernalregion und der Schläfengegend. Über besondere vorausgehende Krankheiten — gewissermaßen als Schrittmacher des M. Behçet — ist nichts bekannt. Sehr häufig überraschen Erstmanifestation oder Recidivschübe den Patienten bei völligem Wohlbefinden.

Histopathologie

Histopathologisch stehen entzündliche Veränderungen an den Gefäßen im Vordergrund. Es handelt sich um eine Endo-, Meso-, Pan- oder Perivasculitis mit Rundzelleninfiltration im perivasculären Bindegewebe. Häufiger als die Arteriolen sind offenbar die Venolen befallen. Enucleierte Bulbi zeigen neben dem Substrat einer ausgedehnten Uveitis eine hochgradige Angiitis obliterans mit Atrophie und Degeneration der Ganglienzellschicht der Retina. SANO beschrieb Verquellung der Gefäßwände und umschriebene Eiteransammlung im hinteren Glaskörperbereich. Da Obduktionsbefunde bisher nur vereinzelt vorliegen, bleibt es abzuwarten, ob sich als einheitliches primäres Grundelement der verschiedenartigen Organveränderungen Gefäßläsionen nachweisen lassen.

Laboratoriumsbefunde

Den uncharakteristischen oder fehlenden Allgemeinbeschwerden entsprechend ergeben auch die *Laboratoriumsergebnisse* kein kennzeichnendes Bild. Die Blutkörperchensenkungsgeschwindigkeit ist häufig, besonders während eines Schubes, mäßig bis stark erhöht. Im Blutbild findet sich öfter eine leichte bis mäßige Leukocytose, allenfalls verknüpft mit Monocytose oder Linksverschiebung. Bei den Serumeiweißfraktionen sind manchmal die Albumine zugunsten der Globuline vermindert.

Behçetin-Reaktion

Von W. JADASSOHN, FRANCESCHETTI und Mitarb. sowie jüngst von KATZENELLENBOGEN stammen Versuche, mittels des sog. Behçetins eine diagnostische Hautprobe zu schaffen.

Es war verschiedentlich beobachtet worden, daß bei Patienten mit M. Behçet an Stellen banaler Traumen Schwellung, Bläschen, Pusteln und Follikulitis auftreten, sogar wenn lediglich sterile 0,85%ige Kochsalzlösung injiziert wurde. Auffallend häufig bewirkte auch die Applikation von Tuberkulin, Trichophytin, H. Ducrey-Vaccine, Streptokokken toxoid und Freischem Antigen Reaktionen. Die oben erwähnten Autoren benutzten als Antigen mehrfach tyndallisierte Aufschwemmungen aus Hauteffloreszenzen von Patienten und erzielten damit bei intracutaner Impfung Reaktionen vom Tuberkulintyp, während sich bei Kontrollpersonen nur Stichreaktionen zeigten. Das aus einer kurz zuvor epithelisierten Scrotaleffloreszenz bereitete Behçetin des Falles von W. Jadassohn und Hunziker führte zu einer über fünffrankenstückgroßen, geröteten, ödematös-infiltrierten Reaktion, die im Zentrum deutlich bullös war. Zusätzlich stellten sich Allgemeinsymptome in Form von Kopfschmerzen Abgeschlagenheit und subfebrilen Temperaturen ein.

Das histologische Bild der Effloreszenzen zeigte 36 Std. nach der Injektion ein aus Leukocyten und Lymphocyten bestehendes Infiltrat. Jadassohn betrachtete diese Ergebnisse als Hinweis darauf, daß im erkrankten Gewebe ein Mikrobin vorhanden sei, das auf dem Boden der besonderen Reaktionslage von Morbus Behçet-Patienten Entzündungen bewirken könne. Nach den neueren noch unpublizierten Ergebnissen von Katzenellenbogen besteht bei M. Behçet-Fällen im Schub eine deutliche spezifische Reaktionsbereitschaft auf Behçetin, die im Remissionsstadium verschwindet. Hieraus erklären sich vielleicht die negativ verlaufenen Untersuchungen mancher Autoren mit Behçetin Antigen.

Ätiologie

Die Ätiologie des Morbus Behçet ist noch unbekannt. Da bisher keine der aufgeworfenen Hypothesen endgültig bewiesen worden ist, seien die verschiedenen Ansichten im folgenden nur kurz aufgeführt.

Die am wahrscheinlichsten zutreffende Hypothese stellt nach wie vor die Virustheorie dar. In Untersuchungen gemeinsam mit H. Braun, dem einstigen Ordinarius der Hygiene in Istanbul und später in München, hatte Behçet bei seinen Fällen in Abstrichen aus den Schleimhauteffloreszenzen geglaubt, Virus-Elementarkörperchen nachgewiesen zu haben. Nasemann hat bei 9 Behçet-Fällen unserer Klinik, die in den letzten 12 Jahren beobachtet wurden, virologische Untersuchungen (Tierversuche, Isolierungen auf Ei- und Gewebekulturen, licht- und elektronenoptische Studien) durchgeführt, die bisher sämtlich mit negativem Resultat verliefen.

Die Iritis und das Vorkommen von Erythema nodosum haben auf eine *tuberkulöse* Ätiologie hingewiesen, jedoch war nur in Einzelfällen von Morbus Behçet eine Organtuberkulose erkennbar. Der Nachweis verschiedener *Mikroorganismen* in den Hauteffloreszenzen, im strömenden Blut oder im Augenkammerwasser, z.B. Staphylokokken, Diplokokken, Enterokokken, hat keine entscheidende Bedeutung, solange für diese Keime die Koch'schen Postulate nicht erfüllt sind. Die von Gilbert 1951 erwogene *Leptospirose* ließ sich durch den Ausfall der Komplementbindungs- und Agglutinationsreaktionen nicht weiter bestätigen.

Dasselbe gilt für die *Toxoplasmose, Ariboflavinose, hormonelle* Faktoren, die von REIS, BLÜTHE, GILBERT, ADAMANTIADES und anderen als Ursache herangezogen wurden. Hinweisend für die Annahme eines zugrunde liegenden *septischen Prozesses* waren der chronisch rezidivierende Verlauf, die subfebrilen bis febrilen Temperaturen. Die Zuordnung zum *rheumatischen* Formenkreis legten die arthropathischen und myalgischen Beschwerden im Verein mit der meist erhöhten BKS nahe. Dagegen spricht, daß das Vorhandensein spezifischer Abwehr- und Immunstoffe des echten Rheumatismus beim Morbus Behçet bisher nur vereinzelt, so auch bei dem von uns beobachteten Fall, gelungen ist. Gegen die rheumatische Genese muß allerdings aufgeführt werden, daß die Patienten auf Salicylatgaben kaum ansprechen.

Die *Diagnose*stellung bereitet beim M. Behçet meist erhebliche Schwierigkeiten, da die Erkrankung mit jedem der 3 Kardinalsymptome beginnen kann und die anderen Hauptsymptome u. U. erst Monate, ja Jahre bis Jahrzehnte später nachfolgen. Unseres Erachtens sollte man jedoch davon Abstand nehmen, bei Patienten mit nur einer oder zwei der klassischen Manifestationen die Diagnose M. Behçet zu stellen, sofern nicht anderweitige Organbeteiligungen in diese Richtung weisen.

Differentialdiagnostisch bedeutsame Kriterien (s. Tabelle 3) sind die Lokalisationstrias sowie der chronisch-recidivierende, schubweise Verlauf. Die Abgrenzung der Krankheiten der E. e. m.-Gruppe, bei denen es wie beim M. Behçet zum gleichzeitigen Befall von Mundschleimhaut, Genitalbereich und Augen kommt, wird erleichtert, wenn man ihren *stets ektodermalen* Ausgangspunkt in Erwägung zieht. Der M. Behçet kann zwar auch von Conjunctivitis, Episcleritis und ähnliches begleitet sein, primär handelt es sich jedoch stets um eine Iridocyclitis.

Tabelle 3. *Differentialdiagnostische Hauptkriterien und in Frage kommende Krankheitsbilder bei Morbus Behçet*

> *Differentialdiagnostische Abgrenzung:*
> 1. Lokalisation Mund- und Genitalbereich sowie Auge (*mesodermale* Anteile!)
> 2. Chronisch-recidivierender, schubweiser Verlauf

Pemphigus	Ulcus vulvae acutum LIPSCHÜTZ
toxische Exantheme	
Herpes simplex	Ciliarkörpertuberkulose
Herpangina ZAHORSKY	
Aphthoid POSPISCHILL-FEYRTER	Erythema exsudativum multiforme-Gruppe
Stomatitis aphthosa	Erythema exsudativum multiforme HEBRA
Maul- und Klauenseuche	ERNST FUCHS-Syndrom
solitäre metastatische Aphthen	BAADERsche Dermatostomatitis
chronisch-recidivierende habituelle Aphthen	Ectodermosis pluriorificialis
Aphthosis NEUMANN	FIESSINGEG-RENDU- und STEVENS-JOHNSON-Syndrom
REITERsche Krankheit	

Prognose

Die *Prognose* des M. Behçet ist oft ungünstig. Bezüglich der Augenbeteiligung ist seit langem bekannt und fast pathognomonisch die zunehmende Einschränkung der Sehkraft mit Ausgang in Erblindung. Die
quoad vitam früher günstigere Beurteilung wird durch jüngere Beobachtungen eingeschränkt, denen zufolge die Lebenserwartung bei Beteiligung
des ZNS stark vermindert wird. Nach Bougas und Berlin soll etwa die
Hälfte der Patienten mit nervalen Symptomen innerhalb des ersten
Jahres nach dieser Manifestation ad exitum kommen.

Therapie

Therapeutisch hat sich von allen angewandten Wirkungsprinzipien
bezüglich der Rückfallsneigung kein befriedigender Effekt sichern lassen.
Die *akuten* Erscheinungen eines frischen Schubs lassen sich durch inner-
liche Gabe von Corticosteroiden offensichtlich günstig beeinflussen, was
speziell für die neurologischen Symptome von Bedeutung sein dürfte.
Eine gewisse Kontraindikation für die Anwendung von Corticosteroiden
stellt allerdings die relativ häufig bei M. Behçet zu findende Thrombophlebitis dar, da hierbei die Gefahr von Embolien oder iatrogen aus-
gelöster weiterer Thrombosen besteht, worauf vor allem Ollendorff-
Curth hinweist. — Die *Recidivneigung* läßt sich durch Corticosteroid-
medikation den im Schrifttum niedergelegten Beobachtungen zufolge
ebensowenig beeinflussen wie durch Chemotherapeutica, Antibiotica und
ähnliches. Allenfalls sind hierfür einzusetzen Bluttransfusionen, γ-Glo-
buline sowie — nach Beobachtungen von Nazarro an der Klinik Mona-
cellis — die Durchführung von Malariakuren.

Schlußbetrachtung

Soweit — in kurzen Strichen gezeichnet, gewissermaßen in Holz-
schnittmanier — ein Überblick über die Klinik, Diagnose, Differentialdiagnose, Ätiologie, Prognose und Therapie des Morbus Behçet. Wir sind
davon überzeugt, daß die weitere Forschung hinsichtlich der Klinik noch
neue Daten ermitteln wird. Hoffentlich gelingt es, auch die Therapie, die
bisher höchst unbefriedigend ist, wirksamer zu gestalten. Am wenigsten
wissen wir zweifellos über die Ätiologie. Ihr muß unser ganz besonderes
Interesse gewidmet sein, denn bislang können wir nicht anders urteilen,
wie der französiche Mathematiker und Astronom Laplace es im
19. Jahrhundert in entsprechenden Fällen tat, wenn er sagte:

> „Ce que nous connaissons, est peu de chose,
> ce que nous ignorons, est immense."

Diese Erkenntnis darf uns aber nicht etwa zu dem resignierenden
Ignorabismus Dubois-Reymond's bestimmen. Es gilt ausschließlich und
zugleich als Ansporn zu weiterer Forschung und als Stachel zu größerer
Anstrengung sein *Ignoramus*.

Aus der Dermatologischen Klinik und Poliklinik der Universität München
(Direktor: Prof. Dr. Dr. h. c. A. Marchionini)

Die sogenannte Pyodermia ulcerosa serpiginosa
(Pyoderma gangraenosum, Dermatitis ulcerosa)

Von

Helmut Röckl

Einleitung — Nomenklatur

Bei Durchsicht der Literatur mit dem Ziel alle diejenigen Krankheitsbilder, die mit der Bezeichnung „Chronische vegetierende Pyodermie" im weitesten Sinne des Wortes versehen sind, zu sichten und einzuordnen, lassen sich bei Berücksichtigung des morphologisch-klinischen Bildes einerseits und des Verlaufes bzw. der Beeinflußbarkeit durch antibakterielle Maßnahmen andererseits im wesentlichen zwei relativ gut charakterisierte Krankheitsgruppen voneinander differenzieren.

Das ist einmal die von Zurhelle und Klein (1926) anhand von 8 Fällen (u. E. mit Ausnahme der Fälle V und VIII, möglicherweise auch VI und VII) beschriebene *Pyodermia chronica papillaris et exulcerans* und das andere Mal eine Dermatose, zu der wir die eben ausgenommenen Fälle von Zurhelle und Klein, die von Tschernoguboff „Chronische vegetierende Pyodermie", von H. Hoffmann „Acne conglobata-ähnliche Dermatose" und von O'Leary und Mitarb. sowie McCarthy und Fields „Pyoderma serpiginosum gangraenosum" genannten Krankheitsbilder zählen.

Schon Tachau hat im Jadassohnschen Handbuch darauf hingewiesen, daß sich in manchmal mit ein und demselben Namen bezeichneten Krankheitsgruppen Prozesse finden, die in therapeutischer Hinsicht Unterschiede erkennen lassen. Die Einteilung der chronischen vegetierenden Pyodermien, die damals einerseits wegen der geringen Zahl der mitgeteilten, meist nur ungenügend beschriebenen Fälle, andererseits wegen der verschiedenen Benennungen noch große Schwierigkeiten bereitet hat, gestaltet sich heute deshalb einfacher, weil eine Reihe publizierter, bis ins kleinste beschriebener Krankheitsbilder eine vorerst befriedigende Trennung erlauben.

Man wird die Schwierigkeiten verstehen, wenn man sich die nun folgende, geradezu chaotische Nomenklatur vor Augen führt, Bezeichnungen, unter denen sich eigentlich nur zwei Krankheiten verbergen, nämlich

1. Pyodermia chronica papillaris et exulcerans

(Zurhelle und Klein 1926, Kumer 1926, Kogoj 1929). Perifolliculitis suppurée et conglomerée en plaquards (Leloir 1884), Folliculitis exulcerans (Lukasiewicz 1891), Perifolliculitis necrotica (Janovsky 1894), Perifolliculitis suppurativa und frambösiforme Vegetationen (Huber 1899), Dermatitis verrucosa (Anthony 1902), vegetierende Pseudoephiteliome (Azúa-Sala 1903), Folliculitis staphylogenes (Truffi 1906), frambösiforme Erkrankung (Pick 1907), Dermatitis chronica verrucosa (Bosellini 1909), Pyodermitis chronica vegetans papillomatosa en plaques mit epithelialen Horncysten (Azúa 1910), Pyodermitis vegetans postimpetiginosa (Azúa 1911), Pyodermitis chronica papillomatosa vegetans (Ledo 1913), Folliculitis et Perifolliculitis ulcerans serpiginosa (Bizzozero 1913), kleinpustulöse vegetierende Dermatose (FISCHL 1922), vegetierende Staphylodermie (ARTOM 1923), Pyodermia chronica granulomatosa et exulcerans (BAER 1925), Pyodermitis vegetans (PEYRI 1926), Pyodermia superficialis (erosiva) chronica (HAGEN 1926), Pyodermite papillomateuse et verruqueuse traumatique à staphylocoques (MILIAN und KITCHEVATZ 1926), Pyodermia chronica serpiginosa superficialis ulcerativa (DAMANN 1927).

2. Pyodermia ulcerosa serpiginosa, Pyoderma gangraenosum, Dermatitis ulcerosa

Granuloma herpetiforme „exoticum" (BOSELLINI 1903), chronische vegetierende Pyodermie (TSCHERNOGUBOFF 1924), Acne conglobata-ähnliche Dermatosen (H. HOFFMANN 1926, MARTENSTEIN 1930), Pyodermia vegetans (HABERMANN 1927), Pyodermia chronica ulcerosa bzw. ulcerativa (GLAUBERSON 1929, LEEUWEN 1928, RASCH 1930), Pyodermia chronica serpiginosa (TISCHNENKO und KROICZIK 1928, KUZNEC 1930), chronic pyodermia with serpiginous ulceration (O'LEARY, GOECKERMAN, MONTGOMERY und BRUNSTING 1930), Pyoderma gangraenosum (BRUNSTING, GOECKERMAN und O'LEARY 1930), Pyoderma ulcero-serpiginosum (MIESCHER und FISCHER 1955), Pyodermia chronica vegetans et ulcerans (GÖTZ 1952), Pyodermia chronica serpiginosa superficialis ulcerativa (GRANT PETERKIN 1952), Dermatitis ulcerosa (KRESBACH 1959).

Gelegentlich sind Fälle von Pyodermia ulcerosa in der französischen Literatur mit Phagédénisme cutane bzw. − geométrique, in der amerikanischen mit Phagedenic ulcer, MELENEYs ulcer oder Postoperative progressive gangrene bezeichnet. Dabei dürften sich insbesondere unter den beiden letzten Namen zweifellos eine Reihe von Fällen finden, die mit dem hier zu beschreibenden Krankheitsbild nichts zu tun haben.

Während die Zugehörigkeit der Pyodermia chronica papillaris et exulcerans zu den durch banale Eitererreger (Staphylococcus aureus, Streptococcus pyogenes) hervorgerufenen Dermatosen nicht zu bestreiten ist, ist man sich heute darüber im klaren, daß die Pyodermia ulcerosa serpiginosa sehr wahrscheinlich nichts mit eben diesen Pyodermien zu tun hat. Nicht zuletzt hat dazu die Tatsache beigetragen, daß, wie sich erst später herausstellte, in einem relativ hohen Prozentsatz der Fälle gleichzeitig eine Colitis ulcerosa beobachtet werden kann. In Anbetracht der noch ungeklärten Ätiologie der Pyodermia ulcerosa serpiginosa hat deshalb KRESBACH (1959) mit Recht die Bezeichnung „*Dermatitis ulcerosa*" vorgeschlagen. Damit könnte, wie er sich ausdrückt, ein Dreifaches vor Augen geführt werden: 1. Die Möglichkeit des gemeinsamen Vorkommens von Dermatitis ulcerosa und Colitis ulcerosa, 2. die Wahrscheinlichkeit ähnlicher konstitutioneller und dispositioneller Realisationsfaktoren und 3. die Tatsache der bislang ungeklärten Ätiologie und Pathogenese beider Affektionen.

Klinik

Dem chronischen Verlauf der Krankheit und der Entwicklung der Effloreszenzen entsprechend läßt die Dermatitis ulcerosa im wesentlichen 4 Stadien erkennen: 1. das Initialstadium mit der Entwicklung der Primäreffloreszenz, 2. das voll ausgeprägte ulceröse Stadium, 3. das chronische Stadium mit der Tendenz zu zentraler Abheilung und peripherer Ausdehnung und schließlich 4. das Narbenstadium. Bei Vorliegen mehrerer Krankheitsherde können bei ein und demselben Patienten alle Stadien gleichzeitig vorhanden sein.

Die *Primäreffloreszenz* der Dermatitis ulcerosa ist nicht einheitlich. Es können Bläschen, Blasen (PERCIVAL, ULBRICHT, WALTHER), Pusteln, einzeln oder gruppiert angeordnet (BRUNSTING, GOECKERMAN, O'LEARY, PERCIVAL, MIESCHER, FISCHER), rot bis blaurot gefärbte, gelegentlich auch schmerzhafte Knötchen und Knoten (PERRY, BRUNSTING, GENTELE, WALTHER, KRESBACH) allein oder nebeneinander vorkommen. Darüberhinaus wurden als Ausgangsläsion Furunkel (HASSELMANN, GUY, KERR), oberflächliche Abszesse (BRUNSTING, GOECKERMAN, O'LEARY, MADDEN) oder rote, flächenhafte, später geschwürig zerfallende Infiltrate (PETERKIN) beobachtet. So unterschiedlich die Initialerscheinungen auch sein mögen, die Weiterentwicklung scheint stets die gleiche zu sein. Nach mehr oder minder langer Bestandsdauer entsteht — bei Knoten, nachdem diese schwammigödematös geworden sind — ein kleines, anfänglich seichtes Geschwür, das sich schnell peripher, weniger nach der Tiefe zu ausdehnt.

Das relativ monomorphe Bild des *ulcerösen Stadiums* der Dermatitis ulcerosa ist sehr eigentümlich und mit kaum einer anderen Dermatose zu verwechseln. Charakteristisch ist ein eher flaches Geschwür, dessen Größe zwischen der einer Münze und mehrerer Handflächen schwanken kann. Es gibt Fälle, bei denen nur ein einziges Geschwür auftrat und solche, bei denen gleichzeitig bis 25 vorhanden waren. Die Form ist rund bis oval, nierenförmig oder durch unregelmäßiges zentrifugales Fortschreiten oder Konfluenz mehrerer Geschwüre polycyclisch, wobei nicht selten noch länger bestehende schmale, jedoch schon morsche und unterminierte Hautbrücken die ehemalige Begrenzung der Einzelulcera anzeigen. Auf diese Weise können große Körperteile von einem anscheinend einzigen riesigen Ulcus eingenommen werden.

In besonderem Maße ist die Randzone der Geschwüre charakteristisch. Der Ulcusrand wird durch zackige, rot bis blaurot gefärbte, morsche, in das Geschwür hineinreichende, unterschiedlich lange Hautfetzen gebildet. Die sich nach peripher anschließende unter Umständen bis einige Zentimeter breite, das gesunde Hautniveau überragende Zone ist bei erst kurze Zeit bestehenden Geschwüren blaurot verfärbt und derb. Bei älteren Ulcerationen kommt es zur Einschmelzung dieser Randinfiltration. Die Farbe wird blauschwarz, die Konsistenz teils ödematös, teils matschigweich. Als weiteres Zeichen der Kolliquation unter der anfänglich noch intakten Haut entleeren sich bei Druck auf die Randzone aus zahlreichen kleinen Öffnungen seitlich in das Geschwür kleine dickflüssige grüngelbe oder sanguinolente Eitertropfen. Die weiter fortschreitende Einschmelzung führt zu buchtig unterminierten Rändern, deren darüber gelegene rotblau bis blauschwarz gefärbte Haut nicht selten von Fisteln durchlöchert ist.

Der Geschwürsgrund ist nur selten speckig-eitrig belegt. Meistenteils zeigt er eine rote bis braunrote Farbe, höckrige, stellenweise unterschiedlich hohe, eine matschig-weiche, schon auf geringfügige Traumen leicht blutende, Granulationen aufweisende Oberfläche ohne ausgesprochene Zeichen eines nekrotischen bzw. gangraenösen Zerfalls. Die Geschwüre gehen fast nie über die Subcutis hinaus. Die Schmerzhaftigkeit ist gering und macht sich weniger spontan als auf Berührung bemerkbar. Die regionären Lymphknoten sind nicht geschwollen.

Dem Geschwürsstadium folgt das für die Dermatitis ulcerosa sehr charakteristische *Stadium der zentralen Abheilungstendenz* und der zentrifugalen, nicht selten sich einseitig fortsetzenden Ausbreitung. Dadurch entstehen die in älteren Bezeichnungen zum Ausdruck kommenden serpiginös fortkriechenden, unter Umständen größere Körperflächen einnehmenden, bandartig eine eitrig einschmelzende, unterminierte Randzone vor sich herschiebenden Geschwüre. Das Auftreten von frischen, dünnen Hautinseln zuerst im Zentrum der Geschwüre zeigt die beginnende Abheilung mit *Narben* an, die für die Dermatitis ulcerosa typisch sind. Sie sind relativ scharf begrenzt, sehr oft von einem intensiven Pigmentsaum umgeben, rotblau gefärbt, mitunter nebeneinander teils de- und hyperpigmentiert und zeigen als auffälligstes Merkmal eine unterschiedlich ausgeprägte, unregelmäßige kolben- und fadenförmige Hautzipfelbildung. Die Oberfläche erhält dadurch ein Aussehen, das am besten mit einem gestrickten Gewebe verglichen werden kann.

Die Dermatitis ulcerosa hat offensichtlich keine bestimmten Prädilektionsstellen. Mit Ausnahme der Handteller und Fußsohlen kann jede Körperstelle befallen werden, wenn auch Kopf- und Genitalregion meistenteils davon verschont bleiben. Von DOSTROVSKY und SAGHER wird der Befall der Unterschenkel besonders hervorgehoben.

Das Allgemeinbefinden der Patienten ohne Colitis ulcerosa ist trotz der oftmals beträchtlichen Ausdehnung der Krankheitsherde meistenteils auffallend gut. Nur ausnahmsweise wird ein ausgesprochen reduzierter Kräfte- und Ernährungszustand beobachtet. Auch erhöhte Körpertemperaturen fehlen in der Regel. Die Dermatitis ulcerosa befällt beide Geschlechter etwa gleich häufig. Wie die folgende Altersverteilung von 72 Fällen zeigt (Tabelle 1), liegt der Erkrankungsgipfel beim Mann zwischen dem 3. und 6., bei der Frau zwischen dem 2. und 5. Lebensjahrzehnt. Der jüngste Patient war 4 Jahre, der älteste 71 Jahre alt. Der Verlauf der Dermatitis ulcerosa ist in der Regel chronisch. Er erstreckt sich über Monate, meistenteils Jahre. Von 73 Fällen der Weltliteratur heilten 15 Fälle innerhalb von 8 Wochen bis zu 6 Monaten ab, bei 19 Patienten kam die Krankheit nach etwa 18 Monaten, bei 16 Patienten erst nach etwa 3 Jahren zum Stillstand. Bei 7 Patienten dauerte die Krankheit 5 Jahre, bei jeweils 6 Fällen einmal 7, ein andermal 10 Jahre und bei 4 Fällen war die Dermatitis ulcerosa auch nach 10 Jahren noch nicht abgeheilt. Rezidive können auch nach jahrelanger Erscheinungsfreiheit wieder auftreten.

Tabelle 1. *Altersverteilung von 72 Fällen mit Dermatitis ulcerosa*

Lebensjahrzehnt	Männer	Frauen
1	2	2
2	2	6
3	8	10
4	8	5
5	8	8
6	8	0
7	2	2
8	1	0

Dermatitis ulcerosa und Colitis ulcerosa

Nach PERRY und BRUNSTING besteht bei der Dermatitis ulcerosa in etwa 60% der Fälle gleichzeitig eine Colitis ulcerosa. Bei 84 Fällen, die wir in der uns zugänglichen Literatur fanden, bestand bei 30 Patienten also in 36% auch eine Colitis ulcerosa. Vergleichende Studien zeigen, daß hinsichtlich des klinischen Bildes und des Verlaufs zwischen den Fällen mit und ohne gleichzeitig bestehender Colitis ulcerosa keine wesentlichen Unterschiede bestehen, so daß man geneigt ist, das Vorliegen eines einheitlichen Krankheitsbildes anzunehmen.

Nur selten fällt das erste Auftreten der Hauterscheinungen auch mit dem Beginn der Colitis ulcerosa zusammen. Meistenteils geht letztere der Dermatitis ulcerosa oft um viele Jahre voraus (CALDWELL, GENTELE, WALTHER). Eine Verschlechterung der Colitis ulcerosa kann mit einer Exacerbation der Dermatitis ulcerosa zusammenfallen. Das Allgemeinbefinden ist bei Vorliegen einer Colitis ulcerosa naturgemäß mehr oder weniger stark beeinträchtigt. Eine Zusammenstellung von SLOAN und Mitarb. 2000 Fälle von Colitis ulcerosa betreffend zeigt, daß in 55% Männer davon befallen waren und daß in 1,3% gleichzeitig Veränderungen der Haut im Sinne einer Dermatitis ulcerosa bestanden.

Außer der Colitis ulcerosa sind andere bei Dermatitis ulcerosa mögliche Komplikationen selten beobachtet worden. Es wurden beschrieben gleichzeitiges Bestehen von der Dermatitis herpetiformis- oder der Staphylodermia superficialis circinata-ähnlichen Veränderungen (PERRY, BRUNSTING; AYRES), Arthritiden (PERRY, BRUNSTING), Tuberkulose (BLOOM), Pleuraempyem (BRUNSTING, GOECKERMAN, O'LEARY), eigentümliche atypische Lungenabszesse, deren Neuauftreten stets mit einer Exacerbation der Hauterscheinungen kombiniert war (SCHUPPLI, BIRCKHÄUSER), ein Bronchialkarzinom (SALFELD), eine fleckförmige, fibrinöse Cystitis (KRESBACH).

Die Prognose ist, auch bei ausgedehnten und mit Colitis ulcerosa einhergehenden Fällen fast stets gut. Die Mortalität betrug bei den von uns zusammengestellten 84 Fällen des Schrifttums etwa 5%, wobei die Todesursache meistenteils im Auftreten von schwerwiegenden Komplikationen zu suchen war.

Histopathologie

Die Histologie der Dermatitis ulcerosa im Geschwürsstadium zeigt einen granulomatös entzündlichen Prozeß, der jegliche Spezifität vermissen läßt. Dabei wird der Grad der Entzündung vom Alter der Effloreszenz bestimmt. Während im akuten Stadium mehr die exsudative Note im Vordergrund steht, finden sich im chronischen eher proliferative Veränderungen. Im Bereich der unterminierten, zur Einschmelzung neigenden Randzone zeigt die Epidermis meist eine akanthotische Verbreiterung, die bis zu ausgesprochen pseudocarcinomatösen Bildern führen kann. Unter der Epidermis folgt ein unterschiedlich ausgeprägtes, diffuses, mitunter herdweise durch ödematös erscheinende Bindegewebsbündel getrenntes, abszeßartiges Zellinfiltrat, das in erster Linie aus polymorphkernigen, hier und da eosinophilen Leukocyten, Lymphocyten, Plasmazellen und Bindegewebszellen verschiedenen Reifegrades besteht. Im chronischen Stadium können ausgesprochen tuberkuloide Strukturen beobachtet werden. Die zahlreichen neugebildeten Kapillaren sind erweitert und mit Erythrocyten vollgestopft. Arterien lassen mitunter Veränderungen im Sinne einer Endo- und Periarteriitis (ZURHELLE, RUITER, MINTZER) sowie Endarteriitis (WALTHER) erkennen. Auch die Histologie des Geschwürsbodens zeigt, wie die Randzone, nur uncharakteristische Veränderungen.

Laboratoriumsbefunde

Das Blutbild zeigt in etwa zwei Drittel der in der Literatur beschriebenen Fälle eine sekundäre Anämie und eine nur gelegentlich vorhandene mäßige Leukocytose. In vielen Fällen fand sich eine — meist schon in der ersten Stunde —· bemerkbar machende, stark bis extrem beschleunigte Blutkörperchensenkungsgeschwindigkeit mit Werten bis maximal 143/ 145 (ULBRICHT; RÖCKL, KNEDEL, SCHRÖPL). Den wohl bemerkenswertesten Laboratoriumsbefund bei der Dermatitis ulcerosa erbrachte erst in letzter Zeit die besonders von RÖCKL, KNEDEL und SCHRÖPL herausgestellten Veränderungen der Eiweiß-Elektrophorese des Blutserums. Nachdem 1957 erstmals durch RÖCKL bei einem Fall von Dermatitis ulcerosa bei papierelektrophoretischen Untersuchungen eine gedoppelte γ-Fraktion nachgewiesen wurde, konnte bei 4 von 6 Fällen mit Dermatitis ulcerosa nunmehr das Vorliegen einer Paraproteinämie festgestellt werden. Die immunoelektrophoretische Untersuchung zeigte, daß es sich dabei um eine γ_1A-Paraproteinämie handelt. In keinem Fall bestand irgendein Hinweis, daß eine Vermehrung des γ_1-Makroglobulins die Ursache dieser Befunde sein könnte. Bei Ultrazentrifugenuntersuchung konnte in einem Fall eine leichte Vermehrung der G-Komponente beobachtet werden, in einem zweiten Fall kam es zu einer erheblichen Vermehrung der G-Komponente mit Auftreten einer zusätzlichen G_2-Komponente mit hohem relativen Anteil. Dieser Befund ist insofern sehr beachtenswert, als diese G_2-Komponente, die man als Ausdruck des vorliegenden Paraproteins betrachten muß, eine von der üblichen Sedimentationskonstante von $S_{20,w} = 6$—7 abweichende Charakteristik ($S_{20,w} = 8.94$) aufwies, also höhermolekular war.

Schon früher hatten MARCUSSEN (1955); WRIGHT und GRECO (1956); STRITZLER (1955), A. FISCHER; BLOOM, D. FISCHER und DANNENBERG (1958) sowie BECKE und ROSE (1959) auf eine beobachtete Hypo-γ-Globulinämie (0 bis maximal 6.8 rel. %) bei zum Teil erheblicher (bis 38 rel. %) Vermehrung der β-Globuline aufmerksam gemacht, während SOLTA (1961) sowie BOLTON und Mitarbeiter (1959) auf pathologische Fraktionen im γ-Globulin-Bereich hinweisen. Als erste haben wohl DUPERRAT, GOGUEL und GALY (1962) bei einem Fall bei Hypo-γ-Globulinämie mit Hilfe der Immunoelektrophorese β_2-A-Globuline festgestellt (β_2-A-Globulin (GRABAR) ist identisch mit γ_1-A-Globulin).

Die Untersuchung des Sternalmarkes bei den Patienten von RÖCKL, KNEDEL und SCHRÖPL ergab in 2 Fällen pathologische Befunde mit einer Vermehrung plasmazellulärer Elemente mäßigen Grades bzw. mit dem Auftreten atypischer Zellformen dieser Reihe. In zwei weiteren Fällen konnte eine geringe, aber nicht sicher als pathologisch von der norm abweichende Vermehrung von Plasmazellen ohne Atypie gefunden werden. Im Urin fanden sich mit Ausnahme des Falles von KRES-

BACH, bei dem eine fleckförmige, fibrinöse Cystitis bestand und dem Fall 2 von RÖCKL, KNEDEL und SCHRÖPL, bei dem die Bence-Jones-Reaktion positiv war, keine wesentlichen pathologischen Befunde.

In mikrobiologischer Hinsicht konnten weder pathogene Mykobakterien noch Sproß- oder Fadenpilze nachgewiesen werden. Bakteriologische Untersuchungen zeigten eine geradezu tropisch anmutende Fülle hinsichtlich Zahl und Art der gezüchteten Mikroben. Gefunden wurden: Staphylokokken, Streptokokken, Enterokokken, E. coli, Proteus vulgaris, alle Bakterien der Farbstoffbildnergruppe, Spirochäten. MELCZER glaubt, elementarkörperartige Gebilde in der Flora der Veränderungen gesehen zu haben. Das außerordentlich bunte Bild wird noch dadurch verstärkt, daß die nachgewiesenen Bakterien nicht nur von Fall zu Fall, sondern auch während des Verlaufes der Krankheit und zwar bei ein und demselben Geschwür eine erhebliche Variationsbreite zeigten, wie mehrmalige, in gewissen Abständen vorgenommene, Abimpfungen ergaben.

Ätiologie und Pathogenese

Ätiologie und Pathogenese der Dermatitis ulcerosa einschließlich der Colitis ulcerosa sind unbekannt. Alle diesbezüglich durchgeführten Versuche konnten keine Klärung herbeiführen. Alle bislang in Erwägung gezogenen Möglichkeiten blieben vorerst Hypothese. Eines scheint heute mit ziemlicher Sicherheit festzustehen: Die Dermatitis ulcerosa wird durch keine der bislang bei dieser Krankheit festgestellten Mikroben hervorgerufen. Damit entfällt, wie eingangs erwähnt, die Konzeption der Dermatitis ulcerosa als Form einer Pyodermie, was auch in der Nomenklatur zum Ausdruck kommen sollte. Mehrere Untersucher fanden die Primäreffloreszenzen steril.

Untermauert wird die Auffassung der nicht mikrobiellen Ätiologie der Dermatitis ulcerosa auch durch die Tatsache, daß alle uns bislang für eine gezielte antibakterielle Therapie zur Verfügung stehenden Möglichkeiten unwirksam blieben.

Auch die verschiedentlich vertretene Ansicht (O'LEARY, BRUNSTING, GOECKERMAN; O'LEARY, McCARTHY, FIELDS; WOOLDRIDGE, HOGEBOOM), die Ursache der Dermatitis ulcerosa sei in einer Symbiose der so häufig gefundenen hämolysierenden Streptokokken mit den Staphylokokken zu suchen, ist unwahrscheinlich.

WALTHER sowie JANKELSON und McCLURE glauben an einen embolisch metastatischen Prozeß durch hämatogen verschleppte Darmbakterien. Von vielen Autoren wird besonders eine allergische Genese diskutiert: so eine Allergie auf Darmbakterien (ULBRICHT), eine auf allergischer Grundlage bestehende Allgemeinstörung (MICHELSON, BRUNSTING, UNDERWOOD), ein von Eiterherden ausgehendes infektiös-allergisches Geschehen (KIEL, HOFSTAD, SALFELD). ROSTENBERG hält ein Shwartzman- oder Arthus-Phänomen für möglich und KRESBACH diskutiert eine Autosensibilisierung bzw. das Vorliegen einer Autoaggressionskrankheit.

Weiterhin wird diskutiert eine Resistenzminderung des Gewebes gegenüber Pyokokken (MINTZER; RICKETTS und Mitarb.; JANKELSON,

McClure; Russell, Tomita u. Mitarb.; Weiner), eine komplexe Mangelkrankheit (Cohen), Gravidität und Abortus (Bluefarb u. Mitarb.). Schließlich wurde verschiedentlich das Auftreten von Dermatitis ulcerosa Läsionen im Anschluß an ein Trauma (Perry, Brunsting) oder einem Insektenbiß (Kozikowsky) beobachtet.

Welche Bedeutung der von Duperrat sowie Röckl, Knedel und Schröpl beobachteten γ_1-A-Paraproteinämie für die Ätiologie oder Pathogenese dieser Krankheit zukommt, ist vorerst unbekannt. Bei der Seltenheit dieses Krankheitsbildes einerseits und der Paraproteinämie andererseits dürfte ein zufälliges Zusammentreffen ausgeschlossen sein. In keinem der 4 Fälle bestand klinisch das Bild eines typischen Plasmocytoms, in keinem Fall konnten röntgenologisch Destruktionsherde nachgewiesen werden. Lediglich bei einem Fall, bei dem die Sektion eine diffuse plasmacelluläre Infiltration des Knochenmarkes und mehrerer Organe in intensiver Form und das Bestehen einer Eiweißnephrose ergab, muß das Vorliegen eines diffusen Plasmocytoms diskutiert werden, zumal sich auch konstant Bence-Jones-Eiweißkörper im Urin nachweisen ließen.

Aus den bislang bezüglich Ätiologie und Pathogenese durchgeführten Untersuchungen scheint jedoch mehr und mehr hervorzugehen, daß diese Krankheit auf einem offenbar durch verschiedene Bakterien auslösbaren infektiös (auto-?)-allergische-, sich vorzugsweise am Gefäßsystem manifestierten Geschehen beruht, wobei eine unspezifisch gesteigerte Reaktionsbereitschaft zusätzlich mitzuwirken scheint.

In diesem Zusammenhang sei jedoch nachdrücklich darauf hingewiesen, daß die allenthalben als Beweis für ein bakteriell·allergisches Geschehen herangezogenen positiven Intrakutantests mit keimfreien Bouillonkulturfiltraten, hergestellt von Bakterien, die von den betreffenden Patienten gezüchtet worden waren, im Hinblick auf die gestellte Frage fast durchwegs als wertlos anzusehen sind. Positive Intrakutantests mit keimfreien Kulturfiltraten kann man mit Staphylococcus aureus bei mindestens 50% hautgesunder Kontrollpersonen erhalten und mit gramnegativen Bakterien unter Umständen in noch höherem Prozentsatz und in noch stärkerem Maße.

Differentialdiagnose

Die Diagnose bereitet im allgemeinen dann keine wesentlichen Schwierigkeiten, wenn sich die Dermatitis ulcerosa im Geschwürsstadium befindet und daneben Herde mit den charakteristischen „gestrickten“ Narben sichtbar sind oder gleichzeitig noch eine Colitis ulcerosa besteht. Die Differentialdiagnose hat folgende Krankheiten zu berücksichtigen: Pyodermia chronica papillaris et exulcerans, Ekthyma gangraenosum, Lues III, Tbc. subcutanea fistulosa, Tbc. fungosa serpiginosa, Blastomykose, Sporotrichose.

Therapie

Die Therapie der Wahl besteht in einer langfristigen Anwendung von Corticosteroiden enteral oder parenteral.

Aus der Univ.-Hautklinik Hamburg-Eppendorf
(Direktor: Prof. Dr. Dr. J. Kimmig)

Haemorrhagische Diathesen nach Dys- und Paraproteinämien und nach allergischen Reaktionen

Von

Josef Kimmig

Mit 2 Abbildungen

Die Dysproteinämie ist eine chemisch leicht feststellbare Abweichung der normalen Proteinzusammensetzung des Serums von der Norm, wogegen man bei der Paraproteinämie regelmäßig pathologische Eiweißkörper findet. Es ist deshalb nicht ganz einfach, die haemorrhagischen Diathesen, die bei Dys- und Paraproteinämien auftreten, als vasculär bedingt anzusehen. Die Zuordnung der haemorrhagischen Diathesen nach Dys- und Paraproteinämien zu den sogenannten vasculären Formen läßt sich deshalb auch nur mit allergrößten Vorbehalten rechtfertigen. Die Diagnose solcher Erkrankungen ist morphologisch-cytologisch nicht möglich und wir finden es deshalb natürlich, daß der Pathologe die Makroglobulinämie nach Waldenström als klassische Form einer Paraproteinämie vom Biochemiker kennenlernte. Die von Riza gegebene Definition des Leidens, nach der es sich um eine aleukämische lymphoid-plasmazelluläre Reticulose mit makroglobulinämischer Paraproteinämie handelt, kommt den feststellbaren Verhältnissen wohl am nächsten. Das Vorkommen von plasmoglobulären Myelomzellen im Knochenmark weist auf Beziehungen zum Myelom. Zweifellos hat bei diesem Leiden das humorale und nicht das morphologische Substrat den Vorrang, so daß wir die Makroglobulinämie nach Ritzmann mit Recht als Paramakroglobulinämie bezeichnen.

Die bei der Makroglobulinämie nach Waldenström aufgefundenen Makroglobuline gehören zu den Euglobulinen mit einem Molgewicht von ca. 106 und einer Sedimentationskonstante von 17—20. Die Makroglobuline enthalten einen relativ hohen Polysaccharid-Anteil. Die Permeabilität ist gut, weshalb man sie im Cantharidenblaseninhalt der Haut und im Liquor findet. Der Nachweis der Makroglobuline ist mit der Ultrazentrifuge möglich. Mit Hilfe der Immunelektrophorese nach Grabar und Williams und eines sehr spezifischen Anti-γ_1M-$(\beta_2$M)-Globulinserums vom Pferd lassen sich die Makroglobuline sehr einfach und exakt bestimmen.

Grabar und Williams haben 1953 erstmals über eine neue Laboratoriumsmethode berichtet, mit der man im menschlichen Blutplasma mindestens 18 Eiweißkörper nachweisen kann. Das Verfahren erhielt die Bezeichnung „Immunelektrophorese", weil es im Prinzip auf einer Kombination von Elektrophorese und Immunpräzipitation im Gelmilieu beruht.

Technik:

Man bedeckt eine Glasplatte mit einer Schicht eines 1-bis 2%igen Agargels, stanzt ein Loch hinein, beschickt dieses Loch mit dem zu untersuchenden Material – z.B. Serum, Pleuraexsudat oder dergleichen – und trennt es in einer gewöhnlichen Elektrophoreseapparatur auf. Dann wird im Agar parallel zur elektrophoretischen Laufrichtung der Proteine ein Graben ausgehoben und mit einem dem Untersuchungsmaterial adäquaten präzipitierenden Immunserum gefüllt. Sodann läßt man die beiden Phasen – das elektrophoretisch getrennte Antigen und den zugehörigen Antikörper – im Agar gegeneinander diffundieren. Wo die beiden Phasen sich berühren, kommt es zur Ausfällnug von Antigen-Antikörper-Präzipitaten, die an den Rändern der elektrophoretisch aufgetrennten Eiweißflecke als milchig-weiße, bogenförmige Linien erscheinen.

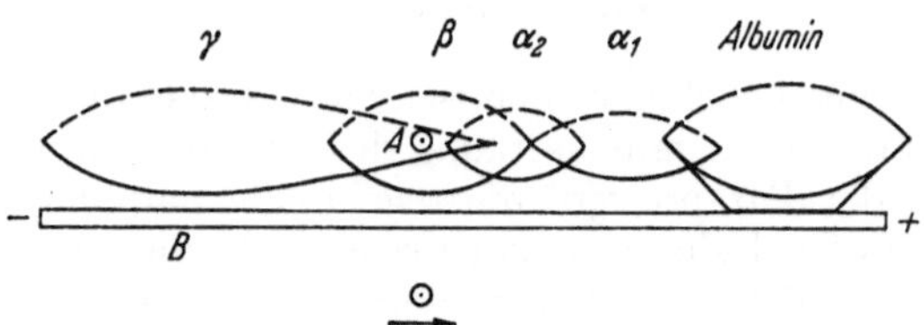

Abb. 1. Schematische Darstellung der Immunelektrophorese

Zur endgültigen Beurteilung werden die nicht präzipitierten Eiweißanteile ausgewaschen, das Agar-Gel zu einem dünnen Film getrocknet und die Präzipitatlinien angefärbt (Amido-schwarz, Azokarmin – Lichtgrün; Ölrot für die Lipoidanteile der Lipoproteine).

Die Vorgänge, welche zur Ausbildung der Präzipitatlinien führen, sind etwas kompliziert, weil die Differenzierung der Eiweißkörper auf dreierlei Weise erfolgt:

1. durch die elektrophoretische Trennung,
2. durch eine spezifische, immunologische Präzipitation,
3. durch Diffusion sowohl des Antigens als auch der Antikörper und auch der Antigen-Antikörper-Komplexe.

Der erste Schritt bei der Durchführung des Verfahrens ist ein Auseinanderziehen der Proteine auf Grund ihrer unterschiedlichen Wanderungsgeschwindigkeit im elektrischen Feld. Das geschieht grundsätzlich auf dieselbe Weise wie bei der bewährten und allgemeinen bekannt Papierelektrophorese, nur daß die langsam wandernden Eiweißkörper durch den gegenläufigen Elektrolytstrom (Endosmose) zur Kathode hin verschleppt werden. Die topographische Anordnung der Proteinfraktionen ist aber in der Immunelektrophorese dieselbe wie in der Papierelektrophorese:
Albumin, alpha-1-Globulin, alpha-2-Globulin, beta-Globulin, gamma-Globulin.

Der zweite und wichtigste Schritt ist die immunologische Differenzierung. Sie erfolgt mit Hilfe hochspezifischer, präzipitierender Immunseren, welche durch Hyperimmunisierung von Tieren mit Blutplasma, Serum oder isolierten Eiweißkörpern gewonnen werden. Art und Qualität der Immunseren sind entscheidend für die Anzahl der Präzipitationslinien im Immunopherogramm. Die von der Papierelektrophorese her bekannten Fraktionen bestehen nämlich aus mehreren Einzelproteinen, von denen jedes auf Grund seiner chemischen Eigenschaften (Aminosäurefrequenz, Anzahl der Polypeptidketten) eine ganz spezifische Antigenstruktur besitzt und daher mit einem spezifischen Antikörper präzipitiert werden kann. Auf diese Weise lassen sich im

Albumin-Bereich 4
alpha-1-Bereich 3–4
alpha-2-Bereich 4–6
beta-Bereich 6
gamma-Bereich 5 Linien nachweisen.

Als dritter Trennfaktor kommt die Diffusion der Teilchen im Agargel hinzu. Es diffundieren das Antigen, der Antikörper und unter bestimmten Bedingungen auch die bereits vereinigten Antigen-Antikörper-Komplexe. Auf Einzelheiten dieses Diffusionsvorganges soll hier nicht näher eingegangen werden. Da die Diffusionsgeschwindigkeit der Teilchen in erster Linie von der Molekulargröße abhängig ist, finden wir die großmolekularen Proteine im Pherogramm weiter vom Antikörper-Reservoir entfernt als kleinmolekulare Eiweißkörper und erreichen dadurch eine Differenzierung auch bei solchen Proteinen, welche in der Wanderungsgeschwindigkeit gleich sind bzw. gemeinsame Antigen-Determinanten haben.

In Abbildung 2 ist das Immunopherogramm eines Patienten mit Makroglobulinämie WALDENSTRÖM dargestellt, und zwar mit der Mikromethode von SCHEIDEGGER.

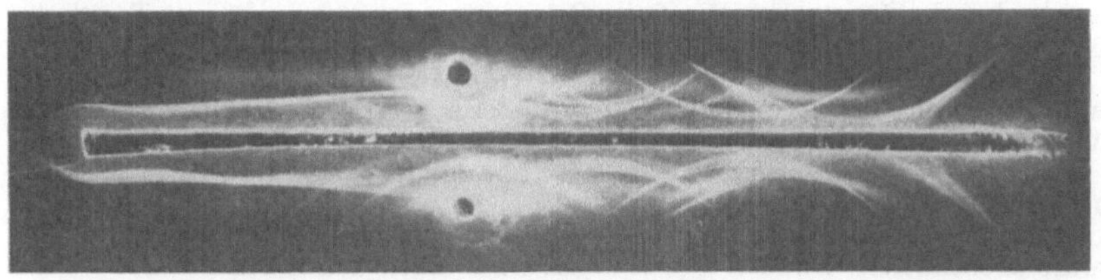

Abb. 2. Makroglobulinämie Waldenström oben, Normalserum unten

Man erkennt im oberen Teil des Bildes links von der Auftragsstelle eine lange, verwaschene Präzipitationslinie, die im unteren Teil des Bildes nur schwach angedeutet ist. Sie entspricht dem für Makroglobulinämie WALDENSTRÖM typischen Paraprotein, das dem physiologischen beta-2-Makroglobulin (nach der neueren Nomenklatur gamma-1-Makroglobulin) nahesteht.

Pferde-Immunserum gegen normale menschliche Serumeiweißkörper. Azokarminfärbung.

Die γ_1M-Globuline (β_2M-) sind Makroglobuline mit einem sehr hohen Fructosegehalt. Der Kohlehydratanteil ist mit dem Proteinanteil ester- bzw. amidartig verknüpft. Die Bindung erfolgt über die β-Carboxylgruppe der Asparaginsäure. Die γ_1M-Globuline werden in Gegenwart von SH-Gruppen reduktiv aufgespalten in Komponenten mit der Sedimentationskonstante 6. Der Normalgehalt beträgt 75 mg%. γ-Makroglobuline mit einem höheren Molgewicht kommen in normalen (0,7%) und pathologischen Seren vor. Nach WUHRMANN und MÄRKI setzt sich der Gesamteiweißgehalt bei Makroglobulinämie wie folgt zusammen:

Gesamteiweiß: 11,30 g%		absolute Werte
Albumine	31,1%	3,5 g%
α_1	3,5%	0,4 g%
α_2	5,2%	0,6 g%
β	8,1%	0,9 g%
γ	52,1%	5,9 g%

Das Molgewicht der γ_1M-Globuline liegt bei etwa 1 Mill.

Die Makroglobulinämie verursacht klinisch vasculär und humoral bedingte Blutungsneigung an den Schleimhäuten und der Haut, wobei der Blutgerinnungsmechanismus normal oder pathologisch verändert sein kann. Allgemeinbeschwerden in Form von Appetitlosigkeit, Abmagerung usw. werden regelmäßig beobachtet. Der Verlauf ist außerordentlich chronisch, eine wirksame Therapie bisher unbekannt.

Die folgende Krankengeschichte des Patienten P. B., deren Befunde gemeinsam mit der II. Med. Univ.-Klinik in Hamburg (Prof. Jores) erarbeitet wurden, gibt uns einen Überblick über die Entwicklung einer atypischen Makroglobulinämie Waldenström mit thrombopenischer Purpura.

Patient P. B.

Eigenanamnese: Kinderkrankheiten nicht erinnerlich. Mit 20 Jahren Angina, mit 40 Jahren Kniegelenksentzündung, mit 52 Jahren Tonsillektomie.

Jetzige Anamnese: Früher nie hautkrank gewesen. Dezember 1950 als Tischler bei der Deutschen Werft im Schiffsinnenbau Kontakt mit Teakholz, Teer, Carbolineum, Nitroverdünnung und Politur.

Im Januar 1951 erstmalig Kontaktdermatitis an den Händen auf obengenannte Stoffe, Besserung im Urlaub und nach Arbeitsplatzwechsel. Recidive bei erneutem Kontakt mit den obengenannten Stoffen.

Mai 1954 stärkeres Recidiv mit Beteiligung der Arme und des Gesichtes unter heftigem Juckreiz.

Oktober 1954 im Verlaufe eines grippalen Infektes Pyramidon- und Chinin-Medikation. Danach Purpura an Ober- und Unterschenkeln.

23. 10. 1954 bis 26. 4. 1955 Abheilung unter hautfachärztlicher Behandlung.

27. 4. 1954 bis 12. 5. 1954 durch Arbeitsversuch erneuter Schub ausgelöst mit Intensivierung der Purpura an den Beinen und eines intertriginösen Ekzems.

6. 9. 1955 bis 14. 9. 1955 Behandlung in der Hautklinik UKE. Rückgang des Ekzems und der Purpura. Hautteste auf Teakholz, Kauritleim, Teerverdünnung und Carbolineum positiv.

3. 12. 1955 dermatologisches Gutachten: beruflich bedingtes Hautleiden, Ekzembereitschaft, so daß jede Berührung mit oben erwähnten Stoffen erneutes Recidiv der allergischen Hauterscheinungen bedingt. Außerdem Purpura auf Pyramidon.

31. 5. 1956 bis 11. 7. 1956 stationärer Aufenthalt Hautklinik UKE.

11. 7. 1956 bis 1. 9. 1956 stationärer Aufenthalt II. Med.-Univ.-Klinik.

Diagnose: (der Hautklinik in Zusammenarbeit mit der II. Med.-Univ.-Klinik)
Gammadysproteinose; Morbus Werlhof,
Dysproteinose Waldenström.

Wesentliche Befunde:

Hepatosplenomegalie, beide Unterschenkel, weniger auch Oberschenkel mit Petechien übersät.

Röntgen Thorax: Zwerchfellhochstand links.

Röntgen Schädel, LWS und Becken: kein Anhalt für Knochendestruktionen.

Laborbefunde:

Blutbild: Hb 90%, Ery 4,1 Mill., Leuko 7500, Thrombocyten 21000,

Diff.-Blutbild: 4 Stbk, 42 Segm, 51 Lympho, 3 Mono; viele auffallend große Lymphocyten; BSG (mehrere Kontrollwerte) 62/102, 128/138, 80/110; Blutungszeit 5 min, Gerinnungszeit $3\frac{1}{2}$ min; deutlich verminderte Kapillarresistenz; Gesamteiweiß 8,49 g%.

Elektrophorese: Albumin 30; α_1: 2,6; α_2: 4,2; β: 9,2; γ: 46,0%.

Leberfunktionsproben: Mancke-Sommer 60%, Cadmium-Sulfat (+) Gros + bei 1,2 ml, Formol-Gel +.

Galaktose-Probe: +.

Makroglobuline ließen sich mit Hilfe der Ultrazentrifuge nicht nachweisen. Urin: chemisch vorübergehend positive Aldehydprobe, sonst unauffällig, mikroskopisch zeitweise Leukocyten. Bence-Jones-Probe war negativ.

Abschließende Diagnose: Gammadysproteinose; Morbus WERLHOF, Zoster.

Zwischenzeitlich ambulante Kontrolluntersuchungen ergaben konstant: Hepato-Splenomegalie, pathologische Elektrophorese-Werte, pathologische Leberfunktionsproben und Thrombopenie.

4. 6. 1958 bis 15. 7. 1958 erneute stationäre Behandlung in der Hautklinik UKE eines Spinalioms im Bereich der rechten Stirn und eines Mikrobids. Im Vordergrund des klinischen Befundes stand jedoch nach wie vor die Dysproteinose. Zu diesem Zeitpunkt wurden folgende Befunde erhoben:

1. petechiale Effloreszenzen im Bereich beider Unterschenkel.
2. Hepato-Splenomegalie.
3. BSG 120/135.
4. Rumpel-Leede +.
5. Thrombocyten 105000.
6. Blutungszeit 6 min, Blutgerinnungszeit 15 min, verzögerte Gerinselbildung.
7. Blutbild: hypochrome Anämie und relative Lymphocytose.
8. Elektrophorese: Gesamteiweiß 8,58 g%, Albumine 31, α_1: 3; α_2: 2; β: 10; γ: 52%.
9. Leberfunktionsproben: Takata 40 mg%, Cadmium ++, Weltmann-KB 11 Röhrchen, Thymol 5,1 MLE, Bilirubin 0,25 mg%, Bromthaleintest 1,7%.
10. Serumeisengehalt: 45 Gamma%.
11. Gefäßmikroskopie: stark positives „Slude-Phänomen" entspricht der hohen Verminderung der Suspensionslabilität des Blutes (siehe BSG).
12. Histologie: Capillaropathie und hämorrhagisches Mikrobild.
13. Sternalmark: partielle Markinsuffizienz im Bereich der Megakaryocyten bei granulopoetischer Hyperplasie.
14. Thromboplastinzeit   20 sec   (N: 13–18 sec)

Thromboplastinzeit	20 sec	(N: 13–18 sec)
Quick-Wert	60%	(N: 70–100%)
Antithrombinzeit	27 sec	(N: 15–20 sec)
Rekalzifizierungszeit	135 sec	(N: 90–120 sec)
Hitzefibrin (Fibrinogen)	0,03	(N: 0,04–0,07 ccm)
Kapillarresistenz	25 sec	(N: 35 sec und mehr)

    (bei 200 mm Hg Unterdruck)
15. Latex RF: +
    LRP: +
    ASL-O: Ø
    P-Tol.: ++
16. Ultrazentrifugenuntersuchung:
A-Komponente 62,4%
B-Komponente 30,7%
Ferner treten 2 Makroglobuline auf, die mit einer größeren Sedimentationsgeschwindigkeit als die G-Komponente wandern. Für die schnellere Komponente mit einem relativen Prozentgehalt von 1,2% wurde bei einer Serumverdünnung von 1 + 2 eine Sedimentationskonstante von 11,1 S berechnet.
Zwischen dieser und der G-Komponente wandert noch eine Fraktion mit einem relativen Prozentgehalt von 5,7.
Das Ultrazentrifugendiagramm weist einwandfrei auf ein pathologisches Serum hin. Eine Makroglobulinämie WALDENSTRÖM ist jedoch wegen des sehr kleinen Gehalts der M-Komponente mit Sicherheit auszuschließen.
17. Die Immunelektrophorese zeigt ein γ_1-M-Paraprotein, wie man es bei der Makroglobulinämie WALDENSTRÖM findet.

Abschließende Diagnose: atypische Makroglobulinämie (WALDENSTRÖM) mit thrombopenischem Blutungstyp und Purpura.

Der Patient ist inzwischen verstorben. Das genaue Todesdatum, die unmittelbare Todesursache und ein Sektionsbericht liegen leider nicht vor.

Dieser Bericht zeigt, wie außerordentlich schwierig die Aufklärung der Verhältnisse bei Paraproteinämien sein kann.

Inwieweit Antigen-Antikörper-Reaktion bei Paraproteinämie eine Rolle spielen, etwa beim Ablauf an den Kapillaren, ist noch weitgehend ungeklärt. Dagegen dürfen wir als gesichert annehmen, daß die Komponenten des γ-Globulinsystems

$[\gamma_1 A / \gamma_1 M / \gamma_2]$-Globuline
(Synonyma: $\beta_2 A$-Globulin $\beta_2 M$-Globulin γ-Globulin
                                    γ_1-Makroglobulin   7 S γ / γss Globulin)

Antikörper enthalten. Beachtenswert ist in diesem Zusammenhang, daß die Synthese der Globuline in den Plasmazellen erfolgt, die mit einem Ribonukleinsäuresystem und einem Ergastoplasma wohl ausgerüstet sind. Die Ursache der sog. primären ideopatischen oder essentiellen Makroglobulinämie (Paraproteinämie WALDENSTRÖM) ist unbekannt. Die sekundäre Makroglobulinämie (RITZMANN) nach Neoplasien und Infektionskrankheiten dürfen als gesichert gelten. Beziehungen zu den Amyloidosen und deren Genese sind sicher vorhanden, z.T. experimentell gesichert. Eine sogenannte physiologische Makroglobulinämie mit 5% Makroglobulinen und S = 18—44 wird von RITZMANN postuliert.

Die sehr selten vorkommenden Paraproteinosen bei lymphatischen Leukämien, Reticulosarkomatosen, Lymphogranuloma inguinale, Kalar Azar können unter die sec. Paraproteinosen eingereiht werden.

Das Vorkommen von haemorrhagischen Diathesen nach Medikamenten auf der Grundlage von ersten allergischen Reaktionen, also Antigen-Antikörper-Reaktion, ist schon seit langem bekannt. KALKOFF hat in seiner Arbeit „Haemorrhagie der Haut und ihre Bedeutung für die Differentialdiagnose von Blutungskrankheiten" 1962 darauf aufmerksam

Tabelle 1. *Adalin-haltige Präparate der Roten Liste 1963*

Adalin	Kephagen
Addisomnol	Lagunal-Schlafsaft
Antiföhnon	Logilux-Tabletten
Antineuralgicum „604"	Meloka
Asthmalind-Dragee	Mirfudorm-Dragee
Bonidorm	Nervophyll-Tabletten
Contradol	Periopa
Dolorosa-Tabletten	Profundol (forte)
Dormopan	Pyraverin
Doroma	Somnupan
Duo-Pyrin Nachttabletten	Temagin
Galmedan	Tonospasmin
Ka-Be-Ge-Tabletten	

Tabelle 2. *Adalin- und Bromural-haltige Präparate der Roten Liste 1963*

Asalumeen	Praejopan-Seck
Bersicaran	Sedormonum
Hyluval	Sekundal-Schlafsaft und Zäpfchen
Klimoestrol	Tempidorm-Tabletten
Palmetten	

gemacht. Er bezeichnet das klinische Bild als Purpura pigmentosa progressiva. Wir haben in den letzten Jahren in Hamburg (siehe Bericht von SCHULZ auf dem Deutschen Dermatologen-Kongreß in Zürich) etwa ein Krankengut von 40 Personen, das unter dem Bilde der **Schamberg**schen Purpura zur Beobachtung kam, näher untersucht und gefunden, daß die Schlafmittel aus der Gruppe der bromhaltigen Harnstoffderivate eine entscheidende Rolle spielen.

Die bromhaltigen Harnstoffderivate Adalin, Bromural und Abasin werden seit vielen Jahren in der Therapie verwendet. Adalin wurde 1909 eingeführt. Die ersten Berichte über Arzneimittelexantheme durch Adalin stammen von FÜHRBRINGER (1918), LOEB (1921) sowie MULZER und HABERMANN (1930). Die Autoren haben das Krankheitsbild im einzelnen beschrieben. Jüngeren Datums sind Mitteilungen von KRUIZINGA, BORRIE, COPAS und YELTMANN. Aus diesen Veröffentlichungen sowie den eigenen Beobachtungen geht hervor, daß das Adalinexanthem in den letzten Jahren offenbar deutlich zugenommen hat.

In der Zeit von Anfang 1962 bis Mitte 1964 konnten wir 40 Fälle untersuchen. Davon waren 28 Frauen und 12 Männer. Die Altersverteilung war folgende:

30 bis 40 Jahre	2 Fälle
41 bis 50 Jahre	3 Fälle
51 bis 60 Jahre	14 Fälle
61 bis 70 Jahre	14 Fälle
71 bis 80 Jahre	6 Fälle
81 bis 90 Jahre	1 Fall.

Die Auswertung unseres Materials hat ergeben, daß die Erscheinungen erst nach längerer Zufuhr der auslösenden Medikamente auftreten. 22 unserer Patienten hatten die Präparate länger als 1 Jahr eingenommen und bei 15 Patienten lag die Dauer der Medikation über 3 Jahre. Nur bei 4 Patienten waren die Erscheinungen schon nach drei- bis viermonatiger Einnahme der Präparate aufgetreten. Zum klinischen Bild: Die Hauterscheinungen setzten sich aus 3 Komponenten zusammen, und zwar aus

Tabelle 3. *Bromural-haltige Präparate der Roten Liste 1963*

Bromural	Melivaletten
Cardalgan	Neopyrin
Citonervan	Neurophan
Citormin	Nocturetten
Diffucord-Dragee	Okamen-Dragee
Dolemon-Nachttabletten	Omnisedan
Dolorgiet-Tabletten	Puraeton E-Asthmapulver
Föhnetten	Valcocordin
Klimakton	Ventrivert-Tabletten
Magni-Cord-Herztropfen	Somnurol

Tabelle 4. *Apotheker-Präparate*

(nicht in der Roten Liste 1963)

Birkana	Mielck's Schlaftabletten
Dokodorm	Nordsee-Tabletten
Dormidab	Rebuso
Ledinox	u.a.m

einer chronischen, mit Pigmentierungen einhergehenden kleinfleckigen Purpura, weiterhin aus kleinen lichenoiden Papeln und schließlich können sich auch flächenhafte ekzematoide Erscheinungen hinzugesellen. Die lichenoiden und ekzematoiden Veränderungen fanden sich nicht in allen Fällen. Relativ häufig, aber nicht immer wird Juckreiz angegeben.

Der Rumpel-Leede-Versuch war häufig positiv. Veränderungen der Thrombocytenzahlen, der Gerinnungs- und Blutungszeit fanden sich in keinem Falle. Schon aus diesen klinischen Befunden geht hervor, daß es sich um eine rein vasculäre Purpura handelt.

Die Lokalisation erstreckt sich vorwiegend auf die unteren Extremitäten. Mehrfach war festzustellen, daß die Efflorescenzen sich in besonderer Dichte entlang des Verlaufes einer Varize fanden. In ausgeprägteren Fällen werden darüber hinaus die Nates, der Stamm sowie auch die oberen Extremitäten befallen. Handteller und Fußsohlen sowie Gesicht und Halspartien waren immer frei.

Histologisch fand sich das Bild einer Kapillaritis in den oberen Anteilen der Cutis: Perivasculäre Infiltrate mit Lymphoidzellen und Histiocyten, gelegentlich basale Spongiose und lymphoidzellige Infiltration der Epidermis.

Zur Ätiologie und Pathogenese: 7 mal wurden anamnestisch bromuralhaltige und 35 mal adalinhaltige Präparate ermittelt. Adalin und Bromural werden vorwiegend in Schlaf- und Beruhigungsmitteln verwendet, sie kommen aber auch in Hustensäften bzw. Hustenmitteln und Schmerzmitteln (Temagin) vor. Schlafmittel dieses Typs sind nicht rezeptpflichtig und frei verkäuflich. Recht häufig stellt der Apotheker unter den verschiedensten Bezeichnungen adalinhaltige Schlafmittel her. Berücksichtigt man die Präparate im einzelnen, so fand sich in unserem Krankengut am häufigsten Doroma (15 mal), es folgten adalinhaltige Apothekerpräparate (7 mal) und Temagin (5 mal). Es hat den Anschein, daß Adalin- und Bromural-haltige Präparate die Lücke, die das Contergan hinterlassen hat, ausgefüllt haben.

Über den Pathomechanismus herrschte bei den verschiedenen Autoren noch Unklarheit. Wir konnten eindeutig nachweisen, daß die Erscheinungen der Adalin-Purpura auf einem allergischen Mechanismus beruhen. Diese Ansicht ergibt sich aus dem Ergebnis der Epicutan- und Expositionsteste. Bei 22 Patienten führten wir Expositionsteste durch. Die Patienten erhielten 50—200 mg Adalin bzw. Bromural per os. 20 von diesen zeigten nach dieser Dosis eine Exacerbation der Hauterscheinungen. Bei 2 Patienten reichte die Dosis nicht aus. Die Veränderungen konnten erst nach 500 bzw. 3 × 500 mg Adalin provoziert werden.

Die Ergebnisse der Epicutanteste waren bei weitem nicht so eindeutig. Von 26 epicutan getesteten Personen zeigten 11 eine deutliche Testreaktion. 14 mal jedoch war der Test negativ. Positive Epicutanteste, die sich klinisch und histologisch in Form eines akuten Ekzems zeigten, wurden vorwiegend bei denjenigen Patienten festgestellt, die klinisch auch ekzematoide Veränderungen aufwiesen.

Zur Frage der Gruppenallergie: Auf Grund unserer Ergebnisse besteht wohl kein Zweifel, daß gruppenallergische Beziehungen zwischen Adalin,

Bromural und Abasin bestehen. Bei 11 Kranken, deren Hautveränderungen durch Adalin ausgelöst waren, konnten die Erscheinungen durch orale Zufuhr von Bromural bzw. Abasin ausgelöst werden. Auch im Epicutantest ergaben sich gleichzeitig Teste auf die drei genannten Präparate. In einem Fall ließ sich eine Meprobromat-Kreuzallergie nachweisen.

Das klinische Bild der Adalin-Purpura ist nahe verwandt mit dem Bild der SCHAMBERGschen Purpura und vor allem der von GOUGEROT und BLUM beschriebenen Dermatite purpurique lichénoide et pigmentée, so daß sich vielleicht die Ansicht aufdrängen könnte, daß es sich bei den von SCHAMBERG bzw. GOUGEROT beschriebenen Krankheitsbildern um Adalin-bedingte Purpurafälle gehandelt hat. Dazu ist jedoch zu bemerken, daß die Erstbeschreibung SCHAMBERGS aus dem Jahre 1901 stammt, Adalin unseres Wissens aber erst 1909 eingeführt worden ist. Bei der Dermatite purpurique liegen die Dinge jedoch anders. Die Erstbeschreibung von GOUGEROT stammt aus dem Jahre 1925 und Gougerot selbst hat 1931 anläßlich der Demonstration eines Falles von Adalin-Exanthem auf die Verwandtschaft der beiden Krankheitsbilder hingewiesen. In unserem Krankengut der letzten Jahre findet sich kaum noch ein Fall von Schambergscher Purpura bzw. Dermatite purpurique lichénoide et pigmentée, bei dem sich keine Einnahme von Adalin- oder Bromural-haltigen Präparaten nachweisen läßt.

Wie schwierig die Aufklärung der Ursache einer Schambergschen Purpura für den Arzt sich gestalten kann, läßt sich aus der folgenden Zusammenstellung ersehen:

In allen diesen Präparaten ist Bromural, Adalin und Abasin enthalten. Der Wechsel zu einem anderen Schlafmittel für den Fall, daß überhaupt an ein allergisches Geschehen gedacht wird, muß deshalb mit einem besonderen Studium der Zusammensetzung der einzelnen Präparate verknüpft sein.

Die Therapie dieser allergischen Purpuraformen besteht darin, daß man die in Frage kommenden Medikamente absetzt; die leichten Formen heilen danach in kurzer Zeit ab. Bei schweren Formen geben wir Vitamin C in Kombination mit Rutin und Phyllochinon (Stryptobion Merck). Sehr schwere vasculär-allergische Purpura-Formen sprechen sehr gut auf Decortin und Urbason an.

Literatur

KALKOFF, K. W.: Hämorrhagien der Haut und ihre Bedeutung für die Differentialdiagnose von Blutungskrankheiten (Fortschritte der prakt. Dermat. u. Venerologie, 4. Band, 1962, S. 179).

SCHULZ, K. H.: Allergische Hautreaktion und Arzneimittelgruppen (Archiv f. Klin. u. Exp. Dermat.; Band 219, 1964, S. 277).

WUHRMANN, F. und H. H. MÄRKI: Dysproteinämien und Paraproteinämien Schwabe & Co. — Verlag Basel/Stuttgart 1963.

RITZMANN, ST. E., R. H. THURM, W. E. TRUAX u. W. C. LEVIN: The syndrome of Macroglobulinemia Arch. intern. Med. 105, 939 (1960).

Aus der Hautklinik der Albert-Ludwigs-Universität Freiburg im Breisgau
(Direktor: Prof. Dr. K. W. Kalkoff)

Neue Erkenntnisse zum Wesen der Psoriasis vulgaris

Von

Karl Wilhelm Kalkoff

Zu den überraschenden therapeutischen Effekten, wie wir sie in jüngerer Zeit nach Anwendung neu entdeckter Wirkstoffe bei zahlreichen Krankheiten erlebten, zählt die geradezu überstürzte Rückbildung von Psoriasisherden unter Plastikfolienverbänden vor allem nach Fluocinolon-, aber auch nach Fluorandrenolon- oder Triamcinolonhaltigen Salben. Diesen schnell eintretenden Besserungen entsprechen histomorphologische und histofunktionelle Befunde, die eine Rückbildung der psoriatischen Verhornungsstörung in einem überraschend frühen Zeitpunkt zeigen, in unseren Untersuchungen (Holtz und Kalkoff 1963) unter Fluocinolon sogar schon nach 15 Std (Demonstration histologischer Befunde bei Psoriasis vulgaris vor und nach Fluocinolon-Therapie mit Schwinden der Parakeratose und Wiederaufbau des Stratum granulosum innerhalb von 15 Std). Seit Einführung des Hydrocortison in der Therapie entzündlicher Dermatosen wurde ich durch keinen Salbeneffekt so sehr beeindruckt.

Das Phänomen der schnellen Rückbildung von Psoriasisherden unter Fluocinolon-Folienverbänden oder bei Anwendung ähnlich wirkender Corticosteroide wirft nicht nur die Frage nach der praktischen Bedeutung dieser Therapie für den Psoriatiker auf, sondern es vermittelt wegen der guten Möglichkeit histologischer Verlaufskontrollen auch neue Einblicke in das Wesen der Krankheit. Das gilt insbesondere für den Angriffspunkt des Corticosteroid-Effektes und damit vielleicht auch für die noch umstrittene Morphogenese der Psoriasis, da in so kurzer Zeit eine Rückbildung morphologischer und funktioneller psoriatischer Erscheinungen in den obersten Epidermisschichten unter lokaler Fluocinolon-Therapie nur schwer über das Bremsen der entzündlichen Reaktion oder auf dem Umweg über eine zweifellos ausgelöste Mitosehemmung verständlich ist. Greift etwa das Nebennierenrindenhormon direkt in eine Stoffwechselstörung von Zellen der oberen Epidermis ein?

Mein Ziel ist es, auszuführen, wie sich derzeit die psoriatische Verhornungsstörung darstellt und was sich unter dem Einfluß der lokalen Corticosteroid-Therapie im Psoriasisherd abspielt. Es ergeben sich im Vergleich mit der Zeit unserer Ausbildung neue und, wie ich glaube, interessante Aspekte, und ich hoffe, Ihnen die Bewegung vor Augen führen zu können, die in die lange Jahre so sterile Psoriasisforschung gekommen ist. Über diese vorwiegend theoretisch ausgerichtete Darstellung, die auf Erkenntnissen zahlreicher Autoren (Gans, Grüneberg, Braun-Falco, Steigleder, Spier, Pinkus, van Scott, Herrmann u.v.a.) aufbaut, soll aus der klinischen Praxis auf eine den Erfolg dieser Be-

handlungsmethode beeinträchtigende und wohl nicht ausreichend be-
rücksichtigte Nebenwirkung mit ihren sich daraus ergebenden Konsequenzen eingegangen werden.

Wie wir das nach Anfangserfolgen so oft erleben, ist auch bei dieser
Therapie Wasser in den Wein der anfänglichen Begeisterung geflossen.
Verschlechterungen nach anfänglicher Besserung und bald einsetzende —
wie GREITHER meint, sogar therapieresistentere — Rezidive beeinträch-
tigen die Ergebnisse dieser zweifellos nicht gerade bequemen Methode.
Auch für diese Methode, mit der uns erstmals M. SULZBERGER auf dem
IV. Fortbildungskurs hier in München vertraut gemacht hat, dürfte
aber gelten, daß sie einem Instrument gleicht, auf dem man lernen muß
zu spielen. Das bedeutet als Zielsetzung, die Nebenwirkungen dieser
Methode auszuschalten und ihre überraschenden Effekte zu stabilisieren.

Als unerwünschte Nebenwirkung ließ sich in unseren Fällen die
Verschlechterung nach anfänglicher Besserung immer auf eine Infektion
mit Candida albicans zurückführen. (12 klinische und histologische Befunde mit Beginn der Candidamykose in rückgebildeten Psoriasisherden,
voller Ausprägung des Krankheitsbildes und psoriatischer Transformation.)

Hierzu einige Zahlen (Dissertation KOHLER): Von 47 Psoriasispatienten
wurden jeweils 5 Kulturröhrchen mit Schuppen aus Herden vor und nach
Plastikfolienverbänden beschickt. Zur Behandlung wurden verschiedene
Corticosteroidsalben verwendet. Während *vor* dem Plastikfolienverband nur
vereinzelt Candida albicans in wenigen Fällen nachweisbar war, ließ sich
schon nach dem ersten Folienverband bei 40 Patienten und bei weiteren 3
nach dem 2. und 3. Verband Candida albicans in sämtlichen Röhrchen in
großer Zahl nachweisen. Klinische Erscheinungen mit den für die Candidamykose so typischen Pusteln (subcorneale Mikroabszesse), wie sie auch
beim Nichtpsoriatiker experimentell leicht zu erzeugen sind (vgl. KALKOFF,
Candidamykose, IV. Fortbildungskurs), traten dagegen nur bei 12 dieser
Patienten innerhalb dieser 3 Plastikfolienverbände auf.

Die Zahl der Candidainfektionen wächst mit der Zahl der Verbände.
Unter unseren Versuchsbedingungen war unter Fluocinolon-Salben der
Nachweis von Candida albicans zwar ebenso häufig wie unter vergleichbaren Corticosteroid-Salben, die Zahl der Candidainfektionen aber seltener. Offenbar hängt es von der Stärke des entzündungshemmenden
Effektes der jeweiligen Corticosteroide ab, wie häufig unter einem Plastikfolienverband die Besiedlung mit Candida albicans zu Candidainfektionen führt. Mit zunehmender Zahl von Plastikfolienverbänden
vermag aber auch ein stark entzündungshemmendes Corticosteroid die
Entwicklung von Candidainfektionen und damit die Transformation
in eine psoriatische Reaktion nicht zu verhindern, ein Vorgang, der als
Rezidiv der Psoriasis in loco imponiert.

Der behandelnde Arzt gerät somit in eine Zwickmühle. Werden
Folienverbände nicht ausreichend oft durchgeführt, kommt es zum
Rezidiv, weil die Krankheit noch nicht ausreichend zurückgebildet ist.
Werden Plastikfolienverbände aber zu oft angelegt, kommt es zum „Rezi-
div", weil es zur Candidamykose und dann zur Transformation in eine
Psoriasis kommt. Die Schrittmacherfunktion der Candidamykose für

die Psoriasis ergibt sich auch, wie noch nicht abgeschlossene Untersuchungen meines Mitarbeiters Illig zeigen, daraus, daß es möglich ist — und wie es den Anschein hat, besonders gut möglich ist —, ein Koebnerphänomen über einer experimentellen Candidainfektion zu erzeugen.

Als A und O der Behandlung der Psoriasis vulgaris mit Corticosteroid-Salben unter Plastikfolie muß deshalb eine Candidainfektion vermieden werden. Aus diesem Grund unterlegen wir die Corticosteroidsalben mit Farblösungen — übrigens nicht nur bei der Psoriasis-Therapie. Aber diese antimykotische Behandlung reicht oft nicht aus. Mir scheint das Problem der Candidistase unter Plastikfolie noch nicht befriedigend gelöst. Systematische diesbezügliche Untersuchungen mit dem leider so teuren Nystatin haben wir bisher nicht durchgeführt. Mit einem farblosen, hochwirksamen, wie das Pyoktanin verträglichen, nicht zu teuren, gut candidistatischen Medikament ließen sich m. E. die Behandlungserfolge bei Psoriasis vulgaris unter Plastikfolie verbessern. Hierzu bedarf es gemeinsamer Bemühungen mit der pharmazeutischen Industrie.

Die Stabilisierung der erzielten Effekte wird sich voraussichtlich aber erst durch eine Kombination der Corticosteroide mit Medikamenten erreichen lassen, die an anderem Ort und auf andere Weise in den Ablauf der psoriatischen Reaktion eingreifen. Damit berühre ich den Wirkungsmechanismus der Corticosteroide, auf den ich näher eingehen werde, wenn ich die Dynamik der psoriatischen Verhornungsstörung und ihre Modifikation durch die lokale Fluocinolon-Therapie darstelle. In diesem Abschnitt meines Vortrages möchte ich zunächst 4 unter Plastikfolienverbänden erhobene Beobachtungen herausstellen, die mir von besonderem Interesse zu sein scheinen.

1. Resterythem.
2. DNS-Synthese nach Fluocinolon.
3. Wiederaufbau der Intermediärzone nach Fluocinolon.
4. Elektronenoptische Befunde.

Zum Verständnis dieser Befunde muß ich einige Tatsachen in die Erinnerung zurückrufen. Eine solche mehr orientierende Darstellung scheint mir im Rahmen dieses Kurses zweckmäßig, da das entsprechende Fachschrifttum so spezielle Kenntnisse voraussetzt, daß es dem Nichtspezialisten auch bei vieler Mühe kaum noch möglich ist, die betreffenden Arbeiten zu verstehen.

1. Zum Resterythem nach lokaler Fluocinolon-Therapie

Wir erleben täglich den stark entzündungshemmenden Effekt von Corticosteroid-Salben, der offenbar über die Gefäße wirksam wird. Um so mehr überrascht das nach lokaler Anwendung von Fluocinolon oder Triamcinolon anstelle des Psoriasisherdes bisweilen noch vorhandene Erythem — also zu einem Zeitpunkt, wenn die psoriatische Verhornungsstörung schon beseitigt ist. Sind solche Beobachtungen so zu deuten, daß am Anfang der Rückbildung von Psoriasisherden unter Corticosteroiden weder Gefäßeffekte noch Entzündungshemmung stehen? Mit dieser

Frage nach dem Ort der ersten therapiebedingten Veränderungen
(Corium?, Epidermis?, genauere Lokalisation?) wird ein Problem aufgeworfen, das von zentraler Bedeutung für den Wirkungsmechanismus
der Corticosteroide bei der Psoriasis vulgaris ist, dessen Lösung darüber
hinaus aber auch für die Erkenntnis vom Wesen der Psoriasis bedeutungsvoll sein dürfte.

Es gibt zahlreiche Autoren, die in Gefäßveränderungen den Beginn
der psoriatischen Verhornungsstörung vermuten, wie beispielsweise
R. L. BAER und V. H. WITTEN in einem viel beachteten Übersichts-
artikel im „Yearbook of Dermatology" 1961/1962. Diese These gründet
sich auf die schon seit langem bekannten kapillarmikroskopisch (BETT-
MANN 1926) zu beobachtenden, „glomerulusähnlichen" Kapillarveränderungen. (Demonstration kapillarmikroskopischer Befunde bei Psoriasis vulgaris im Vergleich zu normaler Haut.)

Nach Untersuchungen meines Mitarbeiters ILLIG überschreiten die
für die Psoriasis charakteristisch, aber nicht pathognomonisch veränderten Kapillaren — im Gegensatz zu anders lautenden Schrifttumsangaben — den Psoriasisherd nicht. Sie beruhen weder auf einer abnormen
Anastomosierung noch auf einer Neubildung kapillärer Gefäßstrecken,
sondern, wie durch anatomische Rekonstruktionen von ILLIG, KOOPS
und PULPARAMPIL mit der etwas modifizierten graphischen Methode
von STAUBESAND und ANDERS bewiesen wird, auf einer enormen Verziehung und Schlängelung präexistenter Kapillargefäße (Demonstration
rekonstruierter Psoriasiskapillaren nach ILLIG und Mitarbeiter).

Da sich diese Kapillarveränderungen auch in flachen Papillen finden,
können sie nach ILLIG nicht durch eine mechanische Anpassung an die
bei der Psoriasis oft so ausgeprägte Verlängerung der Papillen — also
rein passiv — verursacht sein. Von den Psoriasiskapillaren sind weiterhin
ausgeprägte, enzymatische Aktivität wie der alkalischen Phosphatase,
der Phosphorylase, der Aminopeptidase bekannt, und histochemisch
liegt keine so scharf auf den Herd begrenzte Veränderung vor wie die
kapillarmikroskopisch erfaßbare. Die Enzymaktivitäten sind wohl Ausdruck der außerordentlich gesteigerten Stoffwechselleistung dieser Kapillaren, die notwendig erscheint, um der bei der Psoriasis hochgradig gesteigerten Epidermopoese mit dem erhöhten Sauerstoffbedürfnis (GANS,
LEONHARDI) gerecht zu werden. Das Überschreiten der Herdgrenzen
spricht nicht gegen eine solche Vorstellung, da in der Herdumgebung
bei gezielten Untersuchungen auch morphologische Störungen in der
Epidermis im Sinne einer Psoriasis vulgaris nachweisbar sind (BRAUN-
FALCO, HERRMANN). Stellt die kapillarmikroskopisch nachweisbare Ver-
formung der Kapillaren eine Anpassung an die erhöhten Anforderungen
des Stoffwechsels in den Epidermiszellen dar?

2. Zur DNS-Synthese bei Psoriasis und nach lokaler Fluocinolon-Therapie

Die Schuppung, das eindrucksvollste Symptom der Psoriasis, ist
Folge einer gestörten Keratinisation, dieses Vorgangs, der für die Physiologie und Pathologie der Haut von so zentraler Bedeutung ist. Aus

Verständnisgründen möchte ich einleitend kurz darstellen, was sich in der Epidermiszelle als Voraussetzung für eine physiologische Keratinisation abspielt.

Beginnen möchte ich mit der Zellteilung im Stratum basale, die deshalb eine inaequale ist, weil 2 Zellen mit unterschiedlicher Funktion gebildet werden. Die in der Basalschicht verbleibende, intermitotische Zelle synthetisiert im Zellkern Desoxyribonucleinsäure und damit das für die Chromosomenverdoppelung bzw. für die nächste Mitose notwendige Material. Während in dieser „intermitotischen" Zelle ein Teil der Zelleistung der DNS-Synthese (Dauer etwa 6–8 Std), der prämitotischen Ruhezeit (etwa 1 Std) und der Mitose (etwa 1 Std) dient, wird in der zur Oberfläche abwandernden „postmitotischen" Zelle die gesamte Zelleistung für das Wachstum, für den Aufbau von Proteinen, vor allem des organspezifischen Proteins Keratin und für den Abbau von Kern und cytoplasmatischen Bestandteilen verwendet. Wenn auch im Gegensatz zur intermitotischen die postmitotische Zelle keine DNS synthetisiert, so enthält auch die postmitotische Zelle DNS als „Prägestempel" der Ribonucleinsäure — und damit der Proteinsynthese. Unter pathologischen Umständen kann offenbar in der postmitotischen Zelle die schlummernde Potenz zur DNS-Synthese erweckt werden. Unter physiologischen Umständen dagegen unterdrückt die Entwicklung zur Differenzierung die Potenz zur DNS-Synthese. Das gilt vice versa auch für die intermitotische Zelle.

Mit der Differenzierung zellspezifischer Produkte in der postmitotischen Zelle, also mit dem Aufbau des wasserunlöslichen, schwefelhaltigen Faserproteins Keratin, sind Abbauvorgänge des Kernes sowie cytoplasmatischer Bestandteile wie Mitochondrin und anderer Organellen parallel geschaltet, also von Proteinen, Lipoproteinen, Nucleinsäuren unter Einwirkung intracellulär gebildeter Enzyme. Bei diesem Abbau entstehen Bausteine, die, aus freien Aminosäuren, Purinderivaten, Pentosen, Phosphaten usw. bestehend, als wasserlösliche Substanzen den Nichtkeratinanteil der Hornschicht ausmachen. Die wasserlöslichen Abbauprodukte bedingen u.a. den Grad des Wasserbindungsvermögens der Haut und ihrer Pufferkapazität. Nur wenn sämtliche Bestandteile, also die Abbauprodukte, das Keratin und die Sekrete der Hautanhangsgebilde (Talg und Schweiß) qualitativ und quantitativ optimal gebildet werden, ist die optimale Funktion unserer Körperoberfläche gewährleistet. Die für die intermitotische und die postmitotische Zelle charakteristischen Vorgänge sind somit einerseits die DNS-Synthese und zum anderen die Synthese des organspezifischen Keratins, dessen Bildung, wie die anderer Proteine, beispielsweise der Enzyme, unter Einwirkung der im Nucleolus gebildeten Ribonucleinsäure erfolgt. Beide Vorgänge, also die DNS- (in der intermitotischen Zelle) und die Struktureiweißsynthese (in der postmitotischen Zelle) sind nun insoweit miteinander gekoppelt, als bei physiologischer, ungestörter Strukturproteinsynthese nach Ansicht von BULLOUGH eine mitosehemmende Substanz entsteht. Auf irgend eine Weise muß jedenfalls die intermitotische Zelle erfahren, wann es notwendig ist, DNS zu synthetisieren. BÜCHNER und sein Ar-

beitskreis (OEHLERT u. a.) haben die Vorstellung von einem Rückkopplungssystem entwickelt, das bei normaler Proteinsynthese hemmend auf
die DNS-Synthese einwirkt. Die Carcinomtheorie dieses Arbeitskreises
baut u. a. auf der Vorstellung auf, daß beim Carcinom diese Rückkopplung irreversibel geschädigt ist. Auf die Psoriasis übertragen würde das
bedeuten, daß bei einer Störung der Proteinsynthese in der postmitotischen Zelle ein Rückkopplungssystem eine vermehrte DNS-Synthese
auslösen kann.

Die Autoradiographie gibt nun die Möglichkeit, die DNS-Synthese
im Zellkern histologisch durch mit Tritium markiertes Thymidin, das
als notwendiger Baustein in die DNS eingebaut wird, in Form von Silberkörnern sichtbar zu machen. Der Einbau in die DNS erfolgt nur dann,
wenn DNS synthetisiert wird und damit in einer Phase, die 6—8 Std
währt. Thymidin wird somit in die intermitotische Zelle nicht während
der an die DNS-Synthesephase anschließenden prämitotischen Ruhepause und auch nicht während der Mitose eingebaut. In die postmitotische Zelle wird Thymidin nicht eingebaut, da in dieser Zelle DNS
wohl vorhanden ist, aber nicht synthetisiert wird. An exzidierten, in die
Thymidinlösung incubierten Hautstückchen haben wir diese Methode
u. W. an der Haut erstmals — zunächst gemeinsam mit OEHLERT und
dann mit BORN — bei unbehandelter Psoriasis vor und nach Fluocinolon
durchgeführt und werden darüber noch berichten.

In psoriatischer Epidermis synthetisieren sehr viel mehr Zellen DNS
als in normaler Haut. Die Differenz ergibt sich vor allem daraus, daß
die DNS-Synthese bei Psoriasis vulgaris nicht auf die Zellen der untersten Schicht beschränkt bleibt, sondern auch in den unmittelbar anschließenden Zellschichten erfolgt. Offenbar hat sich bei der Konkurrenz
der Potenzen von DNS-Synthese und Proteindifferenzierung in den
suprabasalen Zellen die physiologischerweise unterdrückte Potenz zur
DNS-Synthese durchgesetzt.

Diese Befunde erscheinen gut vereinbar mit der Beobachtung einer
zunehmenden Zahl von Mitosen nicht nur in der Basalzellschicht, sondern auch in den darüberliegenden Zellschichten nach experimenteller
Entfernung der Hornschicht normaler Haut durch Abrisse (H. PINKUS).
Sie entsprechen den mit anderer Methode gewonnenen Ergebnissen von
VAN SCOTT und EKEL, die in sorgfältigen Serien-Untersuchungen bei der
Psoriasis vulgaris im Gegensatz zur normalen Haut Mitosen nicht nur
in der untersten Zellschicht ermittelten, sondern verteilt über die 3
untersten Zellagen. Die verstärkte Epidermopoese bei der Psoriasis ist
danach mehr Folge der erweckten Potenz zur DNS-Synthese in Zellen,
die physiologischerweise für die Keratinbildung bestimmt sind, als eine
Folge in kürzeren Abständen stattfindender DNS-Synthesen innerhalb
intermitotischer Zellen der basalen Zellreihe. Absolut ist bei der Psoriasis vulgaris die Zahl der in mindestens 3 Zellschichten erfolgenden
Mitosen, zumal diese Zellschichten infolge der verlängerten Papillen
ebenfalls sehr viel länger sind, beträchtlich höher als in normaler Haut.
Sie ist, bezogen auf einen gleichgroßen Bezirk der Hautoberfläche,
siebenmal so groß (VAN SCOTT und EKEL).

8*

Unter Fluocinolon ist nun ein verblüffender Effekt zu beobachten. Es kommt zu einem weitgehenden Sistieren der DNS-Synthese, ein Effekt, den wir nicht nur im Psoriasisherd beobachteten, sondern auch in behandelter Haut gesunder Menschen. (Demonstration der DNS-Synthesehemmung nach viertägiger Fluocinolon-Einwirkung unter Plastikfolie in psoriatischer und in normaler Haut.) Ein solcher Befund legt es natürlich nahe, den Angriffspunkt der Fluocinolon-Wirkung in der Hemmung der DNS-Synthese zu sehen und damit die Rückbildung der psoriatischen Verhornungsstörung primär als Mitosehemmung zu deuten. Ich komme auf diese Deutung und die möglichen Einwände noch zurück.

3. Zum Wiederaufbau einer Intermediärzone nach lokaler Fluocinolon-Therapie

In dem zur Oberfläche abfließenden Zellstrom sich differenzierender, postmitotischer Zellen gibt es einen bemerkenswerten Abschnitt, an dessen Ende Zellen mit zahlreichen intracytoplasmatischen Keratohyalinkörnern und gut strukturiertem Kern sich geradezu abrupt in ihrer Struktur durch Kernverlust und Veränderung cytoplasmatischer Bestandteile wandeln. Ausgeprägte enzymatische Aktivitäten und die Anreicherung von Lipoiden und anderen Substanzen sprechen dafür, daß in dieser Zone Schwerpunkte des Zellabbaus und des Keratinaufbaus liegen.

Unter physiologischen Verhältnissen sind diese Enzymaktivitäten ebenso wie die erwähnten Substanzen weiter oberhalb in der Hornschicht nicht mehr nachweisbar. Durch Darstellung verschiedener Substanzen, wie freier α-Aminosäuren, proteingebundener SH-und SS-Gruppen, ungesättigter Fettsäuren, von Phosphorlipoiden, Sudan Schwarz B reaktiven Lipoproteinen, metachromatischen Substanzen läßt sich dieser als Intermediärzone (Braun-Falco) bezeichnete Abschnitt, der wohl mit der Barriere von Szakall übereinstimmt, als vom Stratum granulosum bis in die untere Hornschicht reichende, bandförmige Zone darstellen. (Demonstration der Intermediärzone in normaler Haut durch Darstellung proteingebundener SH-Gruppen nach Barrnett-Seligman.)

Wie Braun-Falco nachwies, verwischt sich bei psoriatischer Verhornung die subcorneale, bandförmige Intermediärzone in Form einer bis zur Oberfläche der Epidermis reichenden Verbreiterung. Damit wird die Hornschicht Teil der Intermediärzone. Den bandförmigen Wiederaufbau der Intermediärzone unter Injektion mit Triamcinolon-Suspension hat Braun-Falco als einen für die Corticosteroid-Wirkung offenbar wesentlichen Rückbildungsvorgang der Psoriasis herausgearbeitet. Wir konnten diesen Befund für die lokale Fluocinolon-Anwendung nicht nur in prinzipieller Hinsicht bestätigen, sondern darüber hinaus das überraschend schnelle Auftreten des Neuaufbaus dieser Zone schon nach 15 Std feststellen (Holtz und Kalkoff 1963), ohne bisher Untersuchungen zu einem noch früheren Zeitpunkt durchgeführt zu haben (Demonstration der Intermediärzone bei unbehandelter Psoriasis vulgaris und nach zweitägiger Fluocinolon-Therapie.)

Wenn ich die Schnelligkeit herausgestellt habe, mit der die Intermediärzone unter Fluocinolon auf den normalen, bandförmigen Bereich zurückgedrängt wird, so geschah das, weil diese Beobachtung für die Diskussion des Wirkungsmechanismus der Corticosteroide auf die Psoriasis eine Rolle spielt.

4. Elektronenoptische Befunde bei Psoriasis vulgaris unter Fluocinolon-Therapie

Es würde zu weit führen, wollte ich versuchen, im einzelnen über die elektronenoptisch bei der Psoriasis vulgaris erhobenen Befunde zu berichten, die vor allem an den Namen von BRODY gebunden sind. In den Zellkernen kommt es zu wenig auffälligen Veränderungen, wie Verdichtungen im Kern (Chromozentren) und, wohl als Zeichen der erhöhten Stoffwechselaktivität, zur Vergrößerung häufiger der Kernwand anliegender Nucleolen. Die α-Membranstrukturen im Cytoplasma sind vermehrt, ebenso die „Kraftwerke" der Zelle, die Mitochondrien, und zwar auch in den oberen Zellagen, wobei — wie in normaler Haut — ihre Zahl nach der Oberfläche abnimmt. Die Tonofibrillen sind auffallend zart, vielleicht als Zeichen einer mangelnden Ausreifung des Keratins. Die unter Fluocinolon-Einwirkung beobachteten ultrastrukturellen Befunde (bisher unveröffentlichte Untersuchungen mit H. BERGER) erscheinen uns in zweifacher Hinsicht bemerkenswert. Einmal stellten wir gegenüber der unbehandelten Psoriasis das stark vermehrte Auftreten ovaloider Zellorganellen besonders im Stratum granulosum fest, die in der gesunden Haut nur selten gefunden werden. Es handelt sich um Mikrobodies von durchschnittlich $0{,}15\,\mu$ Länge und $0{,}12\,\mu$ Breite, die, wesentlich kleiner als Mitochondrien, eine Innenstruktur sowie eine einfache Membran besitzen. Zum anderen ist uns aufgefallen, daß unter Fluocinolon die Mitochondrien in den Epidermiszellen zwar an Zahl vermindert sind, ohne jedoch Anzeichen einer Schädigung erkennen zu lassen. Dieser Befund erscheint interessant, besonders im Hinblick auf das, was Herr SCHIRREN über die Effekte von Cytostatica ausführte, da unsere autoradiographischen Untersuchungen zeigen, daß Fluocinolon über eine Hemmung der DNS-Synthese zwar auch mitosenhemmend wirkt, ohne aber — wie die Cytostatica — toxische, morphologisch nachweisbare Veränderungen beispielsweise an den Mitochondrien auszulösen.

Das Primärereignis bei der psoriatischen Reaktion

Bevor ich den Versuch mache, die vorgetragenen Befunde zu deuten, möchte ich auf die Frage nach dem Ort der ersten morphologisch nachweisbaren Veränderungen des psoriatischen Geschehens eingehen, hierzu einige Untersuchungen zum Koebnereffekt zitieren und eine Arbeit von BRAUN-FALCO kurz referieren. Die bemerkenswerte Untersuchung von BRAUN-FALCO befaßt sich mit klinisch normaler, unmittelbar neben psoriatischen Herden gelegener Haut, in der nach BRAUN-FALCO morphologische und histochemische Befunde faßbar sind, die eindeutig für das Vorliegen einer latenten Psoriasis sprechen. Zu einem entsprechenden

Ergebnis sind auf methodisch andere Weise Herrmann u. Mitarb. gekommen.

Es ist für den mit der Histologie der Psoriasis vulgaris nicht so Vertrauten vielleicht zweckmäßig, sich an dieser Stelle das Bild dieser Krankheit, wie es sich bei lichtmikroskopischer Betrachtung ergibt, noch einmal vor Augen zu führen. Im Corium finden sich als auffallender Befund die erweiterten und ausgezogenen, geschlängelten (nicht neugebildeten) Kapillaren in einem ödematösen, mit lymphohistiocytärer Proliferation durchsetzten Papillarkörper. Der Papillarkörper weist Spitzen auf, die, nur mit wenigen Epidermiszell-Lagen bedeckt, durch langausgezogene Reteleisten unterteilt werden. Es finden sich vermehrt Mitosen in der unteren Epidermis und eine Acanthose als Zeichen der gesteigerten Epidermopoese. Die stark verdickte, lamellöse Hornschicht enthält parakeratotische Partien ohne Granulosazellen, im Wechsel mit orthokeratotischen Bezirken über normal ausgeprägter Granulosaschicht. Mit histochemischen Methoden ist die Verbreiterung der Intermediärzone nachweisbar. Im stratum corneum oder unmittelbar darunter liegen die aus polymorphkernigen Leukocyten bestehenden Munroschen Abszesse.

Die Veränderungen im Sinne einer latenten, oder präziser ausgedrückt, einer noch nicht voll entwickelten Psoriasis vulgaris in der Umgebung der Psoriasisherde ordnet Braun-Falco auf Grund ihrer unterschiedlich starken Ausprägung und der Reihenfolge ihrer Entwicklung in Phasen. Mit 1. Phase bezeichnet er unsichere Veränderungen, während er mit 2. Phase die gesteigerte Epidermopoese und mit 3. Phase die durch den architektonischen Umbau der Grenzziehung an Corium und Epidermis charakterisierte „psoriasiforme Veränderung" klassifiziert. Hier interessieren besonders die am Anfang der Psoriasis stehenden Veränderungen der Phase 1, die als unsichere Veränderungen deshalb bezeichnet werden, weil auf Grund ihres Vorliegens eine Psoriasis-Diagnose noch nicht gestellt werden kann. Aus der kontinuierlichen Entwicklung des Psoriasis-Geschehens sei aber mit einiger Sicherheit zu schließen, daß es sich um die beginnenden Erscheinungen der Psoriasis vulgaris handelt. In dieser beginnenden Phase sind Alterationen in den Kernen in Form einer deutlichen Abnahme des DNS-Gehaltes, ein intranucleäres Ödem bis zum Verschwinden von Zellkernen und sehr frühe funktionelle Veränderungen nachweisbar, die — wie bei vollentwickelter Psoriasis — zum Bild der verbreiterten Intermediärzone führen.

Es kann aber auch am Koebnerphänomen wahrscheinlich gemacht werden, daß das Primärereignis sich bei der psoriatischen Reaktion in der Epidermis abspielt, die Gefäßerweiterungen aber als sekundäres Geschehen zu deuten sind (Grüneberg). Während Hornschichtabrisse bis zur Entfernung der Barriere (bzw. der Intermediärzone) bei progredienten Psoriasisfällen mit einer gewissen Regelmäßigkeit einen Koebnereffekt auslösen, ist das mit Reizen, die an den Gefäßen des Papillarkörpers angreifen, nicht möglich (Histaminiontophorese durch Grüneberg mit Schwartze, Saugglocke bis zu petechialen Blutungen durch Reinertson.)

In dem Zusammenhang sei auch noch erwähnt, daß in irritierter, äußerlich normaler Psoriatikerhaut als erstes Zeichen eines isomorphen Reizeffektes vor Auftreten cutaner Erscheinungen im Epidermisbereich eine erhöhte Dehydrogenase-Aktivität nachweisbar ist, die auf einen erhöhten Sauerstoffverbrauch hinweist (Grüneberg, Hähnel und Theune).

Diskussion der Befunde

Soweit das auf Grund unserer Befunde möglich ist, möchte ich abschließend versuchen, zur Diagnostik der psoriatischen Reaktion und zum Wirkungsmechanismus des Fluocinolons auf den Ablauf dieses Geschehens Stellung zu nehmen, an dessen Anfang nach einigen Autoren Veränderungen der Kapillaren, nach anderen solche der Epidermis stehen, wobei BRAUN-FALCO die Epidermisveränderungen noch genauer, nämlich in die Intermediärzone lokalisiert.

Bei unseren als Grundlage dieser Diskussion dienenden Befunden handelt es sich 1. um das klinisch beobachtete und kapillarmikroskopisch (ILLIG u. Mitarb.) untersuchte Resterythem nach Fluocinolon-Therapie der Psoriasis, 2. um den schon nach 15stündiger Fluocinolon-Einwirkung beobachteten Neuaufbau der Intermediärzone im Psoriasisherd, 3. um die auffallende Zunahme intermitotischer zu Lasten postmitotischer Zellen bei Psoriasis vulgaris und der davon abhängigen Verbreiterung des einschichtigen Stratum basale zu einem mehrschichtigen Stratum germinativum, kenntlich an den ^{3}H-Thymidin-markierten DNS-Synthesen, 4. um die Hemmung der DNS-Synthese, 5. um die Verminderung der Mitochondrienzahl ohne ultrastrukturell nachweisbare Schädigung der Mitochondrien und schließlich 6. die auffallende Vermehrung von Mikrobodies bei Fluocinolon-behandelter Psoriasis vulgaris.

Es ist schwer vorstellbar, daß ein Gefäßprozeß, der häufig noch nach Rückbildung der psoriatischen Verhornungsstörung nachweisbar ist, am Anfang des psoriatischen Geschehens stehen soll. Wir neigen zu der Annahme, die erhebliche Vergrößerung der Papillenkapillaren durch Schlängelung und Verziehung als Anpassung an die stark beschleunigte Epidermopoese und die damit im Zusammenhang stehende, ungeheuer gesteigerte Stoffwechselaktivität in der Epidermis zu betrachten. Die Rückbildung der Kapillaren dürfte schon aus anatomischen Gründen bei normalisierter Stoffwechsellage in der Epidermis einige Zeit in Anspruch nehmen. Die Alternative zu dieser Auffassung einer rein sekundären Beteiligung der Papillenkapillaren und damit der übrigen corialen Veränderungen besteht darin, daß diese für die Psoriasis charakteristische, wenn auch nicht pathognomonische Gefäßveränderung mit primären entzündlichen, methodisch nicht objektivierbaren Erscheinungen kombiniert ist, die durch den Corticosteroid-Einfluß gebremst werden, ohne daß sich dafür ein morphologisches Substrat nachweisen läßt. Es ist somit auf Grund des „Resterythems" die etwaige primäre Bedeutung der Papillenkapillaren für den Beginn der Psoriasis vulgaris zwar nicht völlig auszuschließen, mit den Untersuchungen klinisch normaler Haut in der Umgebung von Psoriasisherden (BRAUN-FALCO) dürfte aber gesichert sein, daß die Psoriasis vulgaris nicht im Corium beginnt.

Die Darstellung der DNS-Synthese durch den Einbau von markiertem Thymidin macht deutlich, in wie großer Zahl und wie weit über die Basalzellreihe hinaus postmitotische Zellen durch intermitotische ersetzt werden, und wie sehr dadurch die Ordnung in der Epidermis gestört wird. Diese Befunde entsprechen den mit anderer Methode erhobenen von VAN SCOTT und EKEL. Außerordentlich eindrucksvoll ist es, wie schnell und vollständig die DNS-Synthese durch Fluocinolon gebremst wird. Ich habe eine so weitgehende Unterdrückung der DNS-Synthese und damit der Mitosen nicht erwartet. Unter der Vorstellung, der Corticosteroid-Effekt auf die psoriatische Vorhornungsstörung müsse primär entweder durch Einwirkung auf die entzündliche Reaktion im Corium oder auf die Mitosen in der Epidermis bedingt sein, schien eine conditio sine qua non für die Normalisierung der Verhornungsstörung in den oberen Zellschichten zu sein, daß „normalisierte" postmitotische Zellen des Stratum germinativum die Oberfläche erreicht haben. Der schnelle Wiederaufbau der Intermediärzone schon nach 15 Std ist aber mit dieser Vorstellung unvereinbar. Die postmitotische Zelle gelangt zwar bei der Psoriasis vulgaris in 4 Tagen gegenüber normalerweise 28 Tagen an die Oberfläche, die Zeitdifferenz von 4 Tagen gegenüber 15 Std ist aber zu groß, als daß die Normalisierung der psoriatischen Verhornungsstörung erst durch Nachwachsen „gesunder" Zellen erfolgen kann. Sie muß an Ort und Stelle in den oberen Zellschichten erfolgen. Ein Nachwachsen als Voraussetzung für die Normalisierung ist auch deshalb unmöglich, weil diese hochgradige DNS-Synthesehemmung eine regelrechte, wenn auch nur vorübergehende Blockade des Zellstroms auslösen muß. Hieraus darf aber nicht geschlossen werden, bei der Normalisierung der Verhornungsstörung in den oberen Zellagen könne es sich nur um eine direkte Beeinflussung dieser Zellen handeln. Die Warnung vor dieser Schlußfolgerung gilt trotz weiterer Argumente, die sich für einen direkten Effekt anführen lassen, und auf die ich kurz eingehen möchte. So liegt es nahe, den Neuaufbau der Intermediärzone, ebenso wie die Verminderung der Mitochondrienzahl, mit einem direkten Einwirken des Fluocinolon auf den gesteigerten Zellstoffwechsel zu erklären. Ebenso das überraschend zahlreiche Auftreten von Mikrobodies im Stratum granulosum, ein Befund, der die Vorstellung nahelegt, daß die Mikrobodies in ihrer Entwicklung zu Mitochondrien steckengeblieben sind. Ist diese Vorstellung richtig, so bremst also Fluocinolon den Nachschub der vermehrt in der Entwicklung befindlichen Mitochondrien in einem Mitochondrien-Vorstadium, ohne zu morphologischen Veränderungen der reifen, nur zahlenmäßig verminderten Mitochondrien zu führen. Bisher ist aber zu wenig über die Entstehung, Entwicklung und Funktion der Mikrobodies bekannt, als daß derartige Schlußfolgerungen mehr bedeuten als eine Arbeitshypothese. Immerhin können die Befunde an Mitochondrien und Mikrobodies vorläufig wohl am ehesten so interpretiert werden, daß sie in Übereinstimmung mit histochemischen Befunden ein Bremsen der bei der Psoriasis stark erhöhten Gewebsatmung (GANS) anzeigen. Bei den in diese Richtung weisenden histochemischen Befunden handelt es sich um die Verminderung der Cytochromoxydase, der Bernsteinsäure-Dehydrogenase (BRAUN-FALCO), der Glutaminsäure-Dehydrogenase, der Apfelsäure-Dehydrogenase und der Milchsäure-Dehydrogenase (HASHIMOTO u. Mitarb.) sowie um die von LEONHARDI im Warburg-Versuch ebenfalls unter Triamcinolon-Einwirkung beobachtete Hemmung der Stoffwechselaktivität. Zweifellos legt die durch diese Befunde erhärtete Normalisierung des aktivierten Zellstoffwechsels in den postmitotischen Zellen unter Fluocinolon eine direkte Einflußnahme auf den Zellstoffwechsel nahe. So könnte Fluocinolon, ebenso wie es die DNS-Synthese in der intermitotischen Zelle bremst, auch auf die DNS der postmitotischen Zelle einwirken und auf diesem Weg den Stoffwechsel dieser Zelle direkt beeinflussen. Da sich Thymidin, wie eingangs betont, nur in die DNS der intermitotischen Zelle einbaut, wäre mit Hilfe der Autoradiographie mit Tritium-markiertem Thymidin ein etwaiger Fluocinolon-Effekt nur in der inter-, aber nicht in der postmitotischen Zelle objektivierbar.

Trotz dieser für einen direkten Effekt des Fluocinolons auf die oberen Zellschichten (Intermediärzone) sprechenden Argumente hat m. E. die Alternative, daß die Normalisierung Folge der DNS-Synthesehemmung ist, die größere Wahrscheinlichkeit für sich. Danach kommt es zur Ausreifung der postmitotischen Zellen, weil der Zellstrom nach Bremsen der DNS-Synthese zum Stillstand kommt. Die mangelnde Ausreifung der psoriatischen Zelle beruht nach dieser Vorstellung auf einem Mangel an Zeit infolge der gesteigerten Epidermopoese. Steht diese Zeit zur Verfügung, so kommt es zu einer Ausreifung und damit zu einer Normalisierung der Keratinisation. Der aktivierte Zellstoffwechsel kommt bei diesem Mechanismus zum Erliegen, nicht weil er direkt beeinflußt wird, sondern weil infolge der gebremsten Epidermopoese ein aktivierter Stoffwechsel nicht mehr benötigt wird. Sämtliche funktionellen und morphologischen Befunde in der psoriatischen Intermediärzone sind dann sekundärer Art.

Zusammenfassend sind also folgende Möglichkeiten für den Angriffsort des Fluocinolon in der Epidermis gegeben: 1. Primär gleichzeitig in den postmitotischen Zellen der Intermediärzone und den DNS-synthetisierenden intermitotischen Zellen. 2. Primär an der DNS-Synthese mit sekundären Auswirkungen für die Reifung der postmitotischen Zellen. 3. Die eingangs schon erwähnte, jetzt aber nicht diskutierte Möglichkeit der primären Einwirkung auf die postmitotischen Zellen (Intermediärzone) mit sekundärer Hemmung der DNS-Synthese durch Entwicklung eines Mitosehemmstoffes in den postmitotischen Zellen (BULLOUGH).

Genauere Angaben über den Angriffspunkt werden sich möglicherweise dann ergeben, wenn die Untersuchungen von Psoriasisherden unter Fluocinoloneinwirkung zeitlich möglichst weit vorverlegt werden und das Spektrum der Untersuchungsmethoden möglichst breit gehalten wird.

Unsere autoradiographischen und ultrastrukturellen Befunde zeigen — unabhängig vom primären Angriffspunkt —, daß Fluocinolon einen erheblichen mitosehemmenden Effekt über das Bremsen der DNS-Synthese hat, ohne cytotoxische Nebenwirkungen aufzuweisen. Dieser Unterschied gegenüber den Cytostatica im üblichen Sinn wird elektronenoptisch u. a. an den Mitochondrien deutlich, deren Zahl zwar vermindert wird, ohne daß es aber zu morphologisch nachweisbaren Strukturveränderungen kommt.

Die direkte oder indirekte Mitosehemmung dürfte für die Behandlung dieser genetisch determinierten Krankheit der Anhaltspunkt sein, welcher

die meisten Aussichten für eine zukünftige erfolgreiche Therapie ver-
spricht. Als Nahziel bietet sich vielleicht der Versuch an, eine Kombina-
tionstherapie fluorierter Corticosteroide mit Cytostatica zu entwickeln.

Wenn ich somit — um zum Schluß zu kommen — mehr Fragen aufwerfen als beantworten konnte, so hoffe ich doch gezeigt zu haben, wie
interessant sich das von vielen als steril angesehene Psoriasisproblem im
Lichte neuer Befunde darstellt, und welche Bewegung die fluorierten
Corticoide in die Erkenntnis dieser Krankheit und hoffentlich auch in
ihre Therapie gebracht haben.

Aus der Universitäts-Hautklinik Heidelberg
(Direktor: Prof. Dr. Dr. h.c. J. HÄMEL)

Die Bedeutung der Ernährung bei der Entstehung und Heilung von Hautkrankheiten

Von

JOSEF HÄMEL

Mit 1 Abbildung

Ob die Art der Ernährung für den Verlauf und die Behandlung von
Hautkrankheiten heute noch bedeutsam ist, wird von vielen Seiten bezweifelt. Die moderne Medizin verfügt über zahlreiche Medikamente,
welche die für den Patienten oft lästigen Eingriffe in den Ablauf der
Essensgewohnheiten überflüssig machen könnten. So scheint es, als
könne man jetzt ohne Berücksichtigung der täglichen Ernährung Hautkranke behandeln.

Der Einfluß der Ernährung auf den Verlauf von Hautkrankheiten ist
nicht nur empirisch festgestellt, sondern wurde auch experimentell
erwiesen. So hat BÜRGER den Wert der sogenannten antiphlogistischen
Ernährung bei verschiedenen Entzündungszuständen der Haut eingehend
dokumentiert. Auch MARCHIONINI hat in Reihenversuchen gezeigt, daß
alkalische Kost bei Ekzemkranken eine Besserung, saure eine Verschlechterung des Zustandes hervorruft. Ganz besonders eingehend hat sich mit
der Frage der Ernährung BOMMER befaßt, der nach langen Studien eine
Stufenfolge der Diätformen bei verschiedenen Hautkrankheiten empfohlen hat.

Aber so richtig hat sich die Ernährungstherapie bei Hautkrankheiten,
von wenigen Ausnahmen abgesehen, eigentlich nicht durchgesetzt. Das
liegt, wie gezeigt werden soll, nicht etwa nur an der Abneigung der Ärzte
oder der Patienten, sondern auch an äußeren Umständen, welche die
Durchführung einer solchen Behandlung erschweren. Hinzu kommt, daß
der Arzt beim Studium der modernen Lehrbücher der Dermatologie
eigentlich nicht zu einer solchen Therapie ermutigt wird. In vielen Lehr-
büchern findet man nicht einmal im Inhaltsverzeichnis einen Hinweis.

Bei anderen wird die Ernährungstherapie äußerst knapp, oft unter deutlichen Vorbehalten behandelt. Nur im Handbuch GOTTRON-SCHÖNFELD findet sich eine umfangreiche, von BOMMER bearbeitete Darstellung.

Die Ablehnung einer Ernährungsbehandlung im allgemeinen beruht vielfach auch auf gewissen Animositäten gegen Außenseiter und Fanatiker. Vegetarier und Rohkostanhänger machen aus ihrer Ernährungsweise eine Weltanschauung, Reformhäuser sorgen dafür, daß mit Hilfe einer ausgedehnten Reklame immer wieder die Frage einer sogenannten gesunden Ernährung in den Vordergrund gestellt wird, wobei dieser Begriff eine unkritische und durchaus laienhafte Deutung findet. Zweifellos hat sich aber die Ansicht von der angeblichen Nützlichkeit eines „guten" Essens geändert, und die statistisch erwiesene Tatsache, daß die Lebensdauer von der Art der Ernährung, besonders auch von der Menge der zu sich genommenen Nahrungsmittel abhängt, hat in weiten Kreisen der Bevölkerung Eindruck hinterlassen.

Darum hört man in der täglichen Sprechstunde jetzt häufiger als früher die Frage: „Was soll und was darf ich essen?" Unter gewissen Umständen ist ein Patient heute auch eher bereit, sich Einschränkungen gefallen zu lassen, ganz besonders, wenn die bisherige Behandlung keinen Erfolg brachte. Auch bei kosmetisch störenden Hautveränderungen besteht Bereitwilligkeit, sich hinsichtlich der Ernährung beraten zu lassen. Dem steht aber das große Heer der Kranken gegenüber, die keinerlei Verständnis zeigen, wenn es gilt, ihre Essensweise auf ärztlichen Rat zu ändern. Merkwürdigerweise beobachtet man solche Widerstände besonders im Krankenhaus. Die täglichen Mahlzeiten in der Klinik bedeuten für den Patienten einen gewissen Rhythmus im Tagesablauf. Dieser Rhythmus wird keineswegs gestört durch die Einnahme von Tabletten und durch die Verabreichung von Einspritzungen, aber doch erheblich, wenn sich der Patient beim Essen beschränken soll[1].

Es soll hier nun nicht im einzelnen gezeigt werden, welche Möglichkeiten der Ernährungsbehandlung innerhalb der Dermatologie bestehen. Darüber finden sich in den zusammenfassenden Arbeiten BOMMERS ausführliche Darstellungen. Dagegen erscheint es sinnvoll, unter den modernen Behandlungsmöglichkeiten zu untersuchen, ob die Frage der Ernährung heute noch einen Wert besitzt.

Daß eine Überempfindlichkeit auf bestimmte Nahrungsmittel zur entsprechenden Ausschaltung führen muß, ist selbstverständlich. Im Vordergrund steht hier die Urticaria, die am häufigsten durch alimentäre Ursachen entsteht. Erst in zweiter Linie folgt unter den Hautkrankheiten das endogene Ekzem. Wie Intracutanteste ergeben haben (vgl. Abb. 1), sind Nahrungsmittelnoxen bei dieser Krankheit weit seltener zu beobachten als beispielsweise beim Asthma. Da die Intracutanteste mit Nahrungsmitteln keineswegs ungefährlich sind, wird sich in der Praxis die Anwendung einer Suchkost empfehlen, wodurch man zwar etwas mühsamer, aber doch ungefährlicher zum gleichen Ziel kommen kann.

---

[1] Einwände von Seiten der Kranken, ihre Krankenkasse zahle doch ein hohes „Verpflegungsgeld", für das sie eine reichliche Kost verlangen können, sind gar nicht so selten.

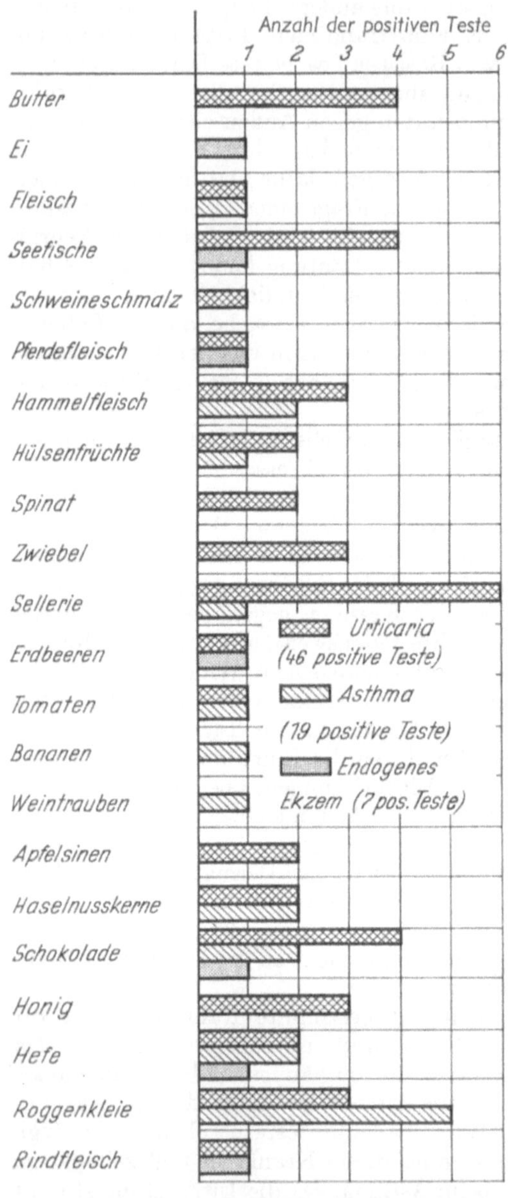

Abb. 1. Intracutan-Teste mit Nahrungsmitteln. Getestet wurden
insgesamt 50 Personen = 1205 Intracutanteste

Ganz allgemein sei gesagt, daß die Herabsetzung der Ernährung die meisten Hautkrankheiten, besonders solche entzündlicher Natur, gut beeinflußt. Sogenannte Fastenkuren sind beliebt, führen aber weder beim Ekzem noch bei der Psoriasis zu rezidivfreien Erfolgen. Jugendliche sollte man unbedingt von solchen Gewaltkuren ausschließen. Reine Milchtage führen beim Ekzem zu einer erheblichen Befreiung von Wasser und Kochsalz, was in Einzelfällen sehr wichtig sein kann. Obst- und Gemüsesäfte können entzündliche Reaktionen weitgehend eindämmen, wobei die Wirkung nicht mit einer Vitamin-Behandlung identisch ist. Im übrigen wird die Bedeutung der Vitamine in der Behandlung von Hautkrankheiten zweifellos überschätzt. Ärztliche Verordnungen von oft sehr teuren Präparaten stellen vielleicht doch nichts anderes dar als eine psychotherapeutische Beeinflussung. Darüber berichten sehr eindrucksvoll W. Jadassohn und R. Brun, die eine gleichsinnige Veröffentlichung von Roch zitieren: ,,Die Zunahme unserer Kenntnisse über die großen und kleinen Avitaminosen haben zu einer Art Vitamin-Therapie-Wahnsinn geführt; es gibt Damen, die glauben, ihre Gesundheit zu verbessern, wenn sie 10 Orangen im Tag essen, und Ärzte, die keinen Patienten aus der Sprechstunde entlassen, ohne ihm die erste Hälfte des Alphabets verschrieben zu haben.‘‘

Von alters her hat man dem Kochsalz eine schädigende Wirkung bei Hautkrankheiten, besonders entzündlichen Formen, zugeschrieben. Kochsalzentzug führt zu einer Entwässerung, muß aber lange eingehalten werden, wenn man eine dauerhafte Wirkung erreichen will. Im allgemeinen gewöhnt man sich nicht allzu schwer an den Kochsalzentzug, wenn die Kunst des Arztes und der Küche durch entsprechende Gestaltung der Nahrung die Schmackhaftigkeit gewährleistet. Gerade die Küche einer Hautklinik sollte die Möglichkeit haben, durch große Auswahl an frischen Küchenkräutern, wie sie reichlich zur Verfügung stehen, die Kost so zu gestalten, daß der fehlende Kochsalzgeschmack durch den Kräutereffekt aufgehoben wird. Das ist möglich, wird aber aus Mangel an entsprechend geschulten Küchenkräften selten in einer Klinik durchgeführt. Ein Ersatz durch Salze, welche Natriumfrei sind, kann empfohlen werden; auf die Dauer findet der Kranke aber auch diese Salze fade und langweilig und zieht den frischen Geschmack der Kräuter vor.

Viele Diskussionen haben stattgefunden, ob bei Psoriasis eine eiweißarme oder eine fettarme Kost empfehlenswert ist. Bei der Psoriasis sind die Einflußmöglichkeiten aus individuellen Gründen so vielfältig und verschieden, daß man Fälle aufführen kann, die für die eine oder andere Diät sprechen und wiederum solche, bei denen ein Diäteinfluß überhaupt nicht zu erkennen ist. Dagegen scheint rein vegetarische Kost den Verlauf von Hautkrankheiten nicht allzu stark zu beeinflussen, mit Ausnahme vielleicht beim Pruritus ani, wo man manchmal Reizungen, ausgelöst durch Endprodukte der bakteriellen Zersetzung von Fleischabbaustoffen (Indol, Skatol u. a.), an der Haut um den Anus herum beobachten kann. In solchen Fällen empfiehlt es sich, eine völlige Abstinenz von Fleisch anzuordnen.

Eine Frage, die dem Arzt oft gestellt wird, geht dahin, ob man eine bestimmte Kost für Hautkranke ganz generell empfehlen kann. Gewissermaßen als Grundkost einer Krankenhausernährung hat mein Vorgänger in Jena, SPIETHOFF, eine solche Kost eingeführt. Man kann sie ganz allgemein als reizlos bezeichnen. Je nach Krankheitsart kann man sie entsprechend verändern. Sie ist völlig kochsalzfrei. Zur Herstellung der Speisen wird wenig Fett verwendet. Verboten sind stark gärende Speisen, auch übermäßige Fleischzufuhr soll vermieden werden, wenn nicht gewisse Umstände eine eiweißreiche Kost verlangen. Außer Krautsorten wird zur Herstellung dieser Hautkost viel Gemüse verwandt. Das Essen ist also reizlos, aber durchaus nicht fade. Denn natürliche Gewürze, wie sie in Klinikgärten gepflanzt werden können und an meiner früheren Jenaer Klinik auch gepflanzt wurden, z.B. Schnittlauch, Petersilie, Estragon, Liebstöckel, Majoran, Dill und dergleichen, verbessern den Geschmack. Diese Grundkost hat sich auch bei Übergewicht bewährt, da in solchen Fällen mehr Fleisch, dafür kaum Fett gegeben wird und auch füllige Speisen, wie Kartoffeln, Mehlprodukte und dergleichen verboten sowie der Brotgenuß beschränkt werden.

Eine Diätbehandlung ist also heute durchaus noch sinnvoll. Sie hilft in vielen Fällen die bei den entzündlichen Hautkrankheiten oft notwendigen entzündungswidrigen Medikamente, wie sie in den Corticosteroiden dem Arzt in großer Menge angeboten werden, zu sparen. Sie ist auch hinsichtlich der Einstellung des Patienten bei entsprechender Belehrung und Beseitigung von Vorurteilen nicht allzu schwer durchführbar. Der Kranke ist heute einer Ernährungsbehandlung wieder mehr zugänglich als das noch vor einigen Jahrzehnten der Fall gewesen ist.

Eines ist allerdings erforderlich, wenn man eine systematische Ernährungsbehandlung betreiben will: Eine gut funktionierende, mit geschultem und willigem Personal ausgerüstete Küche. Und besonders hieran fehlt es in manchen Krankenhäusern. Wenn man sich die Kostzettel einer Klinik durchsieht, dann kann man feststellen, daß die Krankenhauskost sich seit einem Jahrhundert kaum geändert hat. Zwar sind die den Küchen zur Verfügung gestellten Rohmaterialien meistens erstklassige Waren, doch erfolgt die Zubereitung vielfach nach alten, überholten Regeln, ohne Berücksichtigung der Ergebnisse der modernen Ernährungswissenschaft. So wird Fett meist in überreichlicher Menge verwendet, Saucen und Gemüse werden ausgiebig mit Mehl eingedickt; Grillapparate zur möglichst fettlosen Bereitung von Fleisch sind vielfach nicht vorhanden und werden als für Krankenhäuser unnötig angesehen. Auch ist die Küche aus technischen Gründen oft gezwungen, die Mahlzeiten so früh fertigzustellen, daß bis zur Ausgabe des Essens noch eine erhebliche Zeit verstreicht, wodurch der Wertgehalt der Nahrung in jeder Hinsicht vermindert wird. Dazu sind in manchen Kliniken neben Frühstück, Mittag- und Abendessen auch noch ein 2. Frühstück und Nachmittagskaffee mit entsprechenden Beilagen eingeführt. Da ferner durch Personalmangel das Abendessen fast stets als kaltes Essen serviert wird, nimmt der Kranke relativ zuviel Brot zu sich, was das Übergewicht fördert.

Gegenwärtig werden Pläne für neue Krankenhäuser und Kliniken in umfänglichem Ausmaß und auch oft sehr großzügig aufgestellt. Im allgemeinen wird man die Massenverpflegung in einer Klinik wegen der besseren Wirtschaftlichkeit und auch wegen des Personalmangels überall einführen. Wenn aber schon die Versorgung durch eine Zentralküche nicht zu umgehen ist, so sollten doch für die verschiedenen Kliniken, auch für Hautkliniken, eigene Diätküchen zusätzlich eingerichtet werden, welche die Speisen für solche Patienten bereiten, die einer besonderen Diät bedürfen. Der Kranke wird es dem Arzt und einer einsichtigen Verwaltung danken, wenn auch in Kliniken eine vernünftigere Einstellung in Bezug auf die Ernährung sich verbreitet. Das sollte eigentlich selbstverständlich sein, ist es aber leider durchaus noch nicht.

Aus der Dermatologischen Klinik und Poliklinik der Universität München
(Direktor: Prof. Dr. Dr. h. c. A. Marchionini)

Einführung zur praktisch-diagnostischen Demonstration von Pilzpräparaten

Von

Luise Krempl-Lamprecht

Die einfachste Morphologie zeigen die Dermatophyten in der Form ihres *parasitären Wachstums* (in Nägeln, Haut und Haar). In vivo finden wir also bei allen drei Gattungen (Trichophyton, Mikrosporum und Epidermophyton) nur septierte Hyphen, die sich mehr oder minder rasch zu einem Arthrosporenmycel umbilden. Geben wir solches „Nativmaterial" auf künstliche Nährböden, die Kohlenstoff und Stickstoff in organischer Form neben anorganischen Salzen enthalten, so entwickelt sich daraus das *saprophytäre Stadium*. Dieses bringt bei allen 3 Gattungen charakteristische Formen hervor, nämlich die *Makrokonidien*, die *Mikrokonidien*, die *Chlamydosporen*, *Rackettmycel*, *Spiralhyphen* und verschiedene bizarre Hyphenendformationen, wie Geweih- und Kandelaberform. Diese typischen Formen sind einerseits für den Mykologen das Erkennungsmerkmal der Gattung bzw. der Art. Andererseits waren sie der Anlaß, die Dermatophyten in das *Künstliche System* der Pilze zu stellen, das alle Fungi imperfecti lediglich auf Grund der morphologischen Ähnlichkeit ihrer *vegetativen* Sporen, der sog. *Nebenfruchtform*, in mehrere Ordnungen und Familien gruppiert.

Vor etwa 1 Jahrzehnt fand man, daß die Dermatophyten auch im Boden eine wichtige Rolle spielen, indem sie sich dort am Abbau spezieller organischer Substanzen beteiligen (Keratin von Haaren, Federn usw.), daß sie dort also in einem natürlichen Reservoir leben.

Als Nebenerscheinung dieses epidemiologisch wichtigen Befundes ergab sich dabei, daß diese Form saprophytären Wachstums im Boden, auf einem Substrat also, das dem Milieu im lebenden Wirtsorganismus ähnelt, zwar eine Art Hungerkur, gleichzeitig aber auch ein „Jungbrunnen" (Vanbreuseghem) ist. Bei dieser Umstellung ihres Stoffwechsels, vielleicht unter Mobilisierung adaptiver Enzyme, schreiten die Dermatophyten zur Bildung *sexueller Fruchtkörper* (= *Hauptfruchtform*), die nun eine Zuordnung zu bestimmten Gattungen im *Natürlichen System* erlauben.

Beim Studium der hierfür zuständigen Literatur läßt sich feststellen, daß die sog. *geophilen Dermatophyten* (also diejenigen, die man mit größter Wahrscheinlichkeit im Boden findet und die relativ selten als Mycoseerreger auftreten) bevorzugt zur Bildung der Hauptfruchtform neigen. — So bildet Microsporum gypseum die H. F. F. Nannizzia incurvata, Microsporum cookei die perfekte Form Nannizzia cajetana, Keratinomyces und Trichophyton terrestre bilden Fruchtkörper der Gattung Arthroderma (uncinatum bzw. quadrifidum).

Diese Ascocarpe bestehen aus einer lockeren Hüllschicht haploider Hyphen, die aus den Traghyphen der Kopulationsäste hervorgehen oder aus dem vegetativen Mycel. Sie umschließen als Peridie die im Inneren dieser Kugel aus den dikaryontischen, ascogenen Hyphen entstehenden Asci.

Vergleicht man so ein primitives Perithecium geophiler Dermatophyten mit solchen anderer Gattungen aus der Familie der Gymnoascaceae (etwa Myxotrichum, Ctenomyces oder Gymnoascus) so wird die Verwandtschaft augenscheinlich.

Vor einigen Jahren gelang es (Rieth), von einem typischen *zoophilen Einwirtsspezialisten*, dem *Trichophyton gallinae* in vitro perfekte Formen zu erhalten.

Vor kurzem machte ich die Beobachtung, daß ein als Trichophyton rubrum identifizierter Stamm (Mikrokonidienform, Pigment, Haartest) in der ersten Subkultur Knötchen bildet, die sich im mikroskopischen Bild eindeutig als mündungslose Perithecien, also als *Cleistothecien* von der gleichen Form zeigen, wie die des Trichophyton gallinae. Diese H.F.F. unterscheidet sich deutlich von der der schon erwähnten geophilen Dermatophyten. Ihre Hülle besteht nicht mehr aus einem lockeren Hyphengeflecht, sondern einem Plectenchym, d.h. die Hyphen liegen abgeplattet gegeneinander versetzt so dicht, daß sie ein Gewebe vortäuschen. Durch Druck gelingt es, die Cleistothecien aufzudrücken, so daß halbreife und reife *Asci* hervorquellen, die *8 Ascosporen* enthalten. Cleistothecien dieser Art stehen in ihrer Organisationshöhe über denjenigen der Gymnoascaceae; sie gleichen den Cleistothecien der Aspergillaceae. Dies läßt den Schluß zu, daß die perfekten Formen der stärker an ihre Wirte adaptierten Dermatophyten am Übergang zwischen den Gymnoascaceae und den Aspergillaceae stehen.

Diese Ausführungen dienen zur Erklärung der bereits aufgelegten Präparate der Gruppe 1, die außerdem noch 7 Präparate von Phycomyceten umfaßt, die ich von Haut relativ häufig isolierte.

Gruppe 1: *Dermatophyten* (und verwandte Vergleichspilze)

Präp. 1. Nativmaterial von a) Nägeln, b) von Haut, c) Haar (Meerschweinchen)

Präp. 2. Makrokonidien und Spiralhyphen von *Trichophyton* mentagrophytes (Haarkultur)

Präp. 3. Mikrokonidien im Akladiumstand und Rackettmycel von Trich. ment. (Federstrichkultur)

Präp. 4. Makrokonidien von *Microsporum* gypseum (Federstrich)

Präp. 5. Makrokonidien von *Epidermophyton* floccosum (Federstrich)

Präp. 6. Haarperforation durch Microsporum gypseum

Präp. 7. Haarperforation durch Trichophyton mentagrophytes

Präp. 8. Ascokarp (Cleistothecium) von Trichophyton rubrum (v. Grütz-Nährboden)

Präp. 9. Ascokarp von Ctenomyces

Präp. 10. Ascokarp von Myxotrichum

Präp. 11. Ascokarp von Aspergillus

Präp. 12. Ascokarp von Microascus (= H. F. F. von Scopulariopsis)

Präp. 13. Ascokarp von Chaetomium (an Ziegenhaar)

In Gruppe 2 finden sich die sog. Schimmelpilze aus der Klasse der Fungi imperfecti, die zwar zum Teil nur harmlose Oberflächenbesiedler verschiedenster organischer Substanzen sind, zum Teil aber keratinophile Eigenschaften zeigen und somit als Sekundärbesiedler für den Dermatologen ebenfalls von Interesse sind.

Gruppe 2: *Auf der Haut nachgewiesene Fungi imperfecti*

-sporae		-didymae		-phragmiae		-dictyae	
Hyalo-	Phaeo-	Hyalo-	Phaeo-	Hyalo-	Phaeo-	Hyalo-	Phaeo-
Cephalo-sporium	Stachy-botrys	Cephalo-thecium	Clado-sporium	Fusa-rium	Helmin-thospo-rium	—	Alter-naria-
Chryso-sporium	Stysanus						Stem-phylium
Scopu-lariopsis	Glio-mastix						
Paecilo-myces							
Penicil-lium							
Asper-gillus							
Botrytis							
Verticil-lium							

Phycomycetes/Gruppe 1

Rhizopus	Thamnidium
Absidia	Cunninghamella
Circinella	
Mucor	
Phycomyces	

Aus der Dermatologischen Universitätsklinik Basel
(Direktor: Prof. Dr. R. SCHUPPLI)

Versuche mit neuen Arzneimitteln

Von

RUDOLF SCHUPPLI

Der heutige Arzt befindet sich in einer beneidenswerten Situation. Nie in der Vergangenheit standen ihm so viele Möglichkeiten der Therapie zur Verfügung wie heute. Ein Blick in die Spezialitätenlisten der chemischen Firmen zeigt, daß jährlich mehrere Dutzend neuer Spezialitäten zur Therapie freigegeben werden. Wenn sich unter diesen Präparaten auch viele Imitationen schon bestehender Medikamente befinden, so werden doch immer wieder — und zwar in zunehmend schnellem Tempo — neue Medikamente geschaffen, die unsere Therapiemöglichkeiten grundlegend beeinflussen. Ich erinnere an die Antibiotica, die Cortisone, die Cytostatica, die Psychopharmaca, die Diuretica und Hochdruckmittel. Diese rasche Bereicherung unseres Arzneischatzes hat nun aber auchNachteile. Der einzelne Arzt kommt gar nicht mehr dazu, sich über die Wirkung der verschiedenen Medikamente ein eigenes, zuverlässiges Bild zu machen. Er ist mehr und mehr auf Literaturangaben und die Propaganda der Firmen angewiesen, da er sich bei der Unzahl der Varianten der einzelnen Medikamentgruppen weder über die Wirkung, noch über dieNebenwirkungen an genügend vielen Patienten orientieren kann. Dies betrifft natürlich vor allem die bei selteneren Krankheiten angewandten Medikamente. Es ist deshalb sicher angezeigt, Mittel und Wege zu suchen, um diesen für Patienten und Ärzte gleichermaßen unbefriedigenden Zustand zu verbessern. In dieser Beziehung ist nun aber erstaunlich wenig vorgekehrt worden. Wohl gibt es Therapiewochen und spezialisierte Therapiezeitschriften, gerade aber der Erfahrungsaustausch durch Diskussionen über bestimmte Therapieprobleme ist kaum organisiert. Hier dürfte nun den nationalen und internationalen Spezialistenvereinigungen eine wichtige neue Aufgabe erwachsen. Es ist ja nicht unbekannt, daß die Kongresse in ihrer heutigen Form mehr und mehr zu rein gesellschaftlichen Veranstaltungen werden, weil die herkömmlichen Referate über weitab liegende morphologische oder pathogenetische Probleme vorab den praktischen Dermatologen oft nicht genügend interessieren. Hier wäre nun eine gute Möglichkeit geboten, eine Erneuerung solcher Kongresse durchzuführen, indem über ein zum voraus bekannt gegebenes therapeutisches Thema berichtet wird. Über das gleiche Thema würde dann nach 1–2–3 Jahren wiederum diskutiert werden, wenn an verschiedenen Orten genügend große Patientengruppen untersucht und behandelt worden sind, so daß es möglich wäre, rascher zu einem gültigen Urteil über den Wert neuer Medikamente zu gelangen. Auf internationaler Ebene wäre wohl ein Fortbildungskurs wie der hiesige das geeignete Forum für einen solchen Erfahrungsaustausch.

Die nachfolgenden Ausführungen sollen in diesem Sinne gedacht sein, d.h. als Anregung, möglichst viele Patienten mit den von uns an kleinen Patientenzahlen erprobten Mitteln zu behandeln. Vielleicht wäre es an einem der kommenden Fortbildungskurse möglich, über die dann vorliegenden Erfahrungen zu diskutieren. Bei einem Teil der nachfolgend genannten Substanzen handelt es sich zwar um schon seit Jahren verwendete Medikamente, andere Substanzen jedoch sind neueren Datums und noch recht wenig bekannt geworden.

1. Die Vitamin A-Säure

kann als Beispiel einer solchen Substanz angeführt werden, die als Modifikation eines bereits weit verbreiteten Medikamentes für einzelne, relativ seltene Indikationen gebraucht wird. Sie wurde von Stüttgen erstmals 1960 zur Behandlung der Ichthyosis und verwandter Zustände empfohlen. Es kann heute wohl eindeutig festgestellt werden, daß sich seine Angaben bestätigt haben, so daß wir heute ohne die Vitamin A-Säure in der Behandlung der Ichthyosis nicht mehr auskommen können (Beer). Es hat sich auch gezeigt, daß sie bei anderen hyperkeratotischen und dyskeratotischen Zuständen nicht wirksam ist, ja sogar, wie z.B. beim Morbus Darier, eine ziemlich starke Reizwirkung ausüben kann. Auf diese Reizwirkung hat bereits Stüttgen hingewiesen, sie kann durch eine Verdünnung der Salbe mit Lanolin im Verhältnis von 1:5 bis 1:10

vermindert oder ausgeschaltet werden. Die Lokalbehandlung mit einer $^1/_{100}$–$^1/_{10}\%$igen Salbe ist heute bei uns die Standardbehandlung der Ichthyosis geworden. Auch bei der Erythrodermie ichthyosiforme congénitale wirkt sie intern und extern appliziert. Sie ist unwirksam bei Psoriasis, beim tylotischen Ekzem und bei der Seborrhoe.

Über die Wirksamkeit oder Unwirksamkeit oral verabreichter Vitamin A-Säure können wir auf Grund unserer Beobachtungen noch nichts aussagen. Wir haben den Eindruck, daß in einem Fall von Epidermolysis bullosa die Empfindlichkeit der Haut unter Vitamin A-Säure-Zufuhr zunahm, daß diese andererseits bei einem Fall von Erythrodermie ichthyosiforme congénitale eher günstig wirkte. Wir möchten aber gerade bei diesen Beobachtungen auf das eingangs Gesagte hinweisen und um Nachprüfungen dieser Befunde an weiteren Fällen bitten.

2. Das Torantil

1961 machte bekanntlich Schreus die aufsehenerregende Mitteilung, daß die Applikation von Torantil bei schweren Verbrennungen sowohl die Prognose quoad vitam verbessere, als auch die Bildung von Narbenkeloiden weitgehend verhindere. Wir haben seither Torantil systematisch bei allen Verätzungen, die in Basel hauptsächlich auf der Dermatologischen Klinik behandelt werden, sowie bei Verbrennungen, wo wir konsiliarisch zugezogen wurden, versucht und können folgendes feststellen:

Seit 1962 haben wir bei keinem einzigen mit Torantil behandelten Patienten das Auftreten von Narbenkeloiden gesehen, während bei denjenigen Patienten, die Torantil wegen Überempfindlichkeitserscheinungen nicht tolerierten, solche wie bisher auftraten. Da wir bisher nur über ein Patientengut von etwa 20 Patienten verfügen, wäre es sehr wichtig, wenn diese Angaben andernorts nachgeprüft werden könnten. Es wird nämlich immer wieder von chirurgischer Seite in Abrede gestellt, daß Torantil das Auftreten von postoperativen Narbenkeloiden verhindern könne. — Auch wenn dies so wäre — es wäre ja denkbar, daß der Entstehungsmechanismus von Narbenkeloiden je nach ihrer Aetiologie ein verschiedener wäre — so würde doch schon die Tatsache, daß Verätzungs- und Verbrennungsnarben verbessert werden könnten, diesen Versuch längstens rechtfertigen.

Wir geben täglich vom ersten Tag der Verätzung an 1 Ampulle Torantil i.m. während mindestens 2 Wochen. Dabei treten nicht allzu selten Intoleranzerscheinungen in Form lokaler Schwellungen oder generalisierter Urticaria auf, die wahrscheinlich echte allergische Reaktionen auf den Eiweißanteil des Extraktes sind. In solchen Fällen muß das Mittel abgesetzt werden.

3. Das Asiaticosid

1962 publizierte El-Hefnawi aus Kairo eine Arbeit über die günstige Beeinflussung von Narbenkeloiden durch Asiaticosid. Es handelt sich dabei um ein Präparat, das aus einer in Madagaskar vorkommenden Umbellifere, der Centella asiatica, gewonnen wird und unter dem Namen Madécassol von der französischen Firma Laroche-Navarron in den Handel gebracht wird. Diese Substanz wurde früher von den Eingeborenen zur

Behandlung lepröser Ulcera verwendet und wird heute in Frankreich bei torpiden Ulcera, Decubitalulcera, venösen Ulcera, Strahlenulcera etc. verwendet und empfohlen. El-Hefnawi konstatierte nun das Verschwinden von Narbenkeloiden bei einem Patienten, bei dem diese Substanz parenteral zur Behandlung von Narbenulcera gegeben worden war. Wir haben nun in den letzten beiden Jahren zahlreiche Patienten mit sklerotischen Narben nach ausgedehnten Unfällen, mit atrophisch-hypertrophischen Narben nach Hautverbrennungen, an den Knochen adhaerenten Narben der Beine nach Straßenverkehrsunfällen mit diesem Mittel behandelt und in zahlreichen Fällen eine erstaunliche Erweichung der harten Narbenkeloide gesehen. Diese Substanz beeinflußt also offenbar das kollagene Bindegewebe, dementsprechend ist als Nebenwirkung auch Haemoptoe bei abgeheilter Lungentuberkulose beobachtet worden. Wir haben unsere Versuche auch auf die Induratio penis plastica ausgedehnt und dabei in einzelnen Fällen eine gewisse Erweichung der indurierten Corpora cavernosa feststellen können. Gerade hier wäre uns ebenfalls sehr an einer Nachprüfung unserer Resultate in größerem Maße gelegen, da natürlich die Möglichkeit der Beeinflussung schlechter Narben gerade dem Dermatologen willkommen ist, dem solche Fälle jeweils von Unfallversicherungen zugewiesen werden.

Wir applizieren drei- bis viermal wöchentlich 1 Ampulle Madécassol mit 25 mg Wirksubstanz i.m. (Total: 30–40 Ampullen). Früher wurde das Präparat in Pulverform geliefert und mußte in destilliertem Wasser gelöst werden, neuerdings wird eine fertige Lösung in Propylenglykol geliefert. Wir haben den Eindruck – und dieser wird von El Hefnawi geteilt –, daß die wasserlösliche Form wirksamer war. Auch dies ist eine Beobachtung, die nachgeprüft werden sollte.

4. Das Venoruton P 4

Diese Substanz ist dank ihres suggestiven Namens in weitgehendem Maße bereits im Gebrauch zur Verhütung von varikösen Zuständen. Sie bewährt sich eigentlich in dieser Beziehung nur beim Krankheitsbild der sogenannten „restless legs". Sind die Varizen einmal ausgebildet, so ist ihre Wirkung mehr als problematisch. Wir haben nun aus der Überlegung heraus, daß Venoruton P 4 eine kapillardichtende Wirkung hat, diese Substanz bei dermatologischen Krankheitsbildern versucht, die einem Kapillarschaden zuzuschreiben sind. Während Venoruton P 4 bei Urticaria und bei Kapillaritiden ohne Effekt war, sahen wir bei einigen Fällen von Erythematodes eine überraschend günstige Wirkung. Bei anderen Fällen wiederum versagte diese Substanz. Eine Zusammenstellung von 40 Erythematodes-Patienten, die zum Teil mit synthetischen Antimalariamitteln, zum Teil mit Venoruton P 4 behandelt wurden, ergab nun die überraschende Tatsache, daß kein Wirkungsunterschied in den beiden Gruppen festgestellt werden konnte. Lediglich die Assoziation von Corticosteroiden zu den synthetischen Antimalariamitteln verbesserte die Wirkung eindeutig (Wobmann). Da nun die synthetischen Antimalariamittel in der Dauertherapie nicht ohne Nebenwirkungen und speziell in Gegenden mit starker Sonnenbestrahlung wie im Hochgebirge oder in den Tropen doch recht häufig schwere Augenschädigungen machen, dürfte die Möglichkeit, mit einem unschädlichen Mittel von Vitamincharakter eine gleich gute Wirkung zu ereichen, von praktischer Bedeutung sein, falls sich unsere Befunde andernorts bestätigen lassen.

Das Präparat muß möglichst hoch dosiert werden. Wir geben davon mindestens 1 g pro Tag in Kapseln. Die bisher im Handel befindlichen Kapseln, die nur 100 mg enthalten, eignen sich deshalb noch nicht für eine wirksame Therapie. Unser klinisch gewonnener Eindruck wurde durch experimentelle Arbeiten bestätigt, nach denen Venoruton P 4 erst in Dosierungen über 1 g täglich eine nachweisbare Wirkung auf die Kapillarpermeabilität ausübt.

5. Die Epsilon-Amino-Capronsäure

Diese dem Lysin eng verwandte Aminosäure wird von Haematologen wegen ihrer antifibrinolytischen Wirkung in der Behandlung von Parenchymblutungen und Sickerblutungen seit einigen Jahren verwendet. Seit ungefähr 3 Jahren wird sie immer wieder zur Behandlung allergischer und hyperergischer Zustände empfohlen, wobei sie speziell auf die Reaktionen vom Spät-Typus wirken soll. Wir haben zunächst im Tierversuch feststellen können, daß dieser Substanz sämtliche antiallergischen Eigenschaften fehlen, daß sie weder auf das isolierte Organ, noch auf das Sanarelli-Shwartzmann-Phänomen, noch auf die Trichophytinreaktion, noch auf die Infektion mit Trichophytonpilzen einen Einfluß hat. Lediglich beim Kaninchen vermag sie den anaphylaktischen Schock in gewissem Maße abzuschwächen. Sie ist sicher unwirksam bei akuten allergischen Zuständen wie Serumkrankheit und Penicillinurticaria. Sie vermag Skarifikationsteste und Läppchenproben nicht zu modifizieren und ist auch gegen Asthma wirkungslos. Wir haben nun den Eindruck, daß sie bei chronisch-konstitutionellem Ekzem den Verlauf insofern modifizieren kann, als diese Patienten weniger Cortison benötigen (ARNET et al.). Nach einer Beobachtungszeit von über 2 Jahren und nach Beobachtungen an einigen Dutzend Patienten können wir heute feststellen, daß die früher beschriebenen günstigen Resultate sich z.T. nicht haben aufrecht halten lassen, z.T. wiederholt werden konnten. Wir sehen immer wieder Fälle, die unter der Injektionsbehandlung ruhiger und besser werden, eine entscheidende Beeinflussung des chronischen Ekzems ist aber kaum eingetreten. Möglicherweise spielt der psychologische Faktor eine gewisse Rolle, indem diese oft resignierten Patienten wieder neue Hoffnung schöpfen. Auf jeden Fall müßte auch hier eine Überprüfung an anderen Kliniken erfolgen, damit diese psychologischen Faktoren möglichst in Wegfall kommen.

Wir dosieren das Präparat Epsamon, das als Reinsubstanz und als 40%-ige Injektionslösung vorliegt, folgendermaßen: zunächst täglich 2 g i.v., dazu 4–8 g oral, nach 2 Wochen langsames Abbauen der i.v. Injektionen. Nebenwirkungen haben wir erst in einem Fall in Form einer Exazerbation des Ekzems gesehen.

6. Humanalbumin

Zum Schluß möchte ich Ihre Aufmerksamkeit noch auf die Anwendung von *Humanalbumin* bei schweren dermatologischen Krankheitsbildern wie Pemphigus vulgaris richten. Man ist ja heute eher geneigt, bei diesen schweren Zuständen Gamma-Globulin zu applizieren. Gerade beim

Pemphigus aber zeigt die Elektrophorese des Serums, daß diese Patienten zu wenig Albumin haben. Heite hat einen ähnlichen Fall mit Hypalbuminämie bei Psoriasis pustulosa beschrieben. Die Albumine sind nun als Träger der Medikamente für die therapeutische Wirkung von ausschlaggebender Bedeutung. Bei Hypalbuminämie wirken Medikamente oft nicht, während sie beim gleichen Patienten ihre volle Wirkung wieder entfalten, wenn das Serumeiweißbild normalisiert ist. Wir verabfolgen das Humanalbumin in täglichen Infusionen von etwa 10 g bis zur Normalisierung der Elektrophorese.

Wie ich eingangs ausgeführt habe, haben wir an unserer Klinik einige Mittel in Gebrauch, von denen wir den Eindruck haben, daß sie sehr nützliche Dienste leisten können. Da die bekannte Täuschungsmöglichkeit des Wunschdenkens in der Therapie, die psychologische Beeinflußbarkeit der Patienten und ähnliche Faktoren immer in Rechnung gestellt werden müssen, wenn solche systematischen Behandlungsversuche durchgeführt werden, möchten wir diese Resultate bekanntgeben, damit sie andernorts nachgeprüft werden können. Es wäre ein großer Vorteil, wenn an einem späteren Kongreß in 1, 2 oder 3 Jahren wiederum über dieses Thema gesprochen werden könnte.

Aus der Dermatologischen Universitätsklinik Zürich
(Direktor: Prof. Dr. H. Storck)

Erforschung und Klinik allergischer Krankheiten

Von

Hans Storck

A. Einleitung

Wenn bestimmte körperfremde Substanzen (*Antigene, Allergene* [Ag], *Haptene*) besonders parenteral in den Organismus eindringen, bilden sich spezifische Gegenstoffe (*Antikörper*, AK). Dies ist ein physiologischer Vorgang, vor allem der Vertebraten und dient hauptsächlich der Abwehr.

Die Bildung der Antikörper benötigt eine gewisse Zeit (*Inkubationsperiode*). Das Phänomen der *Antigen-Antikörperreaktion* (AAR) kann sich in vitro als Präzipitation, Agglutination geformter Partikel, Bakteriolyse, Opsonisation oder Komplementbindung manifestieren und resultiert in vivo in Denaturation von groß- und kleinmolekularen körperfremden Stoffen, Baktericidie und Virusneutralisation in Plasma oder nach Phagocytose sowie beschleunigter Elimination aus Blut und Geweben.

Je nachdem sind solche Vorgänge mit und ohne Gewebsreiz oder Schaden verbunden. Verursachen körperfremde Substanzen, z.B. Infektionserreger, Exotoxine Krankheitserscheinungen, dann können die genannten spezifischen Reaktionen schützen (*Prophylaxe, Immunität, Entgiftung*). Sind solche körperfremde Substanzen reizlos oder sind es körpereigene, normalerweise mit dem reticulo-endothelialen System nicht direkt in Kontakt kommende Zellbestandteile oder durch irgend einen Vorgang denaturierte, körpereigene Substanzen, dann kann durch dieselbe AAR Entzündung, d.h. Krankheit entstehen (*Allergie, Immunpathologie*). Die immunologisch kompetenten Zellbestandteile der lebenden Organismen unterscheiden offenbar „körperfremd" von „körpereigen", nicht aber ohne weiteres „schädlich" von „unschädlich" und setzen denselben immunologischen Mechanismus in Funktion. Unter welchen Bedingungen Gewebsreizung, Entzündung oder Zelltod, d.h. Krankheit entsteht, sei später dargelegt.

Die genannten Vorgänge sind spezifisch, d.h. abhängig von bestimmten chemischen Determinanten der körperfremden Stoffe und stellen deshalb ein biochemisches Problem dar. Des weiteren sind diese Vorgänge außerordentlich empfindlich, da kleinste Mengen der körperfremden Substanzen und Gegenstoffe bedeutende Reaktionen auslösen können.

Offensichtlich sind diese immunologischen Vorgänge nicht nur abhängig von *humoralen Faktoren* wie Plasma und Serum, welche bis jetzt der Forschung besonders gut zugänglich waren, sondern ganz besonders auch von *Zellen* verschiedenster Gewebe und Organe, ihrer genetischen Konstitution, ihrer Fähigkeit zur Proteinsynthese, ihrer Differenzierung und ihrer Mikrostruktur (kein Leben ohne Struktur). Sie sind abhängig von Phagocytose, fermentativer Aktivität des Cytoplasmas, Speichermöglichkeit in bestimmten Organen und Empfindlichkeit der Zellmembran auf physikalisch-chemische Reize.

Sämtliche hier genannten Vorgänge wurden durch VON PIRQUET unter den Begriff der „Allergie", später durch andere Autoren der „Immunologie" zusammengefaßt. Die *schützenden* Vorgänge wurden früher als *Prophylaxis*, heute als *Immunität* oder *phylaktogene* Vorgänge bezeichnet. Die *krankmachenden* Reaktionen wurden von RICHET und PORTIER vorerst als *Anaphylaxie*, später von anderen Autoren als *Idiosynkrasie*, *Allergie* oder neuestens „*Immunpathologie*" benannt. Diese verwirrende, z.T. überschneidende, historisch aber gerechtfertigte Nomenklatur ist neben der Kompliziertheit der Phänome der Grund, warum Studenten und Ärzte gegenüber diesen wichtigen biologischen Vorgängen ein Unsicherheitsgefühl empfinden, welches oft durch Schlagworte oder Tendenz zur Bezeichnung alles rätselhaften als Allergie übertönt wird. Die Immunologie ist aber heute durch unzählige tierexperimentelle und klinische Arbeiten von Immunologen, Mikrobiologen, Chemikern, Pharmakologen, Cytologen und Vertretern vieler medizinischer Fachgebiete, besonders auch von Dermatologen, ein exaktes Wissensgut geworden und kann als wichtiges Querschnittfach angesehen werden.

Die nachfolgenden Ausführungen sollen übersichtsweise neue, praktisch oder theoretisch wichtige Erkenntnisse der Immunologie darstellen.

B. Was wissen wir über die Antigene und Haptene?

Mit serologischen Methoden, speziell mit der Präzipitation wurde erforscht, welche Eigenschaften großer und kleiner Moleküle die Antigenität bestimmen. Das Molekulargewicht muß mindestens 6000—10000 betragen. Mannigfaltige Möglichkeiten bieten die *Proteine*, insbesondere artfremder Seren, die über 30 Antigene enthalten, wovon besonders die Albumine, weniger die Globuline wirksam sind. Entscheidend ist die primäre Struktur, d.h. die Sequenz der Aminosäuren in Peptidbindung, die sekundäre Struktur, d.h. Anordnung der Polypeptidketten, als α-Helix durch Wasserstoffbrücken oder mit Kartenblattstruktur, sowie schließlich die tertiäre Struktur, d.h. die räumliche Anordnung in Form von Knäuelung der Polypeptidketten mittels S–S-Brücken. Die Spezifität wird besonders durch Aminosäuren mit aromatischen Radikalen wie Phenylalanin, Tryptophan, Tyrosin, sowie mit polaren Gruppen wie sauren (Asparaginsäure, Glutaminsäure) und basischen (Lysin, Arginin, Histidin) Komponenten oder künstlich konjugierten Radikalen, z.B. Atoxyl bestimmt. Diese Radikale beeinflussen spezifisch als freistehende Determinanten der geknäuelten Peptidketten die Synthese der α-, β- und γ-Globuline in Form von Antikörpern.

Für Antigenität scheinen periodische Wiederholungen der Molekül-Determinanten notwendig zu sein. Kleinere verzweigte Polypeptidketten sind antigener als längere gestreckte, die endständigen Aminosäuren sind weniger von Bedeutung als die zentralen. Offenbar bleiben nur großmolekulare, organische Substanzen genügend lange im Körper und werden fermentativ in den antikörperbildenden Organen nicht allzu rasch abgebaut. Deshalb können sie im Cytoplasma der immunologisch kompetenten Zellen die Ribonucleinmatrizen mit dem Ergebnis einer spezifisch geänderten Globulinsynthese beeinflussen.

Neben den Proteinen sind auch die verschiedensten *Kohlehydrate* antigen (mindestens bei Maus, Rind und Mensch), z.B. entsprechend ihrer Bindung, Stereoisomerie und Sequenz der D-Glucose, D-Galaktose, L-Ramnose, der Glucuronsäuren, des Gehaltes an Glucoproteiden, z.B. in Trichophytonpilzen, Streptokokken, Influenza- und Tuberkelbazillen, in Pneumokokken und Salmonellen oder in Pollen und Hausstaub. Sie können als Kreuzreaktion beim Menschen eine Rolle spielen, z.B. verschiedene Pneumokokkentypen mit Hausstaub. Die körperfremden Kohlehydrate können jahrelang unabgebaut im Organismus verweilen. Bei Proteinen und Kohlehydraten wirken meist 3–6 benachbarte Aminosäuren oder Oligosaccharide als Matrize für die neue Spezifität der gebildeten Globuline.

Lipide oder *Phospholipide* sind nicht antigen, dies möglicherweise wegen fehlender Wiederholung struktureller Einheiten, sind aber eventuell als Haptene von Bedeutung.

Proteine, Kohlehydrate und Glycoproteine besitzen offensichtlich mannigfache antigene Spezifitäten, von welchen diese oder jene bei organischen Stoffen verschiedenster Herkunft, aber auch bei körpereigenen Substanzen gemeinsam vorkommen können und somit durch immunochemische Ähnlichkeit oder Identität echte Kreuzreaktionen hervorrufen. So entfalten körperfremde Substanzen wie Seren, Toxine, Mikroben entsprechend ihrem reichen Mosaik an organischen Molekülen, der letzteren in Cytoplasma oder an Membranen mannigfaltige Spezifitäten.

Neben der exakten Aufklärung der typenspezifischen Kohlehydrate der Pneumokokkenkapsel durch Heidelberger u.a. wurde die Antigenstruktur der besonders den Dermatologen interessierenden Escherichia Coli, der hämolytischen Streptokokken, mit weniger Erfolg der Staphylokokken untersucht

(Tab. 1). Bei *E. Coli* wurden im Bakterienleib, in Flagellen und Kapsel 9 Antigenarten gefunden, teils N-haltige Lipopolysaccharide (O-Antigen), teils als Kohlehydrate (z.B. Vi-Antigen, A-Antigene) oder als Proteine (P-, T-, L-, B-, H-Antigene), die teils oberflächlicher, teils tiefer liegen und die Gruppen- sowie die Typenspezifitäten bestimmen. Bei *Streptococcus haemolyticus* finden sich im Bakterienleib 6 Antigenarten (2 KH, 3 Proteine, 1 Nucleoprotein), ebenfalls mit unterschiedlicher Tiefenlage und Spezifität). Daneben werden 6 Exotoxine (bzw. Fermente) ausgeschieden, in der Regel von Proteinnatur, wovon 4 antigen sind, mit verschiedener biologischer Aktivität. Bei *Staphylococcus aureus* sind 2 KH und 2 Proteinantigene des Bakterienleibes noch wenig chemisch aufgearbeitet oder in ihrer Wirkung bekannt. Mehr weiß man über 4 Arten von Exo„toxinen" mit Hämolysin, Leukocidin, Enterotoxin, Fibrinolysin und Koagulase-Wirkungen.

Es ist anzunehmen, daß solche mannigfaltigen endogenen und exogenen Antigene viele, z.T. noch unbekannte Reaktionen mit Beeinflussung oder Erzeugung allergischer Krankheiten auslösen können. Neuerdings wurden auch einige Gewebsantigene, so besonders der Schilddrüse im Hinblick auf Auto-Immun-Reaktionen chemisch aufgearbeitet (Tabelle 1).

Tabelle 1. *Einige untersuchte Antigene von Mikroben und Geweben*

	Proteine	Kohlehydrate	Nucloproteine	weitere Antigene oder Substanzen
Tuberkelbazillen	+ (min 3)	+ (min 2)	+	Phosphatid (min 1) Lipopolysaccharid Mycolsäure (min 3)
Pneumokokken	+	+ (min mit 10 Typ)	+	Forssman Antigen
Coli Bact.	+ (min 4 mit 50 Typ)	+ (min 4 mit 150 Typ)		die O-Antigene sind N-haltige Lipopoly- saccharide
Streptokokken	+ (min 3)	+ (min 2 mit) 13 Grp.)	+	min 4 proteinhal- tige Exo„toxine" (Fermente)
Staphylokokken	+ (min 2)	+ (min 2)	+	min 6 proteinhal- tige Exo„toxine" (Fermente)
Gewebe Thyreoidea	+			Thyroglobulin (Mol.-Gew.650000, 75% Protein, Jod +) Microsomen- antigen Colloid der Acini (1% Protein, Jod −)
Haut	+	+	+	rasch wanderndes Albumin Blutgruppen- antigene Lipide
Leber	+	+	+	Lipide

Die Frage, ob prinzipiell jede organische Substanz mit Determinanteneigenschaften während der Embryonalzeit zunächst antigen ist, und der Organismus durch Selektion der betreffenden antikörperbildenden Zellen lernt, was körpereigen und was körperfremd ist, wurde erst in neuerer Zeit erforscht und sei später diskutiert.

Determinierend für die Antikörperbildungen sind neben den genannten Charakteristika natürlicher Proteine und Kohlehydrate auch *kleinmolekulare Substanzen*, wenn sie natürlich oder künstlich (z.B. mittels Diazotierung) in vitro oder in vivo an körperfremde oder eigene Proteine („Schlepper", „Carrier") gebunden oder adsorbiert sind. Sie wurden ebenfalls mit serologischen Methoden z.T. am experimentellen oder klinischen Ekzem erforscht. Hier sind ebenfalls polare Gruppen entscheidend. Solche kleinmolekularen Stoffe sind ohne Schlepper nicht imstande, Antikörper zu induzieren, können aber mit vorhandenen Antikörpern spezifisch reagieren (*Haptene*). Die Spezifität ist u.a. von der chemischen Struktur der Determinanten und ihrer sterischen Anordnung abhängig (z.B. ortho-, meta-, para-Stellung). Teils sind ganze Moleküle (z.B. bei Chlorpromazin, Taractan), teils nur Teile derselben (z.B. bei Chinin, Chinolin), teils metabolisch entstehende gemeinsame Stoffe (z.B. die Chinone bei „para"-Sensibilisierung, die Penicilloylsäure bei Penicillin, die Hydroxylaminosulfonsäure bei Photosensibilisierung auf Sulfonamide) für die Spezifität entscheidend.

Solche kleinmolekulare Haptene mit mehr oder weniger starker Eiweiß-Aktivität interessieren besonders den Dermatologen für das Verständnis des Kontaktekzems oder der Arzneimittelreaktionen. Bei letzteren entstehen die wirksamen Allergene aber oft erst metabolisch in Magen-Darmtrakt, Leber- und Blutplasma.

Zusammenfassend kann folgendes gesagt werden: Umstimmend wirken *Antigene*, d.h. körper- und zirkulationsfremde Proteine und Kohlehydrate mit über 6000—10000 Molekulargewicht nach bestimmter Incubationsperiode, in welcher Antikörper gebildet werden. Primär-, Sekundär- und Tertiärstruktur, Vorhandensein von sauren, basischen und aromatischen Determinanten bestimmen die Spezifität der Proteine, Reihenfolge und Bindungsart der Oligo- und Polysaccharide, die Spezifität der Kohlehydrate. Die Mannigfaltigkeit der pflanzlichen und tierischen Antigene ist unbegrenzt. Bei Haptenen, d.h. einfachen, mit Eiweißen meist leicht reagierenden Stoffen mit Molekulargewichten von weniger als 1000 bestimmen ebenfalls polare Gruppen und ihre sterische Anordnung die Spezifität. Nach Bindung an Eiweiße wirken sie antigen. Oft entstehen die aktiven Allergene erst beim metabolischen Abbau.

C. Was wissen wir über die Antikörper?

Die Antikörperbildung wurde teils bei der aktiven, d.h. parenteralen Zufuhr von Antigenen, natürlichen Infektionen, auch Blutgruppenserologie, teils bei der passiven Immunisierung, d.h. Injektion von Immunseren, Übertritt durch Placenta oder Ausscheidung im Colostrum, hier an den frei zirkulierenden, nicht sessilen Antikörpern studiert.

I. Konstitution und Nachweis der Antikörper

1. Die *im Blut zirkulierenden Antikörper* sind hauptsächlich in der γ-Globulinfraktion vorhanden, wovon ca. 1% solche spezifisch veränderte Proteine darstellen, weniger im β_{2a}- und β_{2M}-Globulin (Immunglobuline) enthalten. Die spezifische Reagibilität mit dem Antigen kann mittels Präzipitation und anderer serologischer Methoden, welche die Antigen-Antikörper-Reaktion sichtbar machen, nachgewiesen werden. Nach Präzipitation tritt Verminderung der γ-Globuline ein. Hypergammaglobulinämie kann hingegen auch unspezifisch ohne Beteiligung von Antikörpern entstehen, so z.B. bei Sarkoidosen, Leberkrankheiten, Malignomen, Myelomen, Leukämien, Lymphomen, Makroglobulinämien. Bei keimfrei aufgezogenen Tieren sind die Gammaglobuline hingegen vermindert.

Quantitative Präzipitationsmethoden lassen annehmen, daß die Antikörper *1–2 spezifische komplementäre Haftstellen* (spez. Gruppen) gegen die antigenen Determinanten besitzen, in welche die Antigene wie Schlüssel ins Schlüsselloch passen, bei einem Antikörper-Molekül aber nur von ein- und derselben Spezifität. Gegen eine Determinante eines Antigens bilden sich im Verlauf der Immunisierung meist *mehrere Antikörperarten verschiedener Qualitäten;* diese gehen über von Einwertigkeit zu Zweiwertigkeit, von strenger zu breiterer Spezifität, von kleinerer zu größerer Affinität gegenüber dem Antigen. Die Antikörper besitzen verschiedene *Molekulargewichte* und *Sedimentationskonstanten,* nämlich 160000 mit 7 S (z.B. bei Kaninchen, beim Menschen, hier 95% der Gammaglobuline), 920000 mit 19 S (z.B. bei Pferd-Antipneumokokken, Mensch, hier 5% der Gammaglobuline) und wahrscheinlich sind in den Fraktionen 9–15 S ebenfalls Antikörper, am ehesten die Reagine, vorhanden. Elektrophoretisch können sie mit verschiedenen Fraktionen, nämlich α-, β-, γ-Globulinen wandern.

Die beiden erwähnten physikalisch-chemischen Charakteristika entsprechen sich aber nicht, indem z.B. Antikörper der 7 S-Fraktion elektrophoretisch mit den α-, β- oder γ-Globulinen wandern können, diejenigen der 19 S-Faktoren mit den γ- oder α_2-Globulinen. Als Globuline sind die Antikörper ebenfalls antigen und enthalten 3–8 Antigendeterminanten, unter anderem die Gm- und die JnV-Faktoren, die durch eine Serie von Allelen an verschiedenen Genloci vererbt werden.

Es ist denkbar, daß die Antikörper mit *verschiedenen Charakteristika,* wie unterschiedlicher Wertigkeit, Spezifität, Mobilität oder Sessilität, Früh- oder Spätreaktion nach Antigenkontakt lediglich Ausdruck ihrer Vollkommenheit oder ihres Reifegrades sind. Gewisse Eigenschaften hängen aber auch davon ab, ob das Antigen ein Protein, Kohlehydrat oder Glycoprotein ist.

Der *serologische Nachweis* von Antikörpern gelingt mit verschiedenen Methoden und unterschiedlicher Empfindlichkeit.

Die diversen Variationen und Verfeinerungen der *Präzipitationsmethoden* lassen Antikörper in der minimalen Menge von 2–20 mμ g N/ccm nachweisen, die empfindlicheren *Agglutinationsmethoden* mittels direkt oder indirekt mit Antigen beladenen Bakterien und Erythrocyten von 0,005 mμ g – 10 mμ g, die *Komplementbindungsreaktion* von 0,1 mμ g und schließlich die *passive Anaphylaxie* von 0,003–1,0 mμ g N/ccm. Zur Analyse von Antigen oder Antikörper-Gemischen hat sich die Geldiffusionsmethode nach OUDIN und OUCHTERLONY, in neuerer Zeit die Immunoelektrophorese nach GRABAR und Mitarbeiter unter Kombination der Elektrophorese mit Geldiffusion bewährt, welche die Auftrennung der reagierenden Antigene, Antikörper und Antigen-Antikörper-Komplexe verfeinern.

Für die *Isolation von Antikörpern* wurden verschiedene physico-chemische und immunochemische Methoden angewandt, z.B. die genannten Präzipitationsmethoden mit anschließender Dissoziation der Antigen-Antikörper-Mischung durch Hitze oder Aussalzung, Trennung der Antigen-Antikörper-Komplexe durch Adsorption u.a.m. sowie Anwendung der Ultrazentrifuge.

Durch Aufarbeitung gereinigter Antikörperlösungen und physico-chemischer Analyse (Alkohol-Fraktionierung, Chromatographie auf DEAE oder Sephadex), z.T. nach Einwirkung von Fermenten wie Papain und Mercaptoethanol, kann heute eine schon recht gute Vorstellung über die Struktur der *Antikörper* der 7 S-Fraktion gewonnen werden, deren Größe beim Menschen 338/37 Å, beim Kaninchen 272/37 Å beträgt.

Das Antikörper-Globulin enthält 2 spezifische Antigen-Haftpunkte und besteht aus je 2 langen *A*-Polypeptidketten und 2 kurzen *B*-Polypeptidketten deren Zucker- und Aminosäure-Zusammensetzung sowie Molekulargewichte bekannt sind. Schwefelbrücken heften die *B*- an die *A*-Ketten sowie die rechte symmetrisch an die linke Seite. Die Antikörper-Aktivität ist besonders an die *A*-Ketten gebunden. Durch Papain-Verdauung zerfällt das Gammaglobulin in 3 Teile, von welchen die 2 äußeren, etwas kleineren Teile I und II mit je Molekulargewicht von 45 000 dieselben spezifischen Haftstellen für das Antigen tragen. Das mittlere Fragment III enthält den für die Durchgängigkeit der Placenta, für die Antikörper-Hautfixierung, für die meisten isotypischen, antigenen Strukturen und für die Komplementfixation verantwortlichen Teil mit einem Molekulargewicht von 55 000.

Quantitativ erscheinen die Antikörper nach 1. Stimulus mit einem Antigen nach einer Incubationsperiode von 4 Tagen bis 4 Wochen relativ verzögert mit niederem Titer (z.B. 3,6—6,0 mg AK/Tag, aber protrahierter Gipfelzeit von 6 Tagen bis 3 Monaten = *primäre Antwort*). Nach weiteren Antigenstimuli erscheinen sie nach kurzem Intervall von 2—3 Tagen mit hohem Titer (z.B. 10,5—11 mg AK/Tag = *sekundäre Antwort*) und erreichen rasch, nach 6—10 Tagen, den Gipfel, fallen dann mit Halbzeit der Globuline wieder ab, nach Absättigung mit Antigen rascher, nach starker Wiederbildung langsamer.

Lösliche Antigene (z.B. Tetanustoxoid) sind bessere Antikörperbildner als nicht lösliche bzw. abbaubare (z.B. 50 μg Pneumokokken KH bleibt beim Menschen 2 Wochen bis 1 Jahr). Bei großmolekularen Antigenen oder Entzündung (Adjuvantien) ist längerer Verbleib und mehr AK-Bildung die Folge. Unspezifische, vermehrte Antikörperbildung findet sich z.B. bei Mononucleose.

2. Die den Dermatologen besonders interessierenden *Reagine* sind wegen der minimalen Quantität im Serum (unter 0,1 mμ g/ccm) außerordentlich schwierig zu untersuchen. Sie sind monovalent, präzipitieren nicht, sind sehr spezifisch, binden das Allergen in vivo nur schwach, in vitro wahrscheinlich nicht, fixieren sich stark an die Gewebe von Menschen und Affen (2 Stunden bis 4 Wochen), jedoch nicht von Meerschweinchen und Kaninchen, können die Placenta nicht passieren, sind relativ thermolabil und lassen sich mit Serum passiv übertragen (Prausnitz-Küstnersche Reaktion). Sedimentationskonstante und elektrophoretische Wanderung sind nicht eindeutig, denn es wurden bis jetzt Reagine in den Fraktionen 7 S, 9—15 S und 19 S und elektrophoretischer Wanderung mit γ ($\gamma_1 > \gamma_2$), β (β_2) und α (α_1 und α_2) gefunden, wobei aber die Wahrscheinlichkeit gewinnt, daß sie an die Serumglycoproteine lose gebunden sind. Wahr-

scheinlich enthalten sie Lipoproteine von kleinerer Dichte und großem Volumen. Neuerdings werden sie am ehesten in den β_{2a}-Globulinen gefunden.

3. Über die *zellständig gebundenen Antikörper* oder spezifischen Faktoren an den lymphoiden Zellen (Transfer factor nach LAURENCE), die wahrscheinlich für ekzematöse und infektionsallergische Reaktionen vom Tuberkulin-Spättypus von Bedeutung sind, wissen wir fast nichts.

II. Bildungsort der Antikörper

Besonders die mobilen Antikörper werden nach neueren Untersuchungen in lympho-retikulären Geweben (Lymphdrüsen, Milz, Peyerschen Platten des Intestinums und Knochenmark) gebildet. Die Antigene können in reticulo-histiocytären Zellen dieser und anderer Organe lange Zeit gespeichert werden (in Leber z. B. 110–350 Tage, wahrscheinlich an lösliche RNA gebunden). Die Antikörpersynthese findet wahrscheinlich in den jungen, mittleren und großen Lymphocyten der Keimzentren (Übergangszellen) sowie in den Plasmazellen statt, welche für die Proteinsynthese ein reichliches endoplasmatisches Reticulum besitzen, und welche pro Tag Proteine in der Größenordnung des eigenen Zellvolumens bilden und radioaktiv markierte Aminosäure rasch, d. h. innerhalb einer Stunde in das neugebildete Protein incorporieren. Diese Zellen produzieren neben γ- auch α- und β-Globuline. Die Proteinsynthese findet aber nicht in den kleinen reifen, reticulumarmen Lymphocyten statt.

Diese Resultate wurden hauptsächlich durch quantitative Antikörperbestimmungen nach Antigenstimulans in den ableitenden Wegen der regionären Lymphdrüsen, nach Zerstörung der Lymphocyten durch Röntgenbestrahlungen, Cytostatica oder Antiseren, sowie bei Agammaglobulinämikern mit Fehlen der Lymphocyten in Lymphknoten und der Plasmazellen im Blut, gewonnen. Besonders aufschlußreich war der direkte Nachweis antikörperbildender Zellen mit Immunfluorescenz nach COONS oder Markierung mit tracers, neuestens der quantitative Antikörpernachweis in Zellkulturen einzelner Mutterzellen. Ferner bestätigten morphologische Beobachtungen wie Übergänge nach Antigenreiz von Lymphocyten über lymphoide größere Zellen zu antikörperbildenden Plasmazellen (Lymphocytenstimulierung), Vergrößerung sowie Vermehrung der Keimzentren in den Lymphknoten diese Annahme. Die Antikörperbildung läßt sich durch Übertragung von lymphoiden oder Plasmazellen auf Kontrollen oder lymphocytenfreie Tiere übertragen. Auch die Antikörper können nach ihrer Synthese lange liegen bleiben und nach Stressituationen mobilisiert werden.

Auch die Reagine werden wahrscheinlich durch Plasmazellen gebildet, obwohl sie gelegentlich auch bei Patienten mit Agammaglobulinämien vorkommen. Beim Ekzem ist die Bedeutung der Antikörperbildung durch die lymphoiden Zellen durch Versuche mit passiver Übertragung, Hautlappenbrücken sowie Antilymphocytenserum weitgehend geklärt, wobei die reifen Lymphocyten als Träger der spezifischen Faktoren (AK?) wahrscheinlich von Bedeutung sind.

Man macht sich heute bereits genauere Vorstellungen, wie die antigenen Determinanten in den Protein-synthetisierenden Zellen an den Ribosomen die Ribonucleinsäure-Matrize beeinflussen und wie die immunologische Kompetenz bestimmter Zellen zustande kommt. Nachdem man früher annahm, daß jede immunologisch kompetente Zelle durch direkten Kontakt mit vielen Antigenen verschiedene Antikörper bilden könne, wobei dann die Annahme einer Persistenz der Antigenmatrize in der Zelle auf Schwierigkeiten stieß, tritt heute die „clonal selection"-Theorie in den Vordergrund. Nach dieser entstehen in der Embryonalzeit unter Antigenreiz Änderungen der Desoxynucleinsäure-Matrizen, teils unter Antigenkontakt, teils als somatische Mutation, so daß die immunologisch kompetenten Zellen die Fähigkeit gewinnen, je gegen eines der unzähligen möglichen Antigene spezifische Antikörper zu bilden. Kommt während der Embryonalzeit bis kurz nach der Geburt ein bestimmtes Antigen mit den entsprechenden antikörperbildenden Zellen in Kontakt, dann gehen dieselben zugrunde, so daß die betreffenden Antikörper im Leben nie mehr gebildet werden können (*Immuntoleranz*). Kommen die Antigene erst nach der Geburt mit den antikörperbildenden Zellen in Kontakt, dann vermehren sich diese unter starker Antikörperausschüttung. Die Antikörperbildung kann dann nur noch durch übermäßiges Antigenangebot (*Immunparalyse*) oder allgemeine Hemmung der immunologisch kompetenten Zellen (z. B. *Antimetaboliten, Röntgenbestrahlung*) inhibiert werden.

Heute wird angenommen, daß die immunologisch kompetenten Zellen ihren *Ursprung im Thymus* haben und vor bis kurz nach der Geburt in die antikörperbildenden Organe gelangen. Die Umwandlung von lymphoiden Zellen in immunologisch kompetente Zellen wird nach neuesten Untersuchungen durch ein Hormon der Thymusdrüse während der ersten Säuglingszeit ermöglicht.

Wir sehen also, daß bei den Vertebraten die für die Abwehr so entscheidend wichtigen Antikörper ein Problem der spezifischen Proteinsynthese gewisser Zellfamilien darstellen, deren Kompetenz hauptsächlich in der Embryonalzeit und in der frühesten Kindheit geprägt wird. Zweifellos bleibt noch vieles unklar und der späteren Forschung vorbehalten.

Zusammenfassend sei in Tab. 2 dargestellt, welche Faktoren die Antikörperbildung beeinflussen.

Tabelle 2. *Faktoren, die Antikörperbildung beeinflussen*

1. Antigen (Chem. Konstitution, Löslichkeit, pharmakol. Wirkung, Metabolismus, Kreuzreaktion)
2. Eintrittsweg des Antigens
3. Einwirkungszeit (Löslichkeit, Depot, Entzündung, Dauer der Immunisierung)
4. Quantität des Antigens (primäre Antwort minimal, sekundäre Antwort größere Mengen)
5. Praeformierte Antikörper (Inaktivation und beschleunigte Ausscheidung des Antigens)
6. Heredität (Agammaglobulinämie, Atopie, Tierspecies)
7. Alter (Immuntoleranz, Beginn γ-Globulinsynthese im 2. Monat)
8. Ernährung (Verminderung bei Unterernährung und B_6-Mangel)
9. Unspezifische Stimulation (Fieber, Kreuzreaktion)
10. Dämpfung des lympho-plasmatischen Systems (Röntgen, Cystostatica, Antimetaboliten)
11. Hormone? (Thyreoidea? Nebennierenrinde?)
12. Nervensystem? (Vegetativum? Hirnstamm?)

D. Was wissen wir über Antigen-Antikörper-Reaktionen (AAR)?

Die Antikörper vereinigen sich mit den Antigenen als *Primärvorgang* in Plasma oder an Zelloberflächen außerordentlich rasch, innerhalb von Sekunden bis Minuten, wobei sich wegen der Gültigkeit der multiplen Proportionen, auch in vivo, verschiedene Komplexe bilden können. Hier sind diejenigen der Zusammensetzung von 2 Antikörpern und 1 Antigen ($Ak_2 Ag_1$) bei den Reaginen, sowie mit 2 Antikörper- und 3 Antigen-Molekülen ($Ak_2 Ag_3$) bei Kaninchen-Anaphylaxie, Serumkrankheit biologisch besonders wichtig.

Die Ak_1-Ag_2-Komplexe sind, gemessen am Hauttest, nur schwach, die Ak_2-Ag_3-Komplexe hingegen stark toxisch, nicht aber, wenn vorher die Hautrezeptoren mit gewöhnlichem γ-Globulin besetzt wurden. Antikörper-Hapten-Komplexe sind weniger toxisch. Das Komplement spielt bei diesen Zellreizungen durch Komplexe nur eine fragliche Rolle, möglicherweise durch Aktivierung der C''-Esterase.

Die Antigen-Antikörper-Moleküle haften, ohne sich zu verändern, durch H-Bindungen, van der Waalsche und elektrostatische Kräfte reversibel aneinander, wobei die COO—NH-Gruppen entscheidend sind wie dies PAULING am Beispiel des Ovalbumin-p-azo-succinyl-Ions zeigte. Die verschiedenen Antigen-Antikörper-Komplexe sind dissoziierbar oder löslich, z.B. bei pH 3,5, bei Einwirkung starker Salze sowie bei Antigen- oder Antikörper-Überschuß.

Als *Sekundärvorgang* entstehen Wirkungen auf Zellmembran und Zellinhalt, je nach Stärke des Zellreizes in anabolem (vermehrter Muskelkontraktion, pseudopodienartigen Bewegungen) oder katabolem Sinn (Vermehrung der Membranpermeabilität, Quellung, Nekrose, bei Anwesenheit von Komplement-Lyse, wobei vielleicht die besonders empfindlichen Lysosomen mitwirken). Wie weit an diesen Sekundärvorgängen Übermittlungssubstanzen wie Histamin, Acetylcholin, Serotonin, „slow reacting substances", Bradykinin u.a. beteiligt sind, ist erst in experimentellen Einzelfällen geklärt.

Die *biologische Wirkung der Antikörperreaktion* auf lösliche oder zellgebundene Antigene sowie auf Zellen und Gewebe ist, wie in der Einleitung erwähnt wurde, verschieden. In der Regel werden die Antigene inaktiviert, denaturiert und beschleunigt aus der Zirkulation entfernt. Dieser Vorgang kann sich in vivo als Präzipitation oder Komplexbildung, Agglutination mit Phagocytose, Komplementbindung mit Lyse, Virus- und Toxinneutralisation äußern und wirkt sich als Schutz aus (*Immunität, phylakogene Reaktion*).

Sie kann sich aber zusätzlich gegenüber schädlichen oder blanden Antigenen als krankmachender Zellreiz äußern, als *allergische Reaktion* im Sinne von PIRQUET mit qualitativ geänderter, in diesem Fall gesteigerter Reaktion. Je nach Herkunft der Antigene richtet sie sich gegen heterologe, d.h. gattungsfremde Antigene, gegen Antigene von einzelnen Vertretern einer Gattung (Isoantigene, z.B. Blutgruppen), oder auch gegen körpereigene, evtl. gewebsspezifische Antigene (homologe Antigene, Autoantigene), z.B. wenn diese pathologisch alteriert werden oder wenn die Immuntoleranz zusammenbricht.

Die allergisierenden und immunisierenden Reaktionen sind nicht identisch und sind dissoziierbar, denn die zur Immunität führenden Polysaccharid-Antigene der Pneumokokken und hämolytischen Streptokokken verursachen nur Sofortreaktionen vom Arthus-Typus, die proteinhaltigen Antigene Spätreaktionen, immunisieren aber nicht. Diese bewirken auch bei der Tuberkulose keine Immunität, und hier läßt sich nach Infektion (Kochsches Phänomen) durch Desensibilisierung mit der Proteinfraktion des Tuberkulins die Allergie ausschalten bei bleibender Immunität. Auch die allergische entzündliche Reaktion ist der Infektionsabwehr, trotz Anhäufung der Leukocyten, nicht unbedingt förderlich, denn sie erleichtert z.B. bei Pneumokokkeninfektionen und Pasteurellosen sogar die Verbreitung der Erreger im Organismus. Bei der phlegmasischen Trichophytie trägt sie aber durch Abstoßung der infizierten Haare zur Heilung bei.

Das *Ineinandergreifen von Allergie und Immunität* sei am Schema des *Ablaufs von Infektionen* nach G. Miescher kurz dargestellt. Bei *Sepsis* mit generalisierter Evolution, Bazillenreichtum und schwacher Allergie ist auch die Immunität gering. Bei *Metastasen* mit progressiver Evolution, ebenfalls reichlichem Bazillenbefund und schwacher bis starker Allergielage ist die Immunität wechselnd. Beim *Mikrobid* mit episodischer Evolution finden sich nur gelegentlich Bazillen, bei schwach bis starker Allergie und mäßiger Immunität. Beim *stummen Verlauf* mit nur vereinzelten Bazillen ist bei schwach bis starker Allergie die Immunität ausgeprägt.

Wir Dermatologen haben uns hauptsächlich mit den wechselnden Allergie- und Immunitätsverhältnissen der Mikrobide zu befassen, d.h. mit der „friedlichen Ko-Existenz" von Erreger und Makroorganismus.

Von den allergischen Reaktionen ist das *anaphylaktische Tierexperiment* am gründlichsten analysiert worden. Entsprechend der hauptsächlichen Verteilung der glatten Muskulatur, welche durch AAR zur Kontraktion gebracht wird, sowie unterschiedlicher Tendenz zur Bildung sessibler oder mobiler Antikörper, bzw. Antigen-Antikörper-Komplexe, zeigen die Tierspecies verschiedene anaphylaktische Hauptsymptome.

Neben tonisch-klonischen Krämpfen und Exitus steht beim *Hund* die Pfortaderkontraktion mit Leberstauung und aufgetriebenem Bauch im Vordergrund, beim *Kaninchen* die Kontraktion der A. pulmonalis mit Herzstillstand und beim *Meerschweinchen* die Kontraktion der Bronchiolen mit Asthma und Lungenödem. Je nach quantitativen und zeitlichen Verhältnissen kann der *Schock* akut letal oder protrahiert verlaufen. Beim Meerschweinchen sind sessile Antikörper, beim Kaninchen Antigen-Antikörper-Komplexe im Blutplasma von entscheidender Bedeutung.

Einige allergische Reaktionen vom Soforttyp des Menschen lassen sich mit dem Meerschweinchen-Reaktionstypus (Atopie, Urticaria, einzelne Arzneimittelreaktionen), andere mit dem Kaninchentypus (Arthus-Phänomen, einzelne Arzneimittelreaktionen) vergleichen.

Neben dem anaphylaktischen Tierexperiment wurden in den letzten Jahren erfolgreich einige *Modellversuche* ausgearbeitet, um Wirkungsweise der AAR und Übermittlungssubstanzen besser zu studieren. Es sind dies die Modelle der sensibilisierten Meerschweinchenlunge mit Antigenzusatz, der Immunhämolyse, der Kaninchenthrombocytenagglutination unter Wirkung von Antigen-Antikörper-Komplexen sowie die umgekehrt passive Anaphylaxie isolierter Rattenmastzellen.

Die Beurteilung der Reaktion geschieht z. T. durch Messung der Histaminliberation, z. T. *Beurteilung der Cytolyse.* Mit diesen Systemen wurde die Bedeutung von Temperatur, Alkylphosphaten, Chymotrypsin, Salicylaldoxim, EDTA, Fehlen von Calcium oder Magnesium untersucht sowie die Abhängigkeit von Komplement, Ionenstärke, Lysophosphatiden u. a. m.

Von der Wirkung verschiedener Übermittlungssubstanzen ist bis heute folgendes bekannt:

Das *Histamin* ist im Gewebe besonders in den feinen Granulationen der Mastzellen vorhanden (wahrscheinlich durch Histidin-Decarboxylase entstanden) sowie in Blutplättchen der Kaninchen. Es spielt bei den meisten Sofortreaktionen sowie bei der Serumkrankheit eine Rolle, evtl. auch bei Spätreaktionen. Das *Serotonin* (5-Hydroxytryptamin) findet sich in Blutplättchen verschiedener Species, in Mastzellen von Nagetieren, wird aber nicht einwandfrei durch Antigen-Antikörper-Reaktionen liberiert und ist beim Menschen nicht sicher von Bedeutung. Die *langsam reagierende Substanz* (slow reacting substance, SRS-A) kommt im normalen Gewebe nicht vor, wird aber bei Mensch, Meerschweinchen, Kaninchen und Ratten unter AAR gebildet. Sie spielt wahrscheinlich bei Sofortreaktionen, insbesondere bei Asthma, vielleicht auch bei Spätreaktionen eine Rolle. Das *Bradykinin* (ein Peptid) ist im normalen Gewebe kaum auffindbar, entsteht durch langsame Wirkung von Schlangengift, Trypsin, oder Plasmin, durch rasche Wirkung von Enzymen, insbesondere Kallikrein sowie durch AAR bei Hund, Meerschweinchen, Kaninchen und Ratte. Vielleicht kommt ihm bei menschlichen Sofortreaktionen eine gewisse Bedeutung zu.

Die AAR weist im *zeitlichen Ablauf* und in anderen Charakteristika Besonderheiten auf, weshalb üblicherweise die zwei Gruppen der *Sofort-* und der *Spätreaktionen* unterschieden werden, wobei sich in jeder dieser Hauptgruppen wieder einzelne Untergruppen unterscheiden lassen. Je nach Gewebe und Art der AAR zeigen sich klinisch und histologisch entzündliche und degenerative Vorgänge, die aber für das allergische Geschehen nicht pathognomonisch sind. Man findet Veränderungen an Kapillaren, Venolen, Arteriolen, an Reticulin und Collagen (z. B. fibrinoide Degeneration), an Parenchymzellen, die aber häufig erst sekundär in Mitleidenschaft gezogen werden.

Die pathogenen Wirkungen der AAR können nach WAKSMAN und P. MIESCHER bei ursächlichen Gewebsantigenen cytotrop oder cytotoxisch oder als einfach-mittelbare Reaktion (z. B. Haemagglutination, Erythro-, Leuko- und Thrombocytolyse) schädigend verlaufen. Sie können aber auch indirekt durch eine an den Membranen ablaufende AAR vom Früh- oder Spätreaktionstypus ausgelöst werden.

Dem Komplement kommt besonders bei der Cytolyse eine entscheidende Rolle zu. Von den bis heute festgestellten mindestens 6 Komplement-Konstituenten haben mehrere Esterasewirkung mit entsprechender Proteolyse unter Mitbeteiligung von Calcium und Magnesium. Nach neuesten Untersuchungen ist aber die Komplementbindung kein für Antigen-Antikörper-Reaktionen pathognomonischer Vorgang.

Zusammenfassend seien im folgenden die Verhältnisse der AAR, der Übermittlungssubstanzen und der Komplementbindung bei der Sofortreaktion, der Spätreaktion und der der tierischen Anaphylaxie am meisten gleichenden Serumkrankheiten nach Coombs u. Gell dargestellt.

1. Bei der innerhalb von Minuten auftretenden *Sofortreaktion* sind folgende 3 Gruppen möglich:

a) unvollständige Ak (Reagine) fixieren sich passiv an Zellmembranen (wahrscheinlich besonders an Glycoproteine, die Serum-, Pferdehaar-Glycoproteinen und anderen Inhalationsallergenen ähnlich sind. Eventuell bestehen erblich besondere a_2-Globulin-Fraktionen, mit Tendenz zur Bindung an Zelloberflächen-Glycoproteine). Sie liberieren bei Antigenkontakt Übermittlungssubstanzen und führen zum Zellreiz. Dieser Mechanismus ist wirksam bei der Meerschweinchen-Anaphylaxie, bei Atopie, Urticaria und einigen Arzneimittelreaktionen.

b) Vollständige, zweiwertige, präzipitierende Antikörper bilden mit Antigenen toxische Ak_2-Ag_3-Komplexe und liberieren beim Zellkontakt und Mitwirkung des Komplements aktive Übermittlungssubstanzen, wodurch der Zellreiz entsteht. Dieser Mechanismus ist wirksam bei der Kaninchen-Anaphylaxie, beim Arthus-Phänomen und bei einzelnen Arzneimittelreaktionen.

c) Die mit antigenen Determinanten versehenen Zellen reagieren mit mobilen, vollständigen und unvollständigen Antikörpern und kommen unter Mitwirkung von Komplement zur Lyse. Dieser Mechanismus ist wirksam bei Erythroblastose, Blutdyskrasien, Transfusionszwischenfällen und einzelnen Arzneimittelreaktionen.

Bei diesen Sofortreaktionen kontrahieren glatte Muskelfasern mit Störung der Kapillarendothelien unter Beteiligung von Übermittlungssubstanzen wie Histamin, SRS-A, evtl. Acetylcholin, Serotonin und Bradykinin.

2. Die *Spätreaktionen* manifestieren sich erst nach Stunden mit folgenden 2 Untergruppen: a) die Zellmembranen adsorbieren das Antigen. Bei Kontakt mit Lymphocyten oder lymphoiden Zellen, die antikörperähnliche, aber noch nicht aufgeklärte, spezifische Faktoren enthalten, tritt Zellreiz auf. Dieser Mechanismus ist wirksam bei Infektionen (Tuberkulintyp) sowie bei einzelnen Arzneimittelreaktionen.

b) Die Epithelzellen adsorbieren das Ag oder einen Ag-Komplex und antworten ebenfalls nach Kontakt mit spezifisch geänderten Lymphocyten oder lymphoiden Zellen mit Zellreiz. Dieser Mechanismus ist beim *Kontaktekzem* sowie bei einzelnen Arzneimittelreaktionen wirksam.

Gewebe wie Epidermis, Mesenchym, eventuell auch andere Parenchymzellen werden durch diesen Spätreaktionstypus geschädigt, wobei eventuell Histamin oder SRS-A beteiligt sind, nicht aber Komplement.

3. Bei der *Serumkrankheit* benötigt die Entwicklung von Antikörpern Tage; die Reaktion zwischen Ag und Antikörpern stellt dann aber eine Sofortreaktion dar. Hier reagieren die vollständigen, präzipitierenden Ak mit den noch vorhandenen Ag-Molekülen, bilden (Ak_2-Ag_3)-Komplexe, welche unter eventueller Mitwirkung von Komplement Histamin freisetzen mit folgendem Zellreiz. Daneben können aber auch unvollkommene Ak (Reagine) beteiligt sein.

Dieser Mechanismus ist wirksam bei der Serumkrankheit, aber auch bei einzelnen Arzneimittelreaktionen. Hauptsächlich sind hier die Kapillaren Reaktionsmittelpunkt.

Ein Teil der genannten Reaktionstypen wurde besonders durch Dermatologen geklärt, insbesondere die Atopiegruppe, die Arzneimittelreaktionen sowie die Spätreaktionen vom Tuberkulin- und Ekzemtyp. Diese beiden letzteren Gruppen wird SPIER besonders besprechen. Es ist zu hoffen, daß auch weiterhin Dermatologen in dieser Forschungsrichtung eine führende Stellung beibehalten.

Entsprechend der Annahme, daß sich AK aktiv oder passiv an sämtlichen Geweben fixieren, können sich je nach Eintrittsweg des Antigens *verschiedene Schockorgane* in der Reaktion folgen. Bei Eintritt durch die *Haut* ist das 2. Kapillarfilter (mögliches Schockorgan) die Lunge, das 3. die Haut mit sämtlichen anderen Organen. Bei Eintritt durch den *Respirationstrakt* kann als 2. die Haut und sämtliche anderen Organe reagieren. Bei Eintritt durch den *Magen-Darmtrakt* ist das 2. Kapillarfilter die Leber, dann Lunge, dann Haut mit sämtlichen anderen Organen. Bei *Entstehung schließlich des Antigens im Körper* (z. B. Fokalinfekt) ist das 2. Filter in der Lunge, das 3. in der Haut mit sämtlichen weiteren Organen zu finden.

Ein besonders schwieriges Problem stellen die *Arzneimittelreaktionen* dar, bei welchen sämtliche genannten Mechanismen von Bedeutung sein können. Außer bei der ekzematösen Arzneimittelreaktion stößt der Allergennachweis auf große Schwierigkeiten, da oft die wirksamen Allergene durch bekannte und unbekannte metabolische Vorgänge, z. B. in Verdauungstrakt, Blutkreislauf, Leber oder Exkretionsorgane erst entstehen können.

DAVIES versuchte anhand bestimmter determinanter Gruppen der Arzneimittel mögliche Antigenität vorauszusagen. So wäre denkbar, daß Arzneimittel oder deren Metaboliten mit basischen Gruppen wie $-NH_2$, $-NO_2$, $-N{=}N-$, $-CONH_2$ mit sauren Gruppen der Proteine wie $-COOH$, $-\langle\!\!\bigcirc\!\!\rangle{-}OH$, $-SH$ zu Vollantigenen werden, oder andererseits saure Arzneideterminanten wie $-NHOH$, $-COOH$, $-OH$, -Chinone mit basischen Proteingruppen wie $-NH_3$, $-NHCNH_2$ antigen werden.

Aus noch unbekannten Gründen können einzelne Arzneimittelgruppen die verschiedensten Hautkrankheiten imitieren wie Akne, Erythema nodosum, Erythema multiforme, vegetierende Dermatosen, infektiöse Exantheme, Follikulitiden, fixe Exantheme u. a. m.

Die *Diagnose der verantwortlichen Allergene* geschieht mit den bekannten *Hauttest-Methoden* vom Spätreaktionstypus (Läppchenproben, Intracutantest) oder vom Sofortreaktionstypus (Intracutantest, Scratch- und Pricktest). Eine strenge Unterscheidung der beiden Reaktionsformen ist aber oft nicht möglich, indem bei Sensibilisierungen gelegentlich zuerst Spätreaktionen, dann Sofort- und Spätreaktionen, dann Sofortreaktion, dann reaktionslose Immunität entsteht, wie dies FRANKLAND am Beispiel der Insektenallergie bei Atopikern nachgewiesen hat. Zum Teil ist die Reaktionsart abhängig vom Antigen, wie Tendenz zur Sofortreaktion bei kohlehydratreichen, zur Spätreaktion bei proteinreichen Antigenen (z. B. Trichophytin, Staphylokokken, Mucopolysaccharide der Blutgruppen usw.), teils spielen andere Faktoren, wie Heredität, Eintrittsweg der Antigene usw. eine Rolle.

Es ist zu hoffen, daß mit Kenntnis der vielen Antigenmöglichkeiten, der verschiedenen Antikörperarten, der speziellen Verhältnisse von Sofort- und Spätreaktionen sowie der Eintritts- und Ausbreitungsverhältnisse der Antigene mit verschiedenem Schockgewebe in Zukunft die dermatologische Forschung befruchtet wird, damit weitere Dermatosen eine pathogenetische Klärung finden.

E. Mögliche Probleme der Zukunft

1. Die immunologischen in vitro-Reaktionen sollten weiterhin so entwickelt werden, daß sie imstande sind, kleinste Antikörpermengen, insbesondere die labilen Reagine, zu erfassen. Dies gelang trotz aller Bemühungen bis jetzt nicht. Unsere früheren Versuche mit Thrombocytenagglutinationen in vitro und Nephelometrie haben sich nicht durchgesetzt, auch der Basophilendegranulationstest ist noch umstritten. Vielleicht gibt der Lymphocytenstimulationstest brauchbarere Resultate. Der Nachweis von Reaginen in loco mittels Immunfluorescenz nach Coons im histologischen Gefrierschnitt hat bei uns negative Resultate ergeben. Es gelang mit dieser Methode lediglich, bei ACTH-Allergikern nachzuweisen, daß die Antikörper (z. T. Reagine) gegen Verunreinigungen durch Schweinehypophyse gerichtet sind, nicht aber gegen das relativ kleine ACTH-Molekül. Die Antikörper ließen sich durch synthetisches ACTH auch nicht absorbieren, d.h. entfernen, wohl aber durch ungereinigtes ACTH. Unsere vorläufigen Versuche des Reaginnachweises durch Leucocytenagglutination gaben nur eine ungenügende Ausbeute mit 30–40%.

2. Die Bemühungen um die Identifizierung von Metaboliten sollten intensiviert werden, nicht zuletzt zur erfolgreicheren Testung bei Arznei- mittel- und Nahrungsmittel-Allergie.

3. Die Rolle von Kohlehydratfraktionen bei den verschiedensten Allergenen wurden trotz des sicheren Nachweises von Kreuzreaktionen zwischen Pneumokokken, anderen Mikroben, Trichophyten, Hausstaub und Pollen stiefmütterlich behandelt. Bei Isolierung und Identifizierung reiner Kohlehydratfraktionen wäre ein besseres Verständnis von Kreuzreaktionen, eventuell der Chronizität einzelner Leiden sowie Entwicklung besserer Desensibilisierungsmethoden möglich. Auch wir fanden weder bei Pollen noch bei Hausstaubextrakten Kongruenz zwischen der Hautreagibilität und dem Proteingehalt, vielmehr jedoch mit dem Kohlehydratgehalt. Es ist möglich, daß Glucoproteide bezüglich Sensibilisierung, Reaginbildung, Fixierung der Reagine an die Haut und Kreuzreaktionen von entscheidender Bedeutung sein werden, möglicherweise auch in bezug auf Zusammenbrechen der Immuntoleranz, Ausbruch bestimmter allergischer Krankheiten nach unspezifischer Gewebsschädigung.

4. Es ist zu hoffen, daß durch Bearbeitung von Kreuzreaktionen kohlehydrathaltiger Antigene ein weiterer Beitrag zur Frage der Chronizität der Ekzeme geleistet werden kann.

5. Es sollte eine Technik ausgearbeitet werden, die es erlaubt, die Antigene der Epithelzellen genauso zuverlässig zu studieren wie die Blutgruppen-Antigene.

6. Ein interessanter Fragenkomplex scheint mir durch die Mimicry der Arzneimittelreaktionen gegeben. Hier findet sich vielleicht eine Brücke zwischen pharmakodynamischer Wirkung, Prägung des klinischen Bildes durch AAR — und eventuell Abhängigkeit vom Nervensystem.

7. Was machen wir eigentlich bei der Desensibilisierung, wenn schon der Schutz durch entstehende, blockierende Antikörper nicht erwiesen ist? Die benützten Extrakte enthalten nicht nur die wirksamen Oberflächenantigene, sondern als Ballast auch tief liegende Antigene in Pollen und Bakterien, die vielleicht gar nicht aufgeschlossen werden und zur Wirkung kommen. Wenn aber körperfremde Kohlehydratfraktionen lange unaufgeschlossen im Körper bleiben können, wissen wir nicht, ob wir einen Antikörperreiz setzen oder Immunparalyse erreichen.

8. Es ist zu hoffen, daß die erfolgversprechenden Versuche der Immunparalyse bei Ekzemen praktische Resultate zeitigen, wie sie früher von SULZBERGER, CHASE, jetzt von DE WECK und FREY verfolgt werden.

9. Im Hinblick auf Entstehung von Immuntoleranz während der Embryonalzeit oder kurz nach der Geburt, z.T. unter Mitwirkung des neu entdeckten Thymushormons, scheint die Einnahme und Entstehung von Antigenen bei der Mutter sowie die erste Säuglingszeit für die immunologische Prägung des späteren Lebens von entscheidender Bedeutung zu sein. Vielleicht lassen diese Verhältnisse das Problem des Säuglingsekzems und der Atopie besser verstehen und bearbeiten. Wir konnten allerdings keinen signifikanten Unterschied zwischen Erkrankung an Heuschnupfen und Geburtsmonat feststellen, wobei eventuell bei Herbstkindern durch sommerliche Resorption von Pollensubstanzen durch die Mütter eine gewisse Toleranz zu erwarten gewesen wäre.

10. Die weitere Erforschung von aktiven Übermittlungssubstanzen und Entwicklung spezifischer Inhibitoren könnte therapeutisch von großer Bedeutung sein.

11. Was bedeutet Heredität, Konstitution für die immunologische Prägung? Bestehen gruppenspezifische Glucoproteide, die für die Entstehung der Reagine, d.h. Atopie entscheidend sind? Welche Bedeutung kommen dem neutralen, insbesondere vegetativen Nervensystem eventuell mit den entsprechenden peripheren Zirkulationsverhältnissen für die Manifestation allergischer Krankheiten zu?

Es ist klar, daß die erwähnten, aus dem klinisch-pathogenetischen und therapeutischen Bedürfnis abgeleiteten Probleme zur Lösung einer intensiven Arbeit von Immunbiologen, Biologen, Pharmakologen und Dermatologen bedürfen. Als Losung möge auch hier gelten: ,,Arbeiten und nicht verzweifeln!‘‘

Aus der Hautklinik der Freien Universität Berlin
(Direktor: Prof. Dr. med. H. W. SPIER)

Zur Pathogenese des Ekzems

Von

H. W. SPIER

GUIDO MIESCHER gab 1954 einen Überblick über die Ekzem-Makro- und
-Mikromorphologie, wies auf die Bedeutung ekzemwirksamer Mikroben als
Unterhaltungsfaktor des chronischen Ekzems sowie auf die gerade dem
mikrobiellen Ekzem eigene Neigung zur Dissemination hin und bekannte
sich abschließend zu der Auffassung des Ekzems als polyätiologisches Geschehen auf der pathogenetisch einheitlichen Grundlage der ekzemallergischen Reaktionsform. 1960 ging MIESCHER näher auf den Ausbreitungs-
modus der Sensibilisierung unter Betonung der Arbeiten von HAXTHAUSEN,
LANDSTEINER, CHASE, FREY und WENK ein und berichtete bereits über die
bemerkenswerten passiven Ekzemübertragungen beim Menschen von EP-
STEIN und KLIGMAN wie über neue Beiträge zur ekzematogenen Rolle der
Mikroben von STORCK; MEYER-ROHN und RÖCKL. Zum Schluß besprach
MIESCHER Realisations- und idiodispositionelle Faktoren.

Von den seit 1960 erschienenen Beiträgen zur Pathogenese des Ekzems im engeren oder weiteren Sinne können nur einige Ergebnisse gebracht werden.

Nicht besprochen wird das sog. *degenerative = Abnutzungs- = traumiterative Ekzem* (SCHREUS 1935/39, BERING 1939, CARRIÉ 1951, HAGER-
MANN 1957, SCHNEIDER 1964), dessen enge Beziehungen zum mikrobiellen Ekzem gewerbedermatologischerseits oft gar nicht erwähnt werden. Ferner nicht das primär chronisch *nummuläre Ekzem, Ekzeme* von
innen nach *außen.* — Bezüglich *Neurodermitis* und *Dyshidrose* nur Hinweise:

Kinder mit angeborner *Agammaglobulinämie* leiden nach GOOD u. Mitarb. (1962; PETERSON, PAGE und GOOD 1962) erstaunlich häufig an *Neurodermitis.* Wie umfangreiche Hauttestungen und Sensibilisierungsversuche
mit einem potenten Frühreaktions-Allergen (Ascariden-Extrakt) erkennen
ließen, können sie keine urticariellen Frühreaktivitäten, aber uneingeschränkte Phänomene der Spätreaktivität einschließlich sog. Autoaggres-
sionskrankheiten entwickeln. Die Folgerungen aus diesem Naturexperiment
für die Neurodermitis-Forschung sind noch gar nicht abzusehen. —
Die in der Praxis so bedeutungsvollen Probleme der *Dyshidrose* hat
SIMONS (1962) durch dreidimensionale Rekonstruktion der Beziehungen zwischen Schweißdrüsenausführungsgängen und Bläschen näher beleuchtet.
SIMONS fand in über 10 000 Serienschnitten von 22 Exzisaten keine Beziehungen zwischen Schweißdrüsenausführungsgängen und Bläschen, allenfalls
einen Bläschen-Einbruch in den Schweißdrüsenausführungsgang — nicht etwa
umgekehrt. Im übrigen zeigt seine Analyse, wie unklar noch vieles bei diesen
dyshidrosiformen Eruptionen ist. Die Dyshidrose wird sicherlich u. a. auch
terraincharakteristischer Ausdruck eines mikrobiellen Ekzems sein können.

Spätreaktivität und Kontaktekzem

Die Spätreaktivität gilt als der primitivere, ursprünglichere, dafür
gegenüber der Frühreaktivität mit ihren humoralständigen Antikörpern
länger persistierende Sensibilisierungsmodus. Sie entsteht nach LETTERER

bevorzugt oder sogar ausschließlich (nur) dann, wenn kleinste Mengen antigenen Materials langsam, protrahiert diskontinuierlich oder kontinuierlich auf antikörperbildende lymphoretikuläre Systeme einwirken (weiteres s.u.). 1960/62 berichtete Macher-Freiburg über Ergebnisse ausgedehnter histologischer Studien der Reaktionen der regionären Lymphknoten beim experimentellen allergischen Kontakt-Ekzem an 330 Versuchstieren, denen zufolge der plasmazelluläre Apparat bei der Ausbildung der Ekzem-Spätreaktivität — geprüft am Beispiel der *Dinitrochlorbenzol*-Applikation — nicht in Anspruch genommen wird. Macher fand lediglich eine Hyperplasie der Lymphknotenrinde, d.h. der sog. Hellmannschen Rindenknoten, die ihrerseits nichts mit den Flemmingschen Keimzentren zu tun haben. Soweit überhaupt die Histologie einen Rückschluß auf Zell-Leistungen zuläßt, konnte Macher in undifferenzierten, großkernigen Zellen die Mutterzellen der antikörpertragenden Lymphocyten vermuten. Mit dieser hier nicht in Details zu referierenden, durch Kontrollserien in ihren Ergebnissen gesicherten, grundlegenden Arbeit hat die Immunbiologie des Ekzems offensichtlich ihren vollen Anschluß an die der allgemeinen und speziellen Immunbiologie gefunden, ja, darüber hinaus wird diese Arbeit größtes Interesse bei den Immunforschern nicht dermatologischer Provenienz finden, betonte der bekannte experimentelle Pathologe Gell doch 1961 noch die „gähnende Kluft zwischen unseren relativ leidlichen Kenntnissen der Cytologie der Früh-Ak-Bildung und unserem Unwissen über die Zellen, die das antigene Material aufnehmen, und diejenigen, die die Fähigkeit im Rahmen der Spätreaktion entwickeln, sich dem Ort der Antigendeponierung zu nähern".

Die moderne *Isotopen*technik hat auch in die Ekzemforschung Eingang gefunden. Für Zelletikettierung zwecks autoradiographischer, d.h. histologischer Analyse kommt nur die extrem weiche Strahlung des Wasserstoffisotops Tritium (H_3) zwecks möglichst orthotoper Markierung in Frage. Nach Groth (1964) ist der Prozentsatz unspezifisch mit H_3-Thymidin markierter, in die Epidermis bei der Epicutantest-Auslösung invadierender Rundzellen bei Tieren, die *nach* der Sensibilisierung H_3-Thymidin zur Markierung DNS-synthetisierender, d.h. offensichtlich frisch entstandener Lymphocyten erhalten hatten, wesentlich größer als bei den Tieren, die *vor* der DNCB-Sensibilisierung H_3-Thymidin bekommen hatten.

Najarian und Feldman (1963) konnten bei simultan mittels H_3-Thymidin-markierter und nicht markierter Lymphocyten passiv übertragener DNFB- und Tuberkulin-Reaktivität in den Testfeldern der Rezipienten eine recht eindeutige Anreicherung der jeweils spezifischen Lymphocyten feststellen — allerdings erwiesen sich nach 24 Stunden jeweils nur 1—4% der Lymphocyten im Testort als markiert, nach 2 Tagen eher noch weniger. Das beweist eindeutig, daß die Mehrzahl der im Testfeld anzutreffenden Lymphocyten nichts mit der spezifischen Antigen-Antikörper-Reaktion zu tun haben, ihre Ansammlung vielmehr das Resultat einer unspezifischen Beantwortung des spezifischen Traumas seitens des Rezipienten ist.

Mit Palme haben Schwarz und Thies autoradiographische Studien mit H_3-markiertem DNCB, d.h. mit direkter Markierung des Ekzem-*Allergens, nicht* der Lymphocyten, begonnen.

Es wurde markiertes DNCB in toxischer, d.h. genügend sicher allergogener Gesamtdosis epicutan appliziert. Autoradiographisch zeigten bislang lediglich Milzschnitte Schwärzungspunkte, und zwar wohl bevorzugt reticuläre großkernige Zellen sowie unreife und reife Lymphocyten in der weißen Pulpa.

Mußten die bereits von Miescher referierten gelungenen *Ekzem-Übertragungsversuche* mittels Rundzellen den allergischen Charakter des Kontaktekzems auch Skeptiker überzeugen, so fiel auf dieses scheinbar abgeschlossene Kapitel neuer Zweifel, als De Weck und Brun (1956) nach Übertragung von Leukocyten, die von gemäß dem sog. kombinierten Sensibilisierungsmodus (Chase) hochgradig überempfindlich gemachten Versuchstieren stammten, bei den Rezipienten zwar makroskopisch eindeutige Spätreaktion sahen, die Histologie jedoch keineswegs eine Ekzemreaktion im Sinne der epidermalen Mitbeteiligung, sondern lediglich eine cutane Infiltration ergab. Zwar konnte von Grimmer und Spier (1961) auch die histologische Verifizierbarkeit der passiven Übertragung des tierexperimentellen Kontaktekzems gezeigt werden — und zwar bei klassischer, d.h. lediglich epicutaner Sensibilisierung der Spendertiere — womit sozusagen die Ehre der Ekzemübertragungsstudien gerettet war, es blieb jedoch seit den Studien von De Weck und Brun die unabdingbare Forderung einer histologischen Untersuchung jedweder experimenteller Hautreaktion. Im übrigen mußten schon diese Studien die Vermutung aufkommen lassen, daß es 2 *verschiedene*, durch epicutane Pinselungen auslösbare Spätreaktionstypen gibt, eine vom sog. cutanen Typ (Tuberkulintyp) und eine vom klassischen Ekzemtyp, d.h. mit epidermaler Beteiligung in Form der Basalspongiose, Vesikelbildung, Lymphocyten-Immigration usw. Dies um so mehr, als Grimmer (1962) nach intralymphonodulärer und intralienaler, d.h. extracutaner Sensibilisierung durch epicutane Pinselung wiederum nur Reaktionen vom Tuberkulintyp auslösen konnte.

Unter diesem Gesichtspunkte wurden die klassischen Landsteiner-Versuche, die noch heute als das Fundament experimenteller Ekzemforschung gelten, reproduziert, aber über Landsteiner hinaus histologisch untersucht (Klaschka 1964). Bei Pinselung intraperitoneal nach Landsteiner mit Hilfe von Stromata und Adjuvans-Konjugaten und anderweitig extracutan sensibilisierter Meerschweinchen wurden rein cutane Infiltrate gefunden, die allenfalls bei stärkster Ausprägung hier und da von einer gerade angedeuteten lymphocytären Immigration und ganz leichten basalen Spongiose, d.h. offensichtlich von einer passiven Epithelreaktion, begleitet waren. Landsteiner wurde ferner insofern bestätigt, als nach *Desensibilisierung* der konkomittierenden Frühreaktivitäten durch vorgeschaltete intracutane Applikation von Hapten-Protein-Konjugaten die Spätreaktivität makroskopisch als solche im wesentlichen nicht erschüttert wird; auch histologisch bleibt das cutane Bild (einschließlich Karyoklasie!). Werden nun die zunächst rein cutan reagierenden Tiere *wiederholt* gepinselt, so entwickelt sich histologisch allmählich das klassische Bild der Ekzemreaktion, d.h. epidermale Reaktion neben bzw. auf dem Boden einer primär rein cutanen Sensibilisierung, und zwar wahrscheinlich keineswegs etwa entscheidend besser oder schneller als bei Tieren, die vorher überhaupt noch nicht sensibilisiert worden waren (KLASCHKA, unveröffentlicht).

Diese Befundgruppe zusammenfassend: Das, was früher auf Grund rein makroskopischer Kriterien als experimentelles Kontaktekzem angesehen wurde, erweist sich bei histologischer Analyse als inhomogen insofern, als bei extracutaner Sensibilisierung eine cutan lokalisierte Spätreaktion, d.h. eine solche vom Tuberkulintyp, bei epicutaner Sensibilisierung eine solche vom klassischen, d.h. gemischten Ekzemtyp entsteht, und zwar bei identischem Auslösungsmodus (epicutane Pinselung) und bei identischem Ekzem-Allergen (DNCB).

Für diesen hinsichtlich DNCB — und vorerst wohl nur für dieses Ekzemallergen — als gesichert anzusehenden Dualismus der experimentellen Ekzemreaktion können in erster Sicht 2 Entstehungsmechanismen diskutiert werden:

1. Das DNCB wird in dem ja zu chemischen Umsetzungen, insbesondere solche oxydoreduktiver Art durchaus befähigten Zellepithel derart sekundär verändert, daß die zellständigen Spät-Ak gegen dieses (hypothetische) Sekundär-Allergen nicht identisch sind mit denjenigen, die gegen das extracutan applizierte DNCB gerichtet sind. Die epicutane Auslösbarkeit der cutanen DNCB-Reaktivität wäre nicht unverständlich, da sicher auch unverändertes DNCB transepidermal permeiert. Spuren genügen!

2. Bei der Passage konjugiert sich DNCB mit einem Epithelbestandteil, einem *struktur*spezifischen „Carrier", dessen Eiweißnatur übrigens nicht erwiesen ist, ja eher unwahrscheinlich ist. Diese doppelte Spezifität der Spätantigene bzw. Antikörper, der klassischen Allergielehre wohl fremd, scheint nach den Untersuchungen von GELL und BENACERAFF in der Tat der Spätreaktivität zuzukommen.

Warum die genannten Thesen sicher nicht die einzigen Alternative darstellen, kann hier ebensowenig erörtert werden, wie die experimentellen Belege für die Bedeutung des Carrier-Prinzipes.

Klinischerseits wäre in diesem Zusammenhang darauf hinzuweisen, daß z.B. Nickel, Neomycin (Vioform®), Gold und wohl auch Chromat sowohl banale, d.h. epidermocutane Ekzeme, wie aber auch betont cutane Ekzeme hervorzurufen vermögen (St. EPSTEIN; HUNZIKER; BEHRBOM; ZSCHUNKE). Auch MIESCHER stellt in seinem posthumen Ekzem-Handbuchbeitrag (1962) einem betont epidermalen, in Schwachreaktionen wegen fehlender oder mäßiger Rötung nicht sehr photogenen Ekzemtyp einen betont cutanen vasculären Typ, etwa als „Eczema erysipelatoides" imponierend, gegenüber.

Ceteris paribus wird dem cutanen Ekzem eine größere *Chronizität* zukommen, weil das Ekzematogen bei einem betont epidermalen Ekzem durch das Ekzemgeschehen selbst ja wesentlich rascher eliminiert wird (was naturgemäß nur bei dem Kontaktekzem gilt, nicht etwa für das mikrobielle Ekzem!) als im Rahmen einer womöglich nur schwelenden cutanen Entzündung.

Insgesamt gesehen, sollte die relative oder (nur histologisch faßbare) absolute Akzentuierung cutaner *oder* epidermaler Lokalisation nicht

Anlaß zu einer diesbezüglichen nosologischen Unterteilung des Ekzems geben. Das Ekzem ist eben eine „nicht kontagiöse Dermoepidermitis" (Miescher 1962). Vielgestaltigkeit gehört zu seinem Wesen. Folgerichtig ist demnach auch die Neurodermitis constitutionalis ein Mitglied der Ekzemfamilie auch dann, oder besser gerade dann, wenn man sie als Ausdruck cutan lokalisierter Spätreaktivität mit noch occulten Antigenen auffaßt. Ihre Sonderstellung ergibt sich aus dem bei ihr so sinnfälligen hereditär-konstitutionellen Faktor. Immerhin zeigt der landläufige Term: „ekzematisierte Neurodermitis" (meist wohl fakultativ nässendes mikrobielles Ekzem auf dem Boden einer Nd.), wie tief die etymologische Ableitung des Wortes Ekzem ($\grave{\epsilon}\varkappa\zeta\acute{\epsilon}\omega$ aus-, aufkochen), das ja eine epidermale Komponente als wesentlich herausstellt, im Sprachgebrauch verankert ist.

Die Bedeutung des **Bläschens** *für das Ekzemgeschehen.* Wie eben angedeutet, hält auch Miescher das Bläschen offensichtlich nicht für eine conditio sine qua non der Diagnose Ekzem. Das Bläschen ist offensichtlich Folge einer *diskontinuierlichen* ekzemallergischen Primärreaktion, wohl so zu deuten, daß die *Initialzündung* der toxogenen Ag-Ak-Reaktion nur in der Sphäre relativ weniger Capillaren erfolgt, vermutlich derjenigen, die *zufällig* ein größeres Zeit-Blutvolumen aufweisen als ruhende Capillaren. Schon O. Müller (1939) (cf. Rothman 1954) sah z. B. nach einem warmen CO_2-Bad an den Extremitäten zwei- bis viermal soviel Capillaren geöffnet wie vorher. Es kommt dann dementsprechend zu diskontinuierlicher Exsudation und Lymphocytenansammlung im Rahmen der für die spätreaktive Entzündung charakteristischen Selbstbeschleunigung (trigger-Mechanismus). Eine räumliche Zuordnung cutaner Infiltrate zu basalständigen Spongiosen und Bläschen ist ja auch in histologischen Schnitten früher Kontaktreaktionen oft sinnfällig. Das weitere Schicksal des Initialbläschens hängt von einer Vielzahl von Faktoren ab: Akuität der Spätreaktion, terrainbedingte Unterschiede des Hornschichtdurchmessers, Verhältnis von Exsudation zur Rückresorption usw. Der Anteil der Vesikulation wird dementsprechend beim individuellen Ekzem, selbst bei dem vom banalen, dermo-epidermitischen Typ, in seiner klinischen Frühphase zwischen 2 Extremen schwanken: schneller Aufstieg des Bläschens und Vergrößerung bis zur makroskopischen Sichtbarkeit, darüber hinaus Entwicklung eines Status punctosus bzw. eines Eczema madidans, andererseits *Rückresorption* eines subvisiblen oder kaum wahrnehmbaren Bläschens unter fakultativer Hinterlassung einer kleinen Schüppchenkrause.

Trifft ein ekzematogener Reiz jedoch ein hetero- oder homolog bereits *durchwegs hyperämisiertes* Capillarsystem, so sind die Chancen einer diskontinuierlichen Akzentuierung, d. h. die Vorbedingungen einer Bläschenbildung entscheidend weniger gegeben, so daß jetzt ein flächenhafter Prozeß mehr oder weniger ohne Vesikeln zu erwarten steht. Aus dem Fehlen von Bläschen als solchem — sei es in statu oder in der Anamnese — kann daher weder ohne weiteres auf das Vorliegen eines cutanen Ekzems geschlossen werden, schon lange aber nicht das Vorliegen eines Ekzems überhaupt verneint werden, wie das hinsichtlich bestimmter quasistationärer bläschenfreier Ekzemformen wie z. B. der *Dermoepider-*

mitis crurum bisweilen geschieht. Hingewiesen sei auch auf die Histologie der Doppeltests nach BANDMANN.

Das mikrobielle Ekzem

Das Ekzem schlechthin ist mit einem Anteil zwischen 20 und 30% am gesamten dermatologischen Patientengut die häufigste Hautkrankheit. Nach den Erhebungen von STORCK-Zürich sowie RAJKA u. Mitarb.-Budapest stellt das mikrobielle Ekzem hierbei einen Anteil von relativen 30–50%. Somit erscheint die Annahme, daß mindestens 10% aller Hautpatienten am mikrobiellen Ekzem leiden, gerechtfertigt. Fast alle gegenwärtigen Untersucher sind sich darüber einig, daß die Staphylokokken weitaus an erster Stelle in der Skala der potentiell ekzematogenen Mikroben stehen. Eine kurze Übersicht über den jetzigen Stand der Staphylokokkenforschung erscheint daher angebracht.

Zur Biologie der Staphylokokken[1])

Der Staphylococcus (Sta.) ist ein ubiquitärer, fakultativ anaerober, grampositiver, keine Sporen bildender, zur Adaptation ganz besonders befähigter, hinsichtlich Wachstumsmedien anspruchsloser Keim, ausgezeichnet ferner durch relativ große Resistenz gegen Temperaturschwankungen, hohe NaCl-Konzentration, Austrocknung und pH-Verschiebungen (pH 4,5–10,5 [1]), wiewohl die Auswirkung dieser Faktoren sehr vom jeweiligen Gesamtmilieu abhängen wird.

In physiologischer NaCl-Lösung *mit* 0,1% Peptonzusatz z.B. hält sich bei 20° die Staphylokokken-Keimzahl unverändert, ohne Peptonzusatz sinkt sie auf 10–70% herab [1]).

Sekretorische Leistungen. Neben *Farbstoffen* und einem wenig untersuchten, aber wahrscheinlich wichtigen *Endotoxin* produzieren Staphylokokken mehr oder weniger fakultativ zahlreiche Substanzen von *Toxin*- und *Enzym*charakter.

Toxine. Neben dem klassischen α-*Toxin* = α-*Haemolysin* wird neuerdings dem auch humane Erythrocyten auflösenden δ-*Toxin* größere Aufmerksamkeit gewidmet. Die Beziehungen des sogenannten *Dermonekrotoxins* (hauttoxisch bei Kaninchen) wie auch des wohl uneinheitlichen *letalen Toxins* zu dem α- und δ-Toxin sind offenbar noch unklar. Bedeutungsvoll scheint das *Leukozidin* (Panton-Valentine) zu sein, das vielleicht dem δ-Toxin zuzuordnen ist [1].—*Enzyme.* Hier sind insbesondere zu nennen: (Lyso- und Desmo-)*Koagulase(n)*, *Hyaluronidase*, *Phosphatasen*, ferner der (einfache) *Lipase*test, die (Pseudo-)*Plasmaagglutination* sowie *Kohlehydratvergärungs*-Reaktionen.

Typisierung. Das rätselhaft explosive Auftreten von ernsten Sta.-aur.-Endemien ohne klinisch erkennbare Infektionsquelle, insbesondere auf

---

[1]) Im wesentlichen nach
   [1] L. GRÜN: Staphylokokken in Klinik u. Praxis – Wissenschaftl. Verlags-Ges. Stuttgart 1964;
   [2] E. JARETZ, J. MELNICK und E. ADELBERG: Medizinische Mikrobiologie – Springer 1963;
   [3] H. REPLOH und H. J. OTTE: Lehrbuch der medizinischen Mikrobiologie und Infektionskrankheiten – Fischer, Stuttgart 1961.

Neugeborenen- und chirurgischen Stationen, hat die Erarbeitung Sta.-Stamm-individueller Merkmale, die eine genauere Identifizierung dieser Keime gestattet, offensichtlich sehr vorangetrieben. Es stehen 3 Wege zur Verfügung: a) Erfassung eines möglichst breiten Spektrums der genannten *Enzymaktivitäten* über die Erfüllung der Kriterien der Pathogenität hinaus. b) Serologische Analyse der stammindividuellen Nachweisbarkeit der z.Z. 14 verschiedenen, meist polysaccharidhaltigen somatischen Antigenmotive, deren AK nach Immunisierung von Kaninchen mit *schonend* abgetöten Sta. im Serum der Tiere nachweisbar sind (*Serotypie* Cowan; Oeding; Grün [1]). c) Bestimmung des sogenannten *Lysotyps* (Wilson und Wilkinson; Williams), d.h. des stammindividuellen Staphylophagen-Lysemusters bei Anwendung 20 verschiedener Testphagen, bei dem 4 bzw. 5 Phaggruppen unterschieden werden können, mit deren Hilfe etwa 75—90% der Sta. typisierbar sind. 2 Stämme gelten dann als different, wenn sie sich in zumindest 2 stärkeren Lysisreaktionen unterscheiden.

Pathogenität. Empirisch hat sich im Laufe von etwa 5 Jahrzehnten bakteriologischer Forschung ergeben, daß aus Eiterherden züchtbare, d.h sicher pathogene Sta. (meist) *Farbstoffbildner* sind und *Koagulase-* sowie *α-Haemolysin-positiv* sind. Ferner vergären pathogene Sta. *Mannit* und sollen auch weitgehend im Dekapsulationstest Hyaluronidase-positiv sein, auch sogenannte Plasmaagglutination zeigen. Gerade die erwähnte Typenidentifizierung hat nun ergeben, daß der Laborbefund: „pathogene Sta." nichts über deren Herkunft aussagt: pathogene Sta. können aus floriden Eiterherden, von klinisch nicht erkrankten Haut- und Schleimheut-Partien oder auch z.B. aus einem mikrobiellen Ekzemherd stammen. Ebensowenig sagt der Befund etwas über die aktuelle Auto- oder Kontaktinfektiosität aus.

Adaptation. Die Sta. sind, wie bereits erwähnt, ausgezeichnet durch einen besonders hohen Grad der Adaptationsfähigkeit im weitesten Sinne. Nur in Einzelfällen konnte eruiert werden, ob es sich um *Adaptation im engeren Sinne* handelt, d.h. um Neuerwerb bestimmter Verhaltensarten und Abwehrmechanismen, wie z.B. erworbene Penicillinresistenz via Penicillase — oder aber ob lediglich eine *Selektion*, unter Umständen gekoppelt mit *Mutation* vorliegt. Auch das Phänomen der Reaktivierung von scheinbar apathogenen Sta. zu solchen, die die Kriterien der Pathogenität durch einige Passagen auf guten Nährböden usw. wieder erlangen, mag zu dieser Adaptation gezählt werden. Neben der Adaptation gegenüber physikalischen, chemischen und biologischen Milieu-Faktoren ist im Gefolge der Antibiotica-Therapie die für Sta. geradezu charakteristische Ausbildung von Resistenzen gegenüber Antibiotica vielfältig belegt worden. Vor der Ausbildung solcher Resistenz scheint kein Antibioticum sicher zu sein.

Korrelationen der einzelnen Sta.-Eigenschaften untereinander. Abgesehen von der unterschiedlich bewerteten Häufung bestimmter pathogener Sta.-Stämme in bestimmten Phagentypen bzw. -gruppen besteht keine Korrelation zwischen Pathogenität bakteriologischer Definition, Infektiosität klinischer Definition, Sero- oder Lysotypie, Antibioticaresistenz usw.

Insbesondere in Krankenhäusern, in denen ständig verschiedene Antibiotica routinemäßig gegeben werden, kommt es bisweilen zur Ausbildung hochresistenter *Hospitalkeime* (s. oben). Die Typenbestimmungen ergaben hierbei überraschenderweise, daß als Infektionsquellen sehr oft klinisch gesunde Staphylokokkenträger anzusehen sind, wobei nach dem Nasen-Rachen-Raum die Haut eine führende Rolle spielt — nicht etwa nur in dem Sinne vom Weiterreichen allfälliger, durch Mauserung rasch wieder abgestoßener Anflugkeime, sondern durch Abgabe von zur ständigen Hautflora gehörender oder sozusagen eingemeindeter pathogener Staphylokokken. Die Hände von 10—40% gesunder Personen erwiesensich als Sta. aur. besiedelt (WILLIAMS und MILES 1945 [1]). GRÜN fand 1958 im Klinikpersonal 60—90% Hautkeimträger [1].

Immunbiologie und Resistenz. Bei zu straffer Wundnaht können bereits 15 Keime eine Eiterung auslösen, offenbar auf Grund der lokalen Ischaemie (Lit. siehe[1]), während bei guter Durchblutung erst sechsstellige Staphylokokkenzahlen dies vermögen. Diese Beobachtung ist ein sinnfälliges Beispiel für die Bedeutung nicht-immunbiologischer Lokalfaktoren für das Angehen einer Sta.-Infektion. Trotzdem wird der Bildung von Antikörpern gegen die eingangs genannten, ja letztlich der Invasion und der Vermehrung im infizierten Wirt dienlichen sekretorischen Sta.-Substanzen eine phylakogene Wirkung nicht abzusprechen sein, wenngleich entsprechenden humanserologischen Untersuchungen keine praktische Bedeutung beigemessen wird. Dies Urteil ist wohl zu summarisch, zeigen doch z.B. Kinder eindeutig ein reziprokes Verhältnis zwischen α-Antitoxingehalt des Blutes und Sta.-Infektionsanfälligkeit (cit. nach KIENITZ [1]). Neuerdings wird insbesondere die Bestimmung des *Anti-Leukozidin-* sowie des *Anti-Koagulase-Titers* empfohlen. Möglicherweise eine viel größere Bedeutung wäre der Bestimmung des Antikörperspektrums gegen die Sta.-Stamm-spezifischen, nicht leistungsspezifischen, der Serotypie zugrunde liegenden somatischen Antigene beizumessen. Für die Stamm-spezifische Natur des antibakteriellen Schutzes gegen Sta. gibt es überzeugende tierexperimentelle Belege (FARRELL und KITCHING 1940 cit. nach [1]), — Ergebnisse, die von anderen Forschern jedoch nicht reproduziert werden konnten, allerdings an anderen Tieren [1]. Immerhin wird auch bakteriologischerseits betont, daß die *Autovakzine* den handelsüblichen polyvalenten Sta.-Vakzinen aus dem genannten Grund überlegen sein kann.

Gerade die Beobachtung, daß klinisch gesunde und auch gesundbleibende Keimträger Staphylokokken-Endemien hoher Letalität auszulösen vermögen, ist doch wohl kaum mit den Barriereeigenschaften von Haut (und Schleimhaut!) *allein* zu erklären, sondern läßt daran denken, daß die Keimträger ein phylakogenes Antikörpermuster eben gegen diesen Staphylokokken-Stamm in sich haben, über die der — oft doch wohl nur mit wenig Keimen? — infizierte Patient eben nicht verfügt.

Wie ersichtlich, befaßt sich die Bakteriologie mit Antikörperfragen nur aus diagnostischen Motiven, wobei sie sich durchwegs des Nachweises humoraler, d.h. in vitro nachweisbarer Antikörper bedient. Dies ist nicht weiter verwunderlich, da ja die *Spätreaktivität nur am Patienten selbst,* d.h. in der Klinik mittels Haut-(und z.T. Herd-)Tests geprüft werden kann bzw. ihre Prüfung eine besonders enge Zusammenarbeit zwischen tierexperimentellem Immunbiologen und Kliniker voraussetzt. Dies wird betont, weil sehr viele fachbakteriologische Fragestellungen für das Thema des mikrobiellen Ekzems irrelevant sind, wenngleich phylakogene Eigenschaften serumständiger Früh-Antikörper schon eine Rolle als Kofaktoren der Ekzemmanifestation bzw. Nichtmanifestation spielen könnten. Einzelheiten s. Monographie von E. RAJKA, S. KOROSSY und M. GÓZONI: Das mikrobielle Ekzem (1962).

Mikrobenflora der gesunden und ekzematösen Hautoberfläche

Die Haut weist eine relativ recht stabile Flora leidlich gut definierbarer Keime mit gewissen regionsabhängigen Variationen hinsichtlich Keim*art* und Keim*dichte* auf, eine Flora, die durch Waschen usw. nur temporär zu ändern ist. Im Gegensatz zu früher wird jetzt auch der Staphylococcus *aureus* zu den *Haft*keimen = *resident* = *Kommensal*-Keimen gezählt [2,3]. Die Myriaden von pathogenen oder apathogenen Anflugskeimen, von Bodensaprophyten, Darmschmarotzern bis zum Gasbranderreger, werden mit der Desquamatio invisibilis, ihrerseits ja Folge der *Dauermauserung* der Epidermis, hinausbefördert, bevor sie sich an die sonderbaren, per se durchaus nicht bakterienfreundlichen Eigenheiten des Stratum corneum adaptiert haben.

Abgesehen von dem hier irrelevanten Lysozym im Augen-Nasenbereich dürfte die gesunde Hautoberfläche keine speziellen antibiotischen Substanzen enthalten. Die hohe Konzentration kleinmolekularer wasserlöslicher Stoffe (WL) und, insgesamt, hemmender Lipide zusammen mit der relativen Trockenheit der Hautoberfläche wird in erster Sicht die Keimarmut der Hornschicht erklären können (RÖCKL, PASCHER, SPIER (1957)). Das Wasser (~ 10%) ist zudem auf und in trockener Hornschicht infolge Ab- und Adsorption an hygroskopische Substanzen und Skleroproteine nicht ohne weiteres disponibel.

Der noch bis vor ca. 10 Jahren häufig durchgeführte mikroskopische *Direktnachweis* von Mikroben im Stratum corneum hat sich leider als unzulänglich herausgestellt, da grampositive keratogene Granula — im wesentlichen wohl Desmosomen- und sogenannte Lipoid-Granula — ununterscheidbar von Kokken sind. Durch Abklatschkulturen übereinander angelegter Abrisse wurden (50 —) 200 — 700 (— 1000) Keime pro cm² gefunden (im wesentlichen Sta.); etwa 75% der Keime sind in der pars disjuncta des Strat. corneum anzutreffen; die Schweißdrüsen stellen —zumindest in der Prüfregion (Unterarm-Beugeseite) — kein, die Follikelmündungen wahrscheinlich ein potentielles Mikroben-Reservoir dar (RÖCKL und MÜLLER 1959). Trotz sehr beträchtlicher individueller und regionärer Schwankungen kann demnach ein im großen und ganzen logarithmischer Abfall der Bakteriendichte Richtung keratogene Zone angenommen werden.

Während selbst nässende *frische* Kontaktekzemflächen, soweit geprüft, sich hinsichtlich der Bakteriendichte nicht von der angrenzenden normalen Haut unterscheiden (RÖCKL 1956), findet sich auf nässenden mikrobiellen Ekzemherden durchwegs dichte Staphylokokkenbesiedlung. Die Keimdichte an der Oberfläche erythro-squamöser Ekzeme galt früher als relativ gering, doch wird die Abnahmetechnik eine entscheidende Rolle spielen, da selbst durch kräftiges Abreiben eine vielschichtige lamellöse Hornschicht schwerlich quantitativ ausgelaugt werden dürfte; die Keimzahl wird demnach mit der Intensität des Abnahmemodus entscheidend ansteigen, was auch jüngst betont wird (Zürich 1964). Ekzem-*Bläschen*, gleich welcher Provenienz, erweisen sich als *steril*, allenfalls als offensichtlich kontaminiert. Schon RAJKA (1922) und JADASSOHN haben darauf hingewiesen, daß auch bei bakteriogenen Ekzemen eine Sterilität der Bläschen zu erwarten steht. Das Bläschen ist ja die Folge einer im wesentlichen vasogenen Exsudation im Gefolge der AAR; die Antigenproduzenten, d.h. die Mikroben, haben mit ihm nichts zu tun.

Befunde und Bemerkungen zur Pathogenese des mikrobiellen Ekzems

Neuere Ergebnisse der Epicutantestungen. Zur bestmöglichen Ausschaltung unspezifischer Nährmedium-Einflüsse wurden umfangreiche tier- und humanexperimentelle Studien mit Hilfe der sogenannten Cellophanfolien-Kulturmethode (SKF) nach BIRCH-HIRSCHFELD mit histologischer Untersuchung der Reaktionsbilder durchgeführt (RÖCKL, SCHRÖPL und MÜLLER u.v.v. 1963/64). Tierexperimentell zeigte etwa ein Drittel der geprüften Meerschweinchen primär positive, überwiegend konkordante Epicutantests auf lebende Sta. und CK-Filtrate. Die in mehreren Zeitstadien geprüfte Histologie war durchaus vereinbar mit einem ekzemallergischen Geschehen; die Sta.-Tests zeigten einen stärkeren Neutrophilen-Einschlag. Die getesteten Tiere beherbergten durchwegs eindeutig eine Sta.-Flora auf der gesunden Haut, so daß in Analogie zum Menschen eine stumme Sensibilisierung als Ursache der primär positiven Tests angenommen werden darf. Fortlaufend epicutan appliziert, erwiesen sich primär negative Tiere als durch Sta. und insbesondere CKF experimentell sensibilisierbar, womit ältere Befunde von STORCK u.a. bestätigt werden konnten. Bei weiterer Applikation kam es relativ rasch zur lokalen Desensibilisierung ohne Beeinträchtigung der Positivität der n.b. eosinophilenreichen Intracutantests. Durch einmalige (hohe) Gaben subcutan applizierter lebender Sta. konnten die Tiere ebenfalls desensibilisiert werden (was vielleicht darauf beruht, daß bei diesen primär teils positiv, teils negativ reagierenden Tieren eine bakteriogene Vollantigen-Komponente maßgeblich vertreten war).

Unter 150 Probanden reagierten im CKF-Abrißtest 80% der mikrobiellen Ekzematiker positiv gegenüber 40% des Gesamtprobandengutes; unter Neurodermitikern und Urticaria-Patienten häuften sich die negativen Reaktionen. Die histologischen Befunde waren vereinbar mit allergischen Kontakt-Reaktionen, allerdings mit der Einschränkung, daß durch offenbar unspezifische Abrißirritation zusammen mit granulotaktischen Bakterienfaktoren das Bild nicht unerheblich modifiziert wird. Auf unveränderter Haut reagierten 83% der mikrobiellen Ekzematiker gegenüber 62% der Nichtekzematiker auf zehnfach konzentriertes

CKF, bei fünffach eingeengtem Konzentrat und nativem CKF war der Unterschied nicht mehr signifikant.

Intracutantests. Der insbesondere von E. Rajka u. Mitarb. seit langem zum Studium des mikrobiellen Ekzem herangezogene Intracutantest erscheint keineswegs so abwegig, konnte doch schon Miescher oft eine betont cutane Note bei Mikrobentests histologisch feststellen. Andererseits darf angenommen werden, daß zur Auslösung eines banalen, d.h. dermoepidermitischen Ekzems auch „von unten nach oben" genügend ekzematogenes Material an das Epithel herangebracht wird. Allerdings werden mittels Intracutantests gerade beim mikrobiellen Ekzem oft genug Frühreaktivitäten durch urticarielle Sofort-Reaktionen aufgedeckt (Rajka 1964), deren Bedeutung für das jeweilige Ekzem schwer abzuschätzen ist. Derartige Frühreaktionen können die Entwicklung einer gleichzeitig vorhandenen Spätreaktivität hemmen. Andererseits ist der Intracutantest sicherlich störanfälliger als der Epicutantest infolge der Möglichkeit unspezifischer Irritation durch allfällige Begleitstoffe, insbesondere solcher histaminähnlicher Art.

Zur granulozytären Komponente der Mikrobentests

Die oft gestellte Frage, ob die histologisch bisweilen recht markante Granulocyten-Invasion im Reaktionsfeld als solche Zeichen einer toxischen Komponente ist, die die Relevanz des Epicutantests für das genuine Ekzem fragwürdig erscheinen läßt, wird mit dem Hinweis auf analoge Beobachtungen beim mikrobiellen Ekzem selbst, sowie heute insbesondere auf die sozusagen obligate Kopplung an das genügend eindeutig allergie-charakteristische histologische Gesamtbild weitgehend als nicht fruchtbar empfunden. Sie erscheint jedoch durchaus einer Analyse zugänglich unter dem Aspekt der seit langem bekannten vielfältigen Phänomene der Chemotaxie besser: der *chemischen Granulotaxie* (zusammenfassend z. B. Ehrich 1956). Schon um die Jahrhundertwende war bekannt, daß Filtrate ekzematoide Reaktionen, Bakterienleiber jedoch Impetigo (d.h. Granulocytenanhäufungen) hervorrufen (Meyer-Rohn 1964). In diesem Zusammenhang ist auf die Studie von Delaunay (1956) über Faktoren und Mechanismus der Leukozyten-Diapedese hinzuweisen: In Bakterien sind mindestens 4 Arten toxischer wie atoxischer aktiver Substanzen enthalten, deren Wirksamkeit sich etwa in die Reihenfolge einordnen läßt: Gluco-Lipo-Polypeptide > Polysaccharide > Nucleoproteide > kleinmolekulare Stoffe. Granulotaxie setzt naturgemäß in vivo Granulodiapedese voraus, letztere spezifische oder unspezifische Capillarwandschäden. Daß die nähere Erforschung der Granulotaxie für die Genese abakterieller und bakteriogener, bakterienhaltiger wie primär oder sekundär steriler Pusteln – weit über das mikrobielle Ekzem hinaus – ein spezifisch-dermatologisches Anliegen ist, liegt auf der Hand.

Zur Existenzberechtigung des Begriffes mikrobielles Ekzem

Diskussion einiger Einwände. Ein großes Untersuchungsgut hat genügend eindeutig erwiesen, daß mikrobielle Ekzematiker in einem signifikant höheren Prozentsatz auf Mikrobenmaterial im Epicutantest reagieren als Nichtekzematiker. Diese statistisch evidente Tatsache wird aber Skeptiker nicht von der Berechtigung des Begriffes mikrobielles

Ekzem überzeugen — selbst nicht bei wohlwollender Unterstellung, daß die Sta.-Test-negativen mikrobiellen Ekzematiker eben gegen andere, nicht geprüfte Mikroben, spätallergisch sind. Diese Skepsis wird um so eher bleiben, als die Testkonzentrationen im Vergleich zu der bei Kontaktekzematogenen doch recht hoch liegen. Diese Diskrepanz mag, wie meist angenommen, auf einem spezifisch hohen Permeationswiderstand der unversehrten, ja selbst der ihres disjuncten Teiles beraubten Hornschicht beruhen. Eine Annahme, die wiederum nicht zwingend ist.

Auf dieses Problem wird wieder zurückgekommen werden müssen, wenn zum Testen *typ-identische* oder *Eigenstämme* der Patienten anstelle ganz überwiegend angewendeter polyvalenter Sta.-Kulturen herangezogen werden. In diesem Zusammenhang sei auf die bisher am meisten spezifischen Ergebnisse mit (allerdings recht komplexen) Ekzemherddetritus-Testungen (RÖCKL 1956) hingewiesen, was allerdings nicht uneingeschränkt von bisherigen Eigenstammtestungen gilt (MIESCHER); andererseits wird diese Eigenstamm-Testung neuerdings auch kompetenterseits als wünschenswert erachtet (STORCK, RÖCKL 1964).

Trotzdem werden auch dann noch testpositive Nichtekzematiker zur Beobachtung kommen. *Dies liegt in der Natur der Dinge.* So, wie ein positiver Tuberkulintest als solcher nur aussagt, daß der Proband sich mit dem Erreger auseinandergesetzt hat, vielleicht auch z. Z. noch in stummen Herden Tbc. Bakterien beherbergt — nicht aber, daß er eine Tuberkulose als Krankheit gehabt hat oder bekommen wird, so ist der positive Mikroben-Epikutantest lediglich ein Indikator dafür, daß die Haut sich mit den betreffenden Mikroben auseinandergesetzt hat — nicht mehr. Die oft zitierte Wendung von STORCK vom testpositiven Hautgesunden als potentiellen Ekzematiker sollte unter dem Gesichtswinkel der Tuberkulinreaktion gesehen und mit Zurückhaltung gebraucht werden.

Die Unterschiede zwischen Tbc als Krankheit und Kokkeninfektionen als Krankheiten liegen auf der Hand — diejenigen zwischen letzteren und dem mikrobiellen Ekzem aber auch. Die verzögerte = Spät-Reaktivität hat, wie die der nicht zellständigen Frühantikörper, ihren *phylakogenen* und *pathogenen* Aspekt. Wenn überhaupt versucht werden darf, ersteren in bezug auf bakterielle Krankheiten stichwortartig zusammenzufassen, so dahingehend, daß die zelluläre Spätreaktivität die gewebsaktuelle Virulenz der Erreger drosselt, ohne ihre völlige Vernichtung herbeiführen zu können. Für den Gesamtorganismus mag die Spätreaktivität selbst bei floridem Ekzem insofern eine phylakogene Seite haben, als pathogene oder gar (sub)letale Bakteriaemien oder Fernabszesse selbst von dichten, lange bestehenden Staphylokokkenrasen ausgedehnter mikrobieller Ekzeme offenbar nicht auszugehen pflegen.

Hier wäre noch im Rahmen einer kurzen Diskussion der Einwände gegen die Berechtigung des Begriffes „Mikrobielles Ekzem" darauf einzugehen, warum die oft unternommenen Versuche einer *experimentellen Herbeiführung* eines mikrobiellen Ekzems durch exogen applizierte Mikroben nur in ganz wenigen Einzelfällen einigermaßen positiv zu wertende Ergebnisse gezeitigt haben. Wie bei jeder bakteriellen Krankheit kommt es auch bei dem mikrobiellen Ekzem nicht nur auf die Erreger- und immunbiologischen Verhältnisse, sondern auch auf die Beziehungen zwischen Erreger und den sich mit ihm auseinandersetzenden Gewebsstrukturen an —

unbeschadet der maßgeblichen Beteiligung immunbiologischer Faktoren an der Histologie und Histodynamik der Gewebsreaktionen.

Im Falle des mikrobiellen Ekzems verdient nun eine wegen ihrer Selbstverständlichkeit oft übersehenen Tatsache Hervorhebung: Ohne Adaptation der Bakterienvermehrung an die (durch den entzündlichen Prozeß variabel gesteigerte) *Mauserungsrate des Epithels* käme kein mikrobielles Ekzem zustande, wenn man Chronizität als eine essentielle Eigenschaft dieser Ekzemform ansieht.

Bei chronischen, auch lichenifizierten mikrobiellen Ekzemen, deren Sta.-Reichtum auch neuerdings ausdrücklich bestätigt wird (Röckl und Schröpl 1964), muß Wachstumsrate der Mikroben und Verhornungsgeschwindigkeit über relative Adaption hinaus sogar *streng synchronisiert* sein. Ein Zurückbleiben ersterer würde ja Spontanheilung mit sich bringen. Diese Synchronisierung kann nun durch Applikation von noch so viel (oder wenig) Kultur-Staphylokokken auf normale oder mechanisch geschädigte Haut – d.h. auf ein völlig anderes, ungewohntes Milieu – nicht oder nur in Ausnahmefällen erzwungen werden – sie entwickelt sich offenbar ganz bevorzugt ab ovo *allmählich* aus dem ja ebenfalls synchronisierten Kokken-Epithelregenerationsverhältnis in klinisch erscheinungsfreier Haut heraus. Bisweilen sind maßgeblich unterstützende Faktoren hierbei wie leichte *Dauer*traumen, Mazerationen, Scheuerungen, traumiterative Auslaugungen mit passagerer Ausbildung eines Sprödigkeits-Präekzems usw. sinnfällig, oft genug kann aber kein exogen unterstützender Faktor festgestellt werden.

Zwar ist das bekannte Phänomen der *ekzematisierten Pyodermie* bzw. des peripyodermischen Ekzems einer der sinnfälligsten Beweise des kokkogenen Charakters des mikrobiellen Ekzems (den man nicht durch Klassifizierung dieser Formen als Ekzematid relativieren sollte) – aber gerade dort, wo diese in der Abgrenzung ihrer Komponenten oft so gleitende Kombination am häufigsten beobachtet wird, an der kindlichen Haut, ist es oft nur ein durch dauernden Nachschub aufrechtgehaltenes System: Bei Ausheilung der Mittelohrentzündung usw. pflegt sie ja nicht zu persistieren. Bei Erwachsenen andererseits induzieren *akute* Pyodermien doch insgesamt nur selten, die Flora notorischer Mikroben-Dauerreservoire ohne Pyodermiecharakter wie Stase-Ulcera dagegen so häufig chronisch mikrobielle Ekzeme.

Von dieser Warte aus muß dem Mikrobentest – gleich ob mit lebenden, abgetöteten Mikroben oder deren Filtraten durchgeführt – eine andere Stellung im Rahmen des mikrobiellen Ekzems gegeben werden als dem Epicutantest beim Kontaktekzem. Bei letzterem ist der Epicutantest in der Tat ein artefiziell herbeigeführtes, strenges Analogon zur genuinen Ekzemform. Das *Kontaktekzem* selbst ist ja nur eine *Reaktion* – trotzdem ein echtes Ekzem! Beim mikrobiellen Ekzem ist der positive Mikrobentest jedoch nur eine glaubhafte Verifizierung des immunbiologischen Teilfaktors und kein eigentliches Analogon zur „*Krankheit mikrobielles Ekzem*" (E. Rajka) mit seinem nur scheinbar statischen, in Wirklichkeit alles andere als selbstverständlichen dynamischen Gleichgewicht von Erregervermehrung und Epidermisregeneration.

Auf die so vielseitigen, für das mikrobielle Ekzem zwar nicht spezifischem, aber durchaus *charakteristischen Streuphänomene* kann nicht näher eingegangen werden (vgl. LINDEMAYR 1964).

Neben neuralen Faktoren, die bei symmetrischen Streuungen ihre Rolle spielen werden, wird heute bevorzugt an Streuung bakteriogener Substanzen gedacht (wohl im wesentlichen epidermotrope Haptene), und zwar ausgehend von einem meist hautständigen Herd, eben dem mikrobiellen Ekzem. Die Streuungen treten bekanntlich bevorzugt nach Herdexacerbation, ihrerseits sehr heterogener Verursachung, mit einer gewissen Latenz auf.

Zur Klärung der nicht seltenen sog. *„symmetrischen Streuungen an Prädilektionsstellen"* (NIKOLOWSKI, RÖCKL), d. h. an seborrhoisch-intertriginösen Orten sollte jedoch auch an die Möglichkeit der Steigerung des Sensibilisierungsgrades durch exogene oder herdeigene antigene Stimula gedacht werden.

Diese, bei der aktiven Seuchen-Immunisierung so vielfach ausgenutzten *„Booster-Effekte"*, induziert durch erneute Antigenzufuhr, äußern sich bei den humoralen Antikörpern in einem in vitro meßbaren Titeranstieg, sie sind aber auch von der Spätreaktivität bekannt.

Symmetrische Streuungen an intertriginösen Orten, d. h. Arealen präexistenter größerer Mikrobendichte könnten so auch als Folge einer Steigerung des Sensibilisierungsgrades aufgefaßt werden; andernfalls, d. h. wenn lediglich Haptenmaterial gestreut werden sollte, müßte der genannte Streutyp doch wohl als Summationseffekt gedeutet werden.

Sei dem wie es wolle: Wenn auch der genannte Streutyp wohl mehr als die anderen zur Ausbildung *persistierender*, sogenannter sekundärer mikrobieller Ekzeme führt, so bleiben doch Streuungen selbst in diesen, zur Induktion sekundär mikrobieller Ekzeme prädestinierten, intertriginös-seborrhoischen Lokalisationen oft stecken und klingen wie Kontaktekzeme ab. — Und dies, obwohl die epidermotrope genuine Streuung sicher ein adäquateres Stimulans darstellt, als die Applikation lebender oder toter Bakterien auf gesunde Haut von Nichtekzematikern.

Die *Kurzfristigkeit* der betreffenden Reizeinwirkungen dürfte der mehr oder minder hohen Versagerquote beider Induktionswege gemeinsam zugrunde liegen. Das gilt auch für die meisten exogenen, ganz unspezifischen Reize, die zu den für das mikrobielle Ekzem offenbar fast spezifischen *isomorphen Reizeffekten* führen (KOFAHL 1954).

Hierzu zählen auch die isomorphen Reizeffekte in Form falsch positiver Epicutantests, die so gern als Ausdruck unspezifischer Polyvalenz gedeutet werden, was der Epicutantestkunde auch heute noch schweren Abbruch tut. Ceteris paribus wird die Quote dieser falsch positiven Testreaktionen beim mikrobiellen Ekzem in denjenigen Laboratorien am höchsten liegen, die unbesehen *alle* Ekzematiker testen.

Im übrigen zeigt ja auch die für das mikrobielle Ekzem so charakteristische bogig-scharfrandige Begrenzung, die die betreffenden Herde *ununterscheidbar von einer Tinea* machen können, ferner das Fehlen herdangrenzender, d. h. kontinuierlicher Streuungen (RÖCKL), daß der Ekzemherd sozusagen ein Eigenleben führt, in das angrenzende Partien nur langsam echt eingegliedert werden. Streumorphen nach Art einer limitierten Kontakt-Ekzemreaktion stehen demgegenüber in oft so sinnfälliger Korrelation zu einem immer wieder kompensierten temporären Mikrobenübergewicht im Herde und entsprechend supponierbarer lymphohaematogener Aussaat ihrer Hapten-wirksamen Leibes (?) — oder sekreto-

11*

rischer Substanzen, sind also das Gegenstück zur etwaigen Selbstheilung mikrobieller Ekzemherde.

Die so oft zu beachtende Auslösung der Streuungen durch Herxheimer-Reaktionen nach Applikation stark wirksamer Oberflächen-Desinficientia spricht jedenfalls wohl gegen die Bedeutung bisweilen aus dem Blute züchtbarer, d.h. noch vitaler Mikroben.

Wenn auch die vom Herdgeschehen gesteuerten, passiv induzierten Streuungen sich in der Regel von selbständig gewordenen und sich dann selbst unterhaltenden sekundären Ekzemherde klinisch einigermaßen abgrenzen lassen, so gibt es doch auch Zwischenformen, d.h. Streuungen, die erst nach längerem Bestehen bzw. nach therapeutischer vis a tergo — dann aber bisweilen auffallend rasch — abklingen. Ist schon von der Morphe her die Abgrenzung zwischen mikrobiellem Ekzem und Ekzematid bedenklich, so deshalb auch von der Morphodynamik her.

Klinisch gesehen imponieren zwar als reinste Formen der mikrobiellen Ekzeme — sozusagen mit Recht — bakterienreiche tineaartige („trichophytoide") Ekzemherde mit ihrer so betonten Neigung zur Persistenz; formes frustes, d.h. nicht angehende Streuungen aber sollten ebenso wie alle Übergangsformen ebenfalls unter dem Ekzembegriff subsummiert werden. Anderenfalls wäre es nur logisch, auch das Kontaktekzem als Ekzematid auszuklammern, eine Versuchung, der in der Tat immer wieder einmal Autoren anheimfallen, und die erst die Erkenntnis einer letztlich einheitlichen Reaktionspathologie hoffentlich endgültig gebannt hat. Allerdings sollte diese weitherzige Auslegung des Begriffes Ekzem keineswegs zur diagnostischen Simplifizierung verleiten: Der so häufigen Aufeinanderpfropfung von mikrobiellen und Kontakt-Ekzemen, und zwar in beiden Richtungen, muß im Individualfall schon aus klinischen Gründen sorgfältig nachgegangen und bei der endgültigen Diagnosestellung auch zum Ausdruck gebracht werden.

Positive Beweise des mikrobiellen Ekzems

Als schlüssigen Beweis für die Existenzberechtigung des Begriffes positiv verlaufene passive *Übertragungsversuche* zu fordern, wäre nicht etwa nur unbillig, sondern unsinnig. Übertragen könnte ja allenfalls die Reaktivität werden, in Analogie zur Übertragbarkeit der Tuberkulinreaktivität. Hinzu kommt, daß das übliche Versuchstier, das Meerschweinchen, zwar sehr wohl spontan wie experimentell Staphylokokken-Spätreaktivität vom Ekzemtyp zu erwerben vermag (vgl. S. 159), aber offensichtlich nicht, soweit wir wissen, ein *reinen* mikrobielles Ekzem als Krankheit auszubilden vermag. Soweit vorhersehbar, wären demnach bestenfalls den flüchtigen humanen Streuphänomenen analoge passagere Reaktionen nach passiver Lymphocytenübertragung zu erhoffen. Diese wiederum würden nicht „restlos" überzeugen.

Es bleibt mithin vorerst wohl als einziger möglicher, dafür aber sehr prägnanter Beweis der *Erfolg einer ausschließlich antimikrobiellen Therapie* vorzugsweise auf Grund des Patienten-individuellen, gegebenenfalls wiederholt geprüften chemotherapeutischen Resistenzspektrums. Manchem mag das als selbstverständlich vorkommen, eingedenk der klassischen Formulierung von Miescher (2. Kurs): „*Wenn man die Methoden der Ekzemtherapie zu allen Zeiten und in allen Ländern überblickt, dann erkennt man wie einen roten Faden ein Prinzip, welches bewußt oder unbewußt zur Anwendung kommt: Das ist das antimikrobielle Prinzip."*

Es ist aber daran zu erinnern, welch tiefer Spalt durch die dermatologische Forschung und Lehre sozusagen „in allen Ländern" geht hinsichtlich der Anerkennung des mikrobiellen Ekzems, was sich besonders in der Gewerbe-Dermatologie und in der Gutachten-Praxis so mißlich auswirkt.

———

Aus der Dermatologischen Klinik und Poliklinik der Universität München
(Direktor: Prof. Dr. Dr. h. c. A. Marchionini)

Allgemeines zur epicutanen Testtechnik

Von

Hans-Jürgen Bandmann

mit 4 Abbildungen

A. Definition der Läppchenprobe

(Spier 1959, Burkhardt 1962, Baer und Witten 1957/58)

Die Läppchenprobe ermöglicht eine örtlich und zeitlich begrenzte Exposition der Haut mit Stoffen, welche diese schädigen können. Die örtliche Begrenzung erfolgt durch die geringe Fläche des Testpflasters. Der zu prüfende Stoff wird auf ein ca. 1 qcm großes Leinenläppchen aufgebracht, dieses zunächst von einem ca. 2 qcm großen Zellophanstückchen und dann von einem ca. 3 qcm einnehmenden Heftpflaster bedeckt. Fertigpräparierte Testpflaster sind von mehreren Firmen erhältlich. Die zeitliche Begrenzung ist durch die beschränkte Auflagezeit der Proben gegeben. Sie beträgt im allgemeinen 24 Stunden. Die abzulesenden Reaktionen werden 10 Minuten nach Abnahme der Testpflaster sowie 24 und 48 Stunden später beobachtet.

Die aufgebrachten Stoffe können die Haut aus zwei Gründen reizen. Entweder ist die Testsubstanz in der gewählten Konzentration an sich toxisch oder die Reagibilität der Haut ist der entsprechenden Substanz gegenüber erhöht. Im ersten Fall erlaubt die Läppchenprobe die Reizwirkung eines Stoffes jedermann gegenüber zu prüfen. Im zweiten Fall kann man mit Hilfe der Epicutantestung eine besondere Disposition des untersuchten Individuums — eine Kontaktallergie — diagnostizieren und außerdem das für diese verantwortliche Allergen (oder mehrere Allergene) auffinden.

Diese doppelte Anwendbarkeit der Läppchenprobe ist ein Grund für manche Fehlinterpretation der hervorgerufenen Reaktionen. Neben dieser im Charakter der Methode selbst liegenden Ursache gibt es eine Reihe von Möglichkeiten zum Irrtum, die durch eine falsche Technik der Epicutantestung bedingt sind.

Der vorliegende Vortrag will den Versuch unternehmen einige Grundregeln für die allgemeine epicutane Testtechnik aufzustellen, um zu helfen, Fehler in der Anwendung und der Auswertung der Läppchenprobe zu vermeiden.

B. Hinweise für die allgemeine Technik der Epicutantestung
I. Zur Wahl des Testortes

1. Die unversehrte Haut verschiedener Regionen reagiert unterschiedlich

Es ist also nicht gleichgültig an welcher Körperstelle das Testpflaster aufgeklebt wird. *Die topographisch* bedingte *differente Reagibilität* kann soweit gehen, daß an einer Stelle auf die epicutan exponierte Noxe keine und an einer anderen eine dicht vesiculöse (+ + +) Reaktion zur Beobachtung kommt. So starke Differenzen sind sicher Ausnahmen. Allgemeingültig läßt sich jedoch feststellen, daß die Haut der Oberarmaußenseite (Regio deltoidea), der Unterarminnenseite (Regio antebrachii anterior) und des Rückens deutlich stärker und die der Oberarminnenseite (Regio brachii medialis), der Unterarmstreckseite (Regio antebrachii posterior) und des Bauches deutlich schwächer auf congruente (= qualitativ und quantitativ gleiche) Läppchenproben reagieren (Abb. 1 und Tabelle 1).

Tabelle 1

Stärker	Schwächer
reagierende Regionen:	
Regio deltoidea	Regio brachii medialis
Regio antebrachii volaris (anterior)	Regio antebrachii dorsalis (posterior)
Regio scapularis et interscapularis	Regio abdominis cranialis

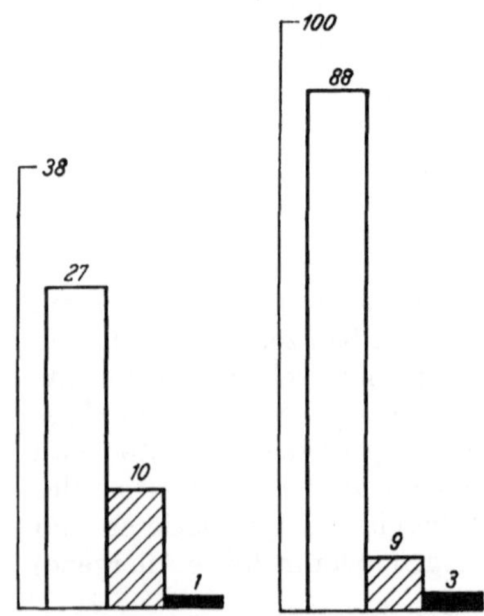

Abb. 1a   Abb. 1b

Abb. 1a und b. Topographisch differente Reaktionen. a) Allergische Testreaktionen, b) Toxische Testreaktionen. ☐ = Oberarmaußenseite stärkere Reaktion, ▨ = Oberarmaußenseite schwächere Reaktion, ▤ = Oberarmaußenseite und Oberarminnenseite gleichstarke Reaktionen

Das gilt nicht nur für allergen sondern auch für toxisch zustande gekommene Reaktionen.

Nicht alle Körperstellen sind bisher in dieser Beziehung untersucht worden. Doch eine Region fiel uns durch eine besondere Reagibilität auf: Die Regio deltoidea. Diesen Umstand benützen wir seither für eine einfache *Modifikation* der *Epicutantestung.* Bleibt bei einem anamnestisch gegebenen Verdacht die Rückenhaut gegenüber dem vermuteten Ekzematogen stumm, so testen wir dieses in gleicher Konzentration und in gleicher Menge auf der Oberarmaußenseite (gemeinsam mit Rohrbach 1964).

Die Ursachen für diese unterschiedliche Reagibilität sind uns im einzelnen noch unbekannt. Die Horn-

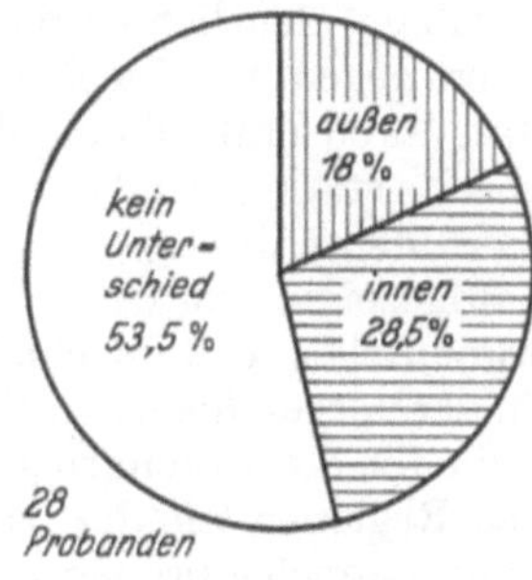

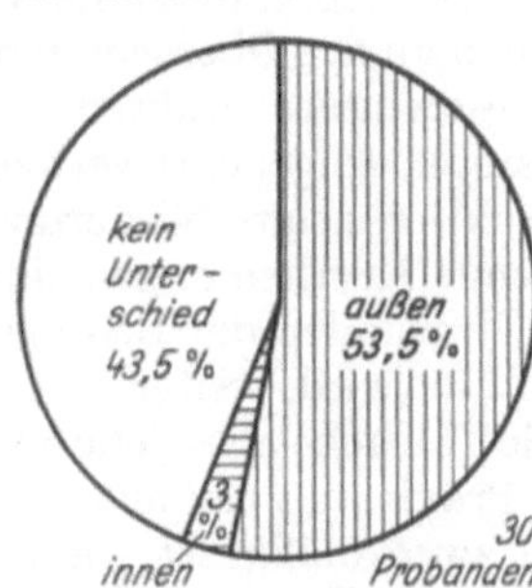

Alkaliresistenz

Die größere Resistenz fand sich in allen Fällen innen.   20 Probanden

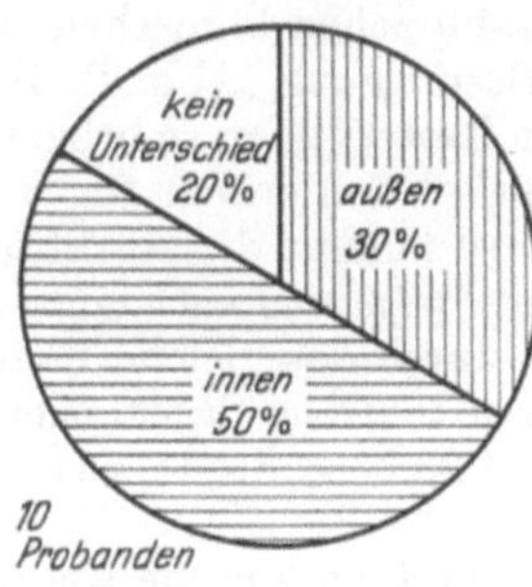

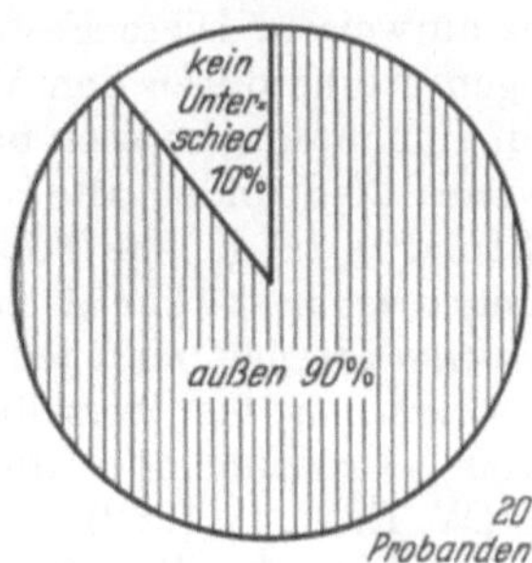

Histamin

Nach 15 min zeigte sich die   Nach 45 min war die Rückbild-
stärkere Reaktion: ung der Reaktion stärker:

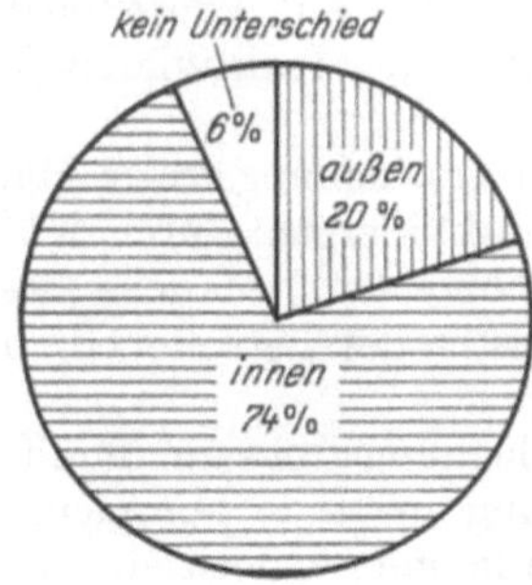

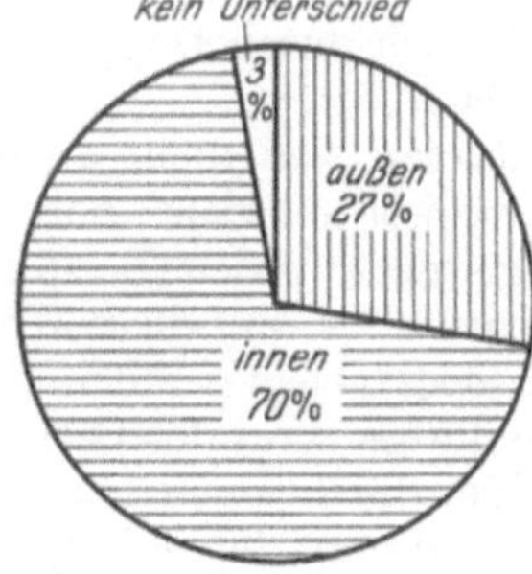

30 Probanden

Abb. 2. Reaktologische Untersuchungen an der Haut der Regio deltoidea (außen) und der Regio
brachii medialis (innen)

schichtdicke scheint hierfür kein wesentlicher modifizierender Faktor zu sein. Die Abrisse mit Tesafilm, eine allerdings nur orientierende Methode, ergab von der Außenseite und Innenseite des Oberarms etwa gleichviel Abrisse. Die Alkaliresistenz war bei allen 20 von uns untersuchten Probanden an der Oberarminnenseite (nicht axillar!) deutlich stärker als an der Außenseite, während sich die Resistenz gegen UV-Licht (Kromayerlampe) umgekehrt verhielt. Die percutan durch Trafuril ausgelöste Gefäßreaktion zeigte wiederum an der Außenseite stärkere und schneller auftretende Erytheme (gemeinsam mit Stiess 1964) (Abb. 2).

Das Ergründen der Bedingungen für die aufgezeigte unterschiedliche Reagibilität wird weiter Gegenstand experimenteller Untersuchungen sein. Die Tatsache als solche kann man u. E. in der vorgeschlagenen Weise für die Praxis nutzbar machen. Das gleiche gilt für die Erkenntnis, daß es nicht zweckmäßig ist, die weniger reagiblen Regionen wie die Bauchhaut oder die Haut der Oberarminnenseite mit Läppchenproben zu beschicken.

2. Die Haut des Testortes muß, die des übrigen Körpers sollte zum Zeitpunkt der Epicutantestung erscheinungsfrei sein

Falsche positive Testreaktionen können dann beobachtet werden, wenn man den Patienten an Stellen testet, die noch Zeichen eines Ekzems aufweisen. Diese Feststellung aus zahlreichen klinischen Beobachtungen erfuhr durch den Versuch ihre Bestätigung (Abb. 3). Bringt man auf eine makroskopisch noch gerade als Resterythem sichtbare beispielsweise 120 Stunden alte allergische Testreaktion erneut für wenige (6—9) Stunden die gleiche Testsubstanz auf, so flammt die Reaktion im allgemeinen sogar stärker als zuvor auf. Diese *Steigerung nach* einer *Doppelexposition* erreicht man jedoch nicht nur durch das gleiche Ekzematogen, sondern in fast derselben Weise durch toxische Substanzen wie durch 50% Crotonöl oder durch relativ indifferente Stoffe wie durch Azeton (W. Epstein 1962).

Ein abklingendes Test-Ekzem wird also durch spezifische wie durch unspezifische Reize erneut und meist im steigenden Ausmaß zum Aufflammen gebracht. Diese Beobachtung läßt sich nur bei der durch die Testung ausgelösten Ekzemreaktion anstellen. Eine, gleichfalls nur noch durch ein Testerythem erkennbare, alte toxische (z.B. Crotonöl-)Reaktion läßt sich durch Doppelexposition nicht wieder reaktivieren (Bandmann 1962).

Hält man sich nicht an die Regel auf erscheinungsfreier Haut zu testen, so werden viele „polyvalente" Kontaktallergien durch den Testarzt registriert werden (Beispiel der Pseudopolyvalenz). Manche „Ekzemkonstitution" ist auf diese Weise zu Ungunsten des Betroffenen gutachterlich niedergelegt worden.

Die übrige Haut des Patienten soll erscheinungsfrei sein, damit keine Fern (Herd)reaktionen mit ihrer Belästigung zustande kommen. Nicht immer wird man dieser Empfehlung folgen können. Oft ist eine Testung aus therapeutischen oder prophylaktischen Gründen bei noch bestehendem Ekzem notwendig, um Noxen auszuschalten, welche den floriden

Prozeß unterhalten. Andererseits scheinen Ekzemherde fern der Test-stelle keinen die Testreaktion besonders modifizierenden Einfluß zu haben.

II. Zur Bewertung der Testreaktion

1. Die kontaktallergische Testreaktion ist immer ein Ekzem
(Miescher 1962)

Es ist deshalb leicht das Ergebnis der Läppchenprobe als positiv in diesem Sinne zu bezeichnen, wenn Papulovesiceln oder Vesiceln im Be-reich des exponierten Ortes aufgetreten sind. Schwieriger ist die Bedeu-tung eines Erythems, einer bullösen Reaktion oder von follikulären Papeln bzw. Pusteln zu klären. Das *Erythem*, welches wie jedes andere auch eine mehr oder weniger ausgeprägte urtikarielle Komponente be-sitzt, kann der Ausdruck eines nur erythematösen Ekzems, einer toxi-schen erythematösen Dermatitis oder ein bloßes Reflexerythem sein. Das letztere ist relativ häufig. Nicht alle Teststellen müssen es gleichzeitig aufweisen. Es ist leicht von allen anderen durch die Testung hervorge-rufenen Erythemen zu unterscheiden: 1. Es tritt stets nur bei der ersten Ablesung, also unmittelbar nach Abnahme des Pflasters auf. 2. Es hat so gut wie keine urtikarielle Komponente. 3. Es verschwindet im allge-meinen innerhalb von 10 Minuten nach Pflasterentfernung und nie ist es noch 24 Stunden später zu beobachten.

Sehr viel schwieriger ist die *Unterscheidung* des *allergischen* vom *toxi-schen Testerythem* (Spier 1959). Nicht immer ist sie auf den ersten Blick möglich. Oft sieht man allerdings bei der allergischen erythematösen Reaktion doch die eine oder andere Papulovesicel und manche toxische Reaktion verrät sich durch eine eigenartige glasig aussehende Oberfläche, welche durch eine Degeneration der subcornealen Epidermis gegeben sein kann. Gelegentlich gelingt es durch leichten Fingerdruck die ober-sten Schichten abzuschieben und so eine erosive Fläche freizulegen. Dieser Umstand spricht dann für eine toxisch zustande gekommene Reaktion.

Sicherer entscheiden kann man sich, wenn man weitere 24 bzw. 48 Stunden beobachtet. Eine *allergische Reaktion verstärkt sich* ziemlich regelmäßig, eine *toxische wird schwächer*. Das frühzeitige Auftreten einer Schuppenkruste spricht gegen eine kontaktallergische Reaktion (Spier 1959). Von vornherein *blasige Reaktionen*, also solche, die bereits bei Abnahme des Pflasters vorhanden sind, werden fast stets toxisch aus-gelöst. Allergische blasige Reaktionen der Rückenhaut haben wir bei einem entsprechenden Patientengut von über 10000 Fällen ausschließ-lich auf Ol. Lauri und auf Pellidol gesehen. Bei solchen bullösen — ge-legentlich sogar haemorrhagischen — Testekzemen sieht man allerdings ziemlich regelmäßig Papulovesiceln oder Vesiceln in der unmittelbaren Umgebung der Blase. *Pustulöse Reaktionen* sind ähnlich zu bewerten. Wir beobachteten nur sehr selten bei Quecksilber (oder Hg-Salz) — Kon-taktallergien Pusteln. Wahrscheinlich sind sie dann der Ausdruck einer kombiniert toxisch-allergischen Reaktion. Typisch toxische pustulöse

Reaktionen können durch Crotonöl hervorgerufen werden. Sie weisen
ebenso wie toxische Reaktionen durch zu starke Metallsalzlösungen eine
follikuläre Bindung auf. — Am Rande sei erwähnt, daß die follikulären
Papeln, welche man manchmal beim Neurodermitiker durch Metallsalze
provozieren kann, wohl nicht der Ausdruck eines allergischen Geschehens
sind.

Die *allergische Testreaktion* ist nicht nur makroskopisch sondern auch
mikroskopisch ein Ekzem (Miescher 1962). In Zweifelsfällen bei grundsätzlich wichtigen Entscheidungen kann deshalb die Probeexcision aus
einer sehr jungen Testreaktion eine Klärung der Differentialdiagnose
erbringen. Sehr jung heißt, die zu excidierende Partie darf nur 6—10
Stunden exponiert gewesen sein. Bei einer ausgelösten Kontaktallergie
sieht man die basale Spongiose Mieschers. Toxische Reaktionen zeigen
eine Stoffspezifität, d.h. ihr Aussehen ist von den chemischen Eigenschaften der aufgelegten Substanz abhängig. Deshalb begegnet man hier sehr
verschiedenen Bildern; niemals jedoch kann man eine basale Spongiose
entdecken (Miescher 1938—1962).

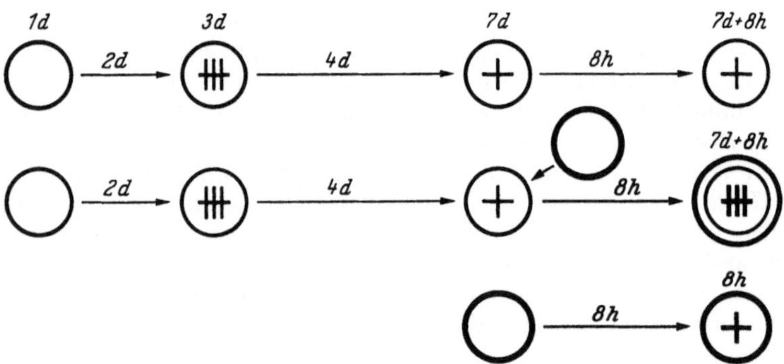

Abb. 3. Schema der Doppelexposition. d = Tag, h = Stunde, ⊚ doppeltexponierte Teststelle.
Beispiel einer Doppelexposition Allergen auf Allergen

Bei der Vornahme einer *Doppelexposition* erreicht man bei Vorliegen
einer *Kontaktallergie* eine stärker ausgeprägte, nicht selten sogar einer
blockartigen Spongiose. Ein Bild, welches sich bei der Doppelexposition
toxisch auf toxisch niemals schaffen läßt (Abb. 3).

In der dermatologischen Praxis ist die *wichtigste Sicherung* für das
richtige Ansprechen kontaktallergischer Testreaktionen die *kongruente
Kontrolltestung*. Kongruent heißt: Gleiche Substanz, gleiche Konzentration, gleiches Testvehicel, gleiche Menge und gleichlange Expositions-
zeit. Jeder Testarzt verfügt von vornherein für jede von ihm häufiger
getestete Substanz über eine meist in die Hunderte gehende Anzahl
negativer Kontrollen. Jeder Testarzt, der Ergebnisse über neuaufge-
fundene Ekzematogene publiziert, sollte sich verpflichtet fühlen, gleichzeitig die Art und Zahl seiner Kontrolltestungen mitzuteilen. Sind so ab-
gesicherte Testkonzentrationen bekannt geworden, erübrigt sich auch bei
gutachterlichen Äußerungen eine jedesmal von neuem durchgeführte

Kontrolltestung. Trifft man jedoch auf eine Noxe, die einem selbst aus eigener Erfahrung oder aus kreditwürdigen Schrifttumsangaben noch nicht bekannt ist, so muß man diese an mindestens 10 weiteren Probanden kontrollieren. Reagiert nur einer von diesen, so muß die Testung weiter untersucht werden (Probeexcision, Doppelexposition). Für die Kontrolltestungen müssen alle hier empfohlenen Regeln beachtet werden. Es muß außerdem anamnestisch oder reaktologisch gesichert sein, daß der Kontrollproband nicht etwa eine gleiche Allergie erworben haben kann oder gruppenallergisch reagiert. Nichtekzematiker sind deshalb bei Kontrolltestungen Ekzematikern als Probanden vorzuziehen (SPIER 1959).

Auch aus einer *Testung* mit *verschiedenen Konzentrationen* des gleichen Stoffes können gewisse Schlüsse auf den Charakter der Reaktion gezogen werden. Toxische Reaktionen weisen eine viel größere Abhängigkeit von der Konzentration und der Auflagezeit der Testsubstanz auf als allergische. Die letzteren folgen angenähert einem „Alles-oder-nichts-Gesetz": Ist erst einmal ein gewisses Maximum der Reaktion erreicht, so läßt sich im allgemeinen die Reaktion nicht mehr verstärken. Ausgenommen von einem solchen Satz müssen natürlich alle fakultativ toxischen Ekzematogene werden, da bei diesen sich mit zunehmender Konzentration toxische und allergische Erscheinungen ab einer bestimmten Schwellenkonzentration addieren.

2. Die Einschätzung der Testreaktion erfolgt nach dem Differenzierungsgrad der vorliegenden Effloreszenzen. Die halbquantitativen Stärkegrade sollten conventionell bestimmt sein

Nur eindeutige Testreaktionen dürfen ausgewertet werden. Liegt beispielsweise ein *zweifelhaftes Erythem* vor, so ist es besser, eine solche Reaktion als fraglich (= ?) zu bezeichnen und die epicutane Testung zu wiederholen. Gegebenenfalls kann diese dadurch modifiziert werden, daß man eine stärker reagible Teststelle oder eine höhere, jedoch nicht bereits toxische Konzentration wählt.

Liegt das Testergebnis als — mehr oder weniger ödematöses — *Erythem* vor, so wird die Reaktion fast allseitig als + bezeichnet. Ebenso herrscht Übereinstimmung über die Kennzeichnung der stärksten, der *blasigen Reaktion* = ++++. Dagegen haben die Testärzte recht verschiedene Meinungen über die Angaben ++ bzw. +++. Aus diesem Grunde enthalten unzählige einschlägige Arbeiten immer wieder erneut Bemerkungen darüber, was jeweils als ++ oder +++ angesehen wird. Ohne eine solche Definition wüßte der eine gar nicht, was der andere meint.

Als +++ sollte eine Reaktion benannt werden, bei welcher die *Papulovesiceln* (selten Vesiceln) *dicht* nebeneinander stehen und die gesamte Teststelle einnehmen. Als ++ sehen wir Reaktionen an, bei denen sich überhaupt *Papulovesiceln*, jedoch in verschiedenem Ausmaß *disseminiert* über der Teststelle antreffen lassen. Ansprechen von Zwischenstufen mit + — ++ sind bei uns nicht üblich, da sie das Verständnis für den nicht speziell Eingeweihten nur erschweren. Die aufgezeigten Grade (Tabelle 2) zwingen den Testarzt zu einer klaren Beobachtung und Entscheidung.

Das Auswertungsschema läßt sich nicht ohne weiteres auf *toxische Reaktionen* übertragen. Hier ist es besser, im Einzelfall die erzielten Reaktionen nach den Regeln der Propaideutik zu beschreiben. Die Stoffspezifität der toxischen Reaktionen erzwingt ja eine jeweils andere Reaktionsbewertung zwischen dem Erythem, der Blase oder der Nekrose (MIESCHER 1938).

Tabelle 2

      ? = Zweifelhaftes Erythem
      + = Erythem (mit urtikarieller Note)
    + + = Erythem und vereinzelte Papeln bzw. Papulovesiceln
  + + + = Dichtstehende Papeln oder Papulovesiceln
+ + + + = Blasen

3. Unter der Valenz einer Kontaktallergie versteht man die Anzahl der aufgespürten chemisch oder biologisch von einander unabhängigen Allergene

Der Valenzbegriff ist relativ. Er bezieht sich also immer nur auf die innerhalb eines kürzeren Zeitraums vorgenommene Serie von Testungen. Demzufolge ist eine *monovalente Kontaktallergie* eine solche gegenüber einem Stoff einer Testserie oder gegenüber mehreren, welche chemische und/oder biologische Beziehungen untereinander haben. So liegt eine monovalente Kontaktallergie vor, wenn ein Patient auch auf mehrere Läppchenproben reagiert, die jedoch alle ein und dasselbe Ekzematogen enthalten.

Zum Beispiel: Kaliumdichromat, Natriumdichromat, Ammoniumdichromat oder offizinelle Ung. Zinc., Adeps benzoatus, Tct. ARNING oder Tct. Benzoës. Bei dem ersten Beispiel ist es stets das Anion Dichromat, welches als Ekzematogen anzusehen ist, es spielen die verschiedenen Kationen in dieser Hinsicht keine Rolle. Bei dem zweiten Beispiel ist Tct. Benzöes in allen genannten Externa enthalten und deshalb das eigentliche Allergen. Schwieriger ist eine Kontaktallergie auf verschiedene Terpentinsorten zu deuten. Es handelt sich nach der hier vorgenommenen Definition zwar immer um eine monovalente Form, aber diese kann über die Reaktion gegen ein und dasselbe Allergen, das Delta 3 Karen zustande kommen (PIRILÄ) oder durch Reaktionen gegenüber chemisch und biologisch nahverwandten in mehreren Terpentinen vorkommenden Stoffen. Solche Substanzen stehen gewissermaßen in einer Gruppe zusammen, deshalb nennt man Allergien gegen mehrere von ihnen eine *Gruppenallergie* (R. L. MAYER 1954, HJORTH 1961, K. H. SCHULZ 1962, PASCHOUD 1963).

Die Praeperation (= Sensibilisierung) erfolgt bei dieser vorwiegend durch einen zu einer solchen Gruppe gehörenden, während die Auslösung der aktuellen Erscheinungen, der Allergose — in unserer Betrachtung des Kontaktekzems — durch mehrere Stoffe der Gruppe in unterschiedlich breitem Ausmaß möglich ist.

Das bekannteste Beispiel einer Gruppenallergie ist diejenige gegen die sogenannten Parastoffe. Weitere wichtige Gruppenallergien sind: Neomycingruppenallergie, Phenothiazingruppenallergie, Thioglykolsäurederivatgruppenallergie und p-Hydroxybenzoesäureestergruppenallergie (Tabelle 3).

Tabelle 3

Beispiele: p-*Gruppenallergie*

NH_2—⟨⟩—R

R = —$COOC_2H_5$ Benzocain

= $COOCH_2CH_2N$⟨$^{C_2H_5}_{C_2H_5}$ Procain

= —$\underset{H}{N}$—⟨⟩   p-Aminodiphenylamin

oder auch gegen

NH_2—CH_2—⟨⟩—SO_2NH_2 Marfanil

$\overset{CH_3}{\underset{}{}}$
NH_2—⟨⟩—NH_2 p-Toluylendiamin

Phenothiazingruppenallergie

R = CH_2—$\underset{CH_3}{CH}$—N⟨$^{CH_3}_{CH_3}$ HCl   Atosil

R = CH_2—CH_2—N⟨$^{C_2H_5}_{C_2H_5}$ HCl   Latibon

R = CH_2—CH_2—CH_2—N⟨$^{CH_3}_{CH_3}$ HCl   Promazin

R = CH_2—$\underset{CH_3}{CH}$—CH_2—N⟨$^{CH_3}_{CH_3}$ HCl   Repeltin

oder:

Cl—[Phenothiazin]
CH_2—CH_2—CH_2—N⟨$^{CH_3}_{CH_3}$ HCl   Megaphen

(Tab. 3. Fortsetzung)   *Neomycin-Streptomycin*

$$H_2N \quad NH_2$$
$$HO \quad O(H) \cdots Biosamin$$

Neamin

NH=C—HN   NH—C=NH
H_2N NH_2

HO   O(H)
H   O   C—Streptobiosamin
      H

Streptidin

Im Bereich der bivalenten und oligovalenten Allergien sind die *Koppelungsallergien* nicht nur von grundsätzlichem sondern auch von praktischem Interesse.

Der Begriff „*Oligovalenz*" ist bewußt vor den der *Polyvalenz* gesetzt worden, um eine zu weite Anwendung dieser vielschichtigen Diagnose möglichst weit einzuschränken. Als oligovalente Kontaktallergie wird eine solche gegenüber 3—5 von einander in oben angeführtem Sinn unabhängigen Ekzematogenen verstanden, wenn mindestens 12 verschiedene Läppchenproben aufgelegt worden sind.

Die Reaktionen zweier oder mehrerer unabhängiger Allergene müssen allergologisch dann gesondert betrachtet werden, wenn diese zusammen in einem Material (oder Arzneimittel) oder zusammen während eines Arbeitsganges auf die Haut sensibilisierend eingewirkt haben. Eine solche, durch expositionelle Bündelung zustande gekommene Allergie wird von uns als *Koppelungsallergie* bezeichnet (gemeinsam mitMUTTER, DOHN, FUCHS) (Tabelle 4).

Tabelle 4. *Koppelungsallergie, bedingt durch concommittierende Sensibilisierung infolge expositioneller Bündelung der Allergene*

Beispiele:	Dichromat und Kobaltsalzallergie	Bündelung im Zement
	Nickel-, Kobalt-, Cadmiumsalz- und Acceleratorenallergie	Bündelung im Strumpfhalter
	Neomycin- und Bacitracinallergie	Bündelung in Lokaltherapeuticum
	Xanthocillin- und Tyrothricinallergie	Bündelung in Lokaltherapeuticum

Sie liegt vor, wenn sich beispielsweise ein Patient gegen mehrere im Gummifertigartikel enthaltene Acceleratoren sensibilisiert hat. Strukturell haben Tetramethylthiuramdisulfid und Diphenylguanidin nichts miteinander zu tun, aber beide werden während der Vulkanisation dem Rohkautschuk als Katalysatoren beigesetzt und sind deshalb auch im Endprodukt noch in Spuren enthalten (SCHULTHEISS 1959). Oder: Dichromatanionen und Kobaltkationen kommen spurenweise in Zementen vor. Zwei Drittel aller Dichromatekzematiker, die sich über den Zement sensibilisiert haben, reagieren ebenso auf Kobaltsalze.

Ob die Entwicklung einer Koppelungsallergie zeitlich simultan erfolgt, oder ob sich die eine *Allergie* auf die andere *aufpfropft*, kann nicht gesagt werden.

Zahlreiche medikamentöse Allergien pfropfen sich sicherlich auf Milieuekzeme auf, wenn diese — allergologisch unvorsichtig — mit potent-allergenen Medikamenten wie Parastoffen, Phenothiazinen oder Penicillinen äußerlich therapiert worden sind.

4. Bevor eine polyvalente Kontaktallergie diagnostiziert wird, müssen alle durch eine „Pseudopolyvalenz" bedingten Fehldeutungen ausgeschlossen werden

Eine solche *Pseudopolyvalenz* ist bereits aufgezeigt worden: Die Epicutantestung zu einem Zeitpunkt, an welchem der Testort noch ekzematös verändert war und die Läppchenproben unspezifisch Ekzemreaktionen auslösen können.

Reagieren von einer Serie, welche Wasser und Eucerin als Testvehicel enthält, alle mit Eucerin beschickten Orte, so besteht der Verdacht einer ausschließlichen oder gegebenenfalls zusätzlichen *Allergie* gegen *Eucerit* (einem Lanolinalkoholderivat). Die Testung muß dann mit Eucerin allein und den gleichen Testsubstanzen, die in einem anderen Vehicel (z.B. Vaseline) zu inkorporieren sind, wiederholt worden (gemeinsam mit REICHENBERGER).

Die meisten der von uns beobachteten, zunächst polyvalent imponierenden Allergien stellten sich als eine der beiden geschilderten Pseudopolyvalenzen heraus.

Reagiert die gesamte Testserie, so ist auch an eine Allergie gegen das Testpflaster (Zellophan und Kunststoffzwischenschicht) zu denken (HJORTH 1964).

Da *echte polyvalente Kontaktallergien* selten sind, zwingt jede in dieser Hinsicht verdächtige Beobachtung um *Nachkontrollen* durch *erneute Testung* Wochen später bei sicher zu Ruhe gekommenen Teststellen.

5. Der Patient muß über die bei der Epicutantestung auslösbaren Erscheinungen und insbesondere über das Wesen der bei ihm diagnostizierten Kontaktallergie unterrichtet werden

Im Gegensatz zur cutanen und intracutanen Testung mit den hierbei auftretenden Sofortreaktionen besteht bei der Epicutantestung nicht die *Gefahr* eines *anaphylaktischen Schocks*. Die schwersten Beeinträchtigun-

gen, welche ein Patient durch die Läppchenprobe erfahren kann, sind die
Auslösung eines frischen Ekzemschubs durch Fernreaktionen und *Verätzungen* mit Narben durch eine *falsche Testtechnik*. Die Provokationen
eines Recidivs sind, wenn auch nicht immer, vermeidbar, falls man den
richtigen Zeitpunkt zur Testung abwartet, d.h. nach Abheilung der
floriden Erscheinungen untersucht. Verätzungen durch toxische Substanzen bzw. durch zu hohe Testkonzentrationen können dann zustandekommen, wenn der Testarzt unbekannte Milieunoxen auflegt. Kennt er
deren Charakter nicht, so ist er verpflichtet, mit Hilfe von Indikator-
papier extreme pH-Werte auszuschließen, sie gegebenenfalls abzupuffern
oder hochgradig verdünnt zu testen. Am besten verhütet er mit einem
einfachen *Selbstversuch* schlimme Folgen: Er trägt die betreffende Testsubstanz für kurze Zeit offen auf der eigenen Haut auf. Brennt diese
Probe, dann wird er die entsprechende Substanz nicht ohne weiteres
prüfen!

Der zu testende Patient soll über die Art der zu erwartenden Erscheinungen und deren subjektiven Symptome (Juckreiz) aufmerksam
gemacht werden, damit insbesondere weibliche Patienten sich nicht über
eventuelle *kosmetische Beeinträchtigungen* beklagen können. Heftigere
Reaktionen sind sofort vom Testarzt zu versorgen. Ekzemschübe müssen
durch eine kurzfristige Cortisontherapie abgefangen werden (am ersten
Tag 20, am zweiten Tag 15, am dritten Tag 10 und am vierten Tag 5 mg
Prednisolon p-d-).

Tabelle 5. Heftpflasterreiz

1. Reflexerythem
2. Mechanisch oder durch Maceration
   bedingte Dermatitis
3. Impetigo Bockhart,
   Dermatomykose (Provokation)
4. Ekzem

Die Hauptsorge des Probanden gilt dem Auftreten von Reizungen
durch das Testpflaster. Der *Pflasterreiz* (Tabelle 5) ist in seiner leichten
Form häufig und dem Testarzt nicht einmal unerwünscht. Erleichtert er
doch die Ablesung der Reaktionen ohne weitere Markierung, die sonst
mit dem Kugelschreiber erfolgen muß. Im Erythem sind die negativen
Stellen als weiße Flächen ausgespart und bestimmen den Ort der Reaktionen! Die an sich nur wenig reizenden Testpflaster führen nach unseren
Erfahrungen nur selten zu heftigen Pflasterdermatitiden und sehr selten
zu Ekzemen (Bonnevie 1939, Hjorth 1961, Ippen 1963, L. R. Mayer
1933, Paschoud 1962, Russel und Thorne 1955, Sidi und Hinky 1957,
Schneider und Wagner 1959, Waldbott 1953). Besteht aber der berechtigte Verdacht, daß solche Pflasterreizungen zu erwarten sind, so
kann man die *Leinenläppchen* mit Hilfe eines *Tesafilmes* aufkleben.

Über die diagnostizierte Kontaktallergie ist der Patient am besten
schriftlich in Form eines „Allergiepasses" aufzuklären. Dieser muß nicht
nur das eigentliche Ekzematogen nennen, sondern er muß ebenso Hinweise
enthalten, in welchen Stoffen des täglichen (Berufs-) Lebens und in welchen

Medikamenten die betreffende Substanz angetroffen werden kann. Zudem muß der Patient wissen, daß er den Allergiepaß jedem Arzt und jedem Apotheker vorzulegen hat, wenn er ein Medikament verordnet bekommt oder sich selbst eins besorgt. Er muß den Allergiepaß, falls Milieustoffe als Ekzematogene gefunden worden sind, in seinem Betrieb dem Sicherheitsingenieur oder dem Betriebsleiter vorweisen, damit gemeinsam mit dem Testarzt Entscheidungen über seine weitere Verwendung, einen *Arbeitsplatz* — oder gegebenenfalls einen *Berufswechsel*, getroffen werden können. Der Arzt, der eine berufsbedingte Allergie festgestellt hat, ist gesetzlich verpflichtet, diese Tatsache in Form einer *Anzeige über das Vorliegen einer Berufskrankheit* der zuständigen Berufsgenossenschaft zu melden.

III. Zur Auswahl der Teststoffe

(BURCKHARDT 1962, K. H. SCHULZ 1963, SCHWARZ, TULIPAN und BIRMINGHAM 1957, BAER und WITTEN 1957/58; Berufsdermatosen ab 1955)

Es ist nicht Aufgabe eines Vortrages, der sich mit der allgemeinen epicutanen Testtechnik auseinandersetzen will, Einzelheiten der Ekzematogenkunde zu besprechen. In diesem Abschnittt sollen deshalb nur einige grundsätzliche Bemerkungen zur Auswahl patientenindividueller Testserien gemacht werden.

1. Die Auswahl einer Testserie ist durch die Anamnese gegeben, welche Auskunft über den Beruf, bzw. das häusliche Milieu, die Vorbehandlung, die Lokalisation der Erstmanifestation und die Recidivsituation erteilt

Der Testarzt muß über Kenntnisse der Berufsstoffe verfügen, mit denen seine Ekzempatienten in Berührung gekommen sind. Er kann nicht immer warten, daß er die notwendige Aufklärung unmittelbar durch den Patienten selbst erfährt. Häufig helfen ihm Prospekte der Arbeitsmaterialien, welche Aufschluß über deren chemische Proveniens verschaffen oder Rücksprachen mit den Betrieben. Bei solchen Gesprächen ist es unerläßlich gleich am Beginn das Wesen der Allergie kurz darzulegen und darauf hinzuweisen, daß nicht etwa mangelnde Sicherheitsvorkehrungen an der zur Diskussion stehenden Erkrankung schuld wären.

Eine keineswegs sehr kostspielige *Handbibliothek* ist eine weitere Voraussetzung die Technologie und die bisher bekannt gewordenen allergenen Schäden sowie die Testfähigkeit der Noxen zu erfahren (Tabelle 6).

Stets muß man daran denken, daß alleinige oder zusätzliche medikamentöse Kontaktallergien genauso häufig wie Berufsallergien sind. Daher soll auch bei augenscheinlichen Berufsekzemen eine Serie von potentiellen medikamentösen Kontaktallergenen mitgeprüft werden.

Zur Vorbehandlung wird der Patient oft nicht mehr angeben, als daß er vom Arzt, dem Betriebssanitäter oder guten Freunden mit einer „Salbe" vorsorgt worden wäre. Falls es nicht gelingt, die Bestandteile jener Salben dennoch zu eruieren, so muß der Testarzt wissen, welche *Lokaltherapeutica* gegenwärtig am häufigsten zur Sensibilisierung führen und diese als *Serie* austesten. Gelingt es mit einer vom Patienten mitgebrachten *Salbe* (Originalpackung) *Testreaktionen* auszulösen, so muß ein solches

Tabelle 6. *Handbibliothek für die allgemeine und spezielle Technik der Epicutan-Testung*

Burckhardt, W.: Die beruflichen Hautkrankheiten, in J. Jadassohn, Hdb. Haut-Geschl.-Krkh. Ergänzungswerk, herausgegeben von A. Marchionini Band II/1 (G. Miescher u. H. Storck), Berlin, Göttingen, Heidelberg 1962, Springer Verlag.

Burckhardt, W.: Arzneiexantheme, im o.a. gleichen Band.

Carrié, C.: Praktischer Leitfaden der beruflichen Hautkrankheiten, Stuttgart 1951, Thieme Verlag.

Paschoud, J.-M.: Externe Kontaktallergene, Hautarzt **13**, 73 und 97 (1962).

Römpp, H.: Chemie Lexikon, 5. Auflage, Stuttgart, 1962, Franckh'sche Verlagshandlung.

Schneider, W. u. H. Wagner: Kontaktdermatitis, in H.-A. Gottron u. W. Schönfeld, Band III/1, Stuttgart, 1959, Thieme Verlag.

Schulz, K.-H.: Berufsdermatosen, in H.-A. Gottron u. W. Schönfeld, Dermatologie und Venerologie, Band V/1, Stuttgart, 1963, Thieme Verlag.

Spier, H.-W.: Funktionelle Hautprüfungen bei allergischen Hautkrankheiten, in H.-A. Gottron u. W. Schönfeld, Band III/1 Stuttgart, 1959, Thieme Verlag.

Als Zeitschrift: Berufsdermatosen, sechsmal jährlich, Editio Cantor.

Tabelle 7. *Antibiotische Salbe als Originalpräparat reagiert im Epicutantets*

	Testanalyse durch Aufschlüsselung der Reaktion in	
Antibioticum z.B. Neomycin	Salbengrundlage z.B. Lanolinalkoholderivat oder Carbowachs	Salbenkonservierungs-stoff z.B. Nipaester

Beachte: Grundlagen werden von vielen Firmen nicht deutlich und Konservierungsstoffe überhaupt nicht deklariert.

Tabelle 8. *Gruppenallergie-Schema der p-Oxybenzoesäureester (insgesamt 30 Patienten)*

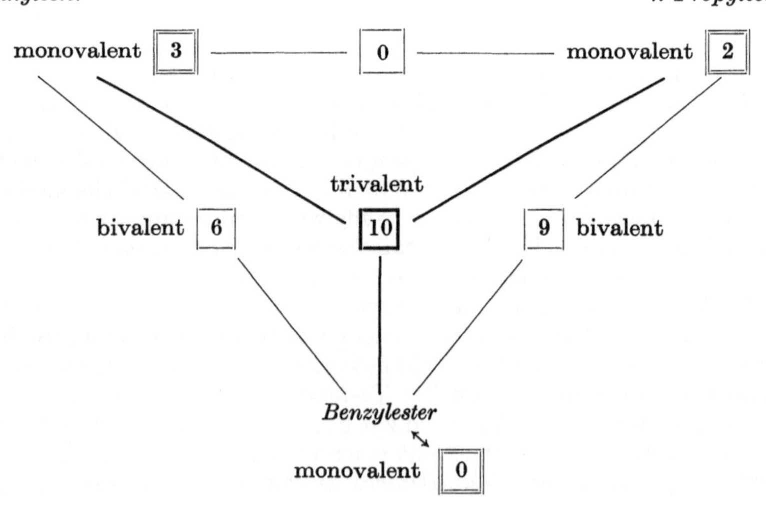

Ergebnis weiter analysiert werden (Tabelle 7). Neben den eigentlichen *Wirkstoffen* (Antibiotica-, Antimycotica-, Antihistaminica, Desinficientien oder granulationsfördernde Substanzen) sind es sehr häufig die leider nur von wenigen Firmen deklarierten *Konservierungsstoffe* (gemeinsam mit DOHN, SCHWARZFISCHER) (Tabelle 8), die p-Oxybenzoesäureester oder seltener die gleichfalls nur gelegentlich deklarierten *Salbengrundlagen* (Lanolinalkoholderivate, Polyäthylenglykol, Emulgatoren), welche die Kontaktallergie bedingen. Um Recidive durch andere „Salben" oder Kosmetika zu vermeiden, muß die Testanalyse entsprechend durchgeführt werden. Gelegentlich gehört auch die Anweisung *Gummihandschuhe* über noch nicht abgeheilten Ekzemen zu tragen zur allergologisch interessanten Vorbehandlung. *Pfropfallergien* durch *Acceleratoren* sind deshalb ebenfalls in diesem Zusammenhang zu beachten.

Eine bestimmte *Auswahl* von Teststoffen ist bei einigen typisch lokalisierten Ekzemen allein *durch* deren *Topotropie* gegeben (WALDBOTT 1953) (Tabelle 9).

Zusammenhänge zwischen dem Auftreten von *Recidiven* mit einer *Wiederaufnahme* der Arbeit nach Wochenenden oder Urlaubstagen bzw. nach Anwendung bestimmter Salben im weitesten Sinn dieses Wortgebrauchs geben weitere Hinweise vor allem für die *Differentialdiagnose* von Kontaktekzemen gegenüber Ekzemen anderer Pathogenese.

Tabelle 10. *Vorschlag für einen Standard-Test mit 11 potentiellen Ekzematogenen*

Testsubstanz	%	Testvehicel	Bemerkungen
Benzocain (P)	5,0%	Eucerin anhydr.	—
Perubalsam	3,0%	„ „	—
Marfanil (P)	10,0%	„ „	—
Terpentin DAB 6	10,0%	„ „	—
p-Toluylendiamin (P) . . .	2,0%	„ „	öfters erneuern
Kaliumdichromat	0,5%	Wasser	—
Formalin	2,5%	„	—
Kobaltsulfat	2,0%	„	—
Hydrargyr. bichlorat. . .	1,0%	„	—
Nickelsulfat	2,0%	„	—
p-Aminodiphenylamin (P) .	1,0%	Spiritus dilutus	öfters erneuern

Die Reihenfolge ist bestimmt durch:
1. Das Testvehicel = Erleichterung der Präparation des Pflasterstreifens und
2. durch das eventuelle Resultat: Gruppen bzw. Koppelungsallergene wurden durch andere Stoffe voneinander getrennt.
P = „Para"stoff.

2. Die Standardtestserie ersetzt nicht die Individualtestung, sondern sie ist deren Kernstück

Standardtestserien (PASCHOUD 1961) enthalten Teststoffe, von denen man weiß, daß sie besonders häufig als Ekzematogene zu beobachten sind. Eine solche Standardtestserie soll nicht allzuviel Substanzen enthalten, da sie sonst zu leicht dazu verführt, die durch Anamnese gesicherte Individualtestung zu vernachlässigen. Die hier vorgeschlagene Standard-

12*

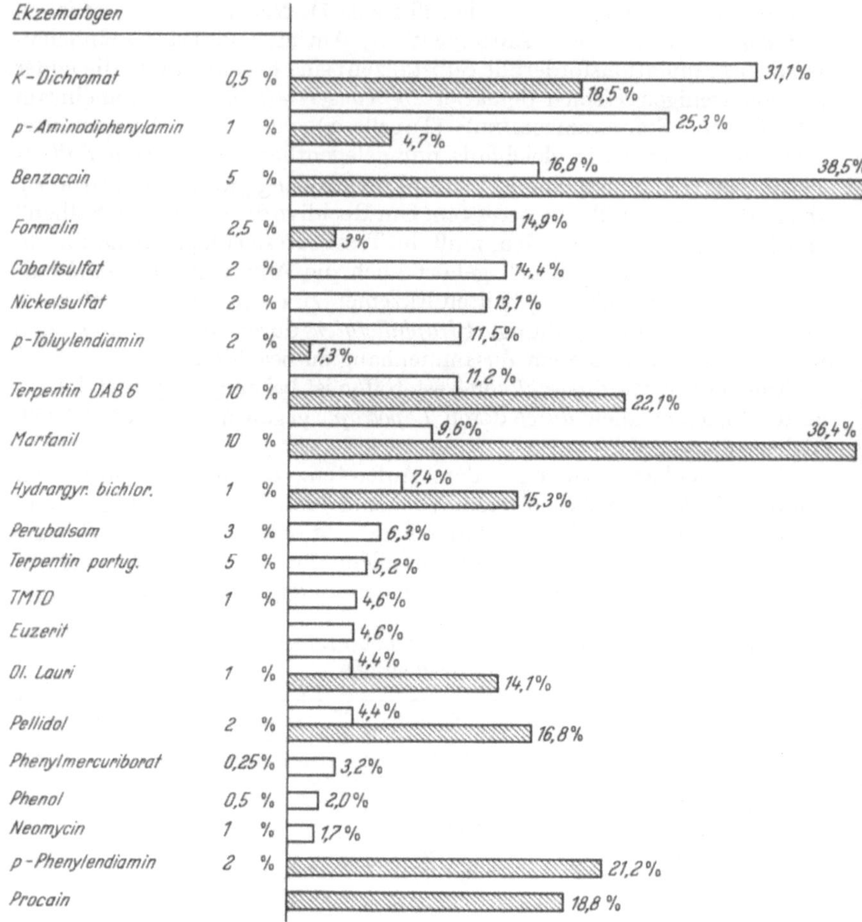

Abb. 4. Relative Häufigkeit der Testreaktionen o. a. Stoffe mit Hilfe von
Frau J. Rother zusammengestellt.

testserie enthält ausschließlich Stoffe, welche weit mehr als alle anderen
Reaktionen hervorrufen (Tabelle 10). Es fällt auf, daß noch vor einigen
Jahren empfohlene Standardteststoffe wie das Pellidol in ihr fehlen.
Reaktionen gegenüber dieser Substanz sind eben in den letzten Jahren
weit seltener als früher geworden (Abb. 4) (Platzwechsel im Allergen-
spektrum: Paschoud 1961, Baer u. a. 1964).

C. Schlußbemerkung

Testergebnis und klinisches Bild müssen bei jedem Patienten in Korrelation stehen, positive Reaktionen können Zeichen klinisch latenter
Allergien oder irrelevant für den gerade beobachteten Fall sein. Katamne-
stische Überprüfungen helfen zu einer Kritik eigenen Testergebnissen

Tabelle 9. *Ekzemlokalisation und Auswahl der Testsubstanzen*

Ekzemlokalisation:	Fußrückenekzem	Unterschenkel-ekzem	Oberschenkel-Strumpfhalter-ekzem (Rücken, Carpalregion, Ohrläppchen)	Analekzem	Periorbitalekzem	Gesichtsekzem
potentielle Ekzematogene enthalten in:	Antimykotische Externa (1) Antischweiß-mittel (2) Schuhmaterial (3) Schuhpflege-mittel (4)	Ulcus cruris-Heil-salben (1) Strumpffarben (2)	Metallstrumpf-schließe (1) Gummistrumpf-band (2) Strumpfband aus Stoff (3)	Haemorrhiodal-salben bzw. Zäpfchen (1) Toilettenpapier(2)	Ophtalmologica (1) Brillenmaterial (2) Kosmetika (3) Dunststoffe (4)	Dunststoffe (1) Lichtsensibili-satoren (2) Kosmetika (3) Kleidungsstücke(4)
potentielle Ekzematogene (Beispiele):	(1) Phenylmercuri-borat (z.B. Merfen) Dioxyphenylhexan (z.B. Phebrocon) 2,2'-Dioxy-5,5'-dichlordiphenyl-sulfat (z.B. Novex) 4-Chlor-2-oxy-benzoesäure-n-butylamid (z.B. Jadit) 2,2'-Dioxy-5-5'-dichlordiphenyl-methan (z.B. Ovis (2) Formalin (3) Dichromat Formalin p-Farbstoffe (4) Terpentin p-Farbstoffe wie p-Aminodiphenylamin	(1) Lanolinalkohol-derivate Polyäthylen-oxyde, bzw. Glycol p-Oxybenzoe-säureester Tct. Benzoes Perubalsam Benzocain Marfanil Quecksilberver-bindungen Neomycin Xanthocillin Streptomycin Penicillin Chloramphenicol (2) p-Farbstoffe wie p-Amino-diphenylamin	(1) Nickelsalze Kobaltsalze Cadmiumsalze (2) Acceleratoren oder andere Hilfsstoffe der Gummi-industrie p-Farbstoffe wie p-Aminodiphenyl-amin (3) p-Farbstoffe wie p-Aminodiphenyl-amin	(1) Benzocain Menthol Perubalsam Tct. Benzoes Phenol Tct. Jodi p-Oxybenzoe-säureester Neomycin Streptomycin Chloramphenicol (2) p-Farbstoffe (gefärbtes Toilet-tenpapier) Terpentin Kobaltsalze (Zeitungspapier-Druckerschwärze)	(1) Hydrargyr. oxy-dat. flav. Di-brom-oxymer-curi-fluorescin Bacitracin Chloramphenicol Neomycin Penicillin Streptomycin Xanthocillin Marfanil Benzocain Pantocain Procain p-Oxybenzoe-säureester Tct. Benzoes Lanolinalkohol derivate Polyäthylenoxyd, -Glycol Atropinsulfat Scopolamin 2 Phenylbenzyl-aminoaethyl-imidazolinhydro-chlorid (z.B. Antstin) Phenothiazin Pyribenzamine Di-iso-propoxy-phosphenylfluorid (2) Acceleratoren und andere Hilfsstoffe der Gummi-industrie Nickelsalze Cobaltsalze Cadmiumsalze Formalin Phenol Campher Methylmethacry-late (3) p-Farbstoffe wie p-Toluylendiamin Methacrylsäure-ester Perubalsam (4) Terpentin Primeln	(1) Terpentin Pflanzenallergene Formalin (2) Phenothiazine Eosin Chinin Sulfonamide (3) Eosin p-Farbstoffe wie p-Aminodiphenyl-amin Thioglycolsäure-ester Hg-Bleichsalben Hydrochinon-bleichsalben Perubalsam p-Oxybenzoe-säureester Lanolinalkohol-derivate Polyäthylenoxyd bzw. -glycol (4) p-Farbstoffe Formalin Dichromate Ol. Lauri

Literatur zur Liste gemeinsam mit MARCHIONINI, SCHIRREN und NASEMANN 1962, mit FICHTNER 1964, VAN RINSUM 1962, WALDBOTT 1953 SCHNEIDER und WAGNER 1959, BURKHARDT 1962

gegenüber. Jedoch die nun über 50 Jahre alte Läppchenprobe ist eine der
wichtigsten Untersuchungsmethoden des Hautarztes geworden. Bis heute
aber fehlen für Klinik und Praxis: Standardisierte und so gesicherte Kon-
zentrationswerte der fakultativ toxischen Ekzematogene. Für die Testanalyse eine klare Deklaration der Originalpräparate. Für den Dermatologen ist die Salbe nicht das gleiche wie die Füllmasse einer Tablette! Eine
einheitliche Festsetzung der M. d. E. (= Minderung der Erwerbsfähig-
keit auf dem allg. Arbeitsmarkt) bei bestimmten Kontaktallergien.
Eine einheitliche und angemessene Verrechnung für die Durchführung der
Epicutantestung. Sie erfordert besondere Kenntnisse und einen erheblichen Zeitaufwand. Sie ist aber wie kaum eine andere Methode geeignet,
Prophylaxe zu gewähren und so dem Patienten Beschwerden, dem
Arbeitgeber Verluste durch Krankschreiben und der Gesellschaft Volks-
vermögen zu ersparen.

Aus der Dermatologischen Klinik und Poliklinik der Universität München
(Direktor: Prof. Dr. med. Dr. h.c. A. MARCHIONINI)

Prophylaktische und rehabilitierende Dermatologie einschließlich Klimatherapie

Von

SIEGFRIED BORELLI

Prophylaktische Dermatologie

Die Referate von 1959 und 1961 haben sich mit verschiedenen Grund-
satzfragen der beruflichen Dermatosen und der Prophylaxe in Derma
tologie und Venerologie einschließlich zahlreicher eigener Untersuchungen
befaßt. Inzwischen haben wir weitere Erfahrungen sammeln können.

Die Industrie hat der wachsenden Bedeutung des Problemkreises
der Berufskrankheiten durch intensivierten Ausbau des betriebsärztlichen (werkärztlichen) Dienstes in einer erfreulichen Weise Rechnung
zu tragen versucht. Man konstatiert jedoch, daß es nicht ausreichend ist,
angesichts dessen in Befriedigung zu verfallen und den Werkärzten sowie
der staatlichen Gewerbeaufsicht und dem staatlichen Gewerbearzt die
ausschließliche Verantwortung für das große Aufgabengebiet zuzuweisen,
die Pflichten der Kliniken und Universitäten aber nur dort zu sehen, wo
infolge Lücken der betriebsärztlichen Betreuung doch noch neue Berufsnoxen zur Auswirkung gelangen und den arbeitenden Menschen zur
Krankenhausbehandlung oder zur Begutachtung auf das Vorliegen einer
Berufskrankheit vor diese Institutionen bringen.

Der werkärztliche Dienst ist selbst bei großzügigem Ausbau durch
eine Fülle innerbetrieblicher Routinearbeiten so weitgehend beschäftigt
und durch die sehr verschiedene fachliche Herkunft der Werkärzte auch
von Fall zu Fall wieder nur so eingeschränkt in der Lage, alle Fragen zu
bearbeiten, daß für die reine Vorsorge, die Noxenvermeidung oder gar
eine prophylaktische Forschungsarbeit praktisch kein Raum bleibt. Die

Gewerbeaufsicht und die staatlichen Gewerbeärzte treten andererseits ungeachtet ihres engen Kontaktes zu den Betrieben laut ihres Auftrages doch immer erst in Aktion, wenn schwerere oder gehäufte Schädigungen verzeichnet werden, nicht aber in deren Vor- oder Frühstadium. Im übrigen sind die Gewerbeärzte durch die Begutachtung eingetretener fraglicher Schäden auf dem Wege der Betriebsbesichtigung und mit der Bearbeitung erfolgter Berufskrankheitsmeldungen so weitgehend erschöpfend beschäftigt, daß sie eventuell zur Verfügung stehende Forschungseinrichtungen an ihren Landesinstituten eigentlich nur in den Dienst dieser Aufgaben, also schon nicht mehr der tatsächlichen Prophylaxe stellen müssen.

Hier ergibt sich mit der *überbetrieblichen Grundlagenforschung am Arbeitsplatz* für den Kliniker, den Arbeitsphysiologen und -psychologen, in unserem Falle den Gewerbe- bzw. Arbeits-Dermatologen also nicht etwa die Gefahr einer Kollision mit betriebs- und gewerbsärztlichen Interessen, sondern im Gegenteil die Möglichkeit für eine fruchtbare Zusammenarbeit, die allen Beteiligten zugute kommt. Die momentanen Aufgaben der Krankenhäuser und Kliniken liegen an sich noch völlig außerhalb dieses Aufgabenkreises, da der festgelegte Arbeitsplatz ja Krankenhaus und Klinik selbst, nicht aber die Betriebe des Einzugsgebiets oder gar darüber hinaus darstelllt.

Bei unseren seit 1961 intensiviert fortgeführten Reihenuntersuchungen in Großbetrieben hatten wir Gelegenheit, die Fruchtbarkeit der Kontakte zwischen Kliniker, Gewerbearzt, Betriebsarzt, Sicherheitsingenieur und damit in Zusammenhang stehenden weiteren Instanzen zu studieren. So haben wir „auf Verdacht" ohne tatsächliche Schadensmeldungen und Anhaltspunkte und nach vielfach zunächst langwierigen, schwierigen Vorverhandlungen mit etwas mißtrauischen Firmenleitungen, Betriebsärzten und werkärztlichen Diensten im Bereich unseres größten Arbeitszweiges, der metallverarbeitenden Industrie, rund 7000 Personen hinsichtlich ihres Hautstatus erfaßt, die speziellen Bedingungen des jeweiligen Arbeitsganges und des individuellen Arbeitsplatzes aufzunehmen versucht und schließlich epikutane Läppchentestungen mit Kontaktstoffen der einzelnen Betriebe durchgeführt, um deren Ergebnisse zu den speziellen Arbeitsplatzverhältnissen und den dort anzutreffenden Noxen in Beziehung zu bringen (gemeinsam mit M. Manok, M. Metzger, H. Düngemann, E. Reber). Dabei interessierte uns eine Reihe von Fragen:

1. Welche manifesten Kontaktallergien bestehen bereits — neben anderen ebenfalls zu erfassenden Hautschädigungen — am Arbeitsplatz und sind noch nicht ursächlich abgeklärt oder entsprechend beachtet worden?

2. Welche latenten Sensibilisierungen sind bereits faßbar, so daß wir in diesen Fällen noch frühzeitig vor der Gefahr einer Manifestation und eines Kontaktekzems warnen können?

3. Welche Antigene besitzen — gegebenenfalls unter welchen genau zu definierenden Begleitumständen — eine besondere Aggressivität; welche waren uns in dieser Hinsicht noch nicht bekannt oder sind noch nicht ausreichend beachtet worden?

4. Welche Möglichkeiten eines „larvierten Antigenkontaktes" (Hansen) sind zu beachten — besonders wichtig bei einem notwendig werdenden Arbeitsplatzwechsel! ?

5. Welche Sensibilisierungen aus der „privaten Sphäre" sind von den Berufskrankheiten und Berufserkrankungen abzutrennen oder spielen auch am Arbeitsplatz noch eine Rolle, gegebenenfalls umgekehrt?

6. Welche Konsequenzen für eine gezielte Prophylaxe ergeben sich aus den Untersuchungen?

Ergebnisse (s. auch Tabelle 1 bis 4)

Eine Allergie gegen Metall-Ionen stand erwartungsgemäß an erster Stelle.

Chrom ist als starker Sensibilisator bekannt und in der Weltliteratur vielfach gewürdigt worden.

Nickel bietet ähnliche Verhältnisse.

Kobalt wird in der Praxis wahrscheinlich noch nicht ausreichend berücksichtigt. Nicht etwa die Arbeiter der Galvanik-Abteilungen stellten in unserem Probandengut das Hauptkontingent der Sensibilisierten, auch nicht ehemalige Bauarbeiter, sondern Personen mit Öl- und Schleifwasserkontakt (Tab. 4). Entsprechend dem Kontakt — zumeist nur an einem Arm — sahen wir die Kontaktekzeme häufig allein an dieser Kontaktstelle oder mit Überwiegen an derselben.

Der intensive Kontakt mit mehr oder weniger stark alkalischen Kühlmitteln dürfte die Schutzfunktion der Hautbarriere vermindern

Tabelle 1. *Ergebnisse einer epikutanen Test-Serie an 4642 Arbeitern*

Klinische Diagnose Antigen	I Manifeste Allergien	II Sonstige Hautkrankheiten	III Ohne Anamnese	Summe
Kal. bichrom. 0,5%	14,4	3,7	0,8	2,0
Kobaltsulfat 2,0%	8,5	1,5	0,4	1,1
Nickelsulfat 2,0%	4,1	—	0,2	0,5
Kadmiumsulfat 2,0%	4,1	1,7	0,9	1,2
Kupfersulfat[1] 2,0%	1,9	0,5	0,06	0,2
Chromylchlorid[1] 2,0%.	7,9	0,5	0,3	0,9
Zinksulfat[1] 2,0%	—	—	—	—
Terpentin (10) 5%	5,3	1,5	1,1	1,4
Gummi-Acceleratoren	3,2	0,2	0,3	0,5
Schleifwasser[1] 2%	—	—	—	—
Getriebe- Motoren- Maschinen- Öle[1] Schneid- Bohr-	2,6	0,7	0,5	0,7
Paragruppen- 2%	24,1–71,7	9,7–31,2	9,9–34,4	10,5–39,2
Mischsalbe[2]) 1%	25,0–42,7	4,1–23,7	7,8–14,8	7,0–19,3
0,5%	18,8–21,1	0–2,5	0,9–1,2	1,3–2,7
Anzahl der Probanden	341	402	3899	4642

[1] Das Antigen wurde nicht bei allen Probanden dieser Gruppe getestet.

[2] Drei verschiedene Kozentrationen zur Ermittlung der Konzentration, die tatsächlich die Diagnose einer p-Gruppen-Allergie gewährleistet.

und damit den an sich in sehr geringen Konzentrationen vorkommenden Metallen Chrom und Kobalt usw. eine stärkere Sensibilisierungspotenz verleihen.

Zur Frage des *Metallgehaltes der Kühlflüssigkeiten und Öle* ist zu differenzieren zwischen

1. einem „natürlichen" Gehalt durchdas Grundrezept (zu erfahren bei der Herstellerfirma),

2. einem späteren Zusatz als Rostschutzmittel – durch Hersteller, Lieferanten oder Verbraucher,

3. einer Verunreinigung mit Metallionen durch „Verschleppung" – zumeist am Arbeitsplatz,

4. durch „Abrieb" vom Werkzeug (Hartstahl) und vom bearbeiteten Material bei hochtourigen Bohr-, Fräs- und Schneidvorgängen.

Tabelle 2. *Ergebnisse einer epikutanen Test-Serie an 2156 Arbeitern*

Klinische Diagnose Antigen	I Manifeste Allergien	II Sonstige Hautkrank- heiten	III Ohne Anamnese	Summe
Kal. bichrom. 0,5%	9,6	1,0	0,77	2,4
Kobaltsulfat 2,0%	6,2	–	0,26	1,3
Nickelsulfat 2,0%	2,6	0,5	0,19	0,65
Cadmiumsulfat 2,0%	2,3	0,75	0,4	1,04
Kupfersulfat[1] 2,0%	1,0	–	0,13	0,28
Berylliumsulfat 1,0%	2,8	1,0	0,45	0,93
Manganchlorid 1,0%	0,1	–	0,06	0,09
Terpentin (10) 5%	1,03	–	0,13	0,28
Gummi-Acceleratoren	1,3	–	0,13	0,32
Schleifwasser[2] 2%	21/63	–	2/63	23/63
Grotan konz. BK/1% Dibaktolan-11 1%	32,4	1,0	1,1	6,7
Paragruppe 0,5%	23,8	5,0	3,9	7,6
Anzahl der Probanden	387	202	1567	2156

[1] Das Antigen wurde nicht bei *allen* Probanden dieser Gruppe getestet.
[2] Nur in einer Nachtestung bei 63 Probanden mit Grotan BK/Dibaktolan-11-Allergie geprüft worden!

Tabelle 3. *Gesamtergebnis der epikutanen Test-Serien aus den Tabellen 1 und 2, d.h. an 6798 auswertbaren Testungen an 6798 Arbeitern. Die Zahl der getesteten Personen betrug 7000 Probanden, von denen knapp 3%, also ein sehr niedriger Prozentsatz, sich der Ablesung entzogen*

Klinische Diagnose Antigen	I Manifeste Allergien	II Sonstige Hautkrank- heiten	III Ohne Anamnese	Summe
Kal. bichrom. 0,5%	11,8	2,8	0,77	2,13
Kobaltsulfat 2,0%	7,3	1,0	0,35	1,15
Nickelsulfat 2,0%	3,3	0,17	0,18	0,52
Cadmiumsulfat 2,0%	2,7	1,3	0,75	1,01
Terpentin (10) 5%	3,0	1,0	0,79	1,05
Gummi-Acceleratoren	2,2	0,17	0,26	0,46
Anzahl der Probanden	728	604	5466	6798

Tabelle 4. *Zusammenstellung der Test-Ergebnisse an Kobalt-positiven Arbeitern hinsichtlich des gleichzeitigen Vorkommens von Chrom-, Nickel- und anderen Allergien. Die zweite Spalte von rechts gibt besonderen Aufschluß über die „Bündelung" von Antigenen, die sich aus der Exposition des jeweiligen Arbeitsplatzes und Noxenkontaktes = erste Spalte von links, ergibt*

Positiver Epicutantest	Kobalt					Und Summe			Von diesen Probanden reagierten noch zusätzlich … auf:		
Sensibilisierung über	Allein	+ Chrom	+ Nickel	+ Chrom + Nickel	Summe	aller Chrom-Reakt.	aller Nickel-Reakt.	pos. Proben	Zahl	Antigene	Konz.
1. Betriebs-Öle	12	12	2	2	28	31	10	51	14	„Paragruppe" u. Desinf.-M.	div.
									4	Cadmiumsulfat	2 %
									1	Terpentin	5 %
									1	Berylliumsulfat	1 %
2. Galvanisa-i tion und gal-vanis. Gegen-stände	–	1	4	6	11	20	18	32	4	Cadmiumsulfat	2 %
									2	Gummi-Accelle-ratoren	div.
									1	Terpentin	5 %
									1	Kupfersulfat	2 %
3. Zement	–	9	–	–	9	24	–	24	–	Keine Begleit-reaktionen	
4. Farben, Lacke etc.	3	2	–	–	5	5	–	8	3	Terpentin	5 %
									2	„Paragruppen"-Subst.	div.
5. Sonstiges	8	8	1	–	17	38	1	47	1	Terpentin	5 %
									1	Megaphen	1 %
Summe	23	32	7	8	70	118	29	162		siehe oben!	

3. und 4. kann infolge oft monatelangen Verbleibens der Kühlflüssigkeiten im System zu einer stetigen Anreicherung führen.

Kupfer-Verbindungen sahen wir — ohne wesentlichen vorherigen Hinweis seitens der Literatur — zu unserer Überraschung einige Male (Tab. 1, 2) bei Kupfer-Schleifern und Polierern (möglicherweise verursacht durch feinsten Kupfer-Schleifstaub?).

Eisen-Sensibilisierungen konnten wir nicht nachweisen.

Cadmium dagegen fand sich in Form von Cadmium-Sulfat als positives Agens bei Ekzemkranken mit intensivem Öl- und Kühlmittel-Kontakt und in der Galvanik. Ursächlich dachten wir besonders an die Cadmium-Cyanid-Bäder der Industrie.

Zink-Sulfat fiel bei uns negativ aus.

Quecksilber reagierte mitunter einmal positiv, ohne daß eine berufliche Sensibilisierung wahrscheinlich wurde, dafür die „private" mit Salben und Kosmetika (die positiven Reaktionen betrafen vorwiegend Frauen! Sommersprossensalbe?).

Beryllium, z.B. in der Kugellagerindustrie gebraucht, erwies sich überraschend häufig positiv (Tab. 2) mit teils starken Reaktionen, ohne Anamnese- und Haut-(Ekzem)Erscheinungen. Möglicherweise handelt es sich um latente, wahrscheinlich jedoch manifeste Allergien ohne derzeitigen Umgangskontakt.

Terpentin war hier erwartungsgemäß selten positiv. Der Kontakt war dann oft so larviert erfolgt, daß selbst bei gut informierten Terpentin-überempfindlichen Malern mit Allergiepaß und nach Berufswechsel und mit Kenntnis von Bohnerwachs- und Schuhcreme-Gefahren dieses Allergen bei der Testung wegen erneuter Hauterscheinungen am neuen Arbeitsplatz nach Umschulung vergessen worden war. Außerdem ist an die Notwendigkeit eines mehrere Terpentine enthaltenden Standard-Tests zu denken! Interessant war bei einem Terpentin-Allergiker die gleichzeitige Reaktion auf Kampfer-Öl (1%), Wacholder-Öl (1%), Zitronen-Öl (1%), außer der bekannten Mitreaktion auf Lorbeer-Öl.

Gummi-Acceleratoren (Dimethyldithiocarbamins . Zink, Di-o-tolylbiguanidin, Diphenylguanidin, Merkaptobenzyldisulfid, Merkaptobenzothiazol, Merkaptobenzothiazol-Zinksalz, N-Cyclohexyl-2-benzothiazolsulfonamid, Tetramethylthiuramdisulfid-TMTD, Tetramethylthiurammonosulfid in 1% Eucerin) reagierten selten (Gummistiefel, Gummihandschuhe als Kontakt). (Merkaptobenzothiazol findet auch Verwendung in Bohröl-Emulsionen.)

Paragruppen-Überempfindlichkeiten (p-Aminodiphenylamin 0,5%, Anaesthesin 1%, Sulfanilamid 1%, p-Toluylendiamin 0,5–1%, Anilin 1%, Hydrochinon 1%, Phenacetin 1%, Megaphen 1%, Marfanil 1%, Novocain 1%). Die Sensibilisierung erfolgt wohl auch heute immer noch unverhältnismäßig oft durch MP-Puder. Tab. 5 zeigt die verschiedene Häufung im Zweigwerk I = nie MP-Puder, Stammwerk = früher viel, heute vereinzelt MP-Puder, Zweigwerk III = vereinzelt MP-Puder, Zweigwerk II = ständig MP-Puder bei Verletzungen! (Schwankung zwischen 16,4% und 3,6% p-Gruppen-positiven!) (Tab. 5/6.)

Bei Phenacetingabe an p-Allergiker sollte vorher eine Testung durchgeführt werden (Tab. 7).

Öl-Desinfektionsmittel, wahrscheinlich Hexamethylentetramin-verwandte Stoffe, die für die mit Ölen arbeitende Industrie zur weiteren Verwendbarkeit der Bohr-, Schneid-, Kühl-Öle usw. nach deren Regeneration bzw. bei häufigem erneuten Umlauf von äußerster Bedeutung sind

Tabelle 5. *Paragruppen-Allergien im Hinblick auf die Marfanil-Prontalbin-Puder-Exposition im Betrieb. Im Hauptwerk (+ 8,4%) früher weitgehend MP-Puder von den Sanitätsstellen verwandt, im Zweigwerk II (+ 16,4%!) auch heute noch stets MP-Puder bei Verletzungen, im Zweigwerk III (+ 5,4%) MP-Puder seit längerer Zeit praktisch aus dem Verkehr gezogen, Zweigwerk I (+ 3,6%) MP-Puder niemals seitens des Werkes in Gebrauch gewesen!*

	I Manifeste Allergien	II Sonstige Haut- krankheiten	III Ohne Anamnese	Summe der pos. Proben in %	Probanden- Zahl
3. Serie	22,6%	2,3%	1,6%	3,8%	1394
4. Serie	18,7%	2,9%	0,32%	2,0%	751
5. Serie	23,8%	5,0%	3,9%	7,6%	2156
Von der 5. Serie im Hauptwerk				8,4%	1442
Zweigwerk I				3,6%	394
Zweigwerk II				16,4%	98
Zweigwerk III				5,4%	222

Tabelle 6: *Koppelung positiver Paragruppen-Reaktionen*

	1 Ant.	Zahl der positiven Reaktionen auf: 2 Antigene gemeinsam			3 Ant.	Summe	Strukturformel
Marfanil 1%	23	12	3		19	57	$CH_2\!-\!NH_2$ — Benzolring — SO_2NH_2
Anästhesin 1%	37	12		3	71	19	NH_2 — Benzolring — $COOC_2H_5$
Novocain (Procain) 1%	5		3	3	19	30	NH_2 — Benzolring — $COOCH_2\!-\!CH_2\!-\!N(C_2H_5)(C_2H_5)$

Tabelle 7. *Parallel-Reaktionen bei Megaphen und Phenacetin*

Chlorpromazin
S-haltiger Tricyclus, Cl-substituiert, mit CH_2-CH_2-CH_2-$N(CH_3)(CH_3)\cdot HLC$
= Megaphen®
= Largactil®

Patient	I	II	III
Megaphen 1%	+ +	+ +	+ + +
p-Phenylendiamin 0,5%	+ + +	—	—
Anaesthesin 1%	+ +	—	—

$NH\text{-}CO\text{-}CH_3$ — Benzolring — $O\text{-}C_2H_5$

Phenacetin

Patient	I	II	III
Phenacetin 1%	+ +	+ +	+ + +
p-Phenylendiamin 0,5%	+ +	+ + +	+ + +
Anaesthesin 1%	—	+ + +	+ + +

und vielfach Nachfolger von Phenol-Verbindungen darstellten, zeigten
sich in größerem Umfang epikutan positiv (Tab. 2) und hatten in nicht
unerheblichem Ausmaß in letzter Zeit Arbeitsausfälle verursacht[1].

---

[1] Testung in verschiedenen Verdünnungen, Medien, u. a. in Wasser, mit
Nachtestungen im Abstand mehrerer Monate, wiederholt, am positiv befun-
denen Personenkreis.

Hier zeigt sich die Bedeutung prophylaktischer Untersuchungen besonders deutlich. Bereits 2 bzw. 1 Jahr zuvor hatten wir anhand ganz vereinzelter, nicht ganz zu klärender Fälle den Eindruck, daß derartige Desinfektionsmittel im Spiel sein könnten. Die Umstände standen einer sofortigen intensiven Klärung entgegen. Wäre sie kontinuierlich möglich gewesen, hätte sich denkbarerweise die im weiteren Zeitverlauf einen größeren Personenkreis betreffende und das Stadium der Manifestation erreichende Sensibilisierung umgehen lassen. Andererseits kann man durch Weitertestung in Zusammenarbeit mit der Industrie derselben indes behilflich sein. Die Verhinderung der Dissoziation im oben genannten Falle könnte auch eine Reihe von Auswirkungen der Allergie verhindern.

Rehabilitation

Die Rehabilitation stellt ein m. E. von der Dermatologie bislang vernachlässigtes Gebiet dar. Zumindest fehlt es bisher seitens unseres Fachgebietes an einer Systematik im Rehabilitationsbereich.

Da über den *Begriff Rehabilitation* im allgemeinen nicht die wünschenswerte Klarheit besteht, wird folgende Erläuterung gegeben[1]: Der aus dem Englischen nach dem zweiten Weltkrieg übernommene Terminus Rehabilitation beruht auf der Erkenntnis, daß behinderte bzw. kranke Menschen vielfach nicht nur der ärztlichen Behandlung, sondern auch der Beschulung, Ausbildung und Eingliederung in das soziale Leben bedürfen. Hierzu gehören nicht unerhebliche fürsorgerische Maßnahmen, die sich auf die Betreuung durch Sozialwerker und Psychotherapeuten erstrecken. Psychologen oder Psychiater werden hier als Psychotherapeuten weniger zu aufdeckender oder zudeckender Therapie benötigt als zur psychagogischen Führung während der Eingliederung in die zu erlernende Tätigkeit bzw. die neue Berufssphäre oder zur Umgewöhnung vom gewissermaßen kranken, nicht für sich sorgen könnenden Patienten zum zwar weiterhin durch seine Krankheit behinderten, aber arbeitsmäßig nunmehr auf sich selbst gestellten, sozial rehabilitierten Menschen. Naturgemäß treten auf diesem Wege viele persönliche Schwierigkeiten auf, die eine ständige Einschaltung von Psychotherapeuten wünschenswert erscheinen lassen.

Die Nutzanwendung der Rehabilitation ist verhältnismäßig alt und beginnt in der ersten Hälfte des 19. Jahrhunderts. Sie konzentrierte sich zunächst und vorwiegend auf verkrüppelte Kinder und Jugendliche und entwickelte die Krüppelfürsorge. Zunächst gingen sozialpädagogische Betreuung – durch Krüppelheime mit Arbeitsmöglichkeiten und dergleichen – und ärztliche Behandlung – Entwicklung konservativer und operativer Methoden durch das medizinische Fachgebiet Orthopädie mit dem Ziel der Verhütung und Heilung der zur Verkrüppelung führenden Leiden – ihre eigenen getrennten Wege. Seit etwa 60 Jahren gelangte man zu der Erkenntnis, daß ärztliche prophylaktische und therapeutische Maßnahmen und soziale, d. h. in den Arbeitsprozeß und in die Gesellschaft eingliedernde Krüppelfürsorge ein untrennbares Ganzes und nach BIESALSKI „eine biologische Einheit" bilden. Damit war das entstanden, was man heute Rehabilitation nennt. Allerdings blieben Erkennung der sozialen Aufgabe des eigenen medi-

---

[1] SCHEDE, Münchner Merkur 4. 7. 1964.

zinischen Faches und Folgerungen daraus innerhalb der Medizin lange Zeit auf das Gebiet Orthopädie beschränkt.

Erst in neuester Zeit hat man in der Bundesrepublik begonnen, sich einer allgemeinen Rehabilitation zuzuwenden, die in den letzten Haushaltsjahren durch den Deutschen Bundestag gefördert, zum Ausbau der Rehabilitationsmaßnahmen und von Rehabilitationszentren führen sollen.

Grundsätzlich geht es also darum, einmal solche Menschen der Rehabilitation zuzuführen, die

1. von Anfang an unter Entstellungen, Behinderung oder chronischen Krankheiten leiden, die ihnen eine Reihe von Berufen verschließen,

2. oder andererseits solche Personen, die

a) im Berufsleben stehen und bei denen dann Erkrankungen auftreten, die chronisch sind, zu Entstellungen oder Behinderungen führen, oder

b) bei denen vorhandene Krankheiten sich nach einiger Zeit auswirken, so daß die Berufsausbildung behindert ist oder

c) auf die sich der Beruf auf die Dauer im Sinne einer Verschlimmerung des vorhandenen Leidens auswirkt.

3. Schließlich gehören die Personen in eine geeignete Rehabilitation, bei denen infolge des Berufes eine Berufskrankheit im Sinne des Gesetzes vorliegt und die nunmehr einem neuen Beruf zugeführt werden müssen.

In gewisser Weise hat natürlich jeder Arzt sich stets „rehabilitatorisch" bemüht. Doch fehlt dem einzelnen Arzt naturgemäß die Kenntnis der tatsächlichen vorhandenen Möglichkeiten. Auch kann er den betreffenden Patienten nicht über längere Sicht zugleich fürsorgerisch betreuen. Das gleiche gilt letztlich bislang für die Krankenhäuser und Kliniken. Wie oft tauchte allerorts als letzte Überlegung im Gespräch mit Berufskranken während der Begutachtung bei der Frage nach dem neuen Beruf oder der Umschulung der Gedanke auf, ob der Betreffende nicht vielleicht in seinem alten Betrieb oder anderswo als Torwart, als Telefonist oder Bote verwendet werden könnte. Derartige Lösungen stellen keine Rehabilitation dar. Sie bringen den Kranken in eine niedrigere soziale Stellung und eine schwächere finanzielle Position. Zugleich geht der Wirtschaft ein möglicherweise geistig oder manuell fähiger Arbeiter praktisch verloren. Zu allem Überfluß kann es sogar noch sein, daß die Weiterbeschäftigung in den altgewohnten Betriebszweigen in der genannten Stellung z.B. als Bote einen Berufsallergiker erneut — nunmehr larviert — mit seinen Berufsnoxen in Berührung kommen läßt.

Aber selbst bei intensivem fachgerechten Bemühen kann es zu Pannen kommen, obgleich die zuständigen Stellen sich vielleicht alle Mühe gegeben haben, einen geeigneten neuen Beruf oder Arbeitsplatz zu finden. Zur Illustration können einige Erfahrungen aus unseren wissenschaftlichen Betriebsuntersuchungen dienen, die umgeschulte Berufskranke betreffen.

Wenn bei eingetretener Sensibilisierung auf eines oder mehrere Antigene, in unseren Fällen handelte es sich z.B. um Metalle, ein Arbeitsplatzwechsel notwendig wird, so ist die Kenntnis der häufigsten Kontaktmöglichkeiten mit dem gleichen Antigen äußerst wichtig, um dem Betroffenen

— wie auch dem Arzt und den Berufsgenossenschaften oder anderen zuständigen Organen — unnötig Enttäuschungen am neuen Arbeitsplatz zu ersparen. Wir erleben immer wieder derartige „Kontakt-Ketten" innerhalb der Betriebe, die den Patienten schließlich an der exakten Diagnose des Arztes zweifeln lassen und ihn zu der irrigen Auffassung veranlassen, daß er „auf alles reagiere".

Beim *Kobalt* dürften, um nur ein Beispiel zu nennen, die Polyesterharze der Kunststoffindustrie bisher noch nicht ausreichend beachtet worden sein. Es sei an dieser Stelle auch darauf hingewiesen, daß wir (gemeinsam mit DÜNGEMANN) bei einigen der stärker auf Kobalt Sensibilisierten auch mit einem medizinischen Kobalt-Eisenpräparat des Handels (für i. v.-Behandlung) im Epikutantest positive Reaktionen erzeugen konnten. Ferner sind *asthmatische* Beschwerden sowohl bei Kobalt-Staub-Inhalation (SCHWARTZ u.a.) und bei Zement-Inhalation (JUNG u.a.) beobachtet und als echte allergische Reaktionen der Bronchialschleimhaut erkannt worden. — Bei nachgewiesenen Sensibilisierungen gegen diese Metallgruppe ist sicherlich intensiver als bisher auch auf Schleimhautsymptome bzw. -Gefährdung zu achten.

Die *Tabelle 8* bietet eine Aufstellung der wichtigsten bisher bekannten und z.T. schon sehr larvierten Kontaktmöglichkeiten im Beruf und im privaten Leben, wie sie in unserem Bereich beobachtet wurden.

Die Übertragung derartiger Beispiele auf die angestrebte Rehabilitation führt zu der Folgerung, daß das Rehabilitationsproblem in den einzelnen medizinischen Fachgebieten zu einer eigenen Teilwissenschaft werden könnte. Der betreffende Patientenkreis müßte auf die Dauer über entsprechend mit Spezialisten besetzte Rehabilitationszentren geleitet werden, wie sie vereinzelt bereits eingerichtet wurden. Dort beraten Ärzte gemeinsam mit den Vertretern der staatlichen Gewerbeärzte, der Berufsgenossenschaften, der Arbeitsämter den Kranken hinsichtlich der für ihn speziell in Betracht oder noch in Betracht kommenden Berufe. Danach wird der Betreffende dort von Berufsberatern und Arbeitspsychologen auf seine persönliche Fähigkeit zur Ausübung des in Erwägung gezogenen Berufes geprüft. Schließlich erfolgt die Berufsausbildung des Kranken in einem solchen Zentrum oder unter ständiger Kontrolle desselben, während eine ärztliche, psychagogische und fürsorgerische Betreuung zur gleichen Zeit dort garantiert ist. Schließlich ist das gleiche Zentrum mit seinem Betreuer-Team dafür da, dem Kranken nach erfolgter Ausbildung mit der Vermittlung eines Arbeitsplatzes behilflich zu sein und ihm auf dem Weg über die Arbeitsämter auch weiterhin mit Rat und Vermittlung zur Seite zu stehen.

Im dermatologischen Sektor befindet sich die Rehabilitation erst in den Anfängen. Als Beispiel erwähne ich das Rehabilitationszentrum Stoecker-Werke in Heidelberg, das von der Inneren Mission und dem Landesarbeitsamt Baden-Württemberg geführt wird. Dort erhalten bei Internatsunterbringung in zwei Komplexen (jeweils 10-Millionen-Objekten) je 400 Kranke ihre Ausbildung bzw. Umschulung. Es existieren Lehrwerkstätten, Hörsäle, Schulräume und eigenes Lehrpersonal in großer Zahl. Insgesamt werden bislang dort 22 Berufe in 1-Jahreskursen

Tabelle 8. *Möglichkeiten des Kontaktes mit Chrom, Kobalt, Nickel als Beispiel für die Wichtigkeit, bei der Arbeitsplatzbeschaffung entsprechend berufskranker Personen bzw. nach Umschulung und Berufswechsel wegen beruflicher Hautkrankheit „larvierte Kontakte" auszuschalten*

	Die Möglichkeiten des Kontaktes		
in der	mit Chrom-Ionen	mit Kobalt-Ionen	mit Nickel-Ionen
Metall-Industrie	Galvanisation Hartverchromung Stahlveredelung Korrosionsschutzmittel in Ölen, Emulsionen, Kühlwassern für Aggregate, Motoren etc. Verunreinigungen der gleichen Flüssigkeit Poliermittel zur Acetylenreinigung (für Schweißverf.	Galvanisation Stahlveredelung Öle und Kühlmittel (Additive und Verunreinigungen	Galvanisation und galv. Werkzeuge Stahlveredelung Öle und Kühlmittel Löten
Holz- und Bau-Industrie	Zement Zementzusätze (Farben) Rostschutzmittel Schalöle, Auftausalze Beizen und Farben versch. Art Leime und techn. Klebemittel Lederhandschuhe etc.	Zement Bleich- und Trokkenmittel für Lacke und Firnis	Zement galv. Gebrauchsgegenstände
Papier-Druckerei-Photo-Gewerbe	Ätzmittel, Abschwächer, Fixiermittel und Farben für Druck und Photo und Graphik Lichtpausen chromh. Leime Reinigungsmittel (Chromschwefelsäure)	Druckfarben Photographie (Entw.-Papier)	Lichtpauspapier
Chemische und Pharmaz. Industrie	Oxydationsmittel = weit verbreitet! Farbherstellung techn. Konservierung Reinigungsmittel	Sikkative und Katalysatoren (Co.-Oktoate und Naphthenate)	Katalysatoren (Fetthärtung!)
Keramik-, Emailu. Glas-Industrie	Farbstoffe in allen diesen Industriezweigen (Pigmente) Chromgehalt des	ebenfalls als Farbstoffe	ebenfalls als Farbstoffe

Fortsetzung von Tabelle 8.

| in der | Die Möglichkeiten des Kontaktes | | |
	mit Chrom-Ionen	mit Kobalt-Ionen	mit Nickel-Ionen
Textil- und Bekleidungs-Industrie (und Leder-verarbeitung)	Tons Ledergerbung Beizen, Ausrüsten und Färben von Leder, Pelzen, Filzen und Textilien Faserschutzmittel	(?)	Beize im Textildruck
Gummi- und Kunststoff-Industrie	Farbstoffe Reinigungsmittel	Katalysatoren (Kalthärter: Co-Oktoat und Naphthenate)	(?)
Privater Sektor	Bekleidungsstücke = Handschuhe, Hutband, Textilien etc. frische Druck-erzeugnisse (Zeitungen etc.) Galvanisierte Ge-brauchsgegen-stände (seltener als bei Ni.-siehe dort) spez. Strumpfhalter-ekzem Tinte, Leime Tätowierungs-farben (Bohnerwachs und Schuhcreme) Streichholz-Köpfe Chrom-Nickel-Stahl-Zahnpro-these (heute kaum noch)	vorwiegend: galvanisierte Gebrauchs-gegenstände (Waschmittel?) (Medikamente?) Zaubertinte	Strumpfhalter-ekzem = Schnal-len aller Art u. andere galvanis. Gebrauchsgegen-stände: Ohr-ringe, Armbän-der, Halsketten, Broschen, Reiß-verschlüsse, Scheren, Nadeln, Fingerhüte, Stricknadeln, Haarklammern, Brillengestelle etc. Münzen (vorw. der Nachbarlän-der) (Zahnprothese)

gelehrt, die von der Feinmechanik bis zur Elektronik, zur Bautechnik usw. reichen. Bei den in Ausbildung befindlichen Personen handelt es sich in erster Linie um Kranke mit Knochen- oder Gelenksveränderungen (Rheumatiker, Arthritiker, orthopädische Fälle) und um ehemals Tuber-kulöse; eine weitere Gruppe betrifft Personen mit chronischen Leber-schäden und Herz-Kreislaufkrankheiten. Aber die Dermatologie ist immerhin mit 5% vertreten. Die ärztliche Abteilung unter der Leitung eines Psychiaters verfügt über Fachärzte entsprechend dem betreuten Patientengut und über ausgezeichnete therapeutische Einrichtungen.

Ich habe dieses Kapitel behandelt, weil die Rehabilitation m.E. für die Dermatologie von erheblicher Bedeutung sein müßte bzw. werden müßte, denken wir an die Dermatosen, die durch äußere Sichtbarkeit den Patienten im Erwerbsleben weniger konkurrenzfähig machen (Lupus

vulgaris, Psoriasis an sichtbaren Körperstellen), das Erlernen oder Ausüben eines Berufes behindern, wie Allergien, auch Atopien, wie die
atopische Neurodermitis, z. B. bei stark verschmutzenden Berufen, die
intensive Reinigung erfordern, und schließlich die Vielzahl von Berufs-
hautkrankheiten, die mittlerweile 25 bis 50% der Berufskrankheitsmeldungen bei den staatlichen Gewerbeärzten ausmachen.

Klimatherapeutische Erfahrungen
unter besonderer Berücksichtigung der in Davos von 1961 bis 1964 gesammelten Ergebnisse gemeinsam mit H. GEHRKEN, H. VOSSIECK, B. KOPEČKÁ

Bedeutung, Erfolge und Aussichten der Klimatherapie für die Dermatologie waren bereits in der wissenschaftlichen Literatur bekannt und
bestätigt worden (z. B. SULZBERGER, MARCHIONINI, BORELLI u. Mitarb.,
HARTUNG, PÜRSCHEL et al.), bevor es zur Einrichtung der Dermatologischen Abteilungen z. B. auf Norderney (Nordsee) oder in Davos (1560 m)
kam. Insofern stellte der von uns (MARCHIONINI und BORELLI) eröffnete
Weg der Nutzbarmachung des Hochgebirgsklimas für die Behandlung
des Syndroms der Atopien, vor allem der konstitutionellen atopischen
Neurodermitis, und bestimmter Allergien kein Beschreiten von Neuland
dar. Die verwandten Atopien des Asthma bronchiale und der Rhinitis
allergica fanden seit langem Aufnahme in Davoser Sanatorien. Hinsichtlich der konst. atopischen Neurodermitis hatten im engeren Schweizer Raum, in Samaden (1800 m), durch uns bereits mehrjährige Vorver-
suche stattgefunden. Als weiterer praktischer Beweis dient das nun etwa
zwölfjährige Bestehen der Nordsee-Abteilung auf Norderney.

Die *Staaten des Ostblocks* haben seit einigen Jahren die klimatherapeu-
tischen Möglichkeiten außerordentlich ausgebaut. Das entspricht ebenfalls
nüchternen, von Emotionen freien Ergebnissen hinsichtlich der angestreb-
ten Erhaltung und Förderung der Gesundheit und Arbeitskraft des arbeitenden Menschen. Beispielsweise schicken die Tschechoslovakei und die Ostzone
jährlich D-Zug-weise Neurodermitiker und Asthmatiker nach Rumänien
und Bulgarien an das Schwarze Meer und ins Gebirge. Die CSSR (siehe
KOPEČKÁ und HORACEK, Brünn) beabsichtigt die Errichtung eines dermatologischen Höhensanatoriums in der Hohen Tatra. Bulgarien (POPCHRISTOV)
verfügt über eigene Anstalten am Schwarzen Meer, sowie im Rila- und
Vitoscha-Gebirge, die im Staatsauftrag aktive, hochwertige wissenschaftliche
Forschung mit großem wissenschaftlichen Mitarbeiterstab betreiben. –
Rußland und die anderen Ostblockstaaten, auch Jugoslawien, befinden sich
auf dem gleichen Wege. – Die bulgarische Volksrepublik veranstaltete 1962
einen eigenen Kongreß für den Ostblock – einschließlich westlicher Beteiligung – ausschließlich über Klimatherapie in der Dermatologie.

Spezielle Ergebnisse

Während des Zeitraums vom 1. April 1961 bis 31. März 1964 wurden
in der Dermatologischen Abteilung Davos *1236 Kranke* behandelt. Der
Anteil der Neurodermitiker betrug 77,02%, der anderer allergischer Dermatosen 17,2%, anderer chronischer Hautkrankheiten 5,74% (Tab. 9).

Unter den Neurodermitiskranken ließ sich bei 25% zugleich Asthma
bronchiale und Heuschnupfen, bei etwa 50% eine Allergie gegen Nahrungs-

Tabelle 9. *Kurergebnis in Davos bei konst. atop. Neurodermitis*
1. 4. 1961 bis 31. 3. 1964

Gesamtzahl der Patienten: 1236 = 100%
Gesamtzahl der Neurodermitiker: 952 = 77,02%

| | | Pat.-zahl | % | Woche der einsetzenden Besserung | | | | | | | | | | wechsel-voll |
				1.	2.	3.	4.	5.	6.	7.	8.	9.	10.	
Neurodermitis 952 = 77,02%	ersch.-frei	114	11,97	30	2e	20	10	5	2	1	–	–	–	118
	wesentl. gebessert	777	81,51	90	158	110	90	28	13	4	3	2	2	277
	unbeeinfl.	58	6,19	–	–	–	–	–	–	–	–	–	–	–
	verschl.	3	0,32	–	1	–	–	–	–	–	–	–	–	2

mittel und inhalative Stoffe registrieren (Tab. 10), zunächst ohne Folgerungen für die Ätiologie, aber mit Auswirkung auf die Diät-Küche!

Registriert man das *Verhalten der Eosinophilen*, so läßt sich ein Abfallen, d.h. eine *Normalisierung* bei fast 50% am Kurende objektivieren (Tab. 10), wobei die Gruppe mit gleichbleibenden Werten oder Anstieg der Eosinophilen noch weitgehend im Normbereich liegt. (Das geht aus Tab. 11 nicht hervor.)

Die Behandlung in Davos führte bei ca. 93,5% der Kranken zu *Erscheinungsfreiheit und eindeutiger Besserung* bis zum Ende der Kur. Dem entspricht der Erfolg in unserem Bemühen um die Absetzung der *Corticosteroid*-Einnahme. Von 952 Neurodermitikern standen 586 = ca. 62% dauerhaft innerlich unter Cortison. Die Kranken wurden hiervon frei in 93,7% der Fälle, davon in 75,7% sofort mit Beginn der Kur (Tab. 11). Dieses Ergebnis kann u. E. gar nicht genug Würdigung finden! Die an sich wohl nicht schädliche Cortisonsalbenbehandlung – bei uns in Davos zumeist mit sehr schwachen – verdünnten – Cortisonsalben – wurde bei 46,5% im Durchschnitt während des Zeitraums von 3 Jahren abgesetzt. Unsere Tests in der letzten Zeit erbrachten, daß es ohne Schwierigkeiten

Tabelle 11. *Ergebnisse iontophoretischer pharmakodynamischer Tests an 101 Probanden mit konst. atop. Neurodermitis in Davos (1560 m)*

| | Adrenalin 1‰ | | | | | Pilocarpin 1% | | | | | Physostigmin 1‰ | | | | | Doryl 1% | | | | |
| | Test 1 insg. | Veränderung | | | Test 2 insg. | Test 1 insg. | Veränderung | | | Test 2 insg. | Test 1 insg. | Veränderung | | | Test 2 insg. | Test 1 insg. | Veränderung | | | Test 2 insg. |
		+	=	−			+	=	−			+	=	−			+	=	−	
Erythem eine Reaktion	3	2	1		2	21		12	9	42	50		12	9	53	78	1		1	92
keine Reaktion						13	7	5	1	16	11	3	7	1	16	2	2			
Anämie	98		97	1	99	67	**32**	35		43	40	**23**	17		32	21	**14**	6		9
rotes Hofryth.	2				1	7				1	9				6	21				20
Quaddelbildung	1					3				2	23				16	11				2
Piloarrektion	66				49											4				3
Schweißbildung						18				22	6				4	56				64
Juckreiz	1				1	2				1	8				1	6				2

13*

möglich sein wird, die Cortisonsalbenbehandlung sogar bei 70 bis 85% bis
zum Kurende zu überwinden(Tab. 12). Wir glaubten an diese Möglichkeit
selbst lange nicht und haben nach Eröffnung der Davoser Hautabteilung
Corticosteroide innerlich nur sehr langsam, äußerlich noch viel zögernder
abgesetzt, so daß die Durchschnittszahlen ungünstiger sind als sie sein
könnten.

Tabelle 12. *Cortisonmedikation/Absetzung (Patientenzahlen)*
1. 4. 1961 bis 31. 3. 1964

	Gesamt-zahl	sof. ab-gesetzt	Wochen										nicht ab-gesetzt
			1	2	3	4	5	6	7	8	9	10	
Cortison innerlich	586 100%	444 75,7%	16 2,9	18 3,07	30 5,12	19 3,24	11 1,87	9 1,5	— —	— —	1 0,17	1 0,17	6,3%

Eine gezielte Erhebung über das *Verhalten am Heimatort nach der Kur*
(Katamnesen) wird von Interesse sein, da inzwischen für eine größere
Zahl ehemaliger Patienten bereits ein längerer Zeitraum seit der Behandlung in Davos verstrichen ist. Allerdings konnten wir unter den Kranken
der Jahre 1963/64 bislang 84 Patienten mit Klimaerfahrung an der Nordsee — meist auf Norderney — und in Davos oder Samaden erfassen. Der
Vergleich vermittelt einen instruktiven Überblick über die Erfolge, mit
denen die Versicherungsträger auf Norderney sehr zufrieden sind, und
unsere Hochgebirgsergebnisse, die uns etwas besser schienen. In Analogie
hierzu befinden sich auch kritische Berichte von Neurodermitis-Kranken,
die ihre Erfahrungen an der Nordsee und im Schweizer Hochgebirge vergleichen konnten. Aus einer Gruppe von 85 Kranken berichteten 70,6%
über einen besseren Erfolg während der Kur in Davos, während 24,7%
die Nordsee vorzogen und 4,7% ein gleich gutes Ergebnis an beiden
Klimaorten verzeichneten. Allerdings wollen wir die noch unbestätigte
Vermutung äußern, daß diese Unterschiedsergebnisse z.T. durch eine
negative Auslese der nach Davos gelangten Nordseepatienten geprägt
sein könnten. Wir werden bei den größeren Erhebungen diesem Problem
nachgehen. Es wäre uns diesbezüglich außerordentlich an einem Erfahrungsaustausch mit Norderney (Hartung) gelegen.

In Davos arbeiten bzw. arbeiteten bislang 20 von uns laufend beobachtete Neurodermitiker, die zu Hause nicht arbeitsfähig bzw. kranken-
hausbedürftig waren. Hierunter zeigten nur 2 einen mäßigen Zustand,
2 weitere wiesen — arbeitsfähig — einen wechselvollen, mittelmäßigen
Verlauf auf, während *16 praktisch dauerhaft erscheinungsfrei blieben.* (Es
wurde das Beispiel eines Erythrodermie-Patienten gegeben!)

Durchschnittliche Verweildauer: Da die Wendung zur Besserung bei
der Mehrzahl bis zum Abschluß der 4. Woche erfolgt, sollten Kuren unter
6 Wochen nicht durchgeführt werden; die Tendenz zielt auf einen Durchschnitt von 8 Wochen (Tab. 13). Die Belegungsquote der Dermatolog.
Abteilung in Davos betrug 1963 übrigens 96,4%.

Für die reine *Forschung* ist es für uns von Interesse festzustellen, was
sich eigentlichen im Körper bzw. im Hautorgan während der Hoch-
gebirgskur ändert oder welche Besonderheiten bei den Neurodermitikern

Tabelle 10. *Gegenüberstellung des Anteiles eosinophiler Zellen*
1. 4. 1961 bis 31. 3. 1964

Erfaßte Patienten: 808

Kurbeginn – Kurende
gleiche Werte – =
Abfall – ↓
Anstieg – ↑

	Zahl	Kur-	Eos. 0–5%	6–10	11–15	16–20	über 20	=	↓	↑
Nd.	591	Beginn	269	176	108	22	16	249	264	78
		Ende	389	163	29	7	3			
Nd. + Asthma	179	Beginn	63	61	29	15	11	60	90	29
		Ende	98	57	18	4	2			
Nd. + Rhinitis	19	Beginn	11	4	1	1	2	7	11	1
		Ende	15	2	1	1				
Nd. + Asthma + Rhinitis	19	Beginn	6	6	2	4	1	7	8	4
		Ende	12	1	2	1	3			
Summe:	808	Beginn	349 43,19%	247 30,57%	140 17,32	42 5,19%	30 3,71%	323 39,98%	373 46,16%	112 13,86
		Ende	514 63,61%	223 27,58%	50 6,19	13 1,61%	8 0,99%			

Tabelle 13. *Kurdauer/Wochen (Patientenzahlen)*
1. 1. 1964 bis 31. 3. 1964
1. 3. 1961 bis 31. 3. 1964

	Gesamtzahl	1	2	3	4	5	6	7	8	9	10	11	12	darüber
1. 4. 1961 – 31. 12. 1963	1107	3	4	5	158	51	314	42	321	14	70	6	105	13
1. 1. 1964 – 31. 3. 1964	129	–	–	–	23	3	48	5	41	–	3	1	3	2
%	100%	–	–	–	17,7	2,33	37,21	3,87	31,78	–	2,33	0,77	2,33	1,55
1. 4. 1961 – 31. 3. 1964	1236	3	4	5	181	54	362	47	362	14	73	7	108	16
%	100%	0,23	0,32	0,4	14,64	4,36	29,28	3,8	29,28	1,13	5,9	0,567	8,73	1,3

überhaupt zu beobachten sind. So betrifft eine Forschungsfrage beispielsweise die Normalisierung der *Hautdurchblutung*. Hierzu liegen ca. 10000 Einzelbefunde vor, die auf Lochkarten übertragen derzeitig ausgewertet werden. Entgegen bisherigen Annahmen mancher Dermatologen erweist sich eine Tendenz zur Normalisierung im Rahmen des Kuraufenthaltes und analog zur erzielten Erscheinungsfreiheit.

Die Frage nach der *Gefäßreagibilität und Durchblutungsgröße* beschäftigt uns auch in anderen unserer Davoser Untersuchungen, bislang ebenfalls mit dem interessanten Befund der objektivierbaren Normalisierungstendenz dieser Funktionen entsprechend Kurdauer und Therapieerfolg (Tab. 14). Zugleich konnten wir durch unsere Untersuchungen auch Erklärungen für einige Thesen beibringen, die schon zum Lehrbuchbestand gehört hatten, wie die von der Trägheit der Gefäßreagibilität. Es scheint sich hier vielmehr um eine bislang apparativ nicht erfaßbare, sehr schnell ablaufende Hyperreagibilität zu handeln.

Tabelle 14. *Verwendung von Corticosteroid-haltigen Salben Beobachtung einer Gruppe von 100 Kranken mit k. a. Neurodermitis in der Dermatologischen Abteilung des Sanatoriums Valbella vom 1. 1. bis 31. 1. 1964*

	Vor Kurbeginn	Bei Kurbeginn	Nach 10 Tagen	Nach 20 Tagen	Nach 30 Tagen
Mit cortisonhaltigen Salben behandelt	85 Pat.	35 Pat.	12 Pat.	7 Pat.	9 Pat.
Mit normalen Pflegesalben unter sporadischer Zuhilfenahme von cortisonhaltigen Salben behandelt	–	4 Pat.	23 Pat.	31 Pat.	29 Pat.
Ohne cortisonhaltige Salben behandelt	15 Pat.	61 Pat.	65 Pat.	62 Pat.	62 Pat.

Es handelt sich um eine Beobachtungsreihe an nicht ausgewählten Patienten in der Reihenfolge ihrer Aufnahme. Es sollte registriert werden, bei wie vielen Patienten regelmäßige Corticosteroid-Salbenbehandlung bis dahin notwendig war und bei wie vielen während des Aufenthaltes in Davos (1560 m) diese Medikation zwanglos abgesetzt werden kann, ohne besonderen Nachdruck auszuüben.

Eine zweite Problemgruppe ist die der *Allergie*-Autoaggression, ihrer Bedeutung und ihres Verhaltens bei der Neurodermitis überhaupt und ferner in bezug auf die Klimatherapie, in Zusammenarbeit mit dem Schweizerischen Forschungsinstitut für innere Medizin, Allergie und Immunologie in Davos.

Diskussion der Ergebnisse

Die „konstitutionelle[1] atopische Neurodermitis" stellt eine konstitutionsgeförderte, wahrscheinlich erblich bedingte Atopie dar, eine Krankheit, die ihre Höhepunkte in der ersten Lebenshälfte aufweist und dann

---

[1] Konstitutionelle nicht im Hinblick auf den Körperbau (Habitus), sondern im weiteren Sinne der „Konstitution"!

eine Neigung zum milderen Verlauf erwarten läßt. Bei einer durchschnittlichen 6—8 Wochenkur bei Kranken mit einer Anlage-bedingten, durch viele Faktoren verursachten Krankheit darf man vielleicht mit einem die Erhaltung der Arbeitskraft fördernden Kureffekt rechnen, u. U. mit einer Abschwächung der zur Arbeitsunfähigkeit führenden Symptome, mitunter auch wirklich mit Erscheinungsfreiheit, ohne daß es sich bei letzterer jedoch zunächst hinsichtlich des Dauereffektes um eine Normerwartung handeln kann. Vielmehr steht für den Kranken, für den Versicherungsträger und den Mediziner im Vordergrund die Durchbrechung des Circulus vitiosus, der dauernden Krankheitsexacerbation, des ständigen Juckreizes, die Unterbrechung und Absetzung der Teerbehandlung und noch viel bedeutsamer, der körperlich und finanziell den Neurodermitiker bzw. hinsichtlich der Medikamentkosten auch den Arzt und die Krankenkassen ruinierenden Dauerbehandlung mit *Corticosteroiden in innerlicher Verabfolgung*, vielleicht auch der Therapie mit Corticosteroid-Salben, — obgleich letztere zwar kostspielig aber relativ harmlos sein dürfte. Dabei ist wesentlich, daß das alles ohne bedeutsame therapeutische Maßnahmen mit Ausnahme der bei Sebostatikern wünschenswerten Behandlung mit einfachsten, nicht als Therapeutika aufzufassenden Pflegesalben, wie Vaseline, Eucerin, Ungt. leniens usw. unter dem Einfluß des Klimas zu erreichen ist. So kann sich bei diesen vielfach sonst therapieresistenten bedauernswerten Neurodermitis-, also chronisch Haut-Kranken endlich einmal wieder das für ihr Selbstbewußtsein und die vielfach begrabene Hoffnung auf eine Genesungsmöglichkeit so wichtige Bewußtsein bilden, daß auch „ohne eingreifende Therapie" eine Abheilung möglich ist und für die Zukunft auch am Heimatort erwartet werden kann. Medizinisch bleibt im übrigen eine weitere Aussicht. Wenn es sich bei der atopischen Neurodermitis tatsächlich um eine Krankheit der jüngeren Lebenshälfte handelt, die später zur Erscheinungsfreiheit tendiert, so läßt sich erwarten, daß derartige unter allgemeiner, unspezifisch verursachter Umstimmung durch Klimabeeinflussung verursachten Kurerfolge den betreffenden Kranken — schneller und früher als normalerweise — ein erhebliches Stück auf dem „physiologischen Wege" zur Genesung vorwärtsbringen (diesen Fragenkomplex werden wir in Zukunft noch weiter verfolgen).

Unter Rückblick auf den Vortragsteil über Rehabilitation halten wir den Hinweis für richtig, daß die konst. atopische Neurodermitis in Anbetracht der sozialen Auswirkung des Leidens auf viele Betroffene in verschiedener Hinsicht für Rehabilitationsmaßnahmen in Betracht kommt. Die Morbidität im Krankengut unserer Dermatologischen Poliklinik in München beträgt nahezu 3%.

Zusammenfassung

Der Vortrag behandelte hinsichtlich der prophylaktischen Dermatologie anhand eigener Ergebnisse die Bedeutung der Untersuchungen am Arbeitsplatz und des Arbeitsplatzes unter Diskussion der seit 1961 gewonnenen Erfahrungen an 7000 epicutan am Arbeitsplatz getesteten Arbeitern. Das Rehabilitationsproblem wurde im Hinblick auf die praktische Dermatologie dargestellt, da es sich hier um eine Aufgabe unseres

Fachgebietes handelt, die eines größeren Interesses bedarf. Über Klimatherapie wurde in Diskussion der in drei Jahren an 1236 Kranken gewonnenen Erfahrungen der hochalpinen Behandlung bestimmter Dermatosen in Davos berichtet.

Aus der Hautklinik des Hadassah Universitätsspitals Jerusalem, Israel
(Direktor: Prof. Dr. med. F. Sagher)

Die Mastzelle und Mastozytosen*

Die Entwicklung der Urtikaria pigmentosa zu einer Systemerkrankung

Von

Felix Sagher

Ich nehme an, daß die meisten diesen alten, freundlichen Herrn auf dem projizierten Bild erkennen, es ist Paul Ehrlich, der erste, der die Mastzellen beschrieb. Es ist dies besonders bemerkenswert, da er dies bereits in seiner ersten wissenschaftlichen Arbeit, die im Jahre 1877 veröffentlicht wurde, als er ein 23 jähriger Student war, publizierte. Seine Arbeit enthielt eine Platte mit Zeichnungen von granulierten Zellen, gefärbt mit Anilinfarben und er beschrieb deren metachromatische Färbung mit Dahlia-Violett.

Zwei Jahre später gab er diesen Zellen ihren Namen. Beeinflußt durch die Tatsache, daß sie am zahlreichsten dort waren, wo gesteigerte lokale Ernährung als Folge chronischer Entzündung oder Lymphstase vorhanden war, nahm er an, daß es sich um überfütterte Zellen handle und nannte sie demzufolge „Mastzellen".

Es war allerdings vollkommen unbekannt, wie diese Mastzellen in die menschliche Ökonomie einzugliedern sind und erst 10 Jahre später, im Jahre 1887 beschrieb Unna die Anhäufung dieser Zellen in den Läsionen der relativ seltenen Hautkrankheit Urtikaria bzw. „*Nettleships Erkrankung*". Ein junger englischer Arzt, Nettleship, der sich später der Ophthalmologie zuwandte, beschrieb im Jahre 1869 als erster diese Erkrankung. Er demonstrierte ein zweijähriges Mädchen mit einer ungewöhnlichen Form von Urtikaria, in der die Erhabenheiten anhielten und eine hell-braune Hyperpigmentierung hinterließen. Das Reiben dieser Läsionen war von einer Urtica gefolgt.

Beide, sowohl diese Erkrankung als auch die Mastzelle, blieben eine medizinische Kuriosität. Erst die letzten zehn oder zwanzig Jahre haben einen Fortschritt gebracht. Das „Rätsel der Mastzelle" wurde keinesfalls gelöst, aber es ist sicher, daß sie eine der faszinierendsten Zellen des tierischen Bindegewebes darstellt. Es ist nicht unmöglich, daß aus der Mastzelle noch die Meisterzelle des Bindegewebes werden wird.

---

* Zum 65. Geburtstag von Prof. Dr. Dr. h. c. A. Marchionini gewidmet.

Das charakteristischste der Mastzelle ist die Anwesenheit von Granula in ihrem Cytoplasma, die sich metachromatisch färben.

Biochemische und histochemische Studien der letzten Zeit haben eine bedeutende Anzahl der möglichen Funktionen der Mastzelle aufgedeckt.

Da die Mastzellen überall im Bindegewebe vorhanden sind und mit Rücksicht darauf, daß das Bindegewebe so weit verbreitet ist, ist deren physiologische Aktivität von größtem Interesse. Dies um so mehr, als es heute bekannt ist, daß Hormone, wie z.B. Steroide, ihren Einfluß vorwiegend als Resultat der Bindegewebereaktion ausüben. Anscheinend erzeugen die Mastzellen, oder speichern in ihren Körnchen, eine Anzahl wirksamer Substanzen. Diese scheinen ähnlich oder identisch mit Heparin, Hyaluron-Säure und Histamin zu sein. Mit weniger überzeugender Evidenz wird behauptet, daß Serotonin, oder 5-Hydroxy-Tryptamin ebenfalls in den Mastzellen enthalten ist. Diese Substanzen können durch einfaches Austreten der Körnchen, indem sich in der Zelle neue bilden, oder manchmal als Resultat totaler Zerstörung der Zelle, frei werden.

Heparin-Produktion: Verhütung der Blutkoagulation

Die Mastzelle wurde als eine einzellige endocrine Drüse, Heparin in den Blutkreislauf gießend, betrachtet. Trotzdem bei der Urtikaria pigmentosa normalerweise keine sichtbare Blutungstendenz vorhanden ist, und Blutgerinnungsstudien oft vollkommen normale Resultate bringen, wurden dennoch Fälle beschrieben, in denen Petechien und Purpura in und rings um die Läsionen vorhanden waren.

WATERS und LACSON berichteten über einen ganz besonders interessanten Fall. Bei einem Kind entwickelten sich während der ersten Woche seines Lebens bereits kutane Urtikaria pigmentosa-Läsionen. Im Alter von 3 Jahren konnte Neigung von Blutungen nach minimalem Trauma beobachtet werden. Es entwickelte sich eine Leukämie, bei welcher Gewebsmastzellen im Blut vorhanden waren. Die Blutungszeit war verlängert und die Prothrombinaktivität vermindert. Das Kind starb infolge des Durchbruchs eines großen subkapsulären Hämatoms in der Leber. Bei der Autopsie wurde festgestellt, daß das Blut in der Peritoneal-Kavität vollkommen flüssig und ohne Zeichen von Gerinnung war.

Einige Experimente, die an Winterschlaftieren durchgeführt wurden, sind in dieser Hinsicht interessant. Es ist bekannt, daß die Blutgerinnungszeit bei diesen Tieren während der aktiven Sommerperioden kurz und während des Winterschlafs verlängert ist. Bei Fledermäusen, die bei einer Temperatur von 5° C gehalten wurden, war die Blutgerinnungszeit verlängert und die Anzahl der Mastzellen im Duodenum erhöht. Wenn Winter-Fledermäuse einer Temperatur von 23° C ausgesetzt wurden, konnte das Gegenteil verzeichnet werden. Die Veränderung der Gerinnungszeit scheint daher zumindest teilweise durch die Anwesenheit von Mastzellenheparin bestimmt zu werden.

Lokale Detoxifikation. Es scheint, daß Heparin oder verwandte Substanzen schädliche Amine neutralisieren können, die vom Absterben der Zellen von metabolischen Prozessen oder anderen Faktoren herrühren.

Kollagenformation. Es wurde demonstriert, daß Heparin die Kollagenfibrillen vom Prokollagen, welches vom Fibroblasten in der Entzündungsreaktion ausgeschieden werden kann, zu präzipitieren vermag. Eine Anzahl anderer Substanzen, außer Heparin, kann jedoch ebenfalls solche Präzipitation von Kollagenfibrillen verursachen.

Hyaluronidase-Inhibition. Heparin vermag die Aktion der Hyaluronidase zu verhindern. Dies kann darauf hinweisen, daß die Mastzellen in der Verteidigung des Bindegewebes gegen Bakterieninvasion oder Ausbreitung maligner Tumoren eine Rolle spielen.

Fett-Metabolismus und Atherosklerose. Heparin scheint einen Einfluß auf den normalen Transport und Metabolismus des Fettes bei Stimulierung des „clearing Factors" zu haben. Dieser Faktor bricht die großen Emulsionsfettropfen im Blutkreislauf, wodurch die Passage des Neutralfettes durch die Kapillarwände gefordert wird. Es wurde ferner in Tierexperimenten und im menschlichen Autopsiematerial festgestellt, daß beim Vorhandensein von Atherosklerose eine bemerkenswert verminderte Mastzellen Zahl im Herzmuskel und in anderen Geweben vorhanden ist. Die bis jetzt veröffentlichten Autopsieberichte über Patienten, die an maligner Mastocytose starben, haben nicht speziell über die Anwesenheit oder Abwesenheit der Atherosklerose, selbst bei Personen in hohem Alter, berichtet. Es mag in Zukunft von Interesse sein, dieser Tatsache besondere Aufmerksamkeit zu widmen.

Produktion von Hyaluron-Säure. Die Ansicht, daß Hyaluron-Säure durch Mastzellen ausgeschieden wird, basiert auf gründlichen experimentellen Untersuchungen. Jedwede Flüssigkeitszunahme in der Grundsubstanz des Bindegewebes scheint eine Steigerung der Anzahl der Mastzellen zu verursachen. Die befreite Hyaluron-Säure verwandelt die freie Flüßigkeit in den Gelzustand und das perivasculäre Ödem wird in mucinöses Material verwandelt.

Histamin-Produktion. Obwohl die pharmakologischen Wirkungen des Histamins wohl bekannt sind, ist dessen Aufgabe in der normalen Physiologie nicht geklärt. Sein Austritt aus den Mastzellen als Resultat von Trauma oder anderen Gewebsschäden kann das befallene Gebiet als Ergebnis gesteigerter vaskulärer Permeabilität mit proteinreicher Ödemflüssigkeit überschwemmen. Dies kann dann die fixen Gewebszellen noch vor dem Prozeß der Reparatur mobilisieren.

Die Urtika, die nach Reiben der Urtikaria pigmentosa-Läsionen entsteht, kann am leichtesten durch die lokale Wirkung der Histaminähnlichen Substanz erklärt werden. Es existieren auch Berichte über Allgemeinstörungen, die der Histaminbefreiung zugeschrieben werden, und zwar Anfälle von generalisierter Rötung, die spontan, oder als Resultat von Irritation der Läsionen auftreten. Es wurden auch ernstere Störungen, ähnlich einem „Histamin-Shock", manchmal sogar mit Bewußtlosigkeit, berichtet. In manchen Fällen hörten solche Attacken nach Excision eines großen, aktiven Mastzellentumors auf. In den letzten Jahren wurde diesem eigenartigen, wenn auch seltenen Phänomen mehr Aufmerksamkeit geschenkt und in manchen dieser Fälle war der Histamingehalt der Läsionen, des Blutes und des Urins sehr stark erhöht.

Serotonin-Produktion. Es ist nicht sicher, ob Serotonin (Hydroxy-Tryptamine, 5-HT) in menschlichen Mastzellen enthalten ist, obzwar es anscheinend in Mastzellen der Ratten vorhanden zu sein scheint. Diese Substanz ist in den entero-chromaffinen Zellen des Darmtraktes und in carcinoiden Tumoren vorhanden. Sie befindet sich auch in Thrombozyten und in manchen Zellen des Nervensystems. Die Symptome der Serotonin-Befreiung schließen — nebst anderen — solche vasomotorischen Störungen wie generalisierte Rötung ein. Sie verursacht auch intestinale Hypermotilität und es ist daher die Beobachtung von Interesse, daß Unterleibsschmerzen und Durchfälle öfters bei Patienten mit Urtikaria pigmentosa berichtet wurden.

Es besteht allerdings keine klare Evidenz erhöhter Serotonin-Werte in den Läsionen oder im Blute dieser Patienten, noch enthielt der Urin eine Steigerung des metabolischen Endproduktes.

Soweit heutzutage bekannt ist, können Mastzellen als unizellulare endocrine Drüsen betrachtet werden. Sie scheiden anscheinend eine Anzahl sehr einflußreicher Substanzen — Heparin, Hyaluronsäure, Histamin, und möglicherweise Serotonin — aus, hauptsächlich als Teil der mesenchymalen Reaktion während einer „Stress"-Einwirkung. Diese Zellen reagieren sowohl auf lokale Gewebsänderungen als auch auf Änderung des Gleichgewichtes der Hormone des Körpers.

Die *Krankheit Urtikaria pigmentosa*, wie die Mastzelle als solche, ist erst im letzten Jahrzehnt aus der reinen Dermatose zu einer eventuellen Systemerkrankung geworden. Trotz früherer gelegentlicher Berichte über Vergrößerung der Lymphdrüsen und sehr ungenau definierten Blutveränderungen, haben wir alle noch während unseres Studiums gelernt, daß diese Krankheit eine lediglich dermatologische Kuriosität sei, ohne tatsächliche Bedeutung für den Allgemeinzustand des Patienten. Die meisten Fälle scheinen sich noch immer auf die Haut zu beschränken und vollkommen gutartig zu sein, jedoch in jedem Jahr werden neue Fälle berichtet, in denen systemische Komplikationen entdeckt werden. Diese systemischen Veränderungen können ebenfalls gutartig sein, nehmen jedoch gelegentlich einen malignen Verlauf und enden fatal.

Das systemische Befallensein ist in Form von Mastzelleninfiltrationen in Lymphdrüsen, Leber, Milz, Knochen, hämatopoietischem System und manchmal anderen Organen zu konstatieren. Auch der Erythematodes wurde einst als lediglich dermatologische Erkrankung angesehen und erst später stellte sich heraus, daß nicht nur eventuelle systemische Veränderungen bestehen, sondern daß auch eine rein systemische Form ohne Hauterscheinungen existiert. Analog wurde prophezeit, daß eines Tages eine rein systemische Form von Mastocytosis entdeckt werden mag. Solche Fälle ohne eine kutane Affektion wurden als „reine Mastocytose der Milz oder als Mastzellen-Leukämie" beschrieben. Daher scheint die Anwendung des Terminus „Mastocytose" anstelle von Urtikaria pigmentosa vollkommen berechtigt zu sein.

Weder meine Zeit, noch Ihre Geduld lassen es zu, das klassische Bild der Urtikaria pigmentosa oder deren weniger übliche Formen im Detail zu schildern. Ich habe auch nicht die Absicht, mich mit den diagnostischen, histologischen oder therapeutischen Aspekten zu befassen.

Die komplette und genaue Diagnose eines Urtikaria pigmentosa- oder Mastocytose-Falles muß heute außer auf dermatologischer Untersuchung, auch auf gründlicher interner Untersuchung, vollem hämatologischen Studium einschließlich des Koagulationsmechanismus, auf Untersuchung des Knochenmarks oder histologischem Studium einer Knochenbiopsie sowie komplettem röntgenologischen Studium des ganzen Skeletts beruhen.

ELLIS berichtete im Jahre 1949 über eine Autopsie, durchgeführt an einem einjährigen Kind, mit Mastozytosis. Während der Lebenszeit bestand keinerlei Verdacht auf eine systemische Komplikation, die postmortem Untersuchung enthüllte aber zahlreiche Mastzelleninfiltrationen im Knochenmark, Thymus, Leber, Milz, Pancreas und Lymphknoten.

Gewebsmastzellen im Blut wurden zum ersten Male durch HISSARD und Mitarbeiter im Jahre 1950 anhand eines Falles beschrieben, der von DEGOS als Mastocytosis diffusa bezeichnet wurde. Dieses Krankheitsbild wurde inzwischen von DEGOS gründlich bearbeitet und definiert. Trotzdem gewöhnlich nur 1–2% Mastzellen im zirkulierenden Blut vorhanden waren, stieg diese Ziffer auf 45% nach einer Milzpunktion, die anscheinend eine Kontraktion der Milz verursachte.

Das Vorhandensein von ausgedehnten Knochenveränderungen in einem an Urtikaria pigmentosa leidenden Patienten wurde zum ersten Male röntgenologisch im Jahre 1950 demonstriert. Da der Rest meines Vortrages sich meistens mit diesen Änderungen befassen wird, mag es von Interesse sein, wie diese ursprünglich entdeckt worden sind.

Bei dem Patienten, einem 53jährigen Manne, entwickelten sich vier Jahre vorher ausgedehnte Hautläsionen. Er wurde zwecks gründlicher Allgemeinuntersuchung hospitalisiert. Die Röntgenuntersuchung des Thorax zeigte, daß die Rippen einen zystischen osteoporotischen Prozeß aufwiesen, mit ausgestanzten Stellen und Verdickung der Trabeculae. Die Veränderungen waren denen beim Multiplem Myeloma oder metastatischen Carcinomen ähnlich.

Da jedoch die Art der Röntgenschatten an die Läsionen der Haut erinnerte, wurden die weiteren Knochen des Skeletts untersucht. Sklerotische Knochenveränderungen konnten dann im Schädel, im Becken und in Lumbarwirbeln festgestellt werden. Die Knochen der Extremitäten waren zunächst nicht betroffen. Es wurden keine Mastzellen im Knochenmark entdeckt und der Patient ließ keine diagnostische Costotomie zu. Die im Laufe von zwölf Jahren durchgeführten Kontroll-Röntgenuntersuchungen wiesen das Fortschreiten des sklerotischen Prozesses in den Knochen auf, obwohl der allgemeine Gesundheitszustand des Patienten relativ gut blieb. Erst kurze Zeit vor dem Tode entwickelte sich das Bild einer myeloischen Leukämie mit Chloromen.

Der verstorbene Dr. CHARLES C. REIN aus New York besuchte unsere Klinik und der Patient wurde ihm vorgestellt. Nach seiner Rückkehr nach Amerika untersuchte er alle seine Urtikaria pigmentosa-Patienten und gemeinsam mit Dr. CLYMAN entdeckte er einen Fall mit lokalisierten

Knochenveränderungen. Sie schlugen vor, ein Zentralregister in Jerusalem zu gründen, welchem alle Berichte über Skelettstudien bei Urtikaria pigmentosa zugeschickt werden sollen.

Als Ergebnis der diesem Register gemeldeten sowie anderer in der Literatur beschriebenen Fälle ist die Zahl der seit dem Jahre 1952 entdeckten Fälle mit Knochenveränderungen über 50. Es ist unmöglich festzustellen, in wieviel Fällen Röntgenstudien durchgeführt wurden, ohne Veränderungen aufzuweisen, da sicherlich viele davon nicht mitgeteilt wurden. Im Krankengut unserer Klinik waren in 3 von 25 Fällen Knochenveränderungen vorhanden.

Ein zweiter solcher Patient ist von besonderem Interesse. Es handelte sich um eine 55jährige Frau mit maculo-papulösen Elementen von Urtikaria pigmentosa, die seit 5 Jahren bestanden. Ihr Gesundheitszustand war ursprünglich ein guter. Die Röntgenuntersuchung des Skeletts, die seit der Entdeckung der Knochenveränderungen beim ersten Patienten zur Routine wurde, zeigte, daß auch bei ihr generaliserte Knochenveränderungen vorhanden waren. Diese Patientin wurde im Verlaufe von weiteren $2^1/_2$ Jahren beobachtet. Ihr Allgemeinzustand verschlechterte sich plötzlich, sie bekam hohes Fieber und starb unter dem Bilde einer monozytären Leukämie.

Beim Vergleich der ersten Röntgenaufnahmen mit denen, die kurz vor ihrem Tode gemacht wurden, erwies sich, daß in der Zwischenzeit ein Fortschreiten der sklerotischen Erscheinungen stattfand, sowohl in den ursprünglich befallenen Gegenden als auch in den Knochen, die damals normal erschienen. So waren z. B. in den ursprünglichen Bildern am Schädel die Tabula interna und externa zu erkennen und sklerotische Inseln konnten verstreut innerhalb der Knochen beobachtet werden. In den späteren Röntgenbildern jedoch konnten diese Inselchen nicht mehr gesehen werden, da der ganze Knochen jetzt eine kontinuierliche undifferenzierte sklerotische Masse bildete. Die anfangs normal aussehenden Distalportionen des Radius und der Ulna sowie der Carpal- und Metacarpal-Knochen erschienen in den späteren Aufnahmen durch denselben sklerotischen Prozeß befallen.

Kurz vor ihrem Tode entwickelte die Patientin das Bild einer Leukämie mit einer Leukozytenzahl von 248 000 Zellen pro mm³. Siebenundachtzig Prozent dieser Zellen waren Monozyten, einige davon wurden als „atypisch" klassifiziert. Autopsiestudien bestätigten die klinische Diagnose und bewiesen, daß die röntgenologisch gesehenen Knochenveränderungen tatsächlich durch Mastzelleninfiltrationen verursacht worden waren. Das Knochenmark war entweder vollkommen fibrotisch oder es war eine Anhäufung von Mastzellen vorhanden.

Beobachtungen bei einer weiteren Patientin mit Urtikaria pigmentosa sind noch von prinzipiellem Interesse. Außer den Hauterscheinungen fanden sich nur einige isolierte osteoporotische und osteosklerotische Inseln in den Beckenknochen, wie sie beim lokalisierten Typus auch von Clyman und Rein und anderen Autoren beobachtet wurden. Eine Biopsie von Beckenknochen aus einer Gegend, die röntgenologisch nicht befallen war, erwies Mastzellenanhäufungen. Dies weist darauf hin, daß

Knochenerscheinungen im Röntgenbilde dann beobachtet werden können, wenn der Knochen auf das Infiltrat mit Umbau reagiert. Die Vermehrung der Mastzellen kann aber auch ohne Knochenreaktion wie auch
in der Haut und anscheinend an anderen Stellen im Bindegewebe vorhanden sein.

Die bisher bei der Mastocytose beschriebenen Knochenveränderungen können in zwei Gruppen klassifiziert werden: Generalisierte oder
diffuse Affektion und lokalisierte Herde.

Bei der *generalisierten oder diffusen Affektion,* erläutert in den von
mir beschriebenen Fällen, sind die in den Röntgenbildern zu sehenden
Läsionen diffus innerhalb der befallenen Knochen verstreut. Die am
häufigsten befallenen Knochen sind Schädel, Wirbel, Rippen und
Becken. Nahezu alle Patienten, bei denen diese Art der Affektion festgestellt wurde, waren über 30 Jahre alt.

Bei der *lokalisierten Affektion* sind die Änderungen als lokalisierte
Area zu sehen, manchmal mit scharf begrenzten Rändern und beschränkt
auf einen Teil des befallenen Knochens. Der Schädel und die Extremi-
tätenknochen sowie das Becken weisen solche Läsionen auf, jedoch die
Rippen und Wirbel sind für gewöhnlich nicht betroffen. Diese Art von
Knochenläsionen wurden sowohl bei Kindern als auch bei Erwachsenen
beschrieben.

Über die Behandlung der Mastocytose will ich nur wenig sagen. Vieles
wurde versucht, doch im allgemeinen mit sehr wenig Erfolg. Heparin,
Histamin, und Hyaluronsäure-Antagonisten sowie Serotonin wurden versucht, ferner Steroide, Bestrahlungstherapie und zahlreiche weniger spezifische Prozeduren. Einst schien die Behandlung eine kosmetische Frage zu
sein, jetzt aber muß eine mögliche Systemerkrankung mit fatalem Ausgang in Betracht gezogen werden und das Suchen nach einer wirksamen
Therapie erscheint daher von besonderer Dringlichkeit.

*Möglicherweise wird die Lösung dieser Frage mit einem größeren Ver-
ständnis des ,,Rätsels der Mastzelle`` verbunden sein.*

From the U.S. Army Medical Research and Development Command, Office
of the Surgeon General (Marion B. Sulzberger, M.D.,
Technical Director of Research)

Multiple Faktoren in der Verursachung von Krankheiten

Von

Marion B. Sulzberger

Mit 6 Abbildungen

Kürzlich hörte ich auf einer Tagung, wie ein Vortragender alle diejenigen unter den Zuhörern um Entschuldigung bat, die ihn schon einmal über das gleiche Thema hätten sprechen hören. Er sagte: ,,Ich halte
diesen Vortrag so oft, daß meine Kollegen mich nach meiner Rückkehr
von einer Vortragsreise fragen: ,,Joe, wie nanntest Du Deinen Vortrag
diesmal?``. Alldieweil ich mich bei denen entschuldige, die mich früher

diesen Vortrag haben lesen hören, möchte ich jedoch nicht seinen Titel ändern[1].

Ich bin ermutigt, wiederum über dieses Thema zu sprechen, weil ich in den letzten Jahren viele weitere Beispiele für die fundamentale Tatsache gefunden habe, daß Krankheiten gewöhnlich nicht eine Ursache haben, sondern sehr oft in einer Multiplizität von Ursachen begründet sind, die gleichzeitig auftreten und die Krankheit durch Summation oder Synergismus verursachen.

Ich fand mich in meiner Beharrlichkeit weiterhin unterstützt, als ich kürzlich folgende Feststellung von Dr. Milton B. Bohrod[2] aus Rochester, New York, in Beantwortung einer Anfrage im Journal of the American Medical Association las:

„Wenige Ärzte werden es zugeben, aber man scheint sich stillschweigend einig zu sein darüber, daß es in der Natur eine Vielzahl von Entitäten gibt, eine jede von ihnen wird als *Krankheit* bezeichnet, für jede muß ein neuer Name gefunden werden, die wahre Ursache und *die* vermutlich einzig richtige Behandlung. Diese Art, eine Krankheit zu betrachten, spielte eine große Rolle zu Beginn der Bakteriologie und wird auch heute noch bevorzugt, weil man in den meisten wissenschaftlichen Versuchen unserer Zeit, da die experimentelle Medizin so hohes Prestige besitzt, einzelne Phänomene und einzelne Ursachen zu isolieren sucht.

Nichtsdestoweniger ist die Zahl der Umweltreize, denen wir alle ausgesetzt sind, ungeheuerlich und sie wird täglich größer, besonders durch neue Nahrungsmittelzusätze und therapeutische und industrielle Chemikalien. Das Reaktionsvermögen des menschlichen Körpers ist jedoch beschränkt auf verhältnismäßig wenig Reaktionsformen, und es ist ständlich, daß eine große Zahl kombinierter Umweltreize in einer einzigen gemeinsamen Gangart endet, der wir dann die Bezeichnung *Krankheit* geben.

Es ist schwierig, in experimetellen und statistischen Modellen diese Gedanken zu prüfen. Meine eigenen Unternehmungen haben mich soweit in Stich gelassen. Es ist jedoch zu hoffen, daß viele unserer Wissenschaftler Interesse gewinnen für das fundamentale Problem des Effektes zahlreicher verschiedenartiger Reize auf die allgemeine Morbidität und Mortalität und auf die Pathogenese der zunehmenden Zahl unerklärbarer, langwährender Erkrankungen.“

Die Studenten, die in den ersten Dekaden des zwanzigsten Jahrhunderts Medizin studierten, wurden gern belehrt, daß eine Krankheit

---

[1] a) Multiple Factors in the Causation of Diseases and the Implications of this Concept in their Diagnosis and Management; the First F. I. Harris Memorial Lecture, Mt. Zion Hospital, San Francisco, Calif., Dermatologica 117, No. 5, 407, 1958.

b) Multiple Factors in the Causation of Diseases, Rudolf Virchow Society Lecture, New York; Dermatologica, 19; 1960.

c) La Multiplicite des Facteurs dans L'etiologie des Maladies; Julliard Revillod Conference, Societé Medicale de Geneve; Revue Medicale de la Suisse Romande LXXX Année No. 12, Decembre 1960. Basiert auf einem Vortrag vor der Pacific Dermatologic Association in Scottsdale, Arizona, 28 April 1964.

[2] BOHROD, MILTON, G., QUESTIONS and ANSWERS, JAMA 188; 2 p 196, April 13, 1964.

auf eine einzelne Ursache zurückzuführen sei, ein spezifischer Mikroorganismus oder ein Toxin müsse für jede Krankheit oder Läsion gefunden werden. Es genüge für dieses Agens, in den Wirtsorganismus zu gelangen oder sich dort zu vermehren, um das charakteristische Krankheitsbild hervorzurufen.

Diese Vorstellung führte zu falschen Hoffnungen und auch zu manch unbegründeter Angst. Falls es wahr wäre, daß eine einzelne Ursache allein ausreiche, ein volles Krankheitsgeschehen zu produzieren, müßte folgen, daß Tötung und Ausrottung des ursächlichen Faktors die Krankheit vollständig zum Verschwinden brächte. Sobald demnach die Wissenschaft in der Lage wäre, geeignete antibakterielle Mittel, Antitoxine oder andere immunologisch schützende Mittel zu entwickeln, würden alle Krankheiten vertilgt sein. Es schien, als brauche man nach solchen Wundermitteln nur die Hand auszustrecken.

Gleich starke Befürchtungen, daß ein einzelnes Agens jede Krankheit verursache, wogen diese Hoffnungen auf. Es wurde nötig, jede einzelne Mikrobe zu töten, weil allein dadurch, daß man sich ihr aussetzte, eine Krankheit hervorgerufen werden würde. Die Folge waren zahlreiche radikale und merkwürdige Maßnahmen zur Vertilgung von Krankheitserregern sowie alle möglichen, übertriebenen Vorsichtsmaßregeln, wie man sich durch exzessives Waschen, Reinigen, Verwendung riesiger Mengen von Phenol usw. vor der Ansteckung schützen könne. Krankheitserreger lauerten in jeder Ecke und Spalte, und der einzige Weg, um wirklich sicher zu sein, war ihre vollständige Vernichtung oder niemals ins Freie zu gehen und niemals etwas anzurühren, zu küssen oder zu atmen.

Parallel zu dieser Vorstellung und eine Folge davon war der Gedanke, daß jede diagnostizierte Erkrankung mit einem einzigen, genau gezielten Therapeutikum zu behandeln sei, einer Art Zaubergeschoß, daß das betreffende pathogene Agens jagen und tilgen würde, tot oder lebendig. Das war die Ära der deskriptiven Medizin, die Ära einzelner genau beschriebener Krankheitsformen, der entsprechenden, wohldefinierten Einzelursachen und einzelner gutgezielter Therapeutika.

Ich glaube, wir haben uns mittlerweile weit von diesen Vorstellungen entfernt. Es gibt natürlich Krankheiten, bei denen die Gegenwart von Mikroorganismen so dominierend auf die Gestaltung des gesamten pathologischen Bildes einwirkt, daß man allein mit der Beseitigung des Erregers Heilung erzielen kann. Die Syphilis ist eine derartige Erkrankung, obgleich auch in der Syphilis Wirtsfaktoren, Gewebefaktoren Gründe für das starke Variieren des Krankheitstypes sind. Wer kann die extremen Unterschiede übersehen zwischen der Möglichkeit, ein Gumma oder eine Aortitis oder eines Tabes oder progressive Paralys zu entwickeln? Und das beruht nicht nur auf der Art des Erregers, sondern gleichfalls auf vielen anderen Faktoren, vielleicht sogar einerenetischen Prädisposition seitens des Wirtes.

Ich muß zugeben, die Syphilis ist nicht das beste Beispiel für die multiple Krankheitsverursachung, da in diesem Falle die Pathogenität der Treponema pallida so überaus stark ist, daß sie alle anderen Faktoren beherrscht und im Einklang damit die frühzeitige Vernichtung der Treponemen durch ein spezifisches Heilmittel wie Penicillin im allgemeinen ausreicht, um die Krankheit zu beenden.

Sehr oft liefern Hautkrankheiten und cutane Reaktionen ausgezeichnete Beispiele für grundsätzliche pathogenetische Mechanismen, einschließlich der Rolle multipler Faktoren in der Krankheitsentstehung. Die Herpes-simplex-Erkrankung bietet vielleicht das beste Beispiel dafür. Wir wissen, daß die bloße Anwesenheit des Virus nicht ausreicht, die pathologischen Veränderungen hervorzurufen. Das Virus lebt in der Zelle offensichtlich glücklich und vollkommen geschützt, sogar gegen die zirkulierenden Antikörper im Blute des Patienten. Treten aber andere Bedingungen und Faktoren auf, so genügt das, um das volle Krankheitsbild manifest werden zu lassen. Man kann das sehr schön in den Fällen beobachten, in denen der Herpes simplex nach Erkältung (Erkältungsbläschen), Fieber (Fieberbläschen), nach Sonnenbestrahlung, nach Windeinwirkung, nach außerehelichem Geschlechtsverkehr oder am Beginn der Menses usw. auftritt. In sehr interessanten Untersuchungen konnte KEDDIE, REES und NORMAN EPSTEIN[1] aus San Franzisko zeigen, daß im Experiment die Zahl der Fälle, in denen Herpes simplex auftrat, direkt von Höhe und Länge einer artifiziellen Hyperpyrexie abhing, die in beliebigen Versuchsgruppen induziert worden war. Wenn die Temperatur stark genug erhöht wurde (40,8 °C bis 41,0 °C), entwickelten 86,79 % aller Versuchspersonen Herpes-simplex-Läsionen. Die einzelnen Glieder der pathogenetischen Kette für Herpes simplex sind im folgenden Diagramm illustriert.

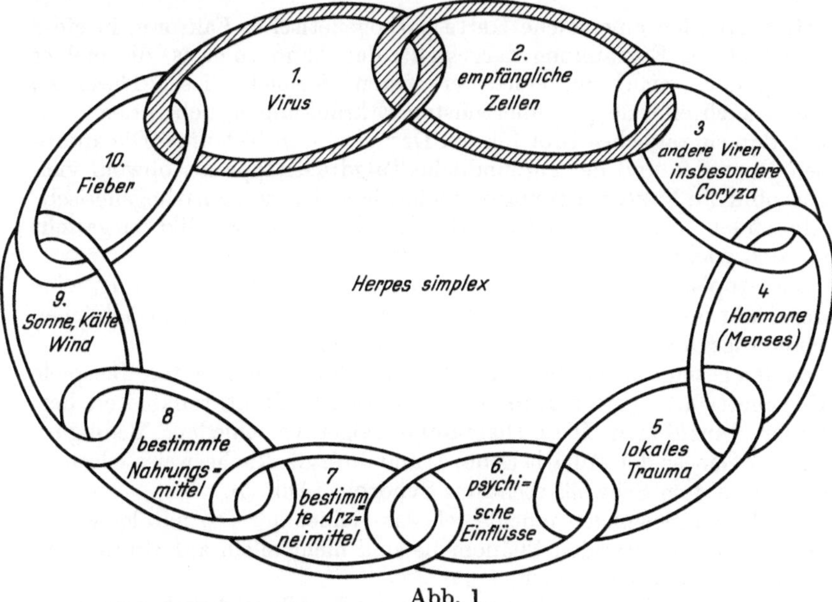

Abb. 1

____

[1] KEDDIE, REES und EPSTEIN, I.A.M.A. 117/16, 1327, Okt. 18, 1941.

Hier einige weitere dermatologische Illustrationen, die erklären, wie
eine pathogenetische Kette, die eine Krankheit verursacht, aus mehreren
Gliedern zusammengeschmiedet sein kann.

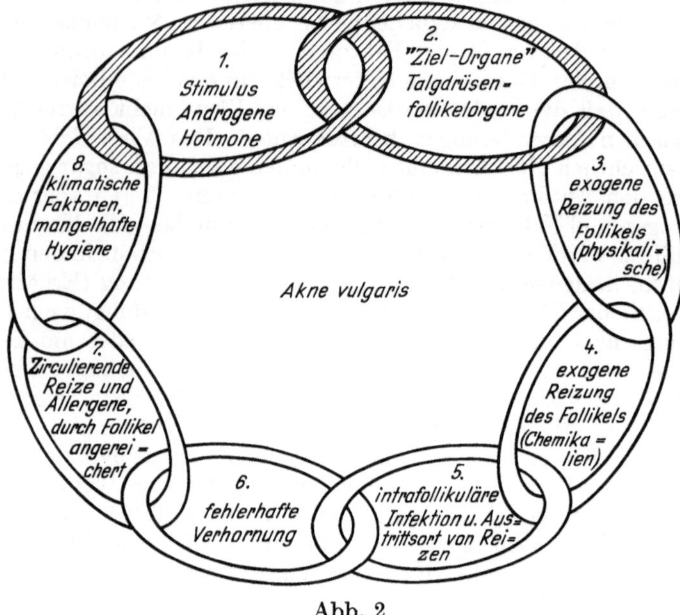

Abb. 2

Hier habe ich eine solche Kette pathogenetischer Faktoren in einer
sehr geläufigen Erkrankung dargestellt, der Akne vulgaris, die meiner
Meinung nach nicht nur eines der besten Beispiele dieser These ist,
sondern auch eine der faszinierendsten Erkrankungen, neben dem Umstand, daß sie tägliches Brot für den Dermatologen bedeutet. Die androgenen Hormone und der empfindliche Talgdrüsenapparat, obwohl vielleicht obligate Faktoren genügen, nicht die vollständige pathogenetische
Kette bilden. Auch die anderen Glieder, die in diesem Bild dargestellt
sind, sind wichtig, manchmal sogar äußerst wichtig.

Die atopische Dermatitis (Neurodermitis constitutionalis) ist eine
andere, sehr oft vorkommende Erkrankung, bei der man die ursächlichen
Verbindungsglieder klar zusammengestellt sieht.

Zu den gezeigten Darstellungen möchte ich nun zwei weitere Beispiele
pathogenetischer Kettenfaktoren, die bekannte Hautkrankheiten hervorrufen, hinzufügen. Diese Diagramme zeigen verschiedene Bedingungen in der Genese der Miliaria (Abb. 4) und ihre, glücklicherweise seltenen,
Verwandten dem Schweißretentions-Syndrom (Abb. 5).

Mit diesen Beispielen möchte ich das Gebiet der Dermatologie verlassen, denn die folgenden Phänomene sind nicht allein auf Erkrankungen unseres Faches begrenzt.

Auf dem Gebiete der Immunologie ist es offensichtlich geworden,
daß nur in bestimmten Tierstämmen bestimmte immunologische Ver-

änderungen zu beobachten sind. Diese Stämme müssen noch weiter
unterteilt werden in ausgesuchte Spezies und Familien. Um reprodu-
zierbare immunologische Phänomene zu erhalten, muß weiter die Ernährung der Tiere überwacht werden und die Umgebung unter ständiger Kontrolle stehen. Das kam zum Ausdruck bei den ersten Experimenten von W. FREI und von RUDOLF L. MAYER und mir. Sie zeigten,

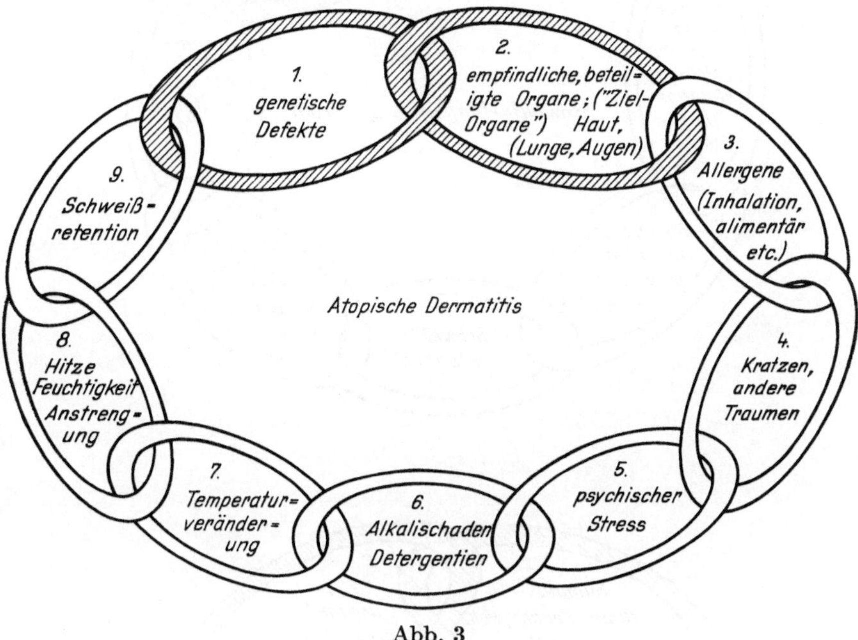

Abb. 3

daß in Breslau mit einfachen Chemikalien Meerschweinchen leicht sensibilisiert werden konnten. Diese Sensibilisierungen waren in Breslau am
erfolgreichsten, wenn die Tiere mit trockenem Winterfutter ernährt
wurden (hauptsächlich Runkelrüben). Schon ein leichter Grünfutter-
zusatz reduzierte die Sensibilisierungsrate der Breslauer Meerschweinchen in signifikanter Weise. In Zürich konnten Meerschweinchen bei
weitem nicht so leicht sensibilisiert werden, und in New York war es
lange Zeit unmöglich, überhaupt ein Tier mit den verschiedensten Substanzen vom gleichen Hersteller, wie zum Beispiel Neosalvarsan, zu
sensibilisieren. MERRILL CHASE vermochte einige dieser merkwürdigen
Zusammenhänge teilweise zu klären, indem er auf die genetisch reine
Zucht der Meerschweinchen als einen Faktor von größter Wichtigkeit
hinwies. Und Mayer und ich zeigten, welche Rolle die Ernährung und
noch weitere Faktoren spielen können[1].

---

[1] a) MAYER, R. L., und MARION B. SULZBERGER, Zur Frage der jahres-
zeitlichen Schwankungen der Krankheiten; Archiv für Dermat. und Syph.
163, 245, 1931.

1
Stimulus
Hitze, Anstrengung
2
"Ziel-Organe"
verschlossene Ausführungsgänge (post miliaria)
3
Arznei-mittel (Antimala-riamittel etc.)
4
nach innen forciertes, intrakutanes Schwitzen
5
Schweiß-retention
6
vikarierende Abkühlung (Hyperpnoe Alkalose)
7
vikarie=rende Abkühlung periphere Dilatation Herz-schaden
Schweißretentions – Syndrom
1
Stimulus
Hitze, Feuchtigkeit, Schweiß
2
"Ziel-Organe"
Schweißdrüsen=gänge
3
strukturelle Defekte
4
Chemische Defekte (Hornschicht Schweiß Talg)
5
Infektion (Staph. etc.)
6
Reibung (Kleidung etc.)
7
Andere Traumen (UV. Kälte etc.)
Miliaria (Schweißfriesel)

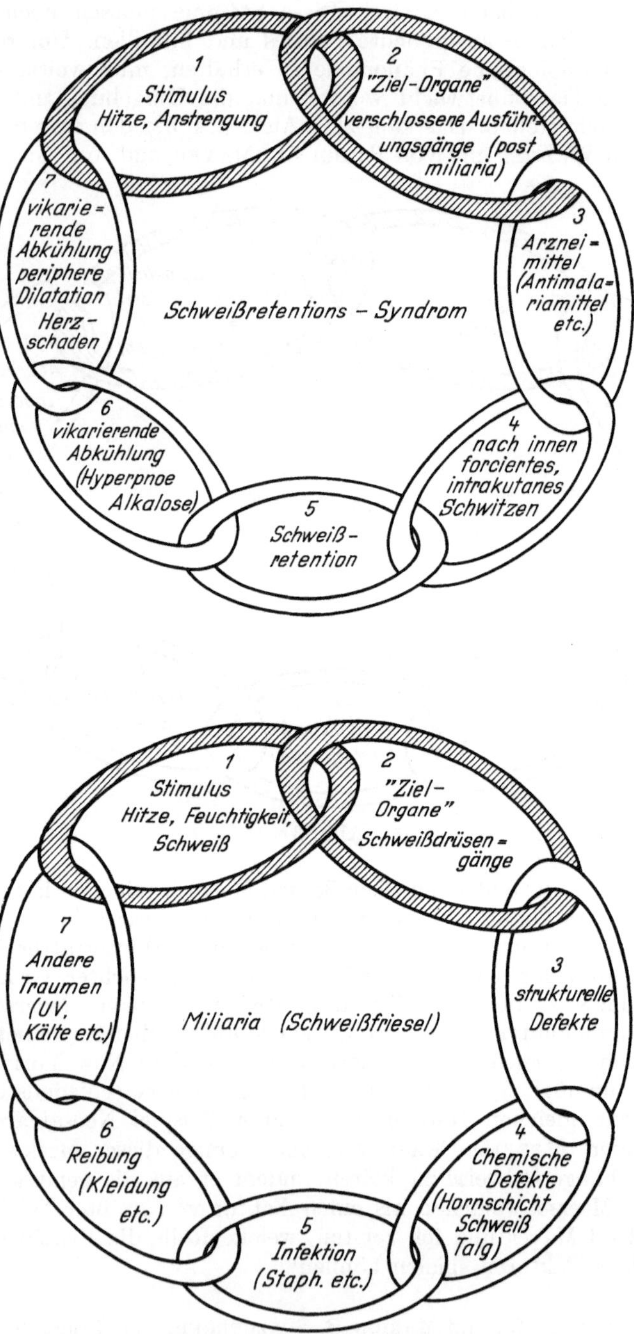

Abb. 4 und 5

In diesem Zusammenhang ist kürzlich beschrieben worden, daß mit evaporierter Milch gefütterte Mäuse in einem sehr hohen Prozentsatz schwere und oft zum Tode führende, charakteristische Veränderungen in den Aurikeln des Herzens entwickelten. Diese Experimente waren aus anderen Gründen von Dr. HARRY MONSEN im Department for Anatomy der University of Illinois, College of Medicin in Chicago, im Vertrag mit dem US Army Medical Research and Development Command durchgeführt worden[2]. Die Experimente sind seit 1957 weitergeführt worden und Zehntausende von Mäusen wurden verwendet. Wissenschaftler der US Army wiederholten diese Experimente, sie fütterten Mäuse vom gleichen Stamm — die Mäusezuchten erhielt man von H. Monsen — in genau der gleichen Weise, führten aber die Untersuchungen im US Army Medical Research and Nutrition Laboratory in Denver/Colorado durch. Hier nun zeigte keine von den Mäusen in keiner der verschiedenen Fütterungsformen die Monsenschen Herzläsionen. Um die Ergebnisse von Dr. MONSEN zu wiederholen, waren mehrere Jahre lang über 4000 Mäuse verwendet worden. 125000 Gewebestücke wurden präpariert und über 800000 Serienschnitte untersucht. Die einzige Schlußfolgerung war, daß diese Herzveränderungen aus unbekannten Gründen aufgetreten waren und daß ein oder mehrere Faktoren im Labor in Illinois mitgespielt hatten, die in Denver fehlten.

Ein weiteres Beispiel, das kürzlich meine Aufmerksamkeit erregte, ist glücklicherweise etwas besser verständlich. In einer sehr schönen Reihe von Experimenten zeigte Major BRYCE C. WALTON[3] vom US Army Medical Research Unit in Panama, daß bei Mäusen, die intraperitoneal mit Eastern equine encephalitis Viren, Ilheusviren und Japanischer B-Encephalitis-Viren infiziert wurden, das Auftreten von Hirnschädigungen viraler Genese stark beeinflußt wurde, wenn die Versuchstiere mit Trichinella spiralis, einem gastro-intestinalen Parasiten, infiziert wurden. Es zeigte sich, daß der Synergismus zwischen Trichinella und Virus für jeden der drei Virustypen verschieden ausfiel. Virusbedingte Hirnläsionen traten am häufigsten bei den EEE-Viren auf, am seltensten bei den Ilheus-Viren und in mittelstarkem Maße beim Virus der japanischen B-Encephalitis. In der nicht mit Trichinella spiralis infizierten Kontrollgruppe wurden keinerlei cerebrale Läsionen beobachtet. In weiteren Experimenten entdeckte WALTON, daß die von zirkulierenden Viren hervorgerufenen Hirnschäden aller Wahrscheinlichkeit nach von den Larven auf mechanischem Wege eingeleitet wurden. An der Zeit des Todes war zu sehen, daß die Hirninfektion mit dem frühen Beginn der neuralen Phase der Erkrankung zusammenfiel, das heißt, wenn die

---

b) SULZBERGER, MARION B. and MAYER, R. L., Sensitizations: Regional, Seasonal, Dietary and other Influences Accounting for Variations and Fluctuations; Archives of Dermat. and Syph. **24**, 537, 1934.

[2] Army Medical Research Contract DA 49007 MD 794, 1957–1962.

[3] WALTON and BRYCE, C., The Effect of Migrating Nematode Larvae as a Provoking Factor in Viral Encephalitis in Mice; US Army Medical Research Unit, Panama, Balboa Heights, Canal-Zone. Zur Veröffentlichung in Proceedings of the Army Science Conference, West Point, New York, Juni 1964.

Trichinellaparasiten ins neurale Gewebe einwanderten u. id es in dieser
Weise selbst beimpften oder den Weg für das zirkulierende Virus bahn-
ten. WALTON diskutierte weiterhin die Möglichkeit, daß die Trichinella
dazu diente, die intraperitoneal inokulierten Viren vom Gastro-intesti-
naltrakt in das neurale Gewebe zu bringen. Mit anderen Worten, die
Trichinella mag als Transportmittel für die Viren auf dem Weg vom
Darm ins Blut und vom Blut ins Hirngewebe gewirkt haben.

Sogar eine Krankheit wie die Amöbenruhr, als deren alleinige
Ursache bisher immer die Entamoeba histolytica angesehen wurde, entsteht aller Wahrscheinlichkeit nach aus der Verbindung oder dem Synergismus der Entamoeba histoloytica mit Bakterien. Wurden Meerschwein-
chendärme zum Beispiel keimfrei gemacht, so war das Wachstum der
Amöbe solange eingestellt als bestimmte Bakterien nicht vorhanden
waren. Daraus wird geschlossen, daß Bakterien bei der Amöbenruhr im
Intestinum des Wirtes ein physikalisches und/oder chemisches Milieu
schaffen, in dem die Amöbe sich ansiedeln und wachsen kann[1]. Ein weiteres Beispiel ist die Provokation der Schweineinfluenza durch Wetter-
umschwung, wie RICHARD SHOPE es einleuchtend beschrieben hat[2].

Ich brauche nicht zu betonen, wie wichtig solche Experimente für die
Klärung pathogenetischer Ketten bei Krankheiten sind.

Natürlich spielt die Kombination von Mikroorganismen mit verschiedenen Streßfaktoren wie Ermüdung, Schlaflosigkeit, Strahleneinwirkung,
Hitze, Feuchtigkeit, Kälte, Höhenlage „Crowding" usw. eine wichtige
Rolle bei Soldaten, wenn sie ungewöhnlich beansprucht werden und zur
gleichen Zeit fremde Infektionserregern ausgesetzt sind.

Doch genug derartiger Beispiele. Zum Schluß möchte ich etwas über
die Anwendung dieser Theorie sagen, nicht nur zum Verständnis des
Krankheitsbegriffes, sondern auch in bezug auf die Behandlung und
Verhütung und zur allgemeinen Theorie und Philosophie in der medizinischen Praxis.

Grundanschauung dieser These ist, daß Krankheiten durch das Zu-
sammenspiel vieler Faktoren hervorgerufen werden, die zu einer Kette
mit zahlreichen Gliedern verbunden werden können. Solange die Kette
nicht geschlossen ist, tritt die Krankheit nicht auf. Obgleich wir mit der
heutigen Technik mehr von diesen Einzelgliedern sehen und sie klarer
erkennen können, ist diese Theorie nicht neu — sie ist dem „Circulus
vitiosus" unserer Väter sehr ähnlich. Aber man ist sich nicht immer bewußt, daß allein die Anwesenheit eines einzigen Stimulus normalerweise
nicht ausreicht, um die Krankheit manifest werden zu lassen. Dies ist
vielleicht einer der stärksten Schutzmechanismen, eine starke Abwehrkraft die es verhindert daß wir die meiste Zeit krank sind. Falls ein Fak-

[1] PHILLIPS, BRUCE, P., WOLFE, PATRICIA, A., BARTERGIS, IDA LOUISE,
Studies on the Amoeba — bacteria Relationship in Amebiasis; Am. J. of
Trop.Med. 7, p 392, 1958.
[2] SHOPE, RICHARD E., The Swine Lungworm as a Reservoir and Inter-
mediate Host for Swine Influenza Virus, V. Provocation of Swine Influenza
by Exposure of Prepared Swine to Adverse Weather; J. Exp. Med. 102,
576, 1955.

tor ausreichte eine vollentwickelte Krankheit zu verursachen, wäre es
denkbar, daß kein Gewebe unseres Körpers jemals frei von Krankheit
bleiben würde. Wenn aber zwei Faktoren nötig wären, eine Krankheit zu
verursachen — in eine Richtung wirkend und im gleichen Moment ein
bestimmtes Gewebe angreifend — die Chance, daß beide zur gleichen Zeit
da wären, wäre weniger als halb so groß als die Chance, daß nur ein Faktor
zu einem Zeitpunkt an einer Stelle wirksam ist. Und falls eine Krankheit
nicht zwei, sondern drei oder noch mehr solcher Faktoren benötigt, dann
ist die Chance daß alle gleichzeitig auftreten in der Tat sehr gering. Ich
glaube daß wir durch diesen Mechanismus weitgehendst geschützt werden, vielleicht in stärkerem Maße als durch jeden anderen protektiven
Mechanismus, einschließlich der immunologischen Abwehrfunktionen
durch die Antikörper, Antitoxine oder Phagocytose usw.

Weiterhin erklärt die multiple Ursachentheorie sicherlich auch, warum
es so viele Schulen in der Interpretation des fundamentalen Charakters
einer Krankheit oder eines Syndroms geben kann. Wenn eine Krankheit
nicht klar auf eine einzelne Ursache zurückgeführt werden kann, sondern
mehrere Gründe hat, so ist die Möglichkeit eines großen Spielraums der
Interpretation der Krankheitsursache unter den Medizinern gegeben.
Ein und dieselbe Krankheit kann von einer medizinischen Schule als
hormonal, von einer anderen als stoffwechselbedingt, von einer weiteren
als von lebenden Erregern hervorgerufen und von noch anderen Schulen
als psychisch oder ernährungsbedingt angesehen werden. Natürlich ist in
Wirklichkeit keine dieser Richtungen völlig falsch noch ist keine vollkommen richtig. Denn die bestimmte Krankheit mag in vielen Fällen in
allen genannten und vielleicht noch in einer Reihe unbekannter Faktoren
ihre Ursache haben. In jedem Falle mögen einige dieser ursächlichen Faktoren wichtiger sein als beliebige andere oder alle übrigen zusammenge-
nommen.

Wenn man den Wahrheitsgehalt dieses Konzepts versteht, wird es
klar, daß jede Schule ihre therapeutischen Erfolge aufzuweisen vermag.
Und jede Schule wird diese Erfolge vor Gericht oder in Diskussionen als
Beweismittel anwenden können, um zu zeigen daß sie es ist die Recht
hat und daß sie die einzige ist die Recht hat. Die Erklärung ist natürlich,
daß der Endocrinologe das endocrinologische Glied in der Kette löst, der
Experte für infektiöse und ansteckende Krankheiten das bakterielle, der
Chemotherapeut beseitigt die Mikroorganismen oder Stoffwechselstörun-
gen, die die Glieder der Kette formen usw. Und in jedem Falle mag es
ausreichen, ein Glied zu brechen, um die ganze Kette zu lösen.

Ich habe diese Zusammenhänge oft mit einer sehr einfachen Parabel
dargestellt, die natürlich nicht mehr bedeutet als die alte Geschichte von
dem Strohhalm, der den Rücken des Kamels bricht. Ich erzähle meinen
Studenten von dem Farmer, der einen uralten Lastwagen hat, kaum noch
in der Lage einige Meter selbständig zu fahren. Der Bauer lädt ihn auf,
Heuballen, Milchkannen, ein fettes Schwein sowie seine nicht minder
gutgenährte Frau finden Platz, und er macht sich auf den Weg zum
Markte. Alles geht gut, bis sie zu einem Berg kommen. Dort bleibt der
Wagen stehen und weigert sich, die Reise fortzusetzen. Was war ge-

schehen? Ist die Machart und das Alter der Grund für das Malheur? (Diese Faktoren mag man mit der genetischen Konstitution und dem Alter des Patienten vergleichen.) Ist die Schwerkraft, die durch die Steigung größer ist und überwunden werden muß, vielleicht der Grund? (Dies wäre dann der Stoffwechsel- und Umgebungs-„Stress-"Zustand des Patienten.) War das Unglück auf das fette Schwein, das dicke Weib oder die Heuballen zurückzuführen. (Hierzu mag man infektiöse Elemente oder die psychische Verfassung des Patienten als Parallele ziehen.) In diesem Beispiel ist es in hohem Grade wahrscheinlich, daß der Zusammenbruch durch die Kombination aller Faktoren hervorgerufen wurde, durch das Schließen der einzelnen Glieder zu einer Kette. Darüber hinaus wäre es sehr wohl möglich, daß der Bauer, die Krankheit „des-nicht-über-den-Berg-kommens" heilen könnte, indem er das Heu abwerfen oder das Schwein abladen oder seine Frau bitten würde, auszusteigen und zu Fuß zu gehen (was er vielleicht lieber täte als das Schwein abladen). Einer unserer Artisten vom Walter Reed Army Institute of Research war so freundlich, eine Zeichnung, die diese Situation darstellt, anzufertigen (Abb. 6).

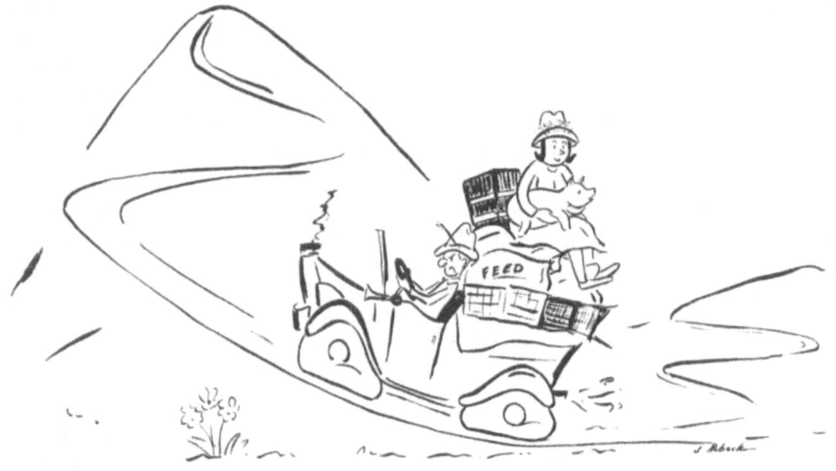

Abb. 6

Diese Parabel illustriert, wie man als Arzt einer Krankheit Stillstand gebieten kann, indem man eines ihrer Glieder bricht. In vielen Krankheiten mit multiplen Ursachen ist es natürlich sicherer und schneller, soviel Glieder wie möglich und sie so schnell wie möglich anzugreifen. Eine derartige polyvalente Polypragmatische Therapie hat die besten Aussichten auf raschen Erfolg.

Dieses ist keine „ultra"-wissenschaftliche Lösung — denn in der experimentellen Wissenschaft ist es gewöhnlich vorteilhafter, nur eine Variable zu ändern. Als Ärzte müssen wir uns jedoch klar darüber sein, daß wir leidende Menschen behandeln und nicht allein wissenschaftliche Experimente durchführen. Unser Ziel muß schnellste Beseitigung des

Leidens sein, und wir müssen jedes verfügbare Mittel nutzen, um dieses Ziel zu erreichen. Das tut der Dermatologe, der die Akne behandelt und Schälkuren und Befreiung der Follikelöffnungen herbeiführt, während er Antibiotika verschreibt, um die Mikroorganismen in den Follikelöffnungen unter Kontrolle zu bekommen, der vielleicht mit Röntgen-Therapie und Östrogenen die Aktivität der Talgdrüsen drosselt, der aknefördernde Nahrung und Substanzen verbietet, um ihre Exkretion in den Follikel zu verhindern usw.

Die Gedanken dieser Präsentation betreffen ebenfalls die Situation des Spezialisten in der modernen Medizin. Das heißt, daß die heutigen Fachärzte — „organ-orientierte" Spezialisten wie Dermatologen, Ophthalmologen, Otolaryngologen, Proctologen, Cardiologen usw., die speziell ausgebildet werden, um die Erkrankungen eines *Organes* zu erkennen und zu behandeln, alle diagnostischen Hilfsmittel beherrschen müssen, die geschaffen werden, um in der Kette jedes einzelne Glied aufzuspüren und zu finden, daß in Verknüpfung mit anderen Gliedern der Krankheit in einem bestimmten Organ zum Ausbruch verhilft. Der heutige Dermatologe hat darauf zu achten, daß seine hautkranken Patienten in den Vorzug jedes modernen diagnostischen wie therapeutischen Verfahrens gelangen, das an beliebigen Punkten der Ursachenkette ansetzen kann. Er muß in der Lage sein, die Radiologie, die Chemotherapie, Endokrinologie, Pharmakologie usw. in seiner Behandlung anzuwenden, alles natürlich bis zu einer bestimmten Grenze. Der Organspezialist, der all die verschiedenen Möglichkeiten gegen die vielgestaltigen Ursachen der Erkrankung seines Organs anzuwenden hat, muß entscheiden, wo es ansteht, aufzuhören und den entsprechenden Fachmann für die bestimmte Verfahrensweise um Hilfe zu rufen. Die Entscheidung kann schwer sein. Wann soll der Dermatologe selbst Chirurgie betreiben, wann den Chirurgen rufen? Wann soll er selbst Endokrinologe, Radiologe oder Psychotherapeut sein und wann den Spezialisten für diese oder jene Behandlungsweise rufen?

Das alles wäre weniger wichtig, wenn es nicht zu folgenden Schlußfolgerungen führte. Nur durch dauernde und uneingeschränkte Anstrengungen beider Gruppen, der Organspezialisten wie der Verfahrensspezialisten können Patienten, krank durch multiple Ursachenverknüpfung, in den Vorzug sicherster diagnostischer Verfahren und bester therapeutischer Möglichkeiten gelangen. Das Konzept der multiplen Krankheitsverursachung stellt also das Mandat an all die verschiedenen Zweige der Medizin, eng und continuierlich zusammenarbeiten, um so viel wie möglich von den Kettengliedern zu brechen, die den Patienten oder ein bestimmtes Organ erkranken ließen. Das heißt, *Gruppen von Ärzten* in sogenannter Gruppenpraxis (Group Practice) müssen zusammenarbeiten im Bemühen um Klärung und auseinanderschlagen der Kette an jedem möglichen Glied, und das mit aller Kraft, allem Können und allen Mitteln, mit denen die moderne Medizin sie ausrüstet.

Diese Folgerungen werden sicher von vielen nicht gern oder dankbar akzeptiert. Sie bedeuten Komplikationen für die medizinische Praxis — für den, der sie betreibt wie für den Patienten. Sie stehen im Gegensatz zu dem sehr menschlichen und universellen Verlangen, die Dinge klar, einfach und in betreffende Schubfächer sortiert zu sehen. Sie stehen im Gegensatz zu der Einstellung, daß man erklärt: „Dieses ist eine hormonelle Erkrankung." Und sie stehen im Gegensatz zu dem Verhalten des Quacksalbers, wenn er sagt: „Ich weiß die genaue Ursache Ihrer Störung. Es gibt dafür nur ein Mittel, Sie zu heilen. Ich habe es und ich werde es Ihnen geben."

Mehr noch, das Multiple-Ursachen-Prinzip verlangt eine außerordentlich hohe Beanspruchung von Arzt und Patient — in Überlegungen, Zeit, Geld, Ausrüstung, Raum und allem übrigen, das die moderne Zeit so zeitraubend und so teuer macht und so herausfordernd.

M. D. HERMANN DE BOERHAVE sagte einst: „Simplex sigillum veri", „Einfachheit ist der Wahrheit Zeichen". Doch die Natur folgt nicht immer diesem verführerischen Spruch. Die Abläufe der Natur, das biologische Geschehen, die Entstehung von Krankheiten und damit ihre Erkennung und Behandlung gehen nicht diesen einfachen Weg. Mein Freund Werner Jadassohn wies mich früher oft darauf hin, daß, wenn biologische Geschehen vereinfacht werden, sie eher übereinfacht werden, und daß Simplizität in solchen Fällen ein Zeichen des Irrtums oder des Versehens ist. („Simplicitas sigillum daß es nicht wahr ist.")

Das Leben in unserer Zeit, die Ernährung, die Nahrungsmittelzusätze, Kosmetika, Detergentien, Staub und Rauch, Heilmittel, Färbungsmittel, die Exposition zu industriellen Produkten, Klimawechsel, Tagesläufe, Uhrwechsel (circadien Rhythmus) wo Düsenmaschinen uns von Platz zu Platz tragen, — das moderne Leben mit all seiner Komplexheit zeigt uns, wie umfassend der Vorgang des Lebens sowie der Welt um uns ist. Die moderne Medizin als Teil dieses Lebens muß die Komplexitäten erkennen und diese Erkenntnis in Diagnosestellung und Therapie anzuwenden wissen. Als Ärzte sollen wir wissen, daß die multiple Krankheitsverursachung eine Tatsache ist. Und wir haben die besten Methoden anzuwenden, um jedes pathogenetische Glied zu erkennen und anzugreifen. Nur auf diese Weise werden wir in der Lage sein, die größte Zahl von Kausalketten auf raschestem Wege zu brechen — um damit jedem Patienten am besten zu helfen.

Aus der Hautklinik der Universität Frankfurt a. M.
(Direktor: Prof. Dr. F. Herrmann)

Akne-Probleme

Von

Franz Herrmann

Der leider verstorbene Stephan Rothman kennzeichnete die Bedeutung der Akne mit den Worten: „Die Akne gehört zu jenen Hautkrankheiten, die zwar niemand umbringen, wohl aber das Leben ruinieren können."

Versucht man, sich die wesentlichen, der Pathogenese der Akne zugrunde liegenden Mechanismen zu vergegenwärtigen, kommt wohl zunächst die Talgmenge in den Sinn, obzwar eine große Menge als solche allein nur selten verantwortlich sein wird.

Hinsichtlich der auf der Haut meßbaren Talgquantität müssen wir folgende Größen unterscheiden:

1. Der unter gewöhnlichen Bedingungen pro Person und Hautbezirk angetroffene Spiegel, d. h. die Menge, die ohne jegliche Vorbehandlung und Ruhigstellung des Bezirkes oder Bewahrung vor Zufallsberührungen gefunden wird. Diese Menge ist der „*Zufallsspiegel*". Er ist für die gleiche Person und Untersuchungsstelle relativ konstant.

2. Die Menge, die unter Verhütung exogener Kontakte und einer Ausbreitung des Films über die Grenzen des Testbezirks hinaus erhalten wird. Diese Menge ist der „*Gesamtspiegel*". Er übertrifft den Zufallsspiegel um ein Mehrfaches.

3. Die Lipid-Nachlieferung während bestimmter Zeitperioden nach Entfettung des Bezirkes. Nach kurzer Zeit wird relativ mehr nachgeliefert als nach längerer. Der Nachschub ist dem Zufallsspiegel proportional. Er ist eine Funktion der jeweils vorliegenden Flächengröße von differenziertem Talgdrüsenepithelium.

Die Konstanz des Zufallsspiegels ist unseres Erachtens dadurch erklärt, daß das produzierte Material in eine Art von Behälter gelangt, nach dessen Auffüllung das überschüssige Substrat über die Oberfläche hinweg gleitet, oder abgewischt wird. Die Aufnahmekapazität des individuellen Behälters bedingt weitgehend die Höhe und relative Gleichmäßigkeit des Zufallsspiegels pro Hautstelle und Person.

Folgende Faktoren beeinflussen Talgbildung und -Menge:

1. *Alter*

Der größte Anstieg erfolgt in unmittelbarem Anschluß an die Geschlechtsreifung.

Dies ist freilich auch die Blütezeit der Akne.

Bei alten Frauen gehen die Werte zurück.

2. *Rasse*

Manche Rassen zeichnen sich durch besonders große Talgdrüsen und Quantitäten aus. Dies gilt insbesondere für den Neger.

3. *Geschlecht* und *Innere Sekretion*

Der Stimulus zur Pubertätszeit bedarf nicht nochmaliger Hervorhebung.

Männer haben größere Talgepithelflächen und produzieren mehr Talg als Frauen.

Androgene, insbesondere Testosteron, rufen diesen Effekt durch direkte örtliche Beeinflussung der Talgdrüsen hervor. Neuerdings wiesen Pochi, Strauss und Mescon nach, daß von den Androgenen der Nebennierenrinde in dieser Hinsicht Dehydroepiandrosteron das stärkste ist (J.I.D. *41*: 391, 1963). Corpus luteum-Hormon (Proluton, Progesteron) bewirkt nach Lorincz u. Mitarb. bei Ratten auch eine Vergrößerung des Talgdrüsenvolumens; aber dafür sind unnatürlich große Mengen und die Mitwirkung der Hypophyse erforderlich (Ebling; J. Strauss u. Mitarb.).

Follikel-Hormon (Progynon, Follikulin, Oestrogen) verursacht bekanntlich das Gegenteil. Auch dieses „weibliche" Produkt übt bei Menschen und Ratten seine Wirkung offenbar nicht direkt an Ort und Stelle, sondern via Hypophyse aus, in der Lorincz die Anwesenheit eines sebotropen Faktors postuliert, während Strauss und seine Gruppe beim Menschen einen Antigonadotropin-Effekt verantwortlich machen.

Ganz schwere Akne, mit Abszeßbildung usw., überwiegt bei Männern, insbesondere bei jungen Erwachsenen (Statistiken von B. Bloch 1931). Bei Eunuchen gibt es bekanntlich keine Akne.

4. *Hautgebiet*

Die Anzahl (Verteilungsdichte), sowie auch das Volumen der Drüsen, sind den Mittellinien entlang weit größer als in den lateralen Gebieten. Dementsprechend verhält sich die Verteilung der Talgmenge an der Hautoberfläche. Alle Werte nehmen außerdem von oben nach unten ab, mit einem Minimum auf den Extremitäten. Die Praedilektionsgebiete der Akne stimmen in etwa hiermit überein.

5. *Centralnervensystem*

Central-nervöse Faktoren, die noch weiterer Klärung bedürfen, beeinflussen den Talgspiegel. Die erhöhte Produktion bei Parkinsonismus, beschrieben von Miescher und Schönberg, wird sowohl bei postencephalitischem wie auch bei idiopathischem Parkinsonismus beobachtet (Mescon et al.). Sie ist mit Seborrhoea oleosa, zuweilen auch mit Akne verbunden. Auch bei chronisch auftretender Epilepsie können die Werte deutlich erhöht sein, wie dies von W. Jadassohn's Gruppe — Grasset und Brun — festgestellt wurde. In neuerer Zeit kam Stüttgen nach Studien der Einwirkung sedativer Arzneimittel auf Talgproduktion und Zufallsspiegel zur Feststellung, daß eine *Vermehrung*

1. bei Parkinsonismus,
2. nach Luminalgaben und
3. bei Akne nach sedativ wirkenden Medikationen

auftritt. Andererseits erzielte er eine *Verminderung* durch Atosil, einen Abkömmling des Phenothiazin, welches die Formatio reticularis im „Stammhirn" beeinflußt.

6. *Außentemperatur*

Bei erhöhter Außentemperatur steigt die Menge des mit den üblichen Methoden erfaßbaren (ätherlöslichen) Materials auf der Hautoberfläche an. Dies liegt

a) an direkter Beeinflussung des Talges, Herabsetzung der Viscosität etc. und

b) m.E. vielfach auch an vermehrtem Schweißaustritt, da das Material dann leichter nach außen gelangt.

Da während der Sommermonate in der gemäßigten Zone eine Besserung der Akne vulgaris einzutreten pflegt, ergibt sich hier ein Hinweis darauf, daß ein erhöhter, bzw. leichter zur Oberfläche gelangender Talgspiegel für sich allein keine entscheidende Bedeutung für die Entwicklung von Akne-Efflorescenzen besitzt. Zufolge der sommerlichen Temperaturen sind Austritt und Abfluß des Talges erleichtert, d.h. weniger verhindert. Andere günstige Einflüsse der Sonnenstrahlung, wie etwa aktive Hyperämisierung und eine milde Schälwirkung, sind offensichtlich.

Andererseits tritt Akne bekanntlich in den Tropen bei vielen zugewanderten Erwachsenen auf, und zwar meist in schwerer Form. Wie SULZBERGER und andere hervorheben, sind die Herde dann an Stellen lokalisiert, wo solche früher nicht vorhanden waren. Die extremen atmosphärischen Bedingungen führen in den Tropen wohl zu Ansammlung und Retention extremer Fettmengen, wie auch zu massiver Vermehrung von Mikroben, usw.

7. *Ernährung*

Einwirkungen oraler Gaben verschiedener Substanzen auf das Haar-Talg-System sind noch immer überwiegend empirisch-klinisch erwiesen, und nur in geringem Ausmaß wissenschaftlich erhärtet — weshalb sie aber keineswegs weniger interessant oder wichtig sind.

Nach Fett-Mästung von Versuchstieren fanden sich abnorm vergrößerte Talgdrüsen, die verfüttertes Fett in unvollkommen assimilierter Form aufwiesen. Auch im menschlichen Talg beobachtete man bereits vor langer Zeit die Gegenwart bestimmter, per os verabreichter Fettsubstanzen, die ihre ursprünglichen Charakteristica noch aufwiesen.

Bei Ratten erzeugte RUTH FREINKEL durch 72 stündiges Fasten einen drastischen Gewichtssturz der Präputialdrüsen sowie einen ähnlichen Abfall der Lipogenese, insbesondere der Squalen-Synthese, verbunden mit herabgesetzter Glucose-Assimilation, aber nicht mit herabgesetztem Neutralfett- und Phosphatid-Aufbau.

Nach SERRATI zeigt der Talgspiegel beim Menschen nach einseitiger Fettkost oder auch nach Kohlehydrat-Ernährung eine deutliche Erhöhung; diese ist bei Akne besonders stark nach der Verabreichung von Kohlehydraten.

Eindeutige Veränderungen konnten nach Einnahme von Jodkali oder anderen Jodpräparaten trotz erheblicher Bemühungen hinsichtlich des Sättigungsgrades, Schmelzpunktes oder der Säurezahl des Talges bislang noch nicht erwiesen werden. Es ist aber zu vermuten, daß mit Hilfe der nun wesentlich verfeinerten Methoden in Bälde diesbezügliche Besonderheiten aufgedeckt werden.

Ähnliches gilt für die Wirkung von Schokoladengenuß. Hier möchte ich nun anführen, was W. JADASSOHN auf dem letzten Internationalen Dermatologenkongreß geäußert hat. Zunächst hatte er betont, daß er zu seiner Bemerkung nicht von Schweizer Schokolade-Fabrikanten bestochen war. Und ich möchte jetzt hinzufügen, daß ich nicht von Herrn JADASSOHN dazu bestochen wurde, ihn hier zu zitieren. Er berichtete nämlich, daß er und seine Mitarbeiter niemals eine Verschlechterung von Akne nach Verzehr von *Schweizer* Schokolade gesehen haben.

Wenn wir uns nun die wesentlichen pathogenetischen Elemente der Akne-Efflorescenz vor Augen führen wollen, so können wir das anhand einer Sulzbergerschen Verkettung in Form eines Circulus tun, wie etwa in folgendem Schema ersichtlich:

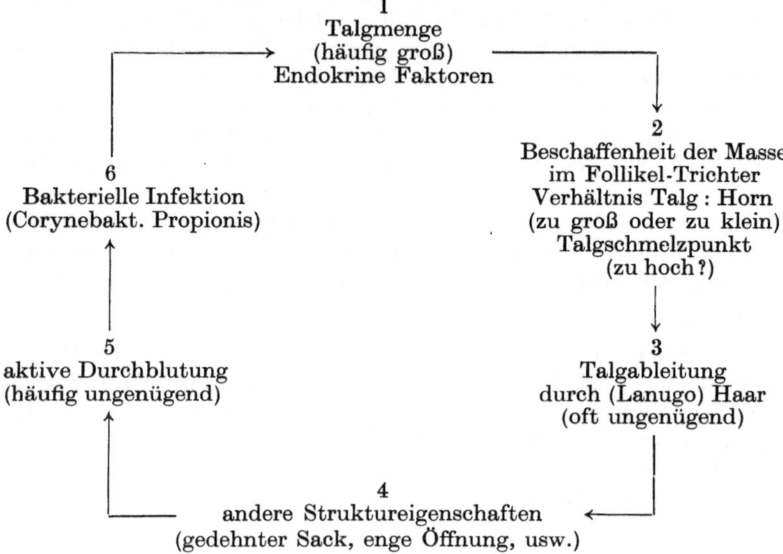

1. *Talgmenge* — vgl. vorausgehende Erörterungen.

Es ist verständlich, daß die Menge nicht selten übermäßig ist, insbesondere zufolge endokriner Eigenarten.

2. *Beschaffenheit der ,,Masse im Behälter"*

Die physiologische Desintegration des Epithels der holokrinen Talgdrüsen unterscheidet sich von der Umwandlung der anderen epidermalen Zellen durch die Freisetzung und Bildung großer Fettmengen bei relativ geringer Keratinbildung. Die ursprüngliche epidermale Potentialität bleibt aber erhalten, und Verschiebungen bis zur Umkehr kommen vor. Nach beiden Richtungen hin finden sich Extreme, und in beiden Fällen kommt es zu *Talgretention* und zur Bildung von Akne-Efflorescenzen. Überwiegende Hornbildung kommt unter dem Einfluß übermäßiger Mengen von Nebennierenrinden-Steroiden vor, manifest durch akneiforme Eruptionen. Exogen üben elementares Chlor und perchlorierte Verbindungen („Perna"-Krankheit!) eine analoge Wirkung aus.

Zu harter Talg wird am Austritt behindert sein. Nahrungsbedingte Schmelzpunkterhöhung kommt für diesen Effekt in Frage.

3. *Centrales (Lanugo-) Haar*

Im Gegensatz zum Follikel mit peripilärer Follikulitis entbehrt der Haartrichter, in welchem sich der zur Aknepustel führende Comedo befindet, häufig eines genügend kräftigen Haares, das durch Talgableitung nach außen einer Entlastung des überfüllten Behälters dienen könnte.

4. *Engpaß*

Auch andere strukturelle Besonderheiten — außer mangelhafter „Haar-Schiene" und übermäßiger Keratinbildung — können den Ausweg des Talges verlegen, wie z.B. Einengung des follikulären Ostium oder Halses, lokale Hyper- oder Parakeratose, etc.

Mit Ausnahme des Chlor-Effektes und des Effektes hochdosierter Corticosteroid-Behandlung können fast alle bisher aufgezählten Faktoren in der Erbmasse verankert sein; familiäre Neigung zu starker Akne ist ja hinreichend bekannt.

5. *Aktive Durchblutung*

Der Prozeß wird verstärkt bei mangelhafter aktiver Blutversorgung. Die Resorption ist abgeschwächt, desgleichen der natürliche Abwehrprozeß. Auch Eisenmangel-Anämie stört die oxydativen Vorgänge im Gewebe.

6. *Mikroben*

Wie UNNA wohl als einer der ersten betonte und in den letzten Jahren KLIGMAN und STRAUSS hervorhoben, werden gewisse Mikroben fast regelmäßig in den Efflorescenzen angetroffen und deshalb als „schuldig" oder „mitschuldig" angesehen. Gegenwärtig ist Corynebakterium propionis in dieser Hinsicht wieder modern. Es setzt Fettsäuren aus Neutralfett frei. Letztere und ihre im periglandulären Gebiet entstehenden Seifen werden als besonders irritierend und aknegen angesehen.

Auch Staphylokokken sind nicht selten anwesend, allerdings zumeist Koagulase-negativ und ähnlich häufig wie bei neu eingetroffenen Gonorrhoikern oder anderen „Zugängen" ohne Pyodermie.

Mikrobielle Foci (z.B. erkrankte Zähne, Nebenhöhlen oder Tonsillen), ob in der Nachbarschaft des befallenen Hautgebietes oder in entfernt gelegenen Geweben, können den Prozeß aktivieren.

Behandlung

Der Circulus (s. obiges Schema) zeigt viele potentielle Angriffspunkte für die Therapie. Man wird ihn dort zu unterbrechen suchen, wo jeweils bei dem betroffenen Individuum die verantwortlichen Momente erkennbar oder vermutbar sind; praktisch handelt es sich immer um verschiedene, d.h. um eine Mehrzahl solcher anzugreifenden Faktoren.

Was die nach wie vor unerläßlichen *örtlichen* (äußeren) Maßnahmen betrifft, so lohnt es wohl nicht, viel Zeit (oder Papier) für Selbstverständlichkeiten zu vergeuden. Schwefel, Resorcin, Salicylsäure (*nicht* in fettigen oder anderen zu stark abdichtenden Grundlagen!) sind weiterhin unentbehrlich[1]. Sie schälen, legen den Weg frei, regen Durchblutung und oxydoreduktive Vorgänge an. Angriffspunkte: Nr. 2, 4 und 5 (vgl. Schema).

Häufiges Waschen ist fast immer indiziert; ich ziehe gewöhnliche Seife anderen Mitteln dafür vor. Auch Syndets können benutzt werden — vorzugsweise sogenannte „nicht-ionische"; dabei scheint Beachtung individueller Eigenarten der zu behandelnden Akne-Haut ratsam zu sein. — Vor übermäßigem Gebrauch von Hexachlorophen-haltigen Mitteln, Phisohex etc., sollte gewarnt werden. Ich muß zugeben, daß auch ich zu denen gehöre, die letzteres bis vor verhältnismäßig kurzer Zeit freigiebig angewandt haben, auch bei Akne. Aber abgesehen davon, daß man gerade bei dieser gelegentlich auch Chlor-Auswirkungen erhalten kann, hat sich herausgestellt, daß Kontakt-Typ-Sensibilisierung gegenüber Hexachlorophen keineswegs besonders selten vorkommt. Dies ist um so wichtiger, als es heute praktisch nur noch wenige Toiletten- oder kosmetische Artikel gibt, denen Hexachlorophen nicht aus irgendeinem Grunde zugesetzt wäre.

Wenn wir uns nun solchen Maßnahmen zuwenden, die an verschiedenen Orten besonders unterschiedlich ausgeübt werden, so bitte ich zu entschuldigen, daß ich aus Gründen der Zeitersparnis ein demokratisches Verfahren anwende und Sie jeweils alle auf Befragen (durch Zeichengebung) um positive, negative, oder sich enthaltende Äußerung bitte. Wenn ich dann zuweilen zusätzlich erwähne, welche Haltung die Frankfurter Hautklinik einnimmt, so möchte ich diesen Kommentar nicht als Angabe *des* „objektiv" richtigen Weges ausgelegt wissen — so etwas gibt es ja gar nicht —, sondern lediglich als einen Ausdruck der mir hier angetragenen Funktion.

Wer in dieser Audienz wendet bei Akne häufig *Röntgenbestrahlung* an? — Nur wenige[2]. — Wer wartet damit, bis andere Behandlungsformen versagt haben, und bis zum Alter von etwa 15 Jahren? — Die gleichen. —

Nicht alle Schulen und Dermatologen jedoch wenden die Strahlen nur als ultimum refugium an. Statistiken aus jüngster Zeit zeigen, daß in gewissen Teilen der USA etwa ein Viertel aller Akne-Patienten damit behandelt wird.

Wie Werner Jadassohns Klinik und gleichzeitig, aber unabhängig davon, unsere Gruppe in New York gezeigt haben, wird die Talgproduktion durch diese Behandlung bereits nach Dosen von zwei- bis viermal 85 r in wöchentlichen Abständen eindeutig vermindert. Auch Kligman u. Mitarb. erhielten ähnliche Resultate. Der Angriffspunkt ist daher Nr. 1.

Wer hier (außer Prof. Sagher) wendet gern *Grenzstrahlen* an? — Keine Antwort. —

---

[1] Im folgenden wird jeweils der mutmaßliche Angriffspunkt – bzw. werden die Angriffspunkte – der erörterten Behandlungsform durch Hinweis auf die entsprechende Zahl in unserem Zirkel (bzw. Schema) angedeutet.

[2] Ungefähre Angaben über die Antwort der Zuhörer.

Angriffspunkt: unbekannt, vielleicht auch bei Nr. 1 des Zirkels. Im ganzen wird in unseren Zonen offenbar nicht viel Gebrauch davon gemacht.

Wer verordnet *Ultraviolett-Bestrahlung*? — Beträchtliche Zahl positiver Antworten. — Wenn die nötige Zeit zur Verfügung steht und die Behandlung sachgemäß durchgeführt wird, insbesondere unter Kenntnis der vorhandenen Strahlenquelle, so kann sie Gutes bewirken.

Nach Ultraviolett-Bestrahlung fand W. JADASSOHNS Gruppe vermehrte Talgabsonderung. Hier beruht der zuweilen recht günstige Effekt wohl z.T. auf Abschälung, z.T. auf Hyperämisierung — an Stellen 2 und 4 des Kreises angreifend.

Wer nun hier verschreibt in größerem Umfang *Hormone*? — Geringe Anzahl positiver Antworten. —

Es handelt sich wohl im wesentlichen um Follikel-Hormon-Präparate. Sie werden, auch falls exogen in die Haut eingetrieben, naturgemäß fast nur beim weiblichen Geschlecht benutzt — und auch hier sind aus offensichtlichen Gründen Vorsicht und genaue Beobachtung geboten, hinsichtlich Dosierung, Anwendungsperioden usw. Das gleiche gilt natürlich für gonadotrope Präparate aus dem Hypophysenvorderlappen usw. In neuerer Zeit wurden als *relativ*, aber keineswegs völlig harmlos bestimmte Antikonzipientien empfohlen, um den Follikelsprung zu verhüten und einer Talgdrüsenvergrößerung durch Corpus luteum Hormon vorzubeugen. Die Produkte enthalten „Gestagene", d.h. *Progesteron-* oder *Proluton-ähnliche* Körper wie Norethisteronacetat oder Norethynodrel, in Kombination mit kleinen Mengen von Oestrogen (Follikel-Hormon). Ein solches Präparat ist beispielsweise Etalontin, „drüben" Enovit; Dosierung: 5 bis 10 mgm pro die, vom 5. bis 24. Tag nach Beginn jeder „Regelblutung".

Inzwischen stellte sich heraus, daß der therapeutisch wirksame Bestandteil sicher der Oestrogen-Zusatz ist, Wirkung freilich bei Nr. 1 des Kreises, was auch durch herabgesetzte Talgproduktion bestätigt wurde. Das „Prinzip" wurde von PALITZ (N.J.C.) eingeführt und auf dem letzten Treffen der Amer. Academy of Dermatology in Chicago auch von anderen behandelt. Die Nebenwirkungen scheinen aber erheblich zu sein. Außer zu interkurrenten Blutungen und Übelkeit kann es sogar zum Stillstand des Epiphysenwachstums kommen.

Wer nun schließt *Vitamin A* in sein Akne-Armamentarium ein, peroral in relativ großen Dosen, z.B. drei- bis viermal täglich 50000 Einheiten in öliger Lösung, oder etwa ein Viertel davon in wässeriger Dispersion? — Große Anzahl positiver Antworten. —

Der Angriffspunkt im Zirkel liegt vermutlich bei 2, da das Vitamin der hornigen Umwandlung des Epithels entgegen wirkt. Tatsächlich scheinen die mit starker Hornbildung usw. einhergehenden Eruptionen eine besondere Indikation für VitaminA-Behandlung darzustellen.

Wer von Ihnen legt großen Wert auf *strenge Diät*?

Auf Einschränkung von Süßigkeiten?

Von Fett?

Von bestimmten Fetten?

— Alle Fragen werden von einer nur mäßigen Anzahl der Anwesenden positiv beantwortet. —

Theoretisch könnte letztere Vorsichtsmaßnahme nützlich sein, z.B. das Weglassen von Hammelfett, um den Schmelzpunkt des Talges nicht unnötig zu erhöhen. In meiner Erfahrung jedoch, und in der Erfahrung der — etwas zu zahlreichen, aber doch wohl kompetenten Kliniken, in denen ich tätig war — sind drastische Umstellungen in der Ernährung kaum lohnend. — Reichlich Zustimmung von seiten der Audienz. — *Einige wenige Maßnahmen* erwiesen sich hingegen als angezeigt, und diese führe ich um so rigoroser durch: Nämlich *Verbot* von *Schokolade* in jeder Form! *Verbot* des Genusses von Nüssen. *Verbot* — oder Einschränkung — der Zufuhr von Brom (in Arzneimitteln) und insbesondere von *Jod*. Hierzu gehört Vermeiden jodhaltigen Tafelsalzes und des Genusses von Geschöpfen, die in der See lebten.

Auch übermäßige Mengen von Kochsalz sind möglichst auszuschalten (SULZBERGER und WISE).

Von allen diesen Maßnahmen glaube ich, daß sie sich an Stelle 2 unseres Kreises auswirken. Ein unterliegender allergener Mechanismus dünkt mir weniger wahrscheinlich.

Wer hier legt Wert auf *Regelung* und *Erleichterung* der *Defaekation*? — Sehr viele! — Behebung von Obstipation, insbesondere von „habitueller" Verstopfung ist nach meiner Überzeugung eine conditio sine qua non der Aknebehandlung. Ein wesentlicher Wirkungsmechanismus betrifft dabei wohl die Durchblutung, also Punkt 5 des Kreises. Übermäßige Belastung des Kreislaufs im Splanchnicus-Gebiet wird durch Entlastung des Darmes zugunsten der (normalen) aktiven Circulation in der Peripherie, d.h. auch in der Haut, behoben.

Wie nun bewerten Sie die *Antibiotica-Behandlung* der Akne? — Mäßige Anzahl positiver Antworten. —

Ich muß bekennen, daß ich ohne eine solche schon seit vielen — über 10 — Jahren nicht mehr auskäme. Die Resultate bei *sonst resistenten* Akne-Formen sind außer Zweifel. Dosierung und Dauer der Therapie sind von individuellen Faktoren abhängig. Unser Mittel der Wahl ist Tetracyclin. Einer der Gründe hierfür ist der *relativ* niedrige Sensibilisierungs-Index. In der Regel beginnen wir mit einer Tagesdosis von viermal 250 mgm, vor den Mahlzeiten zu nehmen. Nach Ergebnissen der Gruppe von H. BLANK ist die Wirkung stark beeinträchtigt, wenn die Tabletten bei vollem Magen geschluckt werden. Manche (SULZBERGER und WITTEN, u.a.) empfehlen gelegentliche Kombination mit Moronal, zur Vermeidung von Komplikationen durch Candida albicans. Je nach dem Erfolg wird die Dosis des antibakteriellen Antibioticums nach einigen Tagen (bis drei Wochen) allmählich reduziert. Vielfach ist eine Erhaltungsdosis für die morbidistatische Wirkung zweckmäßig, beispielsweise 100—250 mgm täglich, oder an jedem 2. Tag (SULZBERGER und WITTEN).

Neuerdings wird von verschiedenen Seiten das teilsynthetische „Kryptocillin" — drei- bis viermal täglich 2 Kapseln (je 200 mgm) — empfohlen, welches als Säure- und Staphylokokken Penicillinase-resistent gilt und nur selten allergenisch sein soll — aber leider noch recht teuer ist. Wir haben damit eindeutig prompten Rückgang von Akne beobachtet.

Es liegt nahe genug, den Angriffspunkt dieser Therapie in Nr. 6 des Kreises zu sehen: Bekämpfung der bakteriellen Infektion. Man könnte jedoch der kausalen Wichtigkeit dieser Erreger für die Akne kritisch gegenüberstehen.

Nun sind die Antibiotica aber nicht nur „Antibiotica", sondern sie üben bekanntlich auch recht eingreifende andere Wirkungen aus, insbesondere „anabolische" oder auch „katabolische" Effekte, Wirkungen auf das endokrine System usw. Es wäre also hier wieder einmal denkbar, daß es sich um eine Resultante verschiedener Wirkungsmechanismen handelt. Mögliche Angriffspunkte daher: Nr. 1, 2 und/oder 6.

Immerhin werden auch andere antimikrobielle Substanzen bekanntlich bei der Akne mit Erfolg angewandt, so z.B. gewisse Sulfonamid-Präparate, wie etwa das Gantrisin. Sie haben einen Platz, wenn Tetracycline und andere Antibiotica nicht vertragen werden. Ihre Wirkung kann allerdings nicht als ebenbürtig gelten.

Aus der Dermatologischen Klinik der Philipps-Universität Marburg a.d. Lahn
(Direktor: Prof. Dr. med. O. Braun-Falco)

Klinik, Pathogenese und Therapie der Alopecia areata

Von

OTTO BRAUN-FALCO UND B. RASSNER

Mit 2 Abbildungen

Die vergangenen Jahre haben auch auf dem Gebiet der Alopecia areata neue Erkenntnisse gebracht. Im folgenden darf ich Ihnen einiges zur Klinik, Pathogenese und Therapie dieser Erkrankung darlegen, wobei insbesondere auf eigene Erfahrungen an 120 genau durchuntersuchten Patienten zurückgegriffen werden soll.

I. Zur Klinik der Alopecia areata

Wie Sie wissen, ist die Alopecia areata eine relativ häufige Erkrankung. An einem ambulanten dermatologischen Krankengut von 4715 Patienten konnten wir eine prozentuale *Häufigkeit* von etwa 1,5% errechnen. Mit 26% war die Alopecia areata die häufigste unter den zum Haarausfall führenden Erkrankungen unseres Patientengutes. Wir können JORDAN beipflichten, daß eine sichere *Geschlechtsgebundenheit* nicht existiert. Das Erkrankungsverhältnis Männer zu Frauen betrug 1 : 1,4. Auf der anderen Seite ist am *familiären Vorkommen*, wie von vielen Autoren, besonders auch von KLINGMÜLLER, gezeigt wurde, nicht zu zweifeln. Man sollte daher der *Familienanamnese* besondere Aufmerksamkeit schenken.

15*

Bei 19% unserer Patienten konnte familiäres Auftreten eruiert werden, ohne daß ein bestimmter Vererbungsmodus erkennbar gewesen wäre. Die Erkrankung kann, wie Abb. 1 zeigt, in jedem Lebensalter beginnen. Sie ist aber insgesamt bezüglich der Ersterkrankung eine Krankheit jüngerer Menschen. In guter Übereinstimmung mit den Angaben in der Literatur lag der Beginn der Ersterkrankung bei unserem Patientengut in 63% vor dem 30. Lebensjahr.

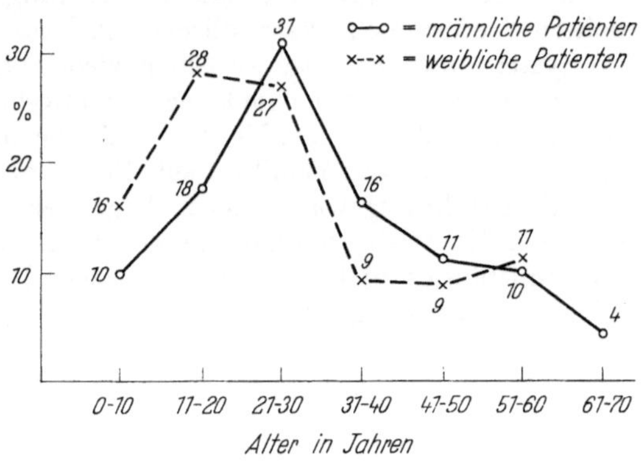

Abb. 1. Prozentuale Verteilung des Ersterkrankungsalters bei Alopecia areata (118 Patienten)

Alopecia areata tritt nach unseren Erfahrungen meistens aus voller Gesundheit auf, lediglich in wenigen Fällen nach Angina, psychischem Trauma oder Verkehrsunfällen. Die hohen Prozentsätze, die von einigen Autoren — darunter besonders Anderson — füı eine psychotraumatische Bedingtheit angegeben wurden, können wir an unserem Patientengut nicht bestätigen. Bei 2 Kindern entwickelte sich eine Alopecia areata im Verlaufe einer *allergischen Thrombopenie*. Auf der anderen Seite sind aber in der Literatur die vielen Beobachtungen kaum noch zu übersehen, die *Alopecia areata in Kombination mit anderen Erkrankungen* beschreiben. Sicher handelt es sich vielfach nur um ein zufälliges Zusammentreffen zweier an sich nicht so seltener Krankheitszustände. Tab. 1 gibt eine

Tabelle 1. *Beobachtungen über Alopecia areata und andere Dermatosen*

Häufigere Beobachtungen:	Neurodermitis diffusa Vitiligo Urticaria Vogt-Koyanagi-Syndrom (Vitiligo, Poliosis, Schwerhörigkeit Iridocyclitis)
Einzel-Beobachtungen:	Erythematodes chron. Sclerodermie, Psoriasis, Lichen ruber, Dermatitis herpetiformis Duhring, Acne vulgaris im Herd, Keratosen, ektodermale Dysplasien, Leukoderma acquisitum centrifugum, Digiti mortui, Alopecia perinaevica (Quiroga)

Übersicht über einige *Dermatosen*, die zusammen mit Alopecia areata beschrieben wurden. Viele der mitgeteilten Einzelbeobachtungen haben zur Zeit nur kasuistischen Wert, wenngleich KLINGMÜLLER in dem Zusammentreffen mit *ektodermal-dysplastischen Zuständen* einen Hinweis auf eine anlagemäßige Minderwertigkeit der Hautanhangsgebilde zu sehen glaubt. Am längsten bekannt ist die Kombination mit *Vitiligo*. Obwohl die subepidermalen Melanocyten ganz andere Reaktionen aufweisen als die Haarmatrix-gebundenen, hat man aus dieser Tatsache doch immer wieder pathogenetische Rückschlüsse gezogen, da bei Alopecia areata die Einstellung der Pigmentbildung seitens der Melanocyten in der Haarmatrix zu den frühesten Veränderungen der erkrankten Haarfollikel gehört (STARICCO). Bemerkenswert ist das häufige Vorkommen einer Alopecia areata bei *Vogt-Koyanagi-Syndrom* auch insofern, als dieses von einigen Autoren als Virus-bedingt angesehen wird. Bezüglich der Kombination mit *Neurodermitis diffusa* ist zu beachten, daß auch Alopecia-areata-*artige* umschriebene Haarausfälle bei dieser Dermatose — wie übrigens auch bei manchen Erythrodermien — vorkommen können (BRAUN-FALCO und HASSENPFLUG), die aber von Alopecia areata abzutrennen sind.

Von gewissem Interesse sind die vermuteten Beziehungen zu *Augenveränderungen* (Tab. 2). Viele dieser Befunde verlangen noch ihre Bestätigung an einem größeren Patientengut. Das von LANGHOF herausgestellte Horner-Syndrom war bei keinem unserer Patienten festzustellen.

Tabelle 2. *Beobachtungen über Alopecia areata und Augenveränderungen*

Horner-Syndrom:	(Langhof u. Lemke: 82% von 63 Pat. mit A.a.)
Vogt-Koyanagi-Syndrom:	(Richter: 56% A.a.)
Refraktionsanomalien	(bes. Astigmatismus zur Querachse):
	(Haynes u. Parry: bei 47% von 130 Pat. mit A.a.)
Augenhintergrund-Veränderungen	(vermehrte Gefäßschlängelung):
	(Langhof u. Lemke: bei 30% von 63 Pat. mit A.a.)
Pupillenektopie, Irisatrophie etc.	

Zahlreich sind ferner die Mitteilungen über die Kombination von Alopecia areata und *endokrinen Störungen*. Wie Tab. 3 erkennen läßt, sind diese so uneinheitlich, daß man den Eindruck gewinnt, die angenommenen Beziehungen seien vielfach mehr vom menschlichen Kausalitätsbedürfnis bestimmt. Bezüglich der *Elimination von Hormonen oder Steroid-Abbauprodukten* sind neuere Untersuchungsergebnisse von CAPELLI (1963) von Interesse (Tab. 4), die auf eine verminderte Pregnandiol- und 11-Oxysteroid-Ausscheidung hinweisen.

Bemerkenswert ist ferner die Tatsache, daß sich während einer *Gravidität* die Erscheinungen einer Alopecia areata häufig bessern. Aber auch das ist höchstens eine Regel, von deren Ausnahmen man sich immer wieder überzeugen kann.

Tab. 5 gibt eine Übersicht zur Frage der Kombination von Alopecia areata mit *Infektionskrankheiten, Fokalinfektionen* und *Toxikosen.* Prak-

Tabelle 3. *Beobachtungen über Alopecia areata und endokrine Störungen*

Schilddrüse: { Hyperfunktion / Hypofunktion

Geschlechtshormone:
  a) weiblich: Menarche, Menstruationsstörungen, Menopause,
         Gravidität, Stillperiode
         Hyperfollikulinaemie
         Dysgenesia ovarica (Turner-Syndrom)
  b) männlich: testiculäre Hypofunktion (sehr selten)
Hypophysen-Störungen
Pluriglanduläre Insuffizienz
Hypothymie
Funktioneller Hyperinsulinismus

Tabelle 4

	Normal	Erhöht	Erniedrigt
Oestrogene: (15 ♀ mit A. a.)	40%	33,3%	26,6%
Pregnandiol: (15 ♀ mit A. a.)	6,7%	20,0%	73,2%
17-Ketosteroide: (30 ♂, 20 ♀ mit A. a.)	72%	24,0%	4,0%
11-Oxysteroide: 50 ♂ mit A. a.)	24%	8,0%	68,0%

Tabelle 5. *Beobachtungen über Alopecia areata und Infektionskrankheiten, Fokalinfekte und Toxikosen*

Infektionskrankheiten:
  a) akut: Masern, Scharlach, Bronchopneumonie, Diphtherie,
         Typhus.
  b) chronisch: Lues, Tbc.

Fokalinfekte: chron. Tonsillitis, chron. Sinusitis; chron. Adnexitis
         Alveolar-Pyorrhoe, Zahn-Granulome.

Toxikosen: Alkoholismus, Benzinvergiftung.

tische Bedeutung kommt sicher der Beseitigung von Foci zu, wenngleich man auch danach vergeblich auf die Abheilung des Haarausfalls warten kann. Die Bestimmung der Antistreptolysin- und Antistaphylolysin-Titer ergibt keineswegs einheitliche, in diese Richtung weisende Resultate, wie auch von routinemäßigen *labortechnischen Untersuchungen* (Blutbild, BSG, Serumelektrophorese, Intracutan-Teste mit Streptokokken- oder Staphylokokken-Antigen etc.) keine typischen Abweichungen zu erwarten sind, wie eigene und auch Untersuchungsergebnisse von Klingmüller gezeigt haben.

Noch schwieriger ist die Beurteilung der Frage, ob die in einigen Fällen von Alopecia areata beschriebenen Veränderungen im *Zentralnervensystem* (Tab. 6) nur zufälliger Natur sind oder nicht. Auch die

Tabelle 6. *Beobachtungen über Alopecia areata und Veränderungen im ZNS*

Hypoplasie der Sella turcica   (Ricciardi: in 30% von 92 Patienten)
Intracranieller Hochdruck   (Ricciardi: in 65% von 92 Patienten)
Aneurysma der A. cerebralis communis
                    mit Erweichungsherden
Mongolismus

interessanten Befunde von PANCONESI (1963) bedürfen der Bestätigung. Er fand bei 22 Patienten im EEG in 41% leichte, in 27% pathologische Reaktionen, die auf eine mesodiencephale Dysfunktion hindeuten. KORTING berichtete kürzlich über einen Fall von Alopecia areata bei mongoloider Abartung und Flügelfellbildung. HAUBOLD und WUNDER-LICH aus München, die ein über 1000 Patienten umfassendes Krankengut von mongoloiden Kindern übersehen, konnten immerhin bei 13 Kindern einen herdförmigen Haarausfall feststellen, der gewöhnlich durch einen sehr therapieresistenten Verlauf charakterisiert war und in einer Reihe von Fällen unter dem Bilde einer Alopecia areata totalis verlief. Wir haben einige dieser kleinen Patienten durchuntersuchen und die Diagnose Alopecia areata sichern können. Es scheint also wohl kein Zweifel daran zu bestehen, daß Alopecia areata als *Randsymptom bei Mongolismus* gelten kann, ohne daß sich aus dieser Kombination heute bereits ätiologische Rückschlüsse ergeben würden.

Über gemeinsames Vorkommen von Alopecia areata und *psychischen Störungen* existiert eine umfangreiche Literatur (siehe Tab. 7). Auch hier

Tabelle 7. *Beobachtungen über Alopecia areata und psychische Störungen*

Psychisch abnormes Verhalten   (Rohrschach-Test,   Szondi-Test,
                    Kochscher Baum-Test)
                    (Panconesi und Mantellassi: 90% von
                    38 Patienten)
Neurotische Symptome
Psychosen   (Depressionen, Angstzustände)
Genuine Epilepsie
Unfallschock

fällt der Beweis eines Kausalzusammenhanges schwer, da in den meisten Fällen solche Störungen nicht beobachtet werden und man sich schwer vorstellen kann, wie diese zu einer *entzündlichen* Alopecia Veranlassung geben sollen.

Zusammenfassend ist demnach zu sagen, daß *wirklich gesicherte Zusammenhänge zwischen Alopecia areata und anderen Erkrankungen selten sind. Wo sie zu existieren scheinen, erlauben sie bisher keinen Rückschluß auf die Ätiologie.*

Wenn wir uns nunmehr kurz dem *klinischen Bild* der Alopecia areata zuwenden, so sollte zunächst herausgestellt werden, daß die Alopecia areata jedes Gebiet der behaarten Körperhaut betreffen kann, sich aber bevorzugt am Capillitium entwickelt.

Diese Erkenntnis hat zur Einteilung nach topographischen Gesichtspunkten geführt:

1. *Alopecia areata des Capillitiums,*
2. *Alopecia areata der Bartgegend,*
3. *Alopecia areata der Augenbrauen,*
4. *Alopecia areata der Augenwimpern,*
5. *Alopecia areata der übrigen behaarten Haut.*

Die Alopecia areata der Bartgegend, der Augenbrauen, Augenwimpern und der übrigen behaarten Haut entwickelt sich stets auf klinisch anscheinend völlig normaler Haut, häufiger bei schwereren und zu totalem Haarverlust führenden Verlaufsformen, meist bei jüngeren Menschen. Alopecia areata barbae beim Mann kommt auch isoliert vor, ist aber relativ selten. Aus Tab. 8 ergibt sich ferner die bekannte Tatsache, daß prognostisch ungünstigere Verlaufsformen wie die bei weiblichen Patienten häufigere Ophiasis und Alopecia totalis doch relativ selten sind.

Tabelle 8. *Verlaufsformen der Alopecia areata*

	herdförmig	Ophiasis	A. totalis	A. barbae
männliche Patienten	43	2	5	4
weibliche Patienten	54	7	5	—
insgesamt	97 (80%)	9 (7%)	10 (9%)	4 (4%)

Was die *Lokalisation der Herde am behaarten Kopf* betrifft, so ist auch anhand unseres Materials (Tab. 9) die von mehreren Autoren herausgestellte Tatsache zu bestätigen, daß die Alopecia areata capillitii ausgesprochene *Prädilektionsstellen* besitzt. Die Hinterhauptregion wird

Tabelle 9. *Herd-Lokalisation bei 118 Patienten mit Alopecia areata*

Occipital	27%	
Occipital + Temporal	19%	72%
Occipital + Temporal + Parietal	24,5%	
Occipital + Parietal	1,5%	
Parietal	15%	
Parietal + Temporal	3,5%	28%
Temporal	9,5%	

bevorzugt befallen. Wichtig ist ferner die Feststellung, daß bei Alopecia areata mit stärkerer Progressionstendenz nicht selten auch ein *diffuses Effluvium* beobachtet werden kann, wenn man darauf achtet. Die begleitenden *Nagelveränderungen*, auf die in Deutschland besonders Kling-müller verwiesen hat (Tüpfelnägel, Onychodystrophie, Leukonychie etc.), lassen erkennen, daß die Alopecia areata nicht allein eine Haarerkrankung darstellt.

Innerhalb der kreisrunden haarlosen Stellen ohne Follikelatrophie ist die Haut meist unauffällig, manchmal leicht erythematös oder sogar öedematös, häufiger schüsselförmig eingedellt.

Diagnostisch bedeutsam sind vor allem *die morphologisch veränderten Haare im Herdrandbereich.* Will man sich ein genaues Bild davon machen, so muß man unausgewählt einzeitig mit einer Mikulicz-Klemme ein Haarbüschel am Herdrand epilieren. Man findet dann folgende Haarwurzel-Typen:

A. *Normale Haarwurzelformen*

1. *Normale wachsende oder Anagen-Haare:* Diese sind im Bereich des Haarbulbus abgerissen, besitzen eine dunkle keratogene Zone und meistens eine deutlich helle innere und dunkle äußere Wurzelscheide.

2. *Normale Übergangs- oder Catagen-Haare:* Diese haben die Form eines ruhenden Kolbenhaares, besitzen aber noch Wurzelscheiden.

3. *Normale Ruhe- oder Telogen-Haare:* Sie sind gekennzeichnet durch den keulenförmigen Haarkolben, der evtl. vom epithelialen Sack umgeben ist.

B. *Pathologische Haarwurzelformen*

1. *Dysplastische Haare:* Typisch ist hier der infolge Matrixdystrophie verkümmerte Haarbulbus.

2. *Dystrophische Haare:* Es sind die von der Alopecia areata her bekannten Ausrufungszeichen-Haare. Sie besitzen weder Haarwurzel noch Haarkolben noch Wurzelscheiden und sind am proximalen Ende zugespitzt. Die Länge der Spitze ist ein gutes Maß für die Dauer und Intensität der Schädigung der Haarmatrixzellen. Bei Alopecia-areata-Herden mit rascher Progressionstendenz findet man oft infolge plötzlich eingestellter Haarproduktion dystrophische Haare mit abrupter Verkleinerung des Haarschaftdurchmessers. An der dünnsten Stelle brechen diese Haare dann ab und fallen aus. Mehrere Konstriktionen im Haarschaft lassen vermuten, daß sich die Matrix des betreffenden Haares nach kurzdauernder Schädigung vorübergehend wieder erholt hat.

3. *Pelade-Haare:* Diese findet man als ein prognostisch ungünstiges Zeichen in den Randzonen progredienter Alopecia-areata-Herde. Sie sind 0,4 — 0,7 cm lang, gehen proximal in einen Kolben oder ein zugespitztes Haarende über, während am freien Ende eine Trichorrhexis oder Trichoptilosis zu sehen ist. Oft sind diese Haare unpigmentiert. Morphogenetisch handelt es sich wohl um dysplastische Haare, die wiederholt Schädigungen ausgesetzt waren und sich größtenteils schließlich doch noch in Kolbenhaare umwandeln konnten.

4. *Kadaverisierte Haare (Besnier):* Sie imponieren als dunkle Punkte in den Follikelmündungen. Wenn man sie exprimiert, kann man feststellen, daß es sich um nichts anderes handelt als um trichomalazische Degenerationsprodukte aus Matrixresten keratogener Zonen, Pigment und innerer Wurzelscheide zugrundegegangener Follikel. Sie weisen auf eine rasche Progressionstendenz der Herde hin und auf eine plötzliche, intensive Schädigung des betreffenden Haarfollikels mit akuter Degeneration der Haarmatrix.

Abgesehen von Pelade-Haaren und kadaverisierten Haaren sind auch alle übrigen Norm-Abweichungen im Haarwurzelbereich zwar für Alopecia areata typisch, aber nicht spezifisch, da sie auch bei anderen Haarausfällen zu beobachten sind.

II. Zur Pathogenese der Alopecia areata

Zur genaueren, besonders auch im Hinblick auf die Prognose wichtigen Beurteilung pathologischer Haarwurzelverhältnisse hat sich die *Erhebung des Haarwurzelstatus* wesentlich besser bewährt als die Untersuchung einzelner Haare.

Dabei wird in Anlehnung an die Technik von van Scott ein Haarbüschel einzeitig mechanisch epiliert und dann durch mikroskopische Untersuchung der prozentuale Anteil an anagenen, catagenen, telogenen und dystrophischen Haarwurzelformen bestimmt. Dadurch wird eine genauere Aussage über die quantitativen und qualitativen Abweichungen im Haarwurzelmuster gegenüber der Norm möglich.

Die Erhebung des Haarwurzelstatus in dieser Weise ergibt bei gesunden Personen nach unseren Untersuchungen folgende Durchschnittswerte (Tab. 10).

Tabelle 10. *Haarwurzelmuster bei gesunden Menschen (Durchschnittswerte ohne Berücksichtigung von Lebensalter und Lokalisation)*

	Anagen-Haare	Telogen-Haare	dystrophische Haare
männlich	83%	15%	2%
weiblich	88%	11%	1%

Wenn man bei Haarausfällen verschiedenster Ätiologie derartige Untersuchungen durchführt, stellt man fest, daß sich diese pathomechanisch auf 3 Reaktionsmuster zurückführen lassen:

1. *Das telogene Haarwurzelmuster:* Charakterisiert durch eine pathologische prozentuale Zunahme an Kolbenhaaren auf Kosten von Anagen-Haaren.

2. *Das dystrophische Haarwurzelmuster:* Charakterisiert durch eine pathologische prozentuale Zunahme an dystrophischen Haaren bei entsprechender Verminderung von Anagen-Haaren.

3. *Das „gemischte" Haarwurzelmuster:* Charakterisiert durch eine pathologische prozentuale Vermehrung von Kolben- *und* dystrophischen Haaren bei entsprechender Verminderung von Anagen-Haaren. Wenn die relative Vermehrung von Telogen-Haaren stärker ist, sprechen wir vom *telogen*-dystrophischen, andernfalls vom *dystrophisch*-telogenen Typ.

Wichtig in allen Fällen ist die Verminderung an normalen wachsenden Haaren auf Kosten einer pathologischen Vermehrung von Kolben- bzw. dystrophischen Haaren, die früher oder später ausfallen.

Entsprechend dem oben entwickelten Schema kann man auf Grund des Haarwurzelmusters alle nicht-atrophisierenden, circumscripten und diffusen Alopecien vom pathomechanischen Standpunkt aus als *telogene Alopecie, dystrophische* oder „*gemischte" Alopecie* interpretieren.

Wie liegen nun die Verhältnisse bei Alopecia areata? Aus unseren Erhebungen des Haarwurzelstatus am Herdrand und an klinisch nicht sichtbar erkrankter Kopfhaut ergab sich zunächst die auffällige Tatsache, daß die *Alopecia areata meist nicht nur eine umschriebene, sondern eine diffuse Erkrankung des ganzen Capillitiums darstellt.* Diese verläuft nur an einigen Stellen so akzentuiert, daß sie sich klinisch in Form haarloser Herde manifestiert. Lediglich in 23% der untersuchten Fälle war die Erkrankung allein auf das Herdgebiet beschränkt.

Der *Pathomechanismus der Alopecia areata* ist nicht einförmig. Wie Abb. 2 zeigt, findet man meistens Haarwurzelmuster vom dystrophi-

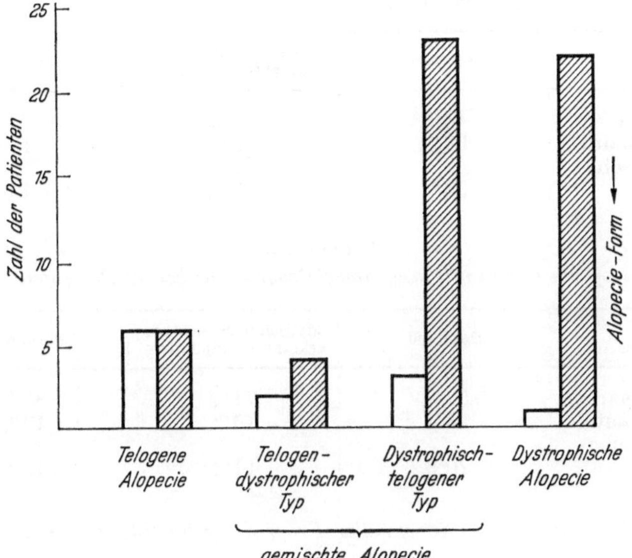

Abb. 2. Alopecie-Formen bei 65 Patienten mit Alopecia areata

☐ = Pathologischer Befund nur am Herdrand   ▨ = Pathologischer Befund am Herdrand und klinisch nicht sichtbar erkrankter Kopfhaut

schen oder gemischten Typ. Haarwurzelmuster vom Typ der telogenen Alopecie sind am Herdrand selten, da die entzündungsbedingte stärkere Matrixschädigung meist dystrophische Haarwurzelveränderungen auslöst.

*Geschlechts*bedingte oder *alters*bedingte Beziehungen zu bestimmten Haarwurzelmustern konnten bei Alopecia areata nicht festgestellt werden. Dagegen scheint eine gewisse Beziehung zwischen *Ausdehnung der Herde* und Veränderungen im Haarwurzelstatus gegeben (Tab. 11). Je stärker die Ausdehnung der Herde, umso ausgeprägter erscheint die prozentuale Verminderung an wachsenden Haaren im Herdrandgebiet zugunsten einer Vermehrung von Telogen- oder dystrophischen Haaren.

Eine engere Relation besteht zwischen der *Progressionsgeschwindigkeit der Herde* und den Haarwurzelveränderungen (Tab. 12). Je rascher die Progredienz der Herde, desto intensiver ist die Mitbeteiligung der klinisch nicht sichtbar erkrankten Kopfhaut und desto stärker ist am Herdrand die prozentuale Verminderung an Anagen-Haaren bei relativer Zunahme

Tabelle 11. *Umschriebene Alopecia areata bei 41 Patienten*

	Herdrand	klinisch nicht sichtbar erkranktes Capillitium	Normwerte
Anagen-Haare	51%	70%	85%
Telogen-Haare	23%	17%	13%
Dystrophische Haare	26%	13%	1,5%

Ausgedehnte Alopecia areata bei 31 Patienten

	Herdrand	klinisch nicht sichtbar erkranktes Capillitium	Normwerte
Anagen-Haare	46%	75%	85%
Telogen-Haare	33%	18%	13%
Dystrophische-Haare	21%	7%	1,5%

Tabelle 12.
Alopecia areata mit langsamer Progredienz bei 39 Patienten

	Herdrand	klinisch nicht sichtbar erkranktes Capillitium	Normwerte
Anagen-Haare	57%	74%	85%
Telogen-Haare	23%	15%	13%
Dystrophische-Haare	20%	11%	1,5%

Alopecia areata mit schneller Progredienz bei 33 Patienten

	Herdrand	klinisch nicht sichtbar erkranktes Capillitium	Normwerte
Anagen-Haare	34%	69%	85%
Telogen-Haare	36%	19%	13%
Dystrophische-Haare	30%	12%	1,5%

von Telogen- und besonders dystrophischen Haaren. In über 75% unserer Untersuchungen fanden wir am Herdrand eine dystrophische oder gemischte Alopecie vom *dystrophisch*-telogenen Typ.

Wir können diesen Untersuchungsergebnissen entnehmen, daß es offenbar zu einer sehr unterschiedlich starken Erkrankung der einzelnen Haarbulbi im und außerhalb des Herdbereiches kommen kann. Diese Ergebnisse ordnen sich gut den Resultaten unserer *histologischen Untersuchungen* zu.

Die Alopecia areata ist eine primär-entzündliche Alopecie. Intensität und Dauer der peribulbären, teils auch intrapapillären, vorwiegend histio-lymphozytären Entzündung auf der einen Seite und die individuell unterschiedliche Sensibilität der betroffenen, in voller Aktivität befindlichen, d. h. anagenen Haarfollikel auf der anderen Seite bestimmen die unterschiedlich starken pathologischen Veränderungen an den einzelnen Haarbulbi. Mit anderen Worten, die einzelnen Haarfollikel im Randgebiet sind, wie auch die Haarwurzelmuster erkennen ließen, unterschiedlich stark betroffen.

Die Reaktionsmöglichkeiten der mitotisch aktiven Haarmatrix gegenüber den schädigenden Einflüssen der entzündlichen Veränderungen im peribulbären Bereich sind relativ stereotyp. Wir können pathologisch-anatomisch betrachtet im wesentlichen drei Reaktionstypen erkennen:

1. *Vorzeitiger Übergang von Haarfollikeln aus der Anagen-Phase in die Telogen-Phase.* Hier findet man strukturell normale Kolbenhaare mit einem sekundären Haarkeim und nur in der Bindegewebsscheide meist ein entzündliches Infiltrat. Dieser Reaktionstyp entspricht einer relativ geringfügigen Schädigung der Haarmatrix. Im Haarwurzelstatus findet man ein typisches Kolbenhaar.

2. *Übergang von Haarfollikeln aus der normalen Anagen-Phase in eine dystrophische Anagen-Phase.* In diesen Fällen verbleiben die Haarfollikel in der Wachstums-Phase, unterliegen aber infolge stärkerer Schädigung dystrophischen Vorgängen. Diese führen zu einer totalen Hemmung der Melaninsynthese und zu einer mehr oder minder starken Einstellung der mitotischen Aktivität der Haarmatrix. Die Folgen sind catagenartige Verkürzungen der dystrophischen Haarbulbi und qualitative Veränderungen der Syntheseprodukte: Haar, Cuticula und innere Wurzelscheide.

Der Intensität nach kann man drei Grade von Matrix-Dystrophie unterscheiden:

Matrix-Dystrophie Grad I. Man sieht hier auch ein weitgehend normales, tief stehendes Anagen-Haar mit beginnender Verdünnung der Haarmatrix, relativ großer dermaler Haarpapille und peribulbärer Entzündung. Das Äquivalent im Haarwurzelstatus ist das dysplastische Haar.

Matrix-Dystrophie Grad II. Derartige Follikel sind funktionell als Follikel vom Anagen III–IV in der Definition von CHASE et al. anzusprechen. Die catagenartig aufgestiegene Matrix ist sehr klein, die dermale Haarpapille relativ zu groß und ödematisiert. Die Bildung von Haar und innerer Wurzelscheide ist stärker gehemmt, das Haar wird dünner, ist oft verhornt und bricht an seiner schmalsten Stelle ab, um als dystrophisches Haar auszufallen. Intrapapillär und peribulbär findet sich ein entzündliches Infiltrat. Diese Form der Matrix-Dystrophie findet man bei vollausgebildeten Herden von Alopecia areata sehr häufig. Das Äquivalent im Haarwurzelstatus ist das dystrophische Haar.

Bei Matrix-Dystrophie Grad III ist die Haarmatrix weitgehend dystrophisch und hat ihre mitotische Aktivität völlig eingestellt. Entweder ist die Bildung von Haar und innerer Wurzelscheide ganz aufgehoben oder es wird nur ein kurzes parakeratotisches Gebilde produziert. Die Follikel sind stark verkürzt und befinden sich oft als „Miniaturfollikel" in aufgestiegener Telogen-Stellung. Diesen Typ der Matrix-Dystrophie findet man hauptsächlich in älteren Herden von Alopecia areata. Man kann ihn funktionell als eine „anagene Ruhephase" auffassen, da nach Beseitigung der Entzündung, z.B. unter Glukokortikoid-Therapie, sofort eine anagene Aktivität mit Neuaufbau einer Matrix und Haarbildung beginnt.

3. Selten kann man eine *akute Matrix-Degeneration* beobachten. Infolge massiver Schädigung der mitotisch aktiven Haarmatrix durch stärkere Entzündung kommt es zum Untergang der gesamten Haarmatrix. Das Degenerationsprodukt wird meistens durch den Haarkanal nach außen ausgestoßen. Das Äquivalent ist ein kadaverisiertes Haar. Gelegentlich kann sich auch die zugrundegehende Haarmatrix mit keratomalazischen Haarresten in die umgebende Cutis hin abschnüren. Dann entwickelt sich ein Trichogranulom, worauf besonders MIESCHER und KLINGMÜLLER hingewiesen haben.

Es ist also auch an den histologischen Befunden zu erkennen, daß die einzelnen Haarfollikel bei Alopecia areata im erkrankten Bereich unterschiedlich stark beeinträchtigt sind und in Abhängigkeit von Grad und Dauer der durch die peribuläre Entzündung ausgelösten *Stoffwechselstörung in der Haarmatrix* in relativ stereotyper Weise reagieren. Histochemische Untersuchungen haben gezeigt, daß man diese am besten als eine „*Dysenzymosis der mitotisch-aktiven Haarmatrix*" bezeichnen kann. *Sie äußert sich in einer Hemmung der Enzyme des energieliefernden Stoffwechsels, in einer sofortigen Reduktion der mitotischen Matrixaktivität und damit der Haarproduktion sowie einem sofortigen Sistieren der Melaninbildung.*

Wie diese Untersuchungen lehren, übersehen wir also die Pathogenese der Alopecia areata heute ziemlich genau. Worüber wir so gut wie nichts wissen, ist die *Ursache* der vorwiegend lymphocytären peribulbären und intrapapillären Entzündung, die zu den beschriebenen Störungen der Haarbildung führt. Nach Art der Reaktion muß man u. E. am meisten an eine *allergische Bedingtheit* denken. In diesem Sinne sprechen auch Befunde, die sich an Haarfollikel-fernen Blutgefäßen in der mittleren Cutis abspielen und mit leukocytoklasischen Vorgängen weitgehend dem Bilde der Vasculitis allergica entsprechen können. Höfer fand auch leukocytäre, vorwiegend eosinophile Infiltrate. Wir fanden diese Veränderungen bei einigen therapieresistenten Formen und Alopecia areata totalis.

III. Zur Therapie der Alopecia areata

Die *Therapie* der Alopecia areata ist auch heute noch rein empirisch, da wir über die pharmakologische Beeinflussung des normalen und pathologisch veränderten Haarwuchstums so gut wie nichts wissen. Die therapeutischen Überlegungen wurden meistens aus den jeweiligen ätiopathogenetischen Hypothesen abgeleitet. Aus diesen Gründen haben alle Maßnahmen meistens Bestätigung und Ablehnung gefunden. Auch die Vielzahl der empfohlenen therapeutischen Möglichkeiten spricht dafür, daß die Therapie der Wahl noch nicht gefunden ist. Die Schwierigkeit in der Bewertung eines therapeutischen Verfahrens ist bei Alopecia areata darin gelegen, daß zahlreiche Faktoren wie Lokalisation, Zahl und Progressionstendenz der Herde, Dauer der Erkrankung, Alter der Patienten den Verlauf der Erkrankung entscheidend und unvoraussehbar beeinflussen können. Aus diesem Grund wird man auch sorgfältig durchgeführten erfolgsstatischen Aussagen (Weber und Karnop 1964) gegenüber skeptisch bleiben müssen.

Wenn wir uns nunmehr der Besprechung einzelner therapeutischer Methoden zuwenden, so möchte ich im wesentlichen nur über eigene Erfahrungen berichten und die therapeutischen Maßnahmen dabei nach ihrem bekannten oder vermuteten Wirkungsmechanismus einteilen.

1. Hyperaemisierende Maßnahmen

Obwohl bislang nichts Sicheres über den Einfluß der Hyperaemie auf das Haarwachstum bekannt ist, wird diese Behandlung als Lokaltherapie oder kombiniert mit internen Maßnahmen fast routinemäßig bei Alopecia areata gewählt. Früher hat die intraläsionale Injektion oder Jontophorese von Histamin oder Acetylcholin, Pilocarpin u. a. eine größere Rolle gespielt, heute steht die Anwendung von Nicotinsäureester-haltigen Salben oder Lösungen mehr im Vordergrund. Mögen diese bei an sich milden Verlaufsformen von Alopecia areata eine „günstige Wirkung" entfalten, so muß doch festgestellt werden, daß wir mit Nicotinsäureester-haltigen Externa bei schwereren Verlaufsformen bislang einen einwandfreien therapeutischen Effekt nicht gesehen haben. Wir kombinieren gelegentlich die Nicotinsäureester-Anwendung mit percutaner Glucocorticoid-Therapie. Erwähnenswert ist in diesem Zusammenhang auch die als Druckmassage richtig durchgeführte Kopfmassage

2. Hyperaemisierend-phlogistische Maßnahmen

Bei diesen Maßnahmen diskutiert man den hyperaemisierenden Effekt durch gewebseigene hyperaemisierende Substanzen (z. B. Histamin etc.) auf die erkrankten Haarwurzeln und den Einfluß der künstlich erzeugten Entzündung im Sinne einer resobierenden Entzündung mit Auflösung der peribulbären entzündlichen Infiltrate. Da die Beseitigung dieser Infiltrate, wie wir von der Glucocorticoid-Therapie her wissen, in der Tat dazu führt, daß neues Haarwachstum einsetzt, kann man zumindest theoretisch von diesen Maßnahmen einen positiven Effekt erwarten.

In Gebrauch sind CO_2-Aceton-Schnee, UV- und Quarzlampen-Bestrahlung, evtl. unter Anwendung von Photosensibilisatoren (z. B. Meladinin), Diathermie, sowie Grenz- und Weichstrahltherapie.

Alle diese Maßnahmen werden von einer Reihe von Autoren recht günstig beurteilt. Wir selber haben bei einigen Patienten mit mehreren Herden vergleichende Untersuchungen durchgeführt. Von einem eklatanten Effekt konnten wir uns bislang nicht überzeugen. Das gilt auch von der Röntgentherapie (3×100 r in achttägigem Abstand). Die Applikation von Röntgenepilationsdosen, wie sie LEIPOLD, GAY-PRIETO u. a. vor Jahren empfohlen hatten, scheint uns angesichts der Pathogenese der Alopecia areata und des Behandlungsrisikos heute kaum noch gerechtfertigt.

3. Antiphlogistische Maßnahmen

Mit Ausnahme der später zu besprechenden entzündungshemmenden Hormontherapie mit Glucocorticoiden haben sich uns Antiphlogistica wie Irgapyrin*, Butazolidin*, Tanderil*, Acetylsalicylsäure, Natrium salicylicum bei Alopecia areata als unzureichend erwiesen. Auch einen Glucocorticoid- einsparenden Effekt konnten wir bei ihnen nicht sicherstellen. Im übrigen ist bei derartigen Medikamenten auf eventuelle Nebenwirkungen zu achten.

4. Antiinfektiöse Maßnahmen

Da man, wie wir gesehen haben, immer wieder Alopecia areata in Verbindung mit akuten Infektionskrankheiten, aber auch mit Fokalinfektionen beobachtet hat, sollte man auch ihre Behandlung grundsätzlich in den Therapieplan einbeziehen. Vielleicht sind nur aus diesem Grunde auch kurzfristig Chemotherapeutica oder Antibiotica indiziert, die normalerweise bei Alopecia areata wirkungslos sind.

5. Vitamintherapie

Therapieerfolge mit Vitamin A, B_1, Panthothensäure, Vitamin C und E sind zwar angegeben worden, obwohl ein sicherer kurativer Effekt nicht bewiesen ist. Lediglich die perorale Gabe von *Vitamin D_2*, eingeführt von Beutnagel und Friederich (1950) scheint in einem größeren Prozentsatz (35% nach Weber und Karnop 1964) zu Erfolgen zu führen. Bewährt hat sich in Kombination mit lokalen hyperaemisierenden Maßnahmen Vitamin D_2 in Milcheiweißbindung (Erwachsene: D-Tracetten forte, tgl. 1 mg) bei strenger Beachtung von Kontraindikationen, Verträglichkeit und möglicher Nebenwirkungen.

6. Hormontherapie

Hier hat die Einführung der Glucocorticoide in die Therapie durch Dillaha und Rothman (1952) einen echten Fortschritt gebracht. *Es hat sich gezeigt, daß die Haare bei Alopecia areata wachsen, wenn die peribulbäre Entzündung beseitigt wird.* Man muß sich aber im klaren sein, daß man bei der überwiegenden Zahl der Patienten nur eine — um mit Sulzberger zu sprechen — morbostatische Therapie betreibt. Das gilt vor allem für die Behandlung der malignen Verlaufsformen der Alopecia areata. Vielfach fallen die Haare nach Absetzen der Glucocorticoide wieder aus.

Substanzen mit Glucocorticoid-Effekt lassen sich auf verschiedenen Wegen an die erkrankten Haarwurzeln heranbringen:

a) *Enterale Glucocorticoid-Therapie:* Hier hat das Problem der notwendigen Glucocorticoid-Dosierung und der Therapie-Dauer noch immer keine endgültige Lösung gefunden. Den modernen Derivaten mit stärker entzündungswidrigen Eigenschaften und geringeren Nebenwirkungen wird man wohl den Vorzug geben. Wir haben gute Erfahrungen mit Methylprednisolon (Urbason*) und Triamcinolon (Volon*, Delphicort*) gemacht. Schuppli berichtete über sehr eindrucksvolle Resultate bei totaler oder subtotaler Alopecia areata mit Dexamethason; auch Paramethason wird günstig beurteilt. *Indiziert* ist eine enterale Therapie u. E. nur bei ausgedehnten, rasch progressiven Verlaufsformen und bei solchen mit primär dubiöser Prognose (Alopecia totalis et subtotalis und Ophiasis).

Was die Dosierung angeht, so werden teilweise, so etwa von der Leipziger Schule (Alverdes und Schmidt 1961) sehr hohe *Anfangsdosen* empfohlen. Wir haben in der letzten Zeit auch mit niedrigeren Anfangsdosen Erfolge erzielt (drei- bis viermal 4 mg Methylprednisolon für 3—4 Wochen). Die Durchführbarkeit der innerlichen Glucocorticoidtherapie hängt letztlich davon ab, ob die notwendigen haarwachstumsfördernden täglichen *Erhaltungsdosen* unterhalb jener Grenze liegen, von der ab mit unerwünschten Nebenwirkungen wie Cushing-Syndrom, Steroidakne, Elektrolytstoffwechselstörungen etc. zu rechnen ist.

Wir glauben nicht, daß es zu verantworten ist, ein oft nur temporäres Wiederwachstum der Haare durch Verabfolgung von Tagesdosen zu erzielen, die zu schweren Nebenwirkungen führen. Man sollte die Patienten auf jeden Fall über die Launenhaftigkeit der Alopecia areata vorher aufklären, um nicht unerfüllbare Hoffnungen zu erwecken.

b) *Die intraläsionale Injektions-Behandlung* der Alopecia areata mit Kristallsuspensionen von Hydrocortisonacetat oder anderen Derivaten mit Glucocorticoideffekt (Prednisolon-Acetat, Triamcinolon-Acetonid, Prednison-Acetat, Fluorocortison-Acetat etc.) hat sich, im ganzen gesehen, gut bewährt. Zur Vermeidung vou Nebenwirkungen verlangt sie aber streng intrakutane Injektion und kleine Einzeldosen. Nach ORENTREICH sind Hydrocortison-Natrium-Succinat und Prednisolon-Natrium-Succinat nicht wirksam. Wiederwachstum der Haare tritt meistens 3—5 Wochen nach Beginn der Injektionsbehandlung auf und hält durchweg über 6 Monate an, d.h. offenbar solange, wie das Glucocorticoid-Depot in der Haut seinen entzündungswidrigen und antiallergischen Effekt ausübt. Wir haben mit Triamcinolon in einer Konzentration von 10 mg pro ccm gute Erfahrungen gesammelt. Konzentrationen von über 25 mg pro ccm können nach BAER und WITTEN zu vorübergehenden subcutanen Atrophien führen. Die Injektionsbehandlung in kleinerem Umfang führt nicht zu allgemeinen Nebenwirkungen und kann zur Behandlung *einzelner* Alopecia-areata-Herde als Therapie der Wahl empfohlen werden.

c) *Zur percutanen Behandlung* stehen einmal glucocorticoidhaltige Salben bzw. Cremes oder alkoholische Lösungen zur Verfügung. Mit letzteren haben wir keine positiven Erfahrungen sammeln können. Die Anwendung von Glucocorticoiden in Salben- oder Cremeform führt zu besseren, im ganzen aber auch nur mäßigen Resultaten. Creme-Grundlagen vom Typ der Öl-in-Wasser-Emulsion verdienen den Vorzug. Triamzinolon-, Fluorandrenolon- und Fluocinolon-haltige Cremes wirken stärker als andere Steroide. Die Wirksamkeit wird durch Anwendung der Occlusivverbandtechnik nach SULZBERGER deutlich erhöht. Nach unseren Erfahrungen gelingt es bei regelmäßiger zwölfstündiger Applikation (nachts) innerhalb von 4—6 Monaten manchmal auch bei Alopecia totalis Haarwachstum zu erreichen. Aber auch dieser Effekt ist oft nur morbostatischer Natur. Zur Behandlung einzelner Herde ist, wie oben schon erwähnt wurde, der intrakutanen Injektionsbehandlung der Vorzug zu geben.

Die Kombination dieser Behandlungsmethode mit hyperaemisierenden Maßnahmen, z.B. vorherige Anwendung von Nicotinsäureester, scheint sich günstig auszuwirken. Es ist aber wichtig, daß man mykotischen und bakteriellen Infektionen der Kopfhaut frühzeitig Aufmerksamkeit schenkt.

Zusammenfassend ergibt sich also, daß durch die Glucocorticoide unser therapeutisches Spektrum bei Alopecia areata eine echte Erweiterung erfahren hat, aber die zu wählende Applikationsform in jedem Fall besonderer Überlegungen bedarf.

Anabole Hormone haben sich allein oder in Kombination mit Glucocorticoiden bei Alopecia areata in unserer Hand bisher nicht bewährt. Nach eigenen Erfahrungen besitzen sie bezüglich antientzündlicher Wirkung keinen Glucocorticoid-einsparenden Effekt, vielmehr muß man mit einer Potenzierung der Glucocorticoid-bedingten Nebenwirkungen rechnen.

Bezüglich der Therapie der Alopecia areata mit *anderen Hormonen* sind die Resultate — mit Ausnahme von ACTH — so wechselhaft, daß ich darauf nicht näher eingehen möchte. Hinzuweisen ist allenfalls noch auf die intraläsionale Behandlung mit Cyren B forte-Injektionen (zweimal wöchentlich 1 ccm), welche nach MATANIC (1963) in einem sehr hohen Prozentsatz nach 2—4 Wochen zur Wiederbehaarung führen soll. ORENTREICH hatte mit Oestrogenen keine positiven Resultate, und wir haben damit bislang noch nicht genügende Erfahrungen gesammelt. Dagegen berichtete FUNK bereits 1951 im Hautarzt über beachtenswerte Erfolge mit parenteraler und lokaler Cyren B-Anwendung.

7. Verschiedenes

Auch von *anderen Maßnahmen* wie Neuroplegica, Diät oder homöopathischer Therapie (Thallium D_6, Selen D_6) haben wir im ganzen nichts Positives gesehen. Es fehlt uns auch der Anknüpfungspunkt für ein Verständnis der Wirkungsweise einer solchen Therapie auf einen entzündlich veränderten Haarbulbus.

Insgesamt gesehen haben sich also unsere Kenntnisse bei Alopecia areata, was die Randsymptomatik und die Pathogenese angeht, beachtlich erweitert, obgleich wir ihre Ursache noch nicht kennen. Diese Tatsache findet nicht zuletzt ihre Resonanz in der relativen Vielfalt der therapeutischen Empfehlungen.

Aus der dermatologischen Klinik der Universität Gießen
(Direktor: Prof. Dr. med. R. M. BOHNSTEDT)

Indikationen zur Untersuchung anderer Organe bei Hautkrankheiten

Von

RUDOLF MAXIMILIAN BOHNSTEDT

In den letzten Jahren wurde die Frage öfters aufgeworfen, ob die Dermatologie, nachdem der venerologische Ast recht dünn geworden ist, noch ihre Selbständigkeit behalten könnte oder am Ende wieder in den Schoß ihrer Mutter, der inneren Medizin, zurückkehren würde. Ich möchte glauben, daß man solche Zweifel nicht zu hegen braucht und daß die

Dermatologie als selbständige Disziplin der Medizin immer lebensfähig bleiben wird.

Jeder von Ihnen weiß, wie lange man braucht, um eine gewisse Sicherheit im Erkennen und Auseinanderhalten der zahlreichen Veränderungen, die auf der Haut auftreten, zu erlangen. Ein Internist, der nicht speziell vorgebildet ist, ist dazu nicht in der Lage. Wir werden immer ein morphologischer Zweig der Medizin bleiben, und GANS hat Recht, wenn er sagt: „Die Dermatologie wird Morphologie sein oder sie wird nicht sein." Ohne Morphologie würde das gesamte in langjähriger, mühseliger Arbeit aufgebaute Gebäude unseres Faches auseinanderfallen.

Die Morphologie ist also unsere Stärke, sie darf aber nicht Selbstzweck sein und derjenige Dermatologe, der nur die krankhaften Hautveränderungen registriert und sich über die seltenen Manifestationen an der Haut freut und diese wie kostbare rare Briefmarken sammelt, wird als Arzt in der Praxis kaum réussieren. Es kommt darauf an, daß man das, was man an der Haut wahrnimmt, in Beziehung zu eventuell vorhandenen Störungen eines anderen Organs oder des Gesamtorganismus setzt. Ein Dermatologe muß also auch allgemeinmedizinisch und internistisch denken und eventuell auch entsprechend handeln.

Mag sein, daß man in der morphologischen Aera der Dermatologie als es darauf ankam, zunächst mal die einzelnen Krankheitserscheinungen zu beschreiben und zu ordnen, dieses nicht genügend beachtete. Heute kann man als Dermatologe ohne internistische Vorkenntnisse nicht bestehen. Und derjenige Hautarzt wird in der Praxis am meisten Erfolg haben, der sich bei seinen Handlungen vom Grundsatz leiten läßt:

„Dermatologisch sehen und allgemeinmedizinisch denken"

Sinn und Ziel dieses Vortrags ist, Ihre Aufmerksamkeit auf solche Hautkrankheiten zu lenken, bei denen in erster Linie auf eventuelle Funktionsausfälle anderer Organe zu achten ist.

Da die Wechselbeziehungen zwischen Hautveränderungen und Störungen anderer Organe außerordentlich mannigfaltig sind, bin ich gezwungen, eine Auswahl zu treffen, denn es ist undenkbar, in einem Vortrag auf alles einzugehen.

Ich lasse das fort, was für die tägliche dermatologische Praxis von geringerer Bedeutung sein dürfte.

So gehe ich auf die dermatologische Semiotik bei Erkrankungen des haematocyto- und leukocytopoetischen Systems nicht ein, wie beispielsweise auf die Rötung der Haut bei Polycytämie, die charakteristischen Mundschleimhautveränderungen bei Agranulocytose, die Blutungen bei der myeloischen Leukämie oder auf die wulstigen Wucherungen am Zahnfleisch beim Plasmocytom. Ich verzichte auch auf die dermatologische Semiotik bei Erkrankungen des lymphocytopoetischen Systems, wie die Facies leontina und die Erythrodermie bei lymphatischer Leukämie und auf die Hautveränderungen beim Morbus PALTAUF-STERNBERG. Weiterhin bringe ich nicht die dermatologische Semiotik bei innersekretorischen Störungen und während der Schwangerschaft.

Unberücksichtigt sollen die Augensymptome bei Dermatosen bleiben. Auch die Wechselbeziehungen zwischen Erscheinungen an der Haut und dem Nervensystem sollen nicht näher erörtert werden, wie z.B. die Neuroektodermosen, die Hautveränderungen bei organischen Nervenkrankheiten und bei Psychosen und Psychoneurosen, sowie die Hautveränderungen bei Trophangioneurosen.

Für die tägliche dermatologische Praxis erscheint es mir wichtig, vor allem auf die Beziehungen Haut und Intestinaltrakt, Haut und Leber, Haut und Pankreas, Haut, Herz und Kreislauf, Haut und Lungen und auf das Problem der Fokalinfektion einzugehen.

Um mich nicht zu verlieren, will ich nicht von den einzelnen Dermatosen sondern von den einzelnen Organen ausgehen.

Ich beginne mit Haut und Intestinaltrakt, also, Magen, Darm. Hierbei muß unterschieden werden:

1. zwischen solchen Veränderungen an der Haut, die als Leitsymptome einiger Erkrankungen des Magens und des Darms auftreten.

2. Gibt es Erscheinungen an der Haut korrelierter Art, d.h. es handelt sich hierbei um gleichläufige Symptome von der Haut und dem Intestinaltrakt übergeordneter Krankheiten, die dementsprechend sowohl an der Haut, als auch am Verdauungstrakt manifest werden.

3. Müssen einige Dermatosen erwähnt werden, bei denen mit Begleiterscheinungen am Digestionstrakt während ihres Verlaufs zu rechnen ist.

4. Und endlich muß gefragt werden, ob und inwieweit für bestimmte Dermatosen Störungen der Magen- und Darmfunktion von pathogenetischer Bedeutung sind.

Zu 1.: Dermatologische Semiotik bei Erkrankungen des Magens und des Darms

Hier darf ich Sie an die *Akanthosis nigricans* der Erwachsenen erinnern. In $^2/_3$ aller Fälle handelt es sich hierbei um ein außerordentlich charakteristisches pathognomonisches Symptom für ein Carcinom und vor allen Dingen für ein Carcinom des Magens und des Darms.

Ebenso werden Sie als Dermatologen als erste aufgrund von Hautmetastasen, die ja meist am Kopf sitzen, ein bis dahin nicht diagnostiziertes Magen- oder Darmcarcinom entdecken helfen. Nicht selten sind es Magencarcinome vom Scirrhustyp, die sich bekanntlich röntgenologisch schwer darstellen lassen.

Bei Wallungen, Blutandrang zum Kopf und Teleangiektasien im Gesicht ist an das von Feyrter beschriebene Darmcarcinoid zu denken. Es handelt sich hierbei um eine maligne Entartung des von Feyrter entdeckten „gelben Zellorgans" des Darms. Die kleinen Darmtumoren produzieren in großen Mengen Serotonin. Dieses ruft die Wallungen hervor.

Pyoderma gangränosum

Ein Leitsymptom einer Colitis ulcerosa kann das Pyoderma gangränosum sein. Hierbei sieht man Ulcerationen mit unterminierten, blaurot verfärbten Rändern und höckrigem Grund, die ausgesprochen torpide verlaufen. Nach SALFELD treten sie in etwa 60% der Fälle bei Colitis ulcerosa, sonst bei Lungenaffektionen, Osteomyelitis, auch bei Polyarthritis auf.

Die Ätiologie und Pathogenese dieser, wie gesagt, in hohem Prozentsatz zu einer Colitis ulcerosa in Beziehung stehenden Erkrankung sind noch nicht restlos geklärt. In der Münchner Klinik wurde neuerdings in 4 von 6 Fällen eine Paraproteinämie festgestellt.

Nach den Untersuchungen von SALFELD, Marburg und DELIA WALTER, Frankfurt, handelt es sich wohl um einen infektionsallergischen Prozeß, um eine besondere Form der Vasculitis allergica, bei der es zu Nekrosen kommt. Der Organismus dürfte vorher sensibilisiert werden und die bakterielle Besiedelung ein sekundärer Vorgang sein. Für die infektionsallergische Auffassung spricht das schlechte Ansprechen des Pyoderma gangränosum auf antibiotische Therapie und die guten Besserungen nach zusätzlicher Behandlung mit Corticoiden.

Zu 2.

Von den *korrelierten Veränderungen an der Haut und am Intestinaltrakt* als *Symptome einer übergeordneten Krankheit* möchte ich das PEUTZ-JEGHERSsche *Syndrom* und das *Pseudoxanthoma elasticum* erwähnen.

Beim PEUTZ-JEGHERSschen Syndrom finden sich an der Mund-, Lippen- und Wangenschleimhaut sowie an den Handflächen und Fußsohlen, stecknadelkopf- bis pfefferkorngroße Pigmentflecke. Gleichzeitig besteht eine Darmpolyposis. Wenn auch dieses Syndrom selten ist, so ist es doch wichtig, es zu kennen, denn die Darmpolyposis führt häufig zu Invaginationen und zu Ileus, bei denen sofortige chirurgische Eingriffe indiziert sind. Man muß als Dermatologe die Patienten darüber aufklären.

Nach neuesten Untersuchungen von KLOSTERMANN in Göttingen scheint es sich bei diesem Syndrom um eine neuroektodermale Dysplasie zu handeln. KLOSTERMANN konnte zeigen, daß die Darmwucherungen am nervösen Endnetz beginnen, demnach auf neurogenem Wege entstehen, wie ja auch die Pigmentflecke als neuroektodermale Fehlbildungen aufzufassen sind.

Was nun das Pseudoxanthoma elasticum anbetrifft, so ist es ja nur ein Teilsymptom einer das gesamte elastische Gewebe betreffenden Systemerkrankung, was GRÖNBLAD und STRANDBERG 1929 erkannten. Ganz besonders ist das elastische Gewebe der Gefäße betroffen. Dementsprechend bekommen Patienten mit Pseudoxanthoma elasticum nicht selten Blutungen in die inneren Organe, sie leiden an cerebralen Insulten, an intermittierendem Hinken und haben charakteristische Veränderungen am Augenhintergrund in Form von bräunlichen Streifen. Auch bei diesem familiär auftretendem und unregelmäßig dominant vererbbarem Leiden, kommt es darauf an, die Patienten entsprechend zu leiten.

Unter dem Begriff der korrelierten Veränderungen möchte ich noch die *Sklerodermia progressiva* erwähnen, denn sie ist eine Systemerkrankung des gesamten Bindegewebes und führt neben den Hauptmanifestationen an der Haut, als einem besonders bindegewebsreichen Organ, zu röntgenologisch nachweisbaren Veränderungen an der Speiseröhre, am Magen und Darm.

Zu 3.

Es ist nicht unwichtig zu wissen, daß bei einigen Dermatosen wie
z.B. bei der Epidermolysis bullosa hereditaria oder beim Pemphigus
vulgaris, Blasen an der Speiseröhre, am Magen und Darm aufschießen
können und daß bei der Mycosis fungoides sich auch Granulome an Magen
und Darm entwickeln.

Zu 4.

Und nun zu den Dermatosen, für die Magen-Darm-Störungen von
pathogenetischer Bedeutung sein können. Es sind dies:

> die *chronische Urticaria*,
> die *Prurigo simplex subacuta*, die auch Urticaria papulosa genannt,
> wird,
> das *seborrhoische Ekzem*, bzw. die Dermatitis dysseborrhoica,
> die *Neurodermitis circumscripta*, auch Lichen chronicus VIDAL ge-
> nannt,
> und die *Dermatitis herpetiformis* DUHRING,

genannt seien ferner:

> die *Aphthosis*,
> der *Angulus infectiosus* (Perlêche),
> die *Akne rosacea*,

vielleicht auch noch

> die *chronisch-polymorphen Lichtexantheme*.

Bei allen diesen Krankheiten empfiehlt es sich in der täglichen dermatologischen Praxis eine besondere Aufmerksamkeit auf eventuelle
Störungen im Bereiche des Digestionstraktes zu richten.

Abgesehen von einer genauen Anamnese, die unter Umständen eine
Neigung zur chronischen Obstipation oder auf frühere operative Eingriffe am Magen und Darm ergeben kann, ist eine besondere Aufmerksamkeit auf die Sekretionsverhältnisse des Magens zu richten.

Es sind ja heute einige Methoden entwickelt worden, um eine eventuelle
Anacidität des Magens auch ohne Untersuchung des Magensaftes mittels
einer Sonde in der täglichen Praxis durchführen zu können. Ich denke an
den Gastracid-Test und die Prüfung mittels Desmoid-Pillen. Man kann sich
auf diese Teste zwar nicht völlig verlassen, aber nach unseren Erfahrungen
sind sie in vielen Fällen als orientierende Suchteste durchaus brauchbar,
sonst muß natürlich eine genauere Untersuchung des Magens nach Gewin-
nung des Saftes mittels Sonde durchgeführt werden.

Nicht selten weisen die Kranken eine Anacidität auf. Man muß sich
hierbei vorstellen, daß durch die fehlende Salzsäure, die mit der Nahrung
zugeführten Proteine nicht richtig abgebaut werden und dadurch im
Darm Enteroallergene entstehen, die das Krankheitsgeschehen unterhalten. Man ist dann oft in der Lage, durch Substitution mit Acidol-
Pepsin oder durch Verabreichung entsprechender Präparate z.B. Enzy-
norm, eine bis dahin längere Zeit bestandene Dermatose ohne jede andere
äußere Therapie in kürzester Frist zu beseitigen.

Und nun zu den einzelnen genannten Dermatosen.

Chronische Urticaria

Mit dem Problem der Pathogenese der chronischen Urticaria haben wir uns an der Gießener Klinik speziell befaßt. Mein Mitarbeiter GÖBEL konnte feststellen, daß bei 73 Kranken mit chronischer Urticaria 49, also runde $^2/_3$, Magen-Darm- und Leberstörungen aufwiesen. Unter diesen 49 Kranken wiesen 38 Kranke Störungen der Magenfunktion und zwar meist im Sinne einer Sub- und Anacidität auf. Nur durch die Substitution mit Acidol-Pepsin gelang es die über Monate bestehende chronische Urticaria zu beseitigen. 11 von den 49 Kranken hatten Leber- und Gallenstörungen, wobei bei entsprechender Behandlung die Urticaria ebenfalls günstig beeinflußt wurde. Ähnliche Feststellungen konnte LINDEMAYR in der WIEDMANNschen Wiener Klinik treffen.

Auch mit der Pathogenese der *Prurigo simplex subacuta,* bzw. *Urticaria papulosa,* die keineswegs selten vorkommt, jedoch oft nicht diagnostiziert wird, haben wir uns in der Gießener Klinik speziell befaßt. Unter 93 Kranken mit Prurigo fanden sich in 53% aller Fälle Magen-Darm-Störungen, bei deren Behandlung die Prurigo schwand. In 20% der Fälle lagen Leberparenchym-Schäden vor.

Daß das *seborrhoische Ekzem* zu Magen-Darm-Störungen in Beziehung stehen kann, verdanken wir vor allen Dingen den Untersuchungen der Tübinger Klinik, speziell denen von NIKOLOWSKI. Letzterer fand unter den Kranken mit seborrhoischem Ekzem relativ viele, bei denen vorher eine Magenresektion vorgenommen worden war und bei denen eine Dysbakterie vorlag. NIKOLOWSKI glaubt, daß Achylie und mangelhafte Denaturierung des Eiweißes hierbei eine Rolle spielen. Auf Dyspepsien und Verdauungsstörungen sollten Sie somit beim Seborrhoiker besonders achten.

Beim *Lichen simplex chronicus* VIDAL ist nach GOTTRON die Magensäure-Produktion in etwa der Hälfte der Fälle eingeschränkt. Zu ähnlichen Ergebnissen kamen auch andere Autoren. Bei $^1/_3$ der Fälle liegen nach GOTTRON Leberstörungen vor.

Auch die *Dermatitis herpetiformis* DUHRING kann mit Störungen des Verdauungs-Traktes in Beziehung stehen. Wir haben uns jüngst mit der Pathogenese dieses Leidens speziell befaßt und sind zu der Überzeugung gelangt, daß es kaum eine idiopathische Form des Morbus DUHRING gibt. Es handelt sich vielmehr um eine polyätiologische Dermatose allergischer Art, die teils durch Medikamente, teils durch Auto-, teils durch Enterogene hervorgerufen wird. Unter 32 näher untersuchten Kranken fanden wir in rund $^1/_3$ der Fälle Magen-Darm-Störungen. Bei entsprechender Behandlung des Grundleidens gelang es uns, die Dermatitis herpetiformis DUHRING ohne jede andere Therapie wesentlich zu bessern, bzw. ganz zum Schwinden zu bringen.

Auf Magen-Darm-Störungen ist ferner zu achten bei *Aphthosis* und beim *Angulus infectiosus,* wenn der letztere auch selbstverständlich durch andere Faktoren (schlecht sitzende Prothese, Candidiasis usw.) bedingt sein kann.

Bei *Akne rosacea* älterer Leute ist besonders auf Obstipation zu achten. Bei Akne rosacea papulosa jüngerer Menschen liegen nicht selten Magenstörungen vor. Auch hier ist eine genauere Untersuchung des Magens mit entsprechender Behandlung angebracht.

Im Anschluß an die Dermatosen, für die Magen-Darm-Störungen von pathogenetischer Bedeutung sein können, noch ein Wort zu den *Pellagroiden*. Wir stellen immer wieder fest, daß die Pellagroide keineswegs extrem selten vorkommen. Die Hauterscheinungen treten bekanntlich vor allem an den dem Licht ausgesetzten Partien auf. Man sieht Erytheme, die ein eigentümlich rotbraunes, bzw. mahagonifarbenes Kolorit haben. Die Haut ist meist trocken, atrophisch, schuppend. An den Nägeln sieht man lunularartige, weiße Querstreifen. Im Bereiche des Halses kann ein bandförmiges Erythem, das Casal beschrieben hat, mehr oder weniger ausgeprägt sein. Typisch sind Klagen über Brennen im Mund, charakteristisch die Veränderungen an der Zunge. Anfangs besteht eine Hypertrophie mit Schwellung und Rötung, später erscheint die Zunge glatt, rot und atrophisch. Vielfach fühlen sich die Kranken schlapp, klagen über Schweißausbrüche, manche Kranke weisen auch Symptome vonseiten des peripheren Nervensystems und psychische Störungen auf.

Beim Erheben der Anamnese zeigt es sich dann, daß die Kranken oft längere Zeit an Durchfällen gelitten haben und danach eine sehr einseitige Kost eingenommen haben. Es ist immer wieder überraschend wie durch Verabreichung des Nikotinsäureamids in solchen Fällen sowohl die Hauterscheinungen als auch die Allgemeinbeschwerden nach kurzer Zeit schwinden.

Die chronisch-polymorphen Lichtausschläge scheinen auch Beziehungen zu Störungen der Magen-Darm-Funktion aufzuweisen: Die Untersuchungen Kimmigs im Harn von Kranken mit chronisch-polymorphen Lichtausschlägen haben gezeigt, daß im Urin zwar keine Porphyrinvermehrung jedoch ein eigentümliches charakteristisches Absorptionsband bei einer Wellenlänge zwischen 480—520 mμ besteht. Welche Substanz dieses Lichtband bedingt, ist noch nicht geklärt. Bei einigen Kranken mit Lichtausschlägen ist eine Dysbakterie des Dickdarms mit Indikanurie, bei anderen eine Achylia gastrica und Störungen der proteolytischen Magenfunktionen nachgewiesen worden. Man könnte denken, daß solche Lichtausschläge durch im Darm entstehende Photosensibilisatoren bedingt sind, die möglicherweise ein charakteristisches Lichtband haben. Weitere Untersuchungen müssen die Verhältnisse näher klären. Auf alle Fälle erscheint es angebracht, auch bei polymorphen Lichtexanthemen auf Störungen im Bereiche des Digestionstraktes zu achten.

Haut und Leber

Bei Erkrankungen der Leber treten bekanntlich verschiedene charakteristische Symptome an der Haut auf. Die meisten dieser Veränderungen sieht der Internist während einer Behandlung eines Leberkranken. Ich denke da z. B. an den Ikterus, an die Blutungen cholämischer und plasmatischer Art oder an die Blutungen bei Dysproteinämie. Ich denke

weiter an die angiolopathischen Veränderungen: Gefäßspinnen, Geld-
scheinhaut und an das Palmar- und Plantarerythem. Ich denke außerdem an die Deformitäten der Nagelplatte in Form von Uhrglasnägeln
oder in Form von Koilonychie bei Lebercirrhose als Folge gestörter Eisen-
resorption und an die sogenannten Weißnägel als Spätsymptom der
Lebercirrhose oder an die Braunfärbung der Nagelplatte bei vermehrter
Eisenablagerung im Gewebe. Ich denke auch an die Symptome an der
Mundschleimhaut, an die roten, wie lackiert aussehenden Lippen und
an die glatte, rote Zunge. Wegen diesen Hautveränderungen wird ein
Patient einen Dermatologen nur selten konsultieren. Immerhin muß
man diese Veränderungen auch als Dermatologe kennen.

Die wichtigste Semiotik bei Leberleiden für die tägliche dermatologische Praxis dürfte sein:

1. Ein *Pruritus*, der nicht selten einem Icterus vorausgeht.

2. *Ausfall der Achsel- und Schamhaare* bei gleichzeitigem Verlust der
Haarkräuselung. Dieses von CHVOSTEK beschriebene Zeichen kann einer
Lebercirrhose jahrelang vorausgehen.

3. Ein weiteres Leitsymptom einer Lebererkrankung beim Mann ist
eine *Gynäkomastie*. Sie stellt sich vor allem bei der Lebercirrhose ein
und entsteht höchstwahrscheinlich dadurch, daß die östrogenen Substanzen von einer geschädigten Leber unvollständig inaktiviert werden.
Dadurch kommt es zu einer Verschiebung des Östrogen-Androgen-
Gleichgewichtes zugunsten der Östrogene.

4. Möchte ich das sogenannte *Chloasma hepaticum* nennen, das an
Stirn, Wangen und um die Mundöffnung angeordnet ist. Diese Hyperpigmentierung kann zu einem Leberschaden in Beziehung stehen.

Bei Pruritus unklarer Genese, Gynäkomastie beim Mann, Ausfall der
Schambehaarung und bei Hyperpigmentierungen im Gesicht, ist in der
Praxis also vor allem an eine Lebererkrankung zu denken.

Am häufigsten „entdeckt" man als Dermatologe einen Leberschaden
bei der *Porphyria cutanea tarda* und bei den *Xanthomata tuberosa*. Sie
wissen, daß die Porphyria cutanen tarda in Form von Blasen und Pig-
mentationen, manchmal auch Milien, an den dem Licht exponierten
Stellen, also vor allem an den Händen, im Gesicht und Nacken bei Por-
phyrinstoffwechselstörungen auftritt, meist sind es Männer mit Lebercirrhose, oft liegt Alkoholabusus vor.

Die Xanthomata tuberosa haben ihren Sitz meistens an den Knien,
Ellenbogen, Händen, nicht selten auch oberhalb von Sehnen, insbesondere der Achilles-Sehne. Sie treten vor allem bei sekundärer Hypercholesterinämie, meist infolge einer Lebercirrhose auf.

Neben den größeren Xanthomata tuberosa, die vorwiegend an den
Streckseiten der Extremitäten lokalisiert sind, gibt es bekanntlich auch
kleinere Xanthome, die kaum die Größe einer Erbse überschreiten. Bei
den letzteren handelt es sich um Xanthome hyperlipidämischer Art. Eine
Hyperlipidämie ist immer leicht dadurch zu erkennen, daß das Blut-
serum der Kranken eine eigentümlich milchige Beschaffenheit aufweist.

Die hyperlipidämischen Xanthome können eine Begleiterscheinung einer Hepatosplenomegalie oder auch einer sekundären Pankreatitis sein. Sie können auch als Folge eines schlecht eingestellten Diabetes auftreten. Es ist wichtig zu wissen, daß weder die hypercholesterinämische noch die hyperlipidämische Xanthomatose ein obligates Symptom einer Leber- oder Pankreaserkrankung zu sein brauchen. Denn es gibt auch idiopathische, familiär auftretende Formen der hypercholesterinämischen und hyperlipidämischen Xanthomatose, bei denen keine nachweislichen schweren Schäden an der Leber oder an Pankreas klinisch zu erfassen sind.

Was die *Xanthelasmata palpebrarum* anbetrifft, so handelt es sich bei ihnen meist nur um eine lokale Störung des Fettstoffwechsels, wobei das Cholesterin in Histiozyten des Coriums abgelagert wird.

Die Ursache der Xanthelasmen ist nicht geklärt. Vielleicht handelt es sich um eine forme fruste der hypercholesterinämischen Xanthomatose. Nur ausnahmsweise sind sie ein Symptom einer hepatogenen Hypercholesterinämie. Immerhin wird es sich in der Praxis empfehlen, bei Patienten mit Xanthelasmata, bevor man etwas unternimmt, die Leber genauer zu untersuchen und nach eventuell vorausgegangenen Lebererkrankungen zu fahnden.

Auf einer Leberfunktionsstörung beruht immer der sogenannte *Lichen myxoedematosus*. Er hat nichts mit Myxoedem zu tun, sondern er kommt als Folge einer Störung der Leberfunktion, bei der die Serumeiweißwerte stark erhöht sind, zustande. Klinisch handelt es sich beim Lichen myxoedematosus um etwa glasstecknadelkopfgroße, halbkugelig prominierende, rötlich-gelbe Knötchen. Sie treten generalisiert und symmetrisch vorwiegend an den Armen, an den Oberschenkeln und am Rumpf auf.

Daß man beim Vorliegen einer Prurigo simplex subacuta auch an einen Zusammenhang mit einem Leberleiden denken muß, habe ich bereits erwähnt. Unter 93 Kranken der Gießener Klinik war in 20% ein pathogenetischer Zusammenhang mit einem Leberparenchymschaden zu finden. Die chronische Urticaria kann ebenfalls zu einem Leber- oder Gallenblasenleiden in Beziehung stehen; nach den Erhebungen der Gießener Klinik in etwa 15%.

Vielfach ist die Frage diskutiert worden, ob man bei ausgedehnten Hauterkrankungen, etwa generalisierten Ekzemen, Erythrodermien oder beim Pemphigus vulgaris mit Störungen der Leberfunktion zu rechnen hat. Diesbezügliche Untersuchungen zeigen, daß es bei ausgedehnten Dermatosen zwar zu konsekutiven Störungen der Leberfunktion kommen kann, daß sie jedoch nur passagerer Art sind und dementsprechend nach Besserung des Hautbefundes schwinden.

Haut und Pankreas

Für die Dermatologie sind vor allen Dingen solche Hautveränderungen von Bedeutung, die zu Störungen der endokrinen Funktion des Pankreas in Beziehung stehen. Hier ist in erster Linie der Diabetes mellitus zu nennen. Ein wichtiges Leitsymptom des Diabetes ist der Pruritus, der im Gegensatz zum Pruritus bei Leberleiden, sich in 80% aller Fälle an den Genitalien einstellt. Eine Untersuchung auf Diabetes empfiehlt sich bei allen Kranken mit Candidamykose, denn bekanntlich begünstigt die Zuckerkrankheit das Entstehen eines Soors.

Besonders zu achten ist auf die Balanitis candidamycetica. Alte Männer mit Klagen über Rötung und Brennen an der Glans penis und Fossa navicularis sind sozusagen automatisch auf Zucker zu untersuchen. Hierbei entdeckt man außerordentlich häufig einen bis dahin nicht diagnostizierten Diabetes. Auf Diabetes zu achten ist ferner bei der chronisch-rezidivierender Furunkulose und bei allen Angiopathien, wie z.B. bei der Nekrobiosis lipoidica und bei allen ulcerösen und gangränösen Prozessen an den Akren.

Da in den letzten Jahren eine allgemeine Zunahme des Diabetes mellitus festzustellen ist, werden wir heute selbstverständlich häufiger auf Diabetiker bei der Behandlung verschiedener Dermatosen stoßen. Es empfiehlt sich deswegen auch in der dermatologischen Praxis auf Diabetes besonders zu achten und zwar, speziell bei älteren Patienten, auch eine Blutzuckerbestimmung zu machen, denn der Altersdiabetes weist oft keine Glykosurie auf. Es braucht nicht besonders hervorgehoben zu werden, daß jede Dermatose besser zur Abheilung gebracht werden kann, wenn die Zuckerkrankheit mitbehandelt wird.

Unter den Hautmanifestationen, die in Beziehung zu Störungen der exokrinen Pankreasfunktion stehen, ist vor allem die rezidivierende Thrombophlebitis saltans zu nennen. Sie kann eine Teilerscheinung einer Periarteriitis nodosa sein, nicht selten ist sie aber auch ein Leitsymptom einer chronischen Pankreatitis oder eines Pankreascarcinoms.

Haut und Lungen

Eine Untersuchung der Lungen ist indiziert beim Erythema nodosum, besonders wenn es im Kindesalter auftritt und beim Granuloma anulare. Denn bei beiden Erkrankungen kann eine Tuberkulose der Lungen den Schrittmacher der Hautveränderungen bilden. Auch die seltene, von MIESCHER beschriebene, Granulomatosis disciformis chronica et progressiva kann mit einer Lungentuberkulose in Zusammenhang stehen.

Auf Lungentuberkulose ist ferner zu achten bei Epididymitis. Dabei muß man wissen, daß entgegen der im allgemeinen vertretenen Lehrmeinung die tuberkulöse Nebenhodenentzündung in einem erheblichen Prozentsatz der Fälle acut beginnen kann, genauso wie eine gonorrhoische Epididymitis. Ferner braucht eine Nebenhodentuberkulose nicht unbedingt eine höckrige Beschaffenheit der Oberfläche des Nebenhodens aufzuweisen. Wir sind diesem Problem in unserer Klinik speziell nachgegangen.

Bei den meisten Formen der Hauttuberkulose besteht bekanntlich in der Regel kein aktiver Prozeß an den Lungen. Immerhin empfiehlt es sich bei den sogenannten Tuberkuliden, insbesondere beim Lichen scrofulosorum der Jugendlichen, bei den papulo-nekrotischen Tuberkuliden und beim Erythema induratum BAZIN, eine genauere Lungenuntersuchung vorzunehmen.

Endlich möchte ich noch in bezug auf Haut und Lungen an das Lungenemphysem erinnern, mit dessen Entstehung man beim Pseudoxanthoma elasticum bzw. beim Grönblad-Srandberg-Syndrom rechnen muß. Ich erwähnte bereits, daß es sich hierbei um einen generellen Elasticadefekt handelt, der an den Lungen leicht zu einem Emphysem führen kann.

Eine Röntgenuntersuchung der Lungen ist selbstverständlich bei allen Formen der Hautsarkoidose angezeigt, denn der Morbus Boeck geht bekanntlich fast ausnahmslos von den Lymphknoten der Lungenhili aus.

Auf ein Mitbefallen der Trachea, der Bronchien und der Lungen ist bei schweren Candidamykosen zu achten, die man heute bei Kranken, die intensiv einer antibiotischen Behandlung unterworfen wurden, häufiger beobachten kann. Die progressive Sklerodermie als eine Systemerkrankung des Bindegewebes kann sich auch an den Lungen manifestieren. Es kommt zum Schwund der Alveolen und zu Cystenbildungen oder auch zu einer kompakten Sklerosierung. Also ist auch bei der progressiven Sklerodermie eine genauere Lungenuntersuchung zu empfehlen.

Haut — Herz und Kreislauf

Das Herz wird in erster Linie bei solchen Dermatosen befallen, die in den Formenkreis der rheumatischen bzw. para-rheumatischen Erkrankungen fallen. Bei Kindern mit acutem Rheumatismus tritt in etwa 10% der Fälle am Stamm das von Lehndorf und Leiner beschriebene *Erythema anulare* auf, das die Eigentümlichkeit hat, nur zart angedeutet, wie mit Pastellfarben gemalt, zu sein. Es ist ein wichtiges pathognomonisches Zeichen für eine, sich am Herzen einstellende Endo-, Myo-, Perioder Pancarditis.

Ihnen allen bekannt ist die von Libman-Sacks näher beschriebene Endocarditis beim acuten Lupus erythematodes.

Bei Dermatomyositis kommt es relativ oft zu einer Myocarditis, bei der progressiven Sklerodermie kann es zu einer Pericarditis und Myocardfibrose kommen.

Eine genauere Kreislaufuntersuchung ist angezeigt bei der *Nekrobiosis lipoidica*, die, wie Gottron zeigen konnte, nicht immer mit Diabetes in Zusammenhang zu stehen braucht. Sie hängt oft mit einem labilen Hypertonus zusammen. Dies gilt besonders für ihre mehr in der Tiefe sich abspielende von Gottron als *Lipogranulomatosis subacuta hypertonica* genannte Abart.

Auf einen labilen Hypertonus ist bei allen hämorrhagisch-pigmentären Dermatosen, also Purpura Majochii, Morbus Schamberg, Dermatite lichenoide Gougerot-Blum zu achten, wenn sie auch nicht selten medikamentös bedingt sein können. Im letzteren Falle ist meist eine ausgeprägte Thrombopenie vorhanden, deswegen würde ich empfehlen, bei hämorrhagisch-pigmentären Dermatosen ein Blutbild anzufertigen oder besser noch den Thrombozyten-Test nach Storck und Hoigné durchzuführen.

Foci

Zum Schluß noch einige Hinweise zum Problem der Fokalinfektion. So umstritten dieses Problem ist, so läßt es sich nicht leugnen, daß es möglich ist, bei einigen Hautleiden einen Dauererfolg nach Beseitigung eines Focus zu erzielen.

Am sichersten gelingt es nach eigenen Erfahrungen und Angaben in der Literatur bei dem von ANDREWS beschriebenen Pustularbakterid. Auch bei der subcornealen Pustulosis SNEDDON-WILKINSON ist eine Suche nach einem Focus zu empfehlen. Nach Foci sollte man in der Praxis beim Erythema exsudativum multiforme und beim Erythema nodosum sowie bei vasculären Allergiden, speziell bei der Periarteriitis nodosa cutanea benigna fahnden. Bei Urticaria und Ekzem ist das Fokalgeschehen nach unseren Erfahrungen nur von untergeordneter Bedeutung.

Aus der Klinik und Poliklinik für Hautkrankheiten am Klinikum Essen
der Universität Münster
(Direktor: Prof. Dr. H. GÖTZ)

Genitalstenosen unter dem Bilde der Kraurosis vulvae et penis

Von

HANS GÖTZ

A. Kraurosis vulvae

Im Jahre 1931 wurde OPPENHEIMS Beitrag „Kraurosis vulvae" im Jadassohnschen Handbuch der Haut- und Geschlechtskrankheiten dem Begriff der entzündlichen Atrophien subsummiert. Studiert man zur Klärung dieser Frage die vor und nach 1931 diesbezüglich erschienenen Publikationen, dann begegnet dem Leser eine verwirrende Fülle von Auffassungen (auf die Referate von KORTING, GEHRELS, HAUSER sei hier verwiesen). Insbesondere aus zwei Gründen vermag aber dieser Tatbestand nicht zu überraschen.

Einmal wird der Begriff der „Atrophie" unterschiedlich in der Literatur verwendet. HYMAN und FALK fragen mit Recht, ob man im Hinblick auf die Kraurosis vulvae unter Atrophie etwa nur die Rückbildung der Labien oder des Praeputiums der Klitoris verstehen soll, oder ob dieser Terminus auch die Rigidität und Stenosierung des Introitus vaginae beinhaltet. Oder bezieht sich die „Atrophie" nur auf eine zigarettenpapierartige Verdünnung der gesamten Genitalhaut, ähnlich wie wir das bei der Acrodermatitis chronica atrophicans HERXHEIMER kennen? Schließlich könnte das Wort „Atrophie" eine Kombination der vorstehend aufgeführten Möglichkeiten darstellen. Zum anderen ist die statistische Auswertung der in der Literatur im Verlaufe von Jahrzehnten mitgeteilten „Kraurosis vulvae"-Fälle problematisch, weil es bislang keine allgemein anerkannten Kriterien gab, die eine zweifelsfreie Abgrenzung der einen von der anderen verwandten Affektion im Genitalbereich gestatteten.

Nach der Definition von BREISKY (1885), die er nach der Darstellung von OPPENHEIM im Jadassohnschen Handbuch der Haut- und Ge-

schlechtskrankheiten 1931 gegeben haben soll, handelt es sich um eine
eigentümliche, allmählich fortschreitende Schrumpfung des äußeren Ge-
nitales alter Frauen, die gewöhnlich nach dem Klimakterium einsetzt.

Vergleicht man aber die Originalarbeit von Breisky aus dem Jahre
1885 mit der von Oppenheim aus dieser Arbeit abgeleiteten Definition,
so trifft nicht zu, daß Breisky die Kraurosis vulvae als eine Genital-
erkrankung „alter Frauen, gewöhnlich nach dem Klimakterium ein-
setzend" dargestellt haben soll. Ganz im Gegenteil handelte es sich bei
Breisky um 12 Patientinnen zwischen dem 19. und dem 50. Lebensjahr,
von denen die meisten eher jünger und noch im gebärfähigen Alter
waren. Als Sitz der „atrophischen Schrumpfung wurden das vestibulum,
die kleinen Labien mit dem frenulum und praeputium clitoridis, die
Innenflächen der großen Labien bis an die hintere Commissur und die
nächst angrenzende Dammhaut" angegeben.

Histologisch wurde von Breisky nur ein Fall untersucht (25jährige
Patientin). Die Biopsie des Dammes zeigte stellenweise eine Akanthose, jedoch
eine in die Tiefe reichende Sklerosierung des Bindegewebes. Nach der bei-
gefügten Zeichnung der Originalarbeit ist unterhalb der Sklerosierung offenbar ein Zellinfiltrat vorhanden. Spätere Untersucher wie Jayle und Darier
sind der Auffassung, daß die von Breisky ursprünglich beschriebenen weißlichen Flecken Leukoplakieherde darstellten, die nicht zur primären Krankheit
dazugehörten. Sie schlugen daher vor, unter dem von Breisky geprägten
Begriff Kraurosis nur die progressiv und sklerosierend verlaufende Atrophie
des mukokutanen Gewebes der Vulva zu verstehen.

Der Stand der Forschung bis etwa zum Jahre 1940 läßt sich demnach
in kurzen Zügen wie folgt wiedergegen: Eine reine Form der Kraurosis
vulvae, sozusagen eine „idiopathische Kraurosis" wird anerkannt. Komplizierend kann eine Leukoplakie hinzutreten, die gelegentlich zum
Vulvacarcinom führt. Ob Leukoplakien am Genitale von sich aus das
Bild der Kraurosis hervorrufen können, ist in der Literatur sehr umstritten. Nach persönlicher Rücksprache mit Wallace vom St.Thomas'
Hospital in London, der mehrere hundert Fälle von stenosierenden Geni-
talaffektionen untersucht hat, wird ein solcher Zusammenhang überhaupt abgelehnt.

Montgomery und Hill führten 1940 einen neuen Gesichtspunkt in
die Diskussion über die Kriterien der Kraurosis vulvae ein. Diese amerikanischen Autoren hatten das Krankheitsbild des Lichen sclerosus et
atrophicans bearbeitet und waren zu interessanten Feststellungen gekommen. Anhand der Befunde von 46 Fällen wurde zunächst der Lichen
sclerosus et atrophicans als eine eigene Krankheit anerkannt, die keine
Beziehungen zur Morphaea guttata oder zum Lichen ruber planus erkennen ließ, doch fiel klinisch die ungewöhnliche Beteiligung der Vulva
auf: von den 38 Frauen (Durchschnittsalter 50 Jahre) zeigten 20 gleichzeitig Lichen sclerosus et atrophicans-Herde am Körper und an der Vulva,
6 Patientinnen nur in der Genitonalregion. Dabei stellten Montgomery
und Hill fest, daß die histologischen Veränderungen beim Lichen
sclerosus et atrophicans und bei der Kraurosis vulvae sehr ähnlich seien.

Es muß hier allerdings vermerkt werden, daß es sich nicht um eine völlig
neue Erkenntnis handelte, denn bereits im Jahre 1914 wies C. A. Hoffmann

auf die auffallende Ähnlichkeit hin, die zwischen den klinischen und histologischen Bildern des Lichen sclerosus der Vulva und der Kraurosis vulvae besteht, nur rechnete der Autor den Lichen sclerosus noch der circumscripten Sclerodermie zu.

Nach dem zweiten Weltkriege waren es dann die amerikanischen Autoren LAYMAN, später OBERFIELD und andere, die auf Grund des histologischen Bildes die Kraurosis vulvae als einen auf das weibliche Genitale beschränkten Lichen sclerosus et atrophicans auffaßten.

In der Tat ist die Möglichkeit nicht gänzlich abwegig, wenn man die Originaldarstellung von BREISKY liest (Patientinnen jüngeren bis mittleren Lebensalters betroffen, u.a. hintere Commissur und angrenzender Damm ergriffen, Haut weißlich, verdickt, rauh), anzunehmen, der Autor habe 1885 in Wirklichkeit auch Lichen sclerosus et atrophicans-Fälle des Genitale beobachtet. Weder JAYLE (1906) noch später DARIER (1928), die eher an eine verkannte Leukoplakie dachten, haben damals das Vorliegen eines Lichen sclerosus et atrophicans an der Vulva überhaupt erwogen, obwohl er schon — allerdings damals als zum Lichen ruber planus gehörig — bekannt war.

Auf Grund unserer eigenen Beobachtungen pflichten wir OBERFIELD bei, daß sehr wahrscheinlich viele bisherigen Publikationen über eine Kraurosis vulvae in Wirklichkeit auf den Genitoanalbereich beschränkte Lichen sclerosus et atrophicus-Fälle darstellten, wobei wir aber die Existenz einer reinen, also idiopathischen Kraurosis vulvae noch nicht verneinen können. Wie wir wissen, beschränkt sich aber ein solcher sklerosierender und atrophisierender Prozeß nicht nur auf das weibliche Genitale, sondern wir finden ihn auch beim Manne. Aus diesem Grunde sollte überlegt werden, ob das eigentlich nur noch medizinhistorisch verständliche Wort „Kraurosis" als Diagnose noch zu verwenden ist, da es die Verwirrung der Begriffe eher fördert. Letztlich stellt also die Bezeichnung „Kraurosis" ein Symptom in Form scleratrophischer Veränderungen am weiblichen, aber auch männlichen Genitale dar, wobei uns die Ursachen in allen Fällen bisher unbekannt sind.

In der Tabelle haben wir die Affektionen zusammengestellt, die als atrophisierende Genitalstenosen beim Weibe differentialdiagnostisch bedacht werden müssen, auch wenn sie in ihrer Existenz z.T. noch umstritten sind.

I. Lichen sclerosus et atrophicans

Der Lichen sclerosus et atrophicans wurde zuerst als Lichen plan scléreux von HALLOPEAU im Jahre 1889 publiziert, von DARIER (1892) histologisch beschrieben (siehe die ältere Literatur in OPPENHEIMS Beitrag im Jadassohnschen Handbuch Bd. VIII/2 — 1931). KINDLER (1953) macht auf die Literaturübersicht der klassischen Arbeit von MONTGOMERY und HILL sowie auf die schon 1936 erschienene Arbeit von MIESCHER über die „Weißfleckenkrankheit" aufmerksam. Drei Anschauungen über die mögliche Zugehörigkeit dieses Leidens zu anderen Krankheitsbildern standen sich gegenüber: 1. Es liegt eine Variante des Lichen ruber planus vor. 2. Es handelt sich um eine kleinfleckige Variante der Sklerodermie. 3. Die Affektion stellt einen Morbus sui generis dar.

Tabelle. *Genitalstenosen des Weibes „Kraurosis vulvae"*

Diagnose	Einfluß des Alters	Lokalisation	Farbe, Konsistenz	Histologie	Gefahr der Malignität	Komplikation
I Lichen sclerosus et atrophicans	Jedes Lebensalter betroffen, jedoch seltener zwischen Menarche und Menopause	Vulva isoliert oder häufiger auch Umgebung ergriffen. Oft Körperherde vorhanden	Elfenbeinfarbene, seltener bläulich weiße, hyperkeratotische Papeln und Plaques. Hornpfröpfe am Genitale selten. Meist straffe Atrophie	Im frühen Stadium erkennbar, später identisch mit essentieller Kraurosis vulvae	Primär gering	Leukoplakie, Carcinom
II Essentielle Kraurosis vulvae (Skleratrophia essentialis)	Vorwiegend nach dem Klimakterium oder im Kindesalter	Gesamte Vulva betroffen, Stenosierung ausgeprägter als bei I	Gesprengelt, weiß, wachsfarben oder gerötet, mehr flächenhafte Ausbreitung straffe Atrophie	Im frühen Stadium erkennbar, später identisch mit Lichen sclerosus et atrophicans	nein	Leukoplakie, Carcinom
III Leukoplakie (als Ursache einer Genitalatrophie zweifelhaft)	Vorwiegend höheres Lebensalter	Nur Schleimhaut und Übergangsepithel ergriffen (Cave Lichenifizierung der Umgebung)	Bläulich-weiß, scharfer oder verwaschener Rand, derb	Typisch im hyperplastischen Stadium	Ja, im allgemeinen aber überschätzt	Carcinom
IV Senile Atrophie	Nach der Menopause	Vulva und Umgebung gleichzeitig betroffen	Hyperpigmentiert, gleichmäßig weich, schlaffe Atrophie	Verdünnung aller Gewebsschichten	nein	

Ohne auf Einzelheiten hier eingehen zu wollen, sei nach Kenntnis der Literatur sowie eigener Erfahrungen festgestellt: Die überwiegende Mehrzahl aller Dermatologen des In- und Auslandes anerkennt heute den Lichen sclerosus et atrophicans als eigenes Krankheitsbild.

Klinik

Die ziemlich charakteristischen Herde werden nach unseren Beobachtungen etwa doppelt so häufig am Körper wie nur an der Vulva beobachtet. Höfs bezeichnet das weibliche Genitale geradezu als Prädilektionsstelle des Lichen sclerosus et atrophicans. Der Primärherd ist eine flache, elfenbeinfarbene Papel, die bei multiplem Auftreten allmählich einen größeren Herd entstehen läßt. Drückt man diesen mit den Fingern seitlich zusammen, wird nach Involution der primären Efflorescenz eine feine Fältelung sichtbar, die aber bisweilen auch schon spontan zu beobachten ist. Als charakteristisch gelten ferner kleine follikuläre Hornpfröpfe, die bisweilen der Gesamtläsion einen schmutziggrauen Farbton verleihen oder aber manchmal auch stecknadelkopfgroße Dellungen hinterlassen. Als Prädilektionsstellen gelten der Hals, die Regionen über den Schlüsselbeinen, zwischen und unter den Brüsten sowie die Beugeseiten der Unterarme. Letztlich können die Veränderungen aber an jeder Körperstelle auftreten.

An der Vulva greift der Prozeß in der Mehrzahl der Fälle auf die umgebende Haut bis zum Damm und After oder zu den Oberschenkeln über, kann aber — meist anfänglich nur — auf das Genitale beschränkt bleiben. Die Haut ist dünn und zeigt zigarettenpapierartige Fältelung. Die am Körper charakteristischen weißlichen Papeln mit Hornpfröpfen sind am Genitale viel weniger ausgeprägt; eher besteht hier eine Tendenz zum Zusammenfließen der Plaques. Einzeleffloreszenzen sind in der Peripherie zu suchen und bisweilen markanter. Die Stenosierung des Introitus vaginae ist weniger ausgeprägt als bei der essentiellen Kraurosis vulvae. Subjektive Symptome sind Juckreiz, bei stärkerer Schrumpfung der Vulva Dyspareunie.

Histologie

Das histologische Bild ist recht charakteristisch. Die Epidermis zeigt eine Hyperkeratose, obwohl das Rete Malpighii verdünnt ist und die Retezapfen verstreichen. Die Follikelostien weisen aber Erweiterungen auf, angefüllt mit Hornpfröpfen. Die Basalmembran wird schwer geschädigt (STEIGLEDER und RAAB), was zur Lockerung der Kontinuität der Epidermis-Coriumgrenze führt und Blasenbildungen begünstigt. Während die Elastica schwindet, vermindern sich die kollagenen Fasern, die subepidermal kernarm, homogenisiert und oedematös werden. Unterhalb dieses veränderten subepidermalen Bindegewebsstreifens liegt ein entzündliches Zellinfiltrat, vorwiegend aus Lymphocyten und Histiocyten (am weiblichen Genitale gelegentlich noch aus Plasmazellen) bestehend.

Prognose und Therapie

Die Ätiologie ist unbekannt. Auch gibt es keine zuverlässige Therapie. Weder Antibiotica, noch Hormone oder Vitamine haben das Bild sicher ändern können. Besonders bei jugendlichen weiblichen Individuen besteht aber eine

Tendenz zur Rückbildung. Corticosteroide haben sich hierbei als nützlich erwiesen (DITKOWSKI u. Mitarb.), besonders *Corticosteroidsalben* gegen den Juckreiz. Während WALLACE und WHIMSTER, vor allem aber ersterer, die Auffassung vertreten, daß sich in einem hohen Prozentsatz zum Lichen sclerosus et atrophicans eine Leukoplakie der Vulva hinzugesellt, scheint nach den übrigen Autoren wie auch nach eigenen Beobachtungen eine solche Entwicklung seltener einzutreten. Die Gefahr der Malignität besteht also beim Lichen sclerosus et atrophicans primär kaum, es sei denn, daß eine sekundäre Leukoplakie später carcinomatös entartet.

II. Essentielle Kraurosis (Skleratrophie) der Vulva

Auch heute noch werden bei dermatologischen Demonstrationen Schrumpfungsvorgänge am weiblichen Genitale meist unter der summarischen Diagnose „Kraurosis vulvae" vorgestellt. Andere differential-diagnostische Erwägungen bleiben dadurch unberücksichtigt. Wir sollten daher das Wort „Kraurosis" vermeiden und besser von einer „Skleratrophie" der Vulva sprechen. Noch nicht endgültig entschieden ist aber die Frage, inwieweit sich unter dem Bilde einer solchen idiopathischen oder essentiellen Skleratrophie der Vulva ein isolierter Lichen sclerosus et atrophicans des Genitale verbirgt. Bei der Ätiologie spielen wahrscheinlich hormornale Einflüsse eine große Rolle, denn betroffen sind vor allem Frauen jenseits des Klimakteriums, oder auch Mädchen vor der Pubertät. Nach unserer heutigen Kenntnis müssen wir die essentielle Skleratrophie der Vulva zumindest als selten bezeichnen, verglichen mit der Frequenz des Lichen sclerosus et atrophicans.

Klinik

Die subjektiven Beschwerden sind gering (Juckreiz oder Schmerzen beim Koitus oder auch Urinieren), im allgemeinen sehr wechselhaft. Hier liegt ein essentieller atrophischer Prozeß vor, der immer mit entzündlichen Veränderungen einhergeht, seien diese nun unbekannter primärer oder bekannter sekundärer Natur (WALLACE und WHIMSTER). Klinisch handelt es sich um das Bild einer Schrumpfung der Vulva mit gesprenkelter, weißlich oder rötlich verfärbter Haut in flächenhafter Anordnung. Nach MONTGOMERY und HILL wird diese Form der „essentiellen" Schrumpfung der Vulva vorwiegend durch den makroskopischen Befund von dem Lichen sclerosus et atrophicans abgegrenzt. 1. Die Außenseiten der großen Labien werden nicht in den Krankheitsprozeß einbezogen. 2. Die verdünnte Haut geht allmählich in die gesunde Haut über; beim Lichen sclerosus et atrophicans finden sich hingegen in der Peripherie Efflorescenzen. 3. Kein Übergreifen der „essentiellen" Skleratrophie auf den Damm oder die Oberschenkel. 4. Stenosierung des Vaginaleinganges ist immer vorhanden.

Sicher läßt sich die Beobachtung nicht verallgemeinern, daß der Lichen sclerosus et atrophicans der Vulva nicht jucke, im Gegensatz zur essentiellen Skleratrophie. Auch unsere eigenen Lichen sclerosus et atrophicans-Patientinnen klagten über Juckreiz. Die Histologie vermag nach WALLACE und WHIMSTER nur im Anfangsstadium im Sinne der essentiellen Skleratrophia vulvae zu sprechen (CLARK kommt an Hand von 147 Fällen allerdings zu dem Schluß, auch histologisch lasse sich von Anfang an die Kraurosis vulvae nicht von dem Lichen sclerosus et atrophicans trennen, seien also identisch).

Histologie

Die Epidermis ist mehr oder weniger verdünnt, ihr unterer Rand abgeflacht. Die Neigung zur Verhornung ist vermindert und normal. Im oberen Corium findet sich ein Oedem, die elastischen Fasern sind rarefiziert oder fehlen, das Kollagen hingegen noch nicht homogenisiert. Direkt unterhalb der Epidermis liegt ein chronisch-entzündliches Zellinfiltrat, das bisweilen eine Anordnung wie bei der Bildung von Lymphfollikeln zeigt. Der Auffassung von MONTGOMERY und HILL sowie einiger anderer Autoren, daß sich nur bei der essentiellen Skleratrophie der Vulva in der Tiefe stärkere Gefäßveränderungen zeigen, wurde lebhaft widersprochen (HYMAN und FALK). Im späteren Stadium verschwindet schließlich das subcutane Fett (besonders das der Labia majora), die Epidermisanhangsgebilde wie auch die Nervenendbahnen schwinden. Das Endstadium ist von jenem des Lichen sclerosus et atrophicans der Vulva nicht mehr zu unterscheiden.

Prognose und Therapie

Eine wirksame Therapie ist nicht bekannt. Bei sehr starkem Juckreiz ist bisweilen eine Vulvektomie durchgeführt worden, doch ist diese etwa wegen der Gefahr der Malignität nicht indiziert, da die Prognose quoad vitam als gut zu bezeichnen ist. Nur wenn leukoplakische Veränderungen hinzutreten, ist bei drohender carcinomatöser Entartung eine solch eingreifende Operation indiziert. Die Röntgenstrahlentherapie hat die ursprünglichen Erwartungen nicht erfüllt, da früher oder später der gefürchtete Juckreiz wieder einsetzt. KNIERER empfahl Atebrin (später auch Resochin) mit gutem Resultat. Wir selbst versuchen, bei Vulvaatrophien – gleich welcher Genese – durch Ovestin = Oestriol (täglich 1 Injektion i.m.) und Resochin (zwei- bis dreimal täglich 0,25 g oral) sowie lokalen *Corticosteroidsalben* Besserung zu erzielen, manchmal kombiniert mit Vitamin E. Bisweilen stellt sich ein Erfolg ein.

III. Leukoplakie der Vulva

Klinik

Die Leukoplakie ist eine Affektion der Schleimhaut. Durch fortgesetzte bekannte und unbekannte Irritationen (denken wir an die Leukoplakie des Pfeifenrauchers) bilden sich bei disponierten Individuen dicke weiße bis bläulich-weiße Plaques, deren Ränder scharf oder verwaschen sind. Die Veränderungen sind in der älteren Literatur vielfach als leukoplakische Vulvitis bezeichnet worden. Der Juckreiz ist meist ausgeprägt, unterliegt jedoch Schwankungen, mit oder ohne Therapie (WALLACE und WHIMSTER). Echte Herde bilden sich auf der Schleimhaut oder Übergangshaut, jedoch nicht in der Umgebung. In letzterem Falle liegt vielmehr, durch den Juckreiz bedingt, eine Lichenifizierung vor. Die Leukoplakie kann sekundär der essentiellen Skleratrophia vulvae oder dem Lichen sclerosus et atrophicans folgen, kann aber auch selbständig und unabhängig von diesen beiden Krankheitsbildern auftreten. *Anhand unseres histologischen Materials ist aber der Schluß nicht erlaubt, daß sich aus solchen Herden Veränderungen im Sinne eines Lichen sclerosus et atrophicans bzw. einer Skleratrophia vulvae entwickeln.* Das höhere Lebensalter ist beim Auftreten einer Leukoplakie sicher bevorzugt.

Auf die Histologie wollen wir hier nicht näher eingehen. Zur Frage der Malignität leukoplakischer Veränderungen bei straffen Atrophien am Genitale sei nur vermerkt, daß der von Taussig errechnete hohe Wahrscheinlichkeitsgrad einer Carcinomentwicklung aus Leukoplakien (etwa 50% der Fälle) wohl zu hoch ist. McAdams und Kistner haben 20 Patienten mit reinen Leukoplakien der Vulva zwischen 3 bis 25 Jahren nachbeobachtet und nur in 2 Fällen tatsächlich eine Carcinombildung erlebt.

IV. Atrophia vulvae senilis

Von den geschilderten straffen Schrumpfungsprozessen am Genitale muß letztlich noch abgegrenzt werden die „senile Genitalatrophie". Wir finden sie nur bei Frauen nach der Menopause. Die subjektiven Symptome werden im allgemeinen nicht als bedeutsam angesehen. Klinisch bietet sich eine in allen Teilen gleichmäßig geschrumpfte Vulva. Die Haut ist nicht sklerosiert und zeigt auch keine weißen flächenhaften Veränderungen. Histologisch liegt eine Verdünnung aller Gewebsschichten vor, ohne Neigung zur malignen Entartung. Die senile Genitalatrophie wird nach Wallace und Whimster bei etwa 5% alter Frauen gefunden. Nach unseren Beobachtungen ist sie aber mindestens doppelt so häufig. Die Kenntnis dieses Bildes ist wichtig, da es bisweilen mit der „essentiellen" Skleratrophie der Vulva verwechselt und hinsichtlich der Prognose wegen der größeren Neigung zur Leukoplakie bei letzterer fehlbeurteilt wird.

Folgerungen

Abschließend ergibt sich, daß die Diagnose „Kraurosis vulvae" in der Vergangenheit in mannigfaltiger Interpretation angewandt wurde und heute nur noch medizinhistorisch zu verstehen ist. Um zu einem besseren Verständnis in der Beurteilung von Schrumpfungsvorgängen am Genitale mit und ohne Kombination weißlicher Verfärbungen zu kommen, bedarf es einer exakten Analyse aller klinischen und histologischen Befunde (wobei der Wert der genauen Lokalisation einer Biopsie nicht genug betont werden kann), vor allem aber der langjährigen Nachbeobachtung reiner Fälle. Nur auf diese Weise scheint es uns möglich, noch umstrittene Probleme wie die der Existenz einer idiopathischen Skleratrophie der Vulva oder deren völlige Identität mit dem Lichen sclerosus et atrophicans aufzuklären. Feststeht sicher, daß wir beim Lichen sclerosus et atrophicans der Körperhaut und bei der auf das Genitale beschränkten Skleratrophie nach gewisser Dauer der Affektion den gleichen histologischen Endeffekt bei wahrscheinlich verschiedenartigen Schädigungsprinzipien vorfinden. Ob wir aus diesen Fakten den Schluß ziehen dürfen, es handele sich stets um die gleiche Krankheit, muß noch offen bleiben. Darüber hinaus bedarf die Frage der tatsächlichen Häufigkeit des Auftretens von Leukoplakien bei den Genitalstenosen, primärer oder sekundärer Art, sowie die Entwicklung zur Malignität unserer weiteren Aufmerksamkeit.

B. Kraurosis penis

I. Essentielle Kraurosis (Skleratrophie) des Penis

In gleicher Weise wie beim Weibe finden sich auch beim Manne Schrumpfungsvorgänge am Genitale, die mit einer Sklerosierung und weißlichen Verfärbung einhergehen. Die ersten entsprechenden Fälle stellte DELBANCO (1908) vor und bezeichnete sie als „Kraurosis glandis et praeputii penis". Wie der Autor schon damals erkannte, handelte es sich mikroskopisch und makroskopisch um Veränderungen, die dem skleratrophischen Stadium der Kraurosis vulvae entsprechen. Nach der Literatur müssen hier aber weitere Krankheitsbilder angeführt werden, die sich in wesentlichen Zügen sehr ähnlich sind: Die Balanitis xerotica obliterans, der Lichen sclerosus et atrophicans und die circumscripte Sklerodermie des Penis.

Klinik

Die essentielle Skleratrophie des Penis bzw. die Kraurosis penis betrifft alle Altersklassen (ein Patient von WEISSENBACH und FERNET war erst 17 Jahre alt, ein eigener Fall 20 Jahre), findet sich vorwiegend aber erst nach der Pubertät. Bei einem Teil der Patienten entwickeln sich die Veränderungen unmerklich, zumal nicht selten eine Phimose vorliegt, die das Geschehen lange Zeit verbirgt. Manchmal bilden sich erythematöse Herde auf der Glans oder am Praeputium, wobei es zum Brennen, Stechen, Jucken, auch zum Ausfluß kommen kann. Schmerzen beim Koitus werden gleichfalls bisweilen angegeben (Erektion!), doch wechseln die Klagen je nach dem Verlauf der Krankheit. Der Prozeß ist chronisch und läuft in Monaten bis zu vielen Jahren ab. Allmählich wird die Haut der Eichel weiß bis weißlich-blau, elfenbeinfarben und fühlt sich bei der Palpation pergamentartig an. Sie zeigt Fältelungen und wird im Laufe der Zeit stetig dünner. Feinere Einrisse sind nicht ungewöhnlich. Teleangiektasien entstehen nur gelegentlich. Schließlich schrumpfen und sklerosieren das Praeputium und das Frenulum. Die Urethralmündung verfärbt sich weißlich und wird immer enger. Über die Fossa navicularis hinausreichende höhere Partien der Harnröhre werden seltener einbezogen, was unter Umständen zu Komplikationen führt. Der Sulcus coronarius verstreicht.

Histologie

Im Frühstadium stehen uncharakteristische entzündliche Veränderungen im Vordergrund (Oedem im Papillarkörper, Lymphocyten, Plasmazellen, auch Histiocyten). Charakteristisch ist hingegen das spätere Stadium. Die Epidermis ist verdünnt, wobei eine Hyperkeratose nachweisbar wird. Das Stratum basale ist meist stärker aufgelockert. Als auffallendstes Merkmal tritt eine subepidermale, oedematöse, homogenisierte kernarme Kollagenzone hervor. Die Elastica schwindet oder liegt nur noch in Resten vor. Unterhalb dieser Zone findet sich fast stets ein bandartiges, chronisch-entzündliches Zellinfiltrat, im ganzen also ein Bild wie beim Lichen sclerosus et atrophicans der Vulva. HERMANN und STÜTTGEN wiesen degenerative Veränderungen des vegetativen Nervensystems im atrophierten Praeputium nach, die sie jedoch als unspezifisch, d.h. von sekundärer Natur betrachten.

II. Beziehungen zur Balanitis xerotica obliterans (Stühmer)

1928 veröffentlichte STÜHMER (eine ergänzende Mitteilung erfolgte 1932) seine Beobachtungen über eine Krankheit an der Eichel, die, wie er glaubte, gegen die Kraurosis penis (Skleratrophia penis in unserem Sinne) abgegrenzt werden müßte. Er belegte sie mit der Diagnose „Balanitis xerotica obliterans" und charakterisierte sie als einen atrophischen Schrumpfungsprozeß der Glans und des Praeputiums des Penis, der zur Urethralstenose führe. Unter Berücksichtigung weiterer Fälle ergibt sich aber ein klinisches Bild, das sich nicht von der unter „essentieller Skleratrophie des Penis" geschilderten Beschreibung abhebt.

STÜHMER führte drei Gründe an, die ihn seiner Zeit zur Abgrenzung gegen die Kraurosis penis ermutigten:

1. Das Leiden rufe nur geringen oder keinen Juckreiz hervor.
2. Die Krankheit trete nur im Anschluß an eine Phimoseoperation auf (nach LANDES und MENSE soll die Zeit bis zur beginnenden Atrophie zwischen $^1/_2$ bis zu 22 Jahren schwanken).
3. Das jüngere Lebensalter sei bevorzugt.

Nach einem Überblick über die Literatur läßt sich feststellen, daß sich keiner der von STÜHMER für so wichtig erachteten Gründe für eine Abgrenzung seines Krankheitsbildes gegen die Kraurosis penis halten ließ (siehe auch GRÜTZ, jüngst FARTASCH). Unter Berücksichtigung ätiologischer Gesichtspunkte gab schon BEEK im Jahre 1938 eine überzeugende Darstellung. Anhand des Schrifttums und eigener Beobachtungen schälte sich hinsichtlich der klinischen Symptome, der Histologie und des Verlaufs die schon erwähnte weitgehende Übereinstimmung der Kraurosis penis mit der Balanitis xerotica obliterans heraus. Da sich andererseits spontane Kraurosis penis-Fälle aber nicht leugnen ließen, empfahl BEEK, folgende Differenzierungen aufrecht zu erhalten:

1. Kraurosis (Atrophia progressiva glandis et praeputii) spontanea (Typus DELBANCO).
2. Kraurosis post balanitidem.
3. Kraurosis post operationem, Typus STÜHMER.

III. Beziehungen zum Lichen sclerosus et atrophicans

1941 schlossen sich die amerikanischen Dermatologen FREEMAN und LAYMON der Auffassung von BEEK an (siehe auch GANS und STEIGLEDER). In dieser Arbeit kommen FREEMAN und LAYMON auf weitere Krankheiten der männlichen Genitalregion zu sprechen und diskutieren die differentialdiagnostischen Überlegungen. Es wird nunmehr die Frage aufgeworfen, ob die Balanitis xerotica obliterans (bzw. die Kraurosis penis) und der Lichen sclerosus et atrophicans miteinander in enger Beziehung stehen. Sind die Beobachtungen über gleichzeitiges Vorkommen dieser Krankheit zufällig? Die Autoren zitieren aus der Literatur diesbezügliche Beobachtungen. Drei Jahre später ziehen LAYMON und FREEMAN (1944) anhand des Studiums von 6 weiteren Balanitis xerotica obliterans-Fällen den Schluß, daß in der Tat diese Krankheit mit dem Lichen sclerosus et atrophicans identisch sei. Diese Auffassung stützten sie auf die Identität der histologischen Bilder bei beiden Affektionen. WELTON und NOWLIN sind der gleichen Meinung.

Um Wiederholungen zu vermeiden, verweisen wir auf unsere Darstellungen des Lichen sclerosus et atrophicans im Abschnitt über die Kraurosis vulvae. Ersterer befällt zwar vorwiegend die Rumpfhaut, doch wird sie auch am männlichen Genitale beobachtet, allerdings auffallend seltener als beim weiblichen Geschlecht. In einem Fall von MONTGOMERY und HILL war der Penisschaft von zahlreichen weißlichen Herden überzogen. Das deckt sich mit unserer eigenen Beobachtung. Bei den Kranken von LAYMON und FREEMAN zeigte sich ein stenosierendes Band um das Praeputium mit Herden an der Eichel, wie auch wir es in einem Fall fanden. Die Urethralstenose ist bei allen Formen sklerosierender Schrumpfungsprozesse am Penis zu fürchten, auch bei einer circumscripten Sklerodermie der Glans und des Praeputiums, wie wir das bei einem 38 jährigen Patienten nachweisen konnten. Die Struktur kann unterschiedlich hoch sein, wie bei einem Patienten von SCHUERMANN, bei dem die Verengung 8 cm lang war. Schwierigkeiten beim Wasserlassen, Urinretention, Stauungsbeschwerden mit Schädigung der Blase und selbst der Niere erwähnt GAYET.

Weitere Gefahren bei scleratrophischen Prozessen des Penis ergeben sich grundsätzlich, wenn sich zu den besagten Affektionen Leukoplakien hinzugesellen, die carcinomatös entarten können. Auf die Arbeit von GENNER und NIELSEN (1930) sei hingewiesen. Bei 51 von diesen Autoren aus der Literatur zusammengestellten Patienten (einschließlich dreier eigener Fälle dieser Autoren) entwickelte sich neunmal, also bei 18% der Kranken, ein Carcinom. GOTTRON weist allerdings darauf hin, daß nach seinen Erfahrungen dieser Prozentsatz sicher niedriger liege. Es ist unmöglich zu beurteilen, wie viele der Carcinome sich davon primär, also ohne den Schrittmacher Leukoplakie (wenn überhaupt) entwickelt haben, da in der Mehrzahl der Fälle aus der Anamnese und den Befunden der Berichterstatter der exakte Krankheitsablauf nicht mehr zu erfassen ist.

IV. Sclerodermia circumscripta

In seltenen Fällen kommt es vor, daß sich im Bereich der Glans und des Praeputiums des Penis eine zunehmende Verhärtung einstellt, die prima vista an das klinische Bild einer Scleratrophie denken läßt. Wir beobachteten einen 40 jährigen Patienten, bei dem zunächst eine Schwellung des distalen Teiles des Penis eintrat, so daß die Vorhaut nicht mehr zurückgeschoben werden konnte. Auch fiel im Laufe von Monaten dem Patienten ein zunehmend dünner werdender Harnstrahl auf. Nach der Circumcision zeigte sich eine Stenosierung des Orificium urethrae externum und eine pergamentartige Beschaffenheit der Eichelhaut. Die Histologie des Praeputiums zeigte aber in der Tiefe des Coriums typisch verquollene Kollagenfasern. Die Epidermis war kaum abgeflacht. Das für die Scleratrophie so charakteristische subepidermale homogenisierte Band des Kollagens fehlte. Diese Symptome sprachen im Sinne einer circumscripten Sklerodermie.

Es bliebe noch die Bedeutung der Phimose für die Entwicklung von Schrumpfungsprozessen am männlichen Genitale zu diskutieren. Wie schon angeführt, hatte Stühmer gerade deren operativer Beseitigung für die Entwicklung der Balanitis xerotica obliterans einen entscheidenen Wert beigemessen. Sicher ist aber nicht die Phimektomie als Ursache für die Kraurosis penis verantwortlich zu machen (Grütz, Beek, Freeman und Laymon, Hermann und Stüttgen, eigene Beobachtungen u.a.), sondern der jahrelange und jahrzehntelange Reiz der Glans durch angeborene oder erworbene Vorhautverengung. Es ist Schuerman (1951) beizupflichten, daß die Abtragung oder Spaltung des verengten Praeputiums in solchen Fällen nur der letzte Anstoß zur Entartung eines entzündlichen Prozesses ist, der schon vor der Operation bestanden und die Veranlassung zur Circumcision gegeben hat. Ist also keine Gelegenheit zur Entwicklung eines jahrelangen Reizzustandes durch eine Phimose gegeben (z.B. dann, wenn Knaben aus religiösen Gründen schon im Knabenalter circumcidiert werden, was in der Türkei nach Marchionini im 7. bis 12. Lebensjahr der Fall ist), dann kann die nach unserer heutigen Kenntnis mit der Scleratrophia penis wohl identische Balanitis xerotica obliterans schwerlich auftreten. Auf diese Weise erklärt sich die Mitteilung von Marchionini (1953), er habe unter 250000 Kranken der Hautklinik in Ankara niemals einen Fall einer Balanitis xerotica obliterans post operationem gesehen. Es gilt ferner zu bedenken, daß Irritantien verschiedener Art (Smegma, Zucker, Zersetzungsprodukte des Urins, Bakterien, Pilze) im Praeputialsack sicher Entzündungen und sekundär Sklerosierungen des Gewebes fördern können. Denken wir nur an Sklerosierungen durch chronische Unterschenkelentzündungen beim varicösen Symptomenkomplex. Daß andererseits wieder die Phimose oder die Balanitis keine conditio sine quan non für die Entwicklung einer Kraurosis penis sind, geht jüngst aus einer Falldemonstration von Griebel hervor. Ohne vorherige entzündliche oder phimotische Symptome atrophierten innerhalb von Wochen bei einem 41 jährigen Patienten die Glans und die Urethra mit Stenose, und ähnliche Beispiele gaben Farrington und Garvey an. Solche Fälle müssen wir daher mit Recht als essentielle Skleratrophia penis bezeichnen.

Prognose und Therapie

Die Prognose der Scleratrophia penis-Fälle ist offensichtlich besser als die der skleratrophischen Prozesse der Vulva. Leukoplakien und vor allem Carcinome werden nach der Literatur doch weit seltener beobachtet, als dies beim Weibe zutrifft. Ernstere Komplikationen durch Harnretention infolge einer Meatusstriktur gehören zu den Raritäten. Die Therapie hat zum Ziele, das besonders bei der Erektion als beengend und schmerzhaft empfundene Praeputium abzutragen und die stenosierende Harnröhrenmündung zu weiten (evt. Meatotomie). Von manchen Untersuchern wurden hochdosierte Vitamin A-Gaben oder Hormone (Testosteron, Oestrosteron) verabfolgt, ohne daß sich solche aber allgemein bewährt hätten. Bisweilen gute Resultate haben sich nach Vitamin E-Applikation ergeben. Nicht nur gegen die entzündlichen Prozesse im Glans-Praeputialbereich des Penis werden – in Kombination mit Antibiotica – Corticosteroide und Corticosteroidsalben empfohlen, sondern auch bei Schrumpfungsprozessen in Kombination mit und ohne Hyaluronidaseinjektionen.

Folgerungen

Nach heutiger Auffassung ist die Kraurosis penis Delbanco in ihren Grundzügen sicher identisch mit der von Stühmer beschriebenen Balanitis xerotica obliterans. Der idiopathischen Scleratrophia vulvae steht beim Manne also eine idiopathische Scleratrophia penis gegenüber, die der von Beek als Kraurosis spontanea (Atrophia progressiva glandis et praeputii) bezeichneten Form entspricht. Der skleratrophische Zustand des Penis bzw. der Vulva ist also der Endausgang verschiedener Schädigungsprinzipien. In allen Fällen erfolgt pathogenetisch offenbar die gleiche Stoffwechselstörung mit identischen histologischen Befunden (nach Fischer und Nikolowski Verschiebungen des Gleichgewichtes Hyaluronsäure — Hyaluronidase). Für die Auffassung von Gehrels, die Balanitis xerotica obliterans sei letztlich nichts anderes als der Endausgang einer ursprünglichen Leukoplakie des Penis, haben sich bisher keine überzeugenden Beweise finden lassen. Als gesichert darf aber gelten, daß der Lichen sclerosus et atrophicans seinem Wesen nach als atrophischer Prozeß zu betrachten ist. Wenn er daher bei Lokalisation am Penis dort analoge Veränderungen wie die spontane, nach Balanitis oder Operation auftretende Skleratrophie bewirkt, ist das verständlich. Erst weitere Beobachtungen werden aber zeigen, ob der Schluß einer zweifelsfreien Zusammengehörigkeit aller beschriebenen atrophischen Penisveränderungen unter der Diagnose ,,isolierter Lichen sclerosus et atrophicans'' — ganz in Parallele zu den Schrumpfungsprozessen an der Vulva — gestattet ist.

Aus der Dermatologischen Universitätsklinik Warschau
(Direktor: Prof. Dr. med. St. Jablonska)

Dermatomyositis – idiopathische und symptomatische Formen und ihre Behandlung

Von

Stefanie Jablonska

Die Dermatomyositis ist eine der Abarten der Polymyositis, die einen sehr ausgedehnten und nicht genau präzisierten Begriff darstellt. Er umfaßt Krankheiten, die ihrem Wesen nach sehr verschieden sind und in denen ein klinisch oder nur histologisch feststellbarer entzündlicher Zustand der Muskeln auftritt.

Die klinische Klassifikation von Polymoysitis (Eaton 1954, van Bogaert und Radermecker 1954, Walton und Mitarbeiter 1958, 1963) oder die ausschließlich histologische (Denny-Brown 1953, Coers 1956) sind nicht exakt, da es keine präzise Bestimmung dafür gibt, was eigentlich die idiopathische Polymyositis darstellt. Soll aus dieser Gruppe z.B. Polymyositis bei infektiösen Krankheiten (etwa Trichinosis) ausgesondert werden, oder sind carcinomatöse Myopathie und Myopathien bei Vergiftungen usw. dazu zu rechnen? Manche Autoren sind der Meinung, daß die klimakterische Myopathie und die chronische benigne Myopathie des Quadricepes eigentlich Polymyositiden sind (Denny-Brown 1953, Adams 1954, Walton 1956, Gentili und Corsi 1961, Moya 1960, Turner und Heathfield 1961).

Tabelle 1. (Nach Barwick und Walton 1963)

POLYMYOSITIS

1. Idiopathische Polymyositis — akute / subakute / chronische   bei Kindern / bei Erwachsenen
2. Polymyositis bei Kollagenosen
3. Dermatomyositis
4. Polymyositis, Dermatomyositis, Myopathie bei malignen Tumoren

Das gleiche gilt für die carcinomatöse Myopathie, die entweder zur Myopathie oder zur Polymyositis gerechnet wird, je nachdem, ob im histologischen Bild entzündliche Infiltrate sowie Nekrose und Zerfall der Muskelfasern auftreten.

Die Ergebnisse verschiedener Autoren sind ziemlich zufällig, da sie von der Stelle der Biopsie und besonders vom Stadium der Krankheit abhängen (Nevin 1960).

Nicht genau präzisiert ist sogar die Abgrenzung der Polymyositis gegen manche Muskeldystrophien. Bei langandauerndem und verhältnismäßig gutartigem Verlauf treten im histologischen Bild eine deutliche entzündliche Komponente auf, Nekrose der Muskelfasern und Neigung zur Regeneration. Und umgekehrt: Bei manchen Myositiden vom Typ Dermatomyositis oder Skleromyositis (bei Sklerodermie) kann es zu Pseudodystrophie mit Muskelhypertrophie und charakteristischem Befall des Beckengürtels kommen. Ohne Feststellung des genetischen Charakters kann die Differenzierung schwierig oder sogar unmöglich sein, da weder klinische und histologische Kriterien, noch elektromyographische und biochemische ausreichend sind. Die Differenzierung ist von großer Bedeutung, weil für Polymyositis spontane Remissionen charakteristisch sind und die Prognose oft viel günstiger ist; vor allem ist die Polymyositis nicht erblich.

Es ist manchmal sogar schwierig, Polymyositis von Myasthenia gravis abzugrenzen, da einerseits bei Myasthenia gravis entzündliche Infiltrate und Muskelatrophien auftreten können, und anderseits — bei Polymyositis ein myasthenisches Syndrom vorhanden sein kann (Muskelermüdung, Reaktion auf Neostigmin). Es wurden sogar kasuistische Fälle des gleichzeitigen Auftretens von Dermatomyositis und Thymom beschrieben (Bonduelle und Mitarbeiter 1955, Walter und Mitarbeiter 1957, Langston und Mitarbeiter 1959, Hegglin und Siegenthaler 1959, Rundle und Sparks 1963), was auf eine gewisse pathogenetische Verwandtschaft der Dermatomyositis mit Myasthenia gravis hinweisen kann, die sehr oft von Thymusstörungen begleitet ist und ein vom Thymus abhängendes autoimmunologisches Syndrom darstellen könnte.

MARSHALL und WHITE (1961) erzielten sogar experimetell Veränderungen vom Typ der Myasthenie durch Beschädigung des Thymus. RUNDLE und SPARKS (1963) scheinen Recht zu haben, wenn sie behaupten, daß die Dermatomyositis- und die ganze Polymyositis-Gruppe sowohl der Myasthenie als auch der Muskeldystrophie sehr nahe steht. Deshalb scheint eine genaue Einteilung in verschiedene Einheiten ausschließlich auf Grund klinischer oder histologischer Unterschiede ohne Aufklärung der pathogenetischen Mechanismen nicht begründet.

Die Diagnose der Dermatomyositis ist viel leichter als die anderer Polymyositiden ohne Hautveränderungen. Das Vorhandensein von Hautveränderungen schließt in klinisch zweifelhaften Fällen die Diagnose von Dystrophie und Myasthenie aus. Die Dermatomyositis ist jedoch keine nosologische Einheit, sondern ein sehr ausgedehntes Syndrom, das sowohl idiopathische als auch symptomatische Formen umfaßt. Diese begleiten meistens verschiedene Kollagenosen, Tumoren und Vergiftungen.

Die Diagnose der idiopathischen Form ist also erst nach Ausschaltung der die Polymyositis oft begleitenden Krankheiten möglich. Sie stützt sich auf die Nichtaufdeckung des ätiologischen Faktors, was wahrscheinlich nur durch unsere Unkenntnis bedingt ist. In Zukunft wird vermutlich der Begriff idiopathische Form nicht mehr existieren, wenn die ursächlichen Faktoren gefunden werden. Bislang ist jedoch die Pathogenese noch vollkommen unbekannt.

Die Untersuchungen von SELYE und Mitarbeiter (1961) an Ratten erwiesen, daß bei Anwendung von Calciphylaxie hervorrufenden Faktoren und Histaminliberatoren Dermatomyositis-ähnliche Veränderungen erzielt werden können. Das experimentelle Modell der Dermatomyositis wie auch das der Sklerodermie (SELYE 1957, 1960) scheint jedoch keine makro- und mikroskopische Ähnlichkeit mit diesen Krankheiten zu haben. Die erzielten Veränderungen stellen eigentlich eine metastatische Calcinose mit sekundärem entzündlichen Zustand in der Haut oder in den Muskeln dar. Die Untersuchungen von GRACE und DAO (1959) sowie von CURTIS und Mitarbeiter (1961) derjenigen Fälle von Dermatomyositis die mit Tumoren vergesellschaftet sind, lassen das Vorhandensein eines autoimmunologischen Mechanismus vermuten. Man erzielte positive Hautproben mit Tumorextrakten, wobei die Hypersensibilität passiv mittels Serum übertragen werden konnte. Es ist möglich, daß auch bei der idiopathischen Form ein ähnlicher Mechanismus besteht, wobei das erste Glied in der Kette der autoimmunologischen Erscheinungen eine Infektion sein könnte, die dann eine immunologische Reaktion auslöst, welche zum Zerfall der quergestreiften Muskeln führt. Damit könnte man das Vorhandensein von immunologisch aktiven Lymphocyten in den Muskeln erklären, und auch ihre manchmal beobachtete Proliferation im Thymus (RUNDLE und SPARKS 1963).

Klinisch kann die Dermatomyositis sehr große Unterschiede, je nach der Form und noch mehr nach dem Stadium und der Dauer der Krankheit, aufweisen. Es gibt keine klinischen und histologischen Merkmale, die die Feststellung zulassen, ob es sich um eine idiopathische oder symptomatische Form handelt. Die akute Form hat Ähnlichkeit mit dem Erythematodes, die chronische Form mit der Sklerodermie.

Die akute Form Wagner-Unverricht beginnt plötzlich mit starken Muskelschmerzen (hauptsächlich im Bereich der proximalen Teile der Extremitäten, was für alle primären Muskelschädigungen charakteristisch ist), ferner mit schlechtem Allgemeinzustand (Fieber, sehr beschleunigte Blutsenkung, Verschiebung der Blutproteinfraktionen) und mit typischem periorbitalem Oedem sowie mit Gesichtserythem.

Bei der **subakuten und chronischen Form** können die Hauterscheinungen verschieden intensiv sein. Manchmal sind es nur unbedeutende Gesichtserytheme, die an einen abortiven Erythematodes erinnern, manchmal erythematöse, bzw. atrophisch-indurative Veränderungen im Gesicht und an den Extremitäten von poikilodermischem Aussehen, manchmal sind sie sklerodermähnlich, manchmal nicht charakteristisch.

In ungefähr einem Drittel der Fälle, meist bei Kindern, tritt *Calcinosis* auf, deren Mechanismus nicht geklärt ist, sich aber vermutlich von der Sklerodermie und der Raynaudschen Krankheit unterscheidet, da kein Zusammenhang mit Gefäßstörungen besteht. Die plethysmographischen Untersuchungen ergeben — im Gegensatz zur Sklerodermie — keine vasomotorischen Störungen und keine organischen Gefäßschäden (Kozminska 1964, Stroinska 1964). In der Kapillaroskopie wird manchmal eine wenig charakteristische Erweiterung der Kapillaren festgestellt (Lukasiak 1961), ohne dünne deformierte Kapillarschlingen mit unterbrochener, körniger Blutzirkulation, die für Sklerodermie typisch sind, und ohne Gigantkapillaren, die bei der Raynaudschen Krankheit auftreten.

Es ist möglich, daß die Calcinose hier unter dem Einfluß von Calciphylaxis hervorrufenden Faktoren und Histaminliberatoren entsteht (Selye und Mitarbeiter 1961), was jedoch nicht bewiesen ist. EDTA-Behandlung dieser Zustände ist im allgemeinen wenig wirksam.

Die histologische Untersuchung gilt als Grundlage der Diagnose der Dermatomyositis. Die charakteristischen Merkmale des histologischen Bildes sind: Nekrose, Zerfall und Degeneration der Muskeln, ungleichmäßiger Befall der Muskelfasern bei Vorhandensein von gut erhaltenen Fasern neben völlig zerstörten, entzündliche Infiltrate im Interstitium und Regenerationserscheinungen. Obwohl diese Merkmale für die Diagnose der Polymyositis sehr wichtig sind, haben sie keine entscheidende Bedeutung. Der Zerfall der Muskelfasern, ihre Nekrose und der damit verbundene inflammatorische Zustand (Makrophagen, die die Reste des zerfallenen Muskelgewebes beseitigen sowie lymphocytäre Infiltrate) sind zweifellos ausgeprägter bei der Polymyositis, können jedoch auch bei Dystrophien auftreten, wo im allgemeinen die Atrophie gleichmäßiger im Bereich aller Fasern auftritt und die entzündlichen Infiltrate unbedeutend sind. Es können aber Dystrophien sein, die sich histologisch nicht unterscheiden lassen (Nevin 1960, Jedrzejowska 1963). Auch bei zweifellosen Fällen von Myasthenia gravis wurden entzündliche Infiltrate und Zerfall der Muskelfasern beschrieben (Christiansen und Levinson 1950).

Viel größer sind die Schwierigkeiten bei der histologischen Differenzierung mit anderen erworbenen Myopathien, in denen im allgemeinen der gleichmäßige Zerfall der Fasern ohne Nekrose, entzündlichem Zustand und Regeneration überwiegt, manchmal aber das histologische Bild an Polymyositis erinnert.

Vermutlich hat NEVIN (1960) Recht, wenn er sagt, daß das histologische Bild eher für den Grad der Muskelbeschädigung und die Dauer der Krankheit charakteristisch ist als für die verschiedenen Muskelkrankheiten selbst. Genauso wie bei erworbenen Myopathien Polymyositis-ähnliche histologische Veränderungen auftreten können, können diese bei der typischen Dermatomyositis diskret sein, wie man sie nicht selten bei chronischem und verhältnismäßig benignem Verlauf findet. Sehr viel hängt auch von der Biopsielokalisation ab, die ziemlich zufällig ist. Bei Ausschnitten von verschiedenen Stellen und zur selben Zeit können manchmal Unterschiede des Intensitätsgrades der interstitiellen Entzündung und der Muskelfaserdegeneration festgestellt werden.

Im allgemeinen kann man jedoch LE COULANT und TEXIER (1957) zustimmen, daß bei akuter Dermatomyositis parenchymatöses Oedem und vacuoläre Degeneration überwiegen, während bei der chronischen Form entzündliche lymphocytäre Infiltrate und Proliferation des Bindegewebes vorherrschen.

Die histologische Untersuchung, die für die Diagnose und allgemeine Beurteilung des Krankheitsprozesses von großer Bedeutung ist, kann jedoch nicht die alleinige und nicht einmal die Hauptgrundlage der Diagnose bilden.

Die *Elektromyographie* ergibt die für Polymyositis charakteristischen Merkmale: Spontanaktivität, auffallend kurzdauernde Potentiale, niedrige Spannung und hoher Prozentsatz von polyphasischen Potentialen. Nach HAUSMANOWA-PETRUSEWICZ (1964) gibt es nur bei akuter Polymyositis diagnostische Elektromyographie, während in chronischen und subakuten Fällen die Elektromyographie Ähnlichkeit mit Muskeldystrophien und verschiedenen erworbenen Myopathien hat, so daß sie hier nicht die Grundlage der Diagnose darstellen kann.

Die Elektromyographie hat größte Bedeutung für die Feststellung von primären Muskelschädigungen, zum Unterschied von solchen, die mit Läsion des peripheren Neurons einhergehen. Sie hat dagegen nur begrenzte Möglichkeiten zur Differenzierung zwischen verschiedenen Formen der Myopathien.

Biochemische (enzymatische) Untersuchungen — der Transaminasen, der Aldolase und der Kreatin-Phosphokinase — können bei der Diagnose von Dermatomyositis behilflich sein (KORTING und Mitarbeiter 1962). Die Transaminasen, insbesondere Glutaminsäure-Oxalessigsäure (SGOT) und die Aldolase sind bei akuter und subakuter Dermatomyositis bedeutend vermehrt, was jedoch für Dermatomyositis nicht spezifisch ist, da ihre Werte ausschließlich von der Intensität des Zerfalls der Muskelelemente abhängen. Bei ausgesprochen chronischen und benignen Formen sowie während der Remission können die Serumenzyme erheblich absinken.

Die Bestimmung von Transaminasen und Aldolase im Serum kann eine gewiße Bedeutung für die Differenzierung der Dermatomyositis von Myositis bei Sklerodermie (VICKERS 1961) oder beim Erythematodes haben, bei denen der Muskelfaserschwund im Verhältnis zu den interstitiellen Veränderungen viel langsamer vor sich geht und nur sekundär ist. Sie gestattet jedoch nicht eine Abgrenzung der akuten Dermatomyositis gegen andere akute Myopathien und nicht einmal gegenüber akuten Dystrophien, z.B. Kinderdystrophie DUCHENNE, in der der Faserschwund sehr schnell fortschreitet.

Andererseits gibt die Enzymbestimmung nicht die Möglichkeit, zwischen chronischer Dermatomyositis und chronischen Myopathien zu unterscheiden, da die Serumenzyme bei beiden nicht unbedingt vermehrt sein müssen.

Kreatinurie und Kreatin-Phosphokinase haben keinen diagnostischen Wert, da sie ausschließlich vom Grad des Muskelgewebezerfalls abhängen und nicht von der Krankheit selbst.

Die Immunoelektrophorese ergibt keine für Dermatomyositis spezifischen Merkmale, welche sie gegen andere Kollagenosen abgrenzen könnten. Die mit STACHÓW durchgeführten Untersuchungen bei Anwendung von Gruppen-Immunseren gegen Dermatomyositis, Sklerodermie, und Erythematodes ergaben bei Dermatomyositis oft eine Vermehrung der α_2-Lipoproteine, manchmal auch α_2-Ceruloplasmin und eine Verminderung der β_1-Globuline und manchmal auch β_2-Makroglobuline; bei Sklerodermie — eine Vermehrung des Seromucoids und der β_2-Makroglobuline und Verminderung der β_1-Globuline, bei Erythematodes — eine Vermehrung des Seromukoids, der α_2-Lipoproteine und β_2-Makroglobuline, oft auch des β_1-Siderophylin und eine Verminderung der β_1-Globuline.

Es bestehen also gewisse gemeinsame immunoelektrophoretische Abweichungen für die Gruppe der sog. Kollagenosen, was jedoch nicht ihren immunologischen Zusammenhang bestätigt. Bei keiner dieser Krankheiten wurden pathologische Antigene festgestellt, da nach der Adsorption mit Normalserum alle Präzipitationslinien verschwanden.

Der Verlauf der Dermatomyositis zeigt bedeutende Schwankungen. Es kommen Spontanremissionen vor und manchmal sogar völlige Heilungen. Der Verlauf der Dermatomyositis unterscheidet sich sehr von dem der Dystrophie und einer Reihe erworbener Myopathien.

Die Prognose ist bei einem Teil der Dermatomyositis-Fälle, besonders wenn sie richtig behandelt wurden, verhältnismäßig günstig.

Über die Behandlung der Dermatomyositis besteht wegen der unterschiedlichen Behandlungsmethoden und dem verschiedenen Krankengut der einzelnen Autoren noch keine völlige Klarheit. Zweifellos ist die Dermatomyositis ein Syndrom und daher entstehen bei globaler Beurteilung der idiopatischen und symptomatischen Fälle gewisse Mißverständnisse.

Besonders strittig ist die Beurteilung der Wirkung der *Corticosteroide*. Die Mehrheit der Autoren ist der Meinung, daß die Reaktion auf Corticosteroide für Polymyositis charakteristisch ist (BARWICK und WALTON 1963). MULDER und Mitarbeiter (1963) behaupten, daß Corticosteroide schwere Folgen der Polymyositis verhüten. Dagegen ist SCHUERMANN

(1958) der Ansicht, daß die Corticosteroide für die Behandlung von Dermatomyositis keinen besonderen Wert besitzen. SCHUERMANN kam wahrscheinlich auf Grund sehr lang behandelter Fälle zu dieser Ansicht. Die günstige Wirkung der Corticosteroide am Anfang wird nämlich später durch ihren katabolen Einfluß auf die Muskeln, der den Zerfall und den Schwund der Muskelfasern beschleunigt, aufgehoben.

Die anfängliche, wenn auch nur vorübergehende Besserung ist bei Dermatomyositis immer sehr deutlich, sogar bei der symptomatischen Form (die mit Krebs oder Vergiftungen einhergeht), da die Corticosteroide den entzündlichen Zustand (Infiltrate, Oedem und erhöhte Gefäßdurchlässigkeit) beseitigen und gleichzeitig bei Anwesenheit des immunologischen Mechanismus die Produktion von Antikörpern hemmen. Die Besserung ist bei malignen Tumoren oder anderen symptomatischen Formen von kurzer Dauer, da die Corticosteroide den eigentlichen Krankheitsprozeß nicht beeinflussen. Dagegen können die Resultate bei der idiopathischen Form sehr günstig sein, wenn die Behandlung unterbrochen wird, noch bevor die katabole Wirkung der Corticosteroide zutage tritt und diese durch anabole und den Zustand der Muskeln bessernde Mittel ersetzt werden (Dianabol, Durabolin, Adenosintriphosphorsäure 30—60 mg täglich, Thiamin, Magnesium gluconatum 250 mg dreimal täglich, Nivalin 2,5—5—7 mg täglich).

Die langandauernde Anwendung von Corticosteroiden bei Personen, die an keinerlei Muskelkrankheiten leiden, kann Polymyositis-ähnliche Beschwerden hervorrufen: klinisch Schmerzen, Muskelschwäche — und Schwund, histologisch — einen schwachen entzündlichen Zustand, Oedem, Verlust der Querstreifung, manchmal auch Vakuolisierung und Hyalinisierung der Muskelfasern. HAUSMANOWA-PETRUSEWICZ und KOŹMIŃSKA (1961) riefen experimentell corticosteroid-bedingte Myositis, bzw. Myopathie bei Kaninchen nach großen Dosen Triamcinolon hervor, wobei die elektromyographischen Abweichungen viel früher als die histologischen Veränderungen auftraten. Die Myositis war nicht mit Hypokaliämie verbunden, hatte vorübergehenden Charakter und bildete sich nach Unterbrechung der Corticosteroidbehandlung spurlos zurück.

Von Bedeutung ist auch die *maskierende Wirkung der Corticosteroide auf den entzündlichen Zustand* und die Beseitigung der akuten Symptome bei Kollagenosen und anderen Polymyositiden. Aus diesem Grunde haben LE COULANT u. Mitarb. (1962) sicher Recht, wenn sie sagen, daß die Muskelbiopsien von corticosteroidbehandelten Fällen kritisch zu beurteilen sind. Die entzündlichen Infiltrate verschwinden, dagegen tritt Vakuolisierung an den quergestreiften Muskelfasern und Verlust der Querstreifung auf, was mit der Verabreichung von Corticosteroiden zusammenhängt.

Außer Corticosteroiden hat die Behandlung der idiopathischen Dermatomyositis nur empirischen Charakter. Es werden je nach dem Bakterienbefund in den Foci *Antibiotika* angewendet, ferner anabole und die Muskeltrophik verbessernde Mittel, wie auch kleine Dosen Resochin.

Resochin, das besonders beim Erythematodes günstig wirkt, wird auch bei anderen Kollagenosen angewandt, u.a. bei Dermatomyositis. Gute Resultate werden manchmal bei gleichzeitiger Anwendung kleiner

Dosen von Corticosteroiden und Resochin erzielt, wobei zuerst nur Corticosteroide verabreicht werden, bis zum Zurücktreten des akuten entzündlichen Zustands. Es darf jedoch nicht vergessen werden, daß Resochin allein die Muskeln schädigen kann. Whisnant u. Mitarb. (1963) aus der Mayo Clinic haben eine Chloroquin-Neuromyopathie beschrieben, die sehr selten und nur bei sehr lange (über 1 Jahr) und mit sehr großen Dosen behandelten Fällen vorkommt. Bei vorsichtiger Therapie — kleine Dosen, mit Pausen — wird eine derartige Myopathie nicht hervorgerufen. Durch Anwendung von großen Dosen Resochin wurden auch bei Ratten ähnliche Myopathien mit Muskelfasernekrose und Proliferation des fibrösen Bindegewebes erzielt. Sowohl klinisch (Areflexie in den unteren Extremitäten), wie auch elektromyographisch wurde, neben der primären Muskelschädigung eine neurogene Läsion festgestellt. Diese Erscheinungen waren reversibel und traten nach Unterbrechung der Behandlung zurück. Es muß jedoch unterstrichen werden, daß Antimalaria-Mittel, die oft bei Dermatomyositis und anderen Kollagenosen mit begleitender Myositis angewendet werden, die Muskeln vermutlich auf enzymatischem Wege schädigen können. Ihre langdauernde Verabreichung ist also, so wie die der Corticosteroide, eher schädlich als nützlich.

Differenzierung: Die Dermatomyositis unterscheidet sich vom *Erythematodes* morphologisch durch einen etwas anderen Charakter der Erytheme auf den Handflächen; im Gesicht jedoch können die Erytheme sehr ähnlich oder identisch sein. Der grundsätzliche Unterschied beruht auf dem Auftreten von LE-Zellen, die bei der von Chorzelski (1964) bearbeiteten Zweiphasen-Methode nur für Erythematodes spezifisch sind, ferner auf den positiven Ergebnissen der Immunofluorescenz, die durch die in unserer Klinik von Chorzelski u. Mitarb. (1964) angewandte Methode die Anwesenheit von antinukleären Antikörpern bei Erythematodes (manchmal auch bei Myasthenia gravis) anzeigt, bei Dermatomyositis dagegen negativ ausfällt. Von Bedeutung für die Differenzierung ist die Leukopenie bei Erythematodes, die gewöhnlich noch höhere Blutsenkung und deutlichere Dysproteinämie. Die visceralen Veränderungen sind ebenfalls verschieden. Nierenschäden, Polyserositis und Endocarditis sind für Erythematodes charakteristisch; Myocarditis, Veränderungen im Verdauungstrakt — also dort wo Muskeln vorhanden sind — für Dermatomyositis. Bei Dermatomyositis kommt auch nicht selten sekundäre Bronchopneumonie vor. Diese Kriterien reichen jedoch nicht immer aus. Es gibt Fälle, bei denen die Dermatomyositis in einen Erythematodes übergeht, weitere, bei denen sie gemeinsam oder an der Grenze der einen oder der anderen Krankheit vorkommen (Kierland 1964).

Die chronische Form der Dermatomyositis hat oft *sklerodermähnliche* Merkmale. Walton u. Mitarb. (Walton und Adams 1958, Barwick und Walton 1963) sind sogar der Meinung, daß Sklerodermie mit Muskelbefall (Skleromyositis) gegenüber der chronischen Dermatomyositis (Poikilosklerodermatomyositis Petges-Clejat) nicht abzugrenzen ist. Der grundsätzliche Unterschied beruht darauf, daß die Sklerodermie mit Veränderungen an den Händen und im Gesicht beginnt, die Dermatomyositis dagegen immer an den proximalen Teilen der unteren und oberen

Extremitäten. Zwar wird die Dermatomyositis manchmal von Raynaud-schen Phänomen begleitet, dieses tritt jedoch sekundär auf, nur bei Befall der ganzen Extremität und geht — im Gegensatz zur Sklerodermie — den Veränderungen nicht voraus.

Die Dermatomyositis ist in ihrem klinischen Bild mehr poikiloderm-artig und zeigt immer eine entzündliche Komponente, wenn auch verschiedener Intensität, während die Sklerodermie Hyper- und Depigmentierungen, Atrophien bzw. Verhärtungen aufweist. Bei Sklerodermie ist der Muskelschwund sekundär im Verhältnis zur Atrophie und Verhärtung der Haut und der Subcutis, bei der Dermatomyositis ist er primär und immer am meisten ausgeprägt im Bereich der proximalen Teile der Extremitäten und im Gesicht. Bei diffuser Sklerodermie kommt es zu charakteristischen Veränderungen im Oesophagus, im Herz, in den Lungen, Nieren und im Knochensystem, bei der Dermatomyositis nur zu Veränderungen des Herzmuskels und im Verdauungstrakt (einschließlich Oesophagus). Bei der Dermatomyositis treten nicht die für Sklerodermie charakteristische Sklerodaktylie und der Fingerspitzenschwund auf, es kommt nicht zu generalisierten Indurationen und nicht zur Mumifikation.

Am schwierigsten ist die Differenzierung bei Kindern, bei denen die Ähnlichkeit mit Sklerodermie besonders groß ist, da die Dermatomyositis hier einen mehr chronischen Verlauf nimmt. Die diffuse Sklerodermie ist bei Kindern selten, deshalb muß bei sklerodermähnlichen Veränderungen oder Calcinose immer Dermatomyositis-Verdacht bestehen.

Eine gewisse Bedeutung für die Abgrenzung der Dermatomyositis gegen Sklerodermie hat die histologische Untersuchung, welche bei Sklerodermie das Überwiegen von Veränderungen im Interstitium aufweist — anfänglich zahlreiche entzündliche Infiltrate, später Proliferation des fibrösen Bindegewebes. Nekrose, Zerfall und Degeneration der Muskelfasern sind nicht so intensiv und immer sekundär im Verhältnis zu den interstitiellen Veränderungen.

Transaminasen und Aldolase sind bei Sklerodermie normal oder nur unbedeutend erhöht, was bei der Differenzierung von Nutzen sein kann.

Die Elektromyographie zeigt im Grunde dieselben Veränderungen bei Sklerodermie wie bei Dermatomyositis, sogar an von den Krankheitsherden weit entfernten Stellen (HAUSMANOWA-PETRUSEWICZ und KOŹMIŃSKA 1961).

Die Sensibilitäts-Chronaxie ist für die Differenzierung auch von Bedeutung, da sie bei Dermatomyositis außerhalb der sklerodermähnlichen Veränderungen normal ist, während sie bei Sklerodermie sogar in der scheinbar unveränderten Haut verlängert ist.

Die Abgrenzung der Dermatomyositis gegen Periarteriitis nodosa (PAN) ist manchmal sehr schwer. Es gibt Fälle von PAN, die mit Muskelschäden einhergehen, welche sich von akuter oder subakuter Dermatomyositis nicht unterscheiden lassen. Wichtig im klinischen Bild ist die Feststellung von Knoten und Haemorrhagien, Nierenschäden, hohem Blutdruck und anderer Lokalisierung der Muskelveränderungen. Wichtig ist auch die Elektromyographie, die eine neurogene Schädigung aufzeigt.

Entscheidend ist die histologische Untersuchung, d. h. die Feststellung der für PAN charakteristischen fibrinoiden Nekrose der Arterienwände.

Der Muskelbefall ist sekundär, die Intensität der hier auftretenden Myositis hängt von den Gefäßveränderungen im Interstitium ab.

Transaminasen und Aldolase sind im allgemeinen weniger erhöht als bei der Dermatomyositis, was von dem geringeren Zerfall der Muskelfassern abhängt.

Die *Polyarthritis chronica evolutiva* (PChE) bereitet manchmal große differentialdiagnostische Schwierigkeiten, da die hier auftretende Myositis der Polymyositis idiopathica sehr ähnlich ist. Für dieAbgrenzung gegen Dermatomyositis ist das Fehlen der für Dermatomyositis charakteristischen Hautveränderungen, die Erythematodes oder Sklerodermie ähnlich sind, von Bedeutung. Die Differenzierung von Polymyositis ohne Hautveränderungen ist schwer. Die Diagnose stützt sich bei PChE darauf, daß hauptsächlich die distalen Teile der Extremitäten, besonders Hände und Füße, befallen sind, ferner auf charakteristische Veränderungen im Knochensystem und auf den positiven Waaler-Rose-Test. Elektromyographie und Histologie weisen Dermatomyositis-ähnliche Veränderungen auf, die aber gewöhnlich nicht so ausgeprägt sind. Die Differenzierungsschwierigkeiten sind besonders groß, wenn bei langdauernder PChE trophische sklerodermähnliche Hautveränderungen entstehen, die von chronischer Dermatomyositis sehr schwer zu unterscheiden sind. Klinisch am wichtigsten ist wohl die von Dermatomyositis unterschiedliche Lokalisation der Atrophien mit Befall der kleinen und großen Gelenke, in zusätzlichen Untersuchungen auch der Röntgenbefund, der ein für PChE charakteristisches Bild ergibt.

Die Kollagenosen begleitende Myositis wird von einigen Autoren (Walton und Adams 1958) als Kombination von Polymyositis und Kollagenosen angesehen, was jedoch nicht begründet erscheint, da die Myositis hier ein Symptom des eigentlichen Krankheitsprozesses ist und nicht eine gesonderte Krankheit. Wir sind daher der Meinung, daß hier nicht zwei Krankheiten zu diagnostizieren sind, sondern daß diese Polymyositis gegen idiopathische Dermatomyositis abzugrenzen ist, die ebenfalls als eine nosologische Einheit der Kollagenose-Gruppe zugezählt wird.

Die *symptomatische Dermatomyositis* begleitet meist maligne Tumoren. Nach Arundell u. Mitarb. (1960) und Haserick (1961) werden bei 50% der Dermatomyositis-Kranken, die über 40 Jahre sind, verschiedene maligne Tumoren festgestellt. Der Prozentsatz der Tumoren bei Dermatomyositis beträgt nach Ansicht der meisten Autoren ca. 15% (Curtis u. Mitarb. 1952; Schuermann 1951, 1952; Williams 1959); nur die Mayo Clinic gibt einen bedeutend niedrigeren Prozentsatz (ca. 7%), an, was damit zusammenhängt, daß die myasthenischen Syndrome bei Bronchialcarcinom nicht berücksichtigt wurden (Christianson u. Mitarb. 1956, Lambert u. Mitarb. 1961, Mulder u. Mitarb. 1963).

Die Carcinom-begleitende Dermatomyositis ist akut oder subakut (Dowling 1955, Thies 1957) und hängt entweder von der toxischen Wirkung der Tumorzellen oder von der durch den Tumor hervorgerufenen Autoaggression ab, was Grace und Dao (1959), sowie Curtis u. Mitarb. (1961) bewiesen haben. Es gibt wahrscheinlich keine begründete Abgren-

Tabelle 2. *Unterscheidung der Dermatomyositis-Formen*

	Mit Geschwülsten einhergehende Dermatomyositis	Idiopathische Dermatomyositis
Alter	fortgeschritten	verschieden; oft bei Kindern
Verlauf	subakut oder akut	akut, subakut oder chronisch
Hautveränderungen	oedematöse und erythematöse, keine sklerodermähnlichen Veränderungen	erythematöse, oedematöse oder sklerodermähnliche
EMG	neurogene Läsionen allein oder neben der primären Muskelschädigung	primäre Muskelschädigung
Koexistenz des myasthenischen Syndroms	nicht selten	sehr selten
Blutenzyme	mäßig vermehrt	ausgesprochen vermehrt, insbesondere SGOT
Histologie	Entzündliche Infiltrate mäßiger Zahl; oft toxische Veränderungen	Nekrose einzelner Muskelfasern, ungleichmäßiger Befall der Muskeln, Oedem, entzündliche Infiltrate, Regenerationserscheinungen
Immunoelektrophorese	Vermehrung der a_2- und a_1-Lipoproteine und Verminderung anderer Fraktionen	Vermehrung der a_2-Lipoproteine, oft des a_2-Ceruloplasmins und β_{2A}-Globuline

zung des myasthenischen Syndroms gegen die Carcinom-begleitende
Myositis, da mäßige myasthenische Symptome (Ermüdung, verhältnismäßig gute Reaktion auf Neostigmin) bei Myositiden verschiedenen
Ursprungs auftreten können. Hier werden außer myasthenischen Sym-
tomen entzündliche Veränderungen der Muskeln und oft Gesichtserythem festgestellt.

Sehr oft kommt auch *die neurogene Komponente* vor, die elektromyographisch, durch Entartungsreaktion oder sogar klinisch festgestellt
wird. Nicht selten fehlen Hautveränderungen und das Krankheitsbild
zeigt eher Merkmale von carcinomatöser Myopathie oder Myoneuropathie (KORTINGN 1963). Manche Autoren unterstreichen auch die Rolle
des Zentralnervensystems bei der Pathogenese sogar der idiopathischen
Dermatomyositis (GRZYBOWSKI 1936, GOTTRON 1954, REIMER 1963),
dieser Mechanismus würde jedoch indirekt sein, ohne Schädigung des
peripheren motorischen Neurons, die durch Elektromyographie festgestellt wird. Es ist auch möglich, daß das Zentralnervensystem, ebenso
wie andere Organe, in den allgemeinen Krankheitsprozeß einbezogen
wird.

Das histologische Bild der symptomatischen Dermatomyositis kann
verschiedene Veränderungen aufweisen — von typischer Polymyositis
mit Nekrose einzelner Muskelfasern, ungleichmäßigem Befall der Mus-
18*

keln, entzündlichen Infiltraten und Regenerationsmerkmalen — bis zu Myopathien mit unbedeutenden entzündlichen Infiltraten und gleichmäßiger Atrophie der Muskelfasern. Je nach dem Grad des Muskelzerfalls sind die Enzyme verschieden erhöht, oft sind sie aber niedriger als bei der idiopathischen Dermatomyositis.

Die Elektromyographie weist primäre Muskelschädigung auf, in einzelnen Muskeln manchmal eine neurogene Schädigung. Bei carcinomatöser Myoneuropathie ist es immer eine neurogene Läsion.

Die Immunoelektrophorese kann in gewissem Grade von Nutzen sein, da bei Kombination mit Tumoren hauptsächlich die Vermehrung der α_2-Lipoproteine, oft auch α_1-Lipoproteine und Verminderung anderer Fraktionen, insbesondere der β_1-Globuline; β_1-Siderophilin und β_2-Makroglobuline festgestellt wird, während bei der idiopathischen Abart sich oft auch die α_2-Ceruloplasmin-Fraktion und β_{2A}-Globulin erhöht. Diese Kriterien sind jedoch nicht sicher und können nicht die Grundlage der Diagnose bilden. Unterstrichen werden muß das Fehlen von pathologischen Antigenen im Serum (Verschwinden aller Präzipitationslinien nach Adsorption mit Normalserum), d.h. die Immunoelektrophorese ermittelt bei der von uns angewandten Methode nicht die präzipitierenden carcinomatösen Antikörper, die vermutlich durch Immundiffusion bei Anwendung von Tumorgewebsextrakten als Antigen gefunden werden könnten.

Ebenso hat die *Reaktion auf Corticosteroide* keine differentialdiagnostische Bedeutung. Sie ist günstig sogar bei Vorhandensein von Tumoren, da Corticosteroide den entzündlichen Zustand beseitigen und den vermutlich immunoligischen Mechanismus beeinflussen. Unter ihrer Wirkung können sogar die Erscheinungen der Dermatomyositis gänzlich zurücktreten, was natürlich keine Heilung bedeutet. Die Dermatomyositis kann jedoch den klinischen Symptomen des Tumors vorausgehen, so daß nach ihrem Abklingen unter der Behandlung mit Corticosteroiden dieser nicht erkannt werden kann. Deshalb müssen unabhängig von den sogar sehr günstigen Ergebnissen der Behandlung mit Corticosteroiden bei Dermatomyositis Erwachsener sehr genaue Untersuchungen auf maligne Tumoren durchgeführt werden, die hier verschiedenen Typs sein und einen verschiedenen Ausgangspunkt haben können. Der immunologische Mechanismus, der die Grundlage der die Tumoren begleitenden Dermatomyositis ist, könnte mit denselben autoimmunologischen Mechanismen zusammenhängen wie bei Myasthenie oder Polymyositis anderen Ursprungs.

Zusammenfassend muß festgestellt werden, daß für die mit Geschwülsten einhergehende Dermatomyositis und gegen die idiopathische Form sprechen:

1. fortgeschrittenes Alter (bei Kindern kommen maligne Geschwülste nicht vor),

2. subakuter oder akuter Verlauf,

3. oedematöse und erythematöse Hautveränderungen (sklerodermähnliche Veränderungen sind mit Geschwülsten nicht verknüpft),

4. Koexistenz von Neuropathie oder neurogene Schädigung in der Elektromyographie,

5. Koexistenz des myasthenischen Syndroms,
6. mäßige Vermehrung der Blutenzyme,
7. nicht zahlreiche entzündliche Infiltrate im histologischen Bild,
8. Vermehrung der α_2-Lipoproteine und α_1-Lipoproteine und Verminderung anderer Fraktionen in der Immunoelektrophorese.

Viel seltener begleitet die *symptomatische Dermatomyositis das Klimakterium*, da hier öfter pseudomyopathische Polymyositis oder Myopathien ohne Hautveränderungen auftreten. Manchmal sind sie von einem indurativen Oedem, auch im Gesicht, begleitet, obwohl Muskelveränderungen diese Gegend nicht befallen. Der Verlauf ist sehr langsam und gutartig, die Entwicklung kann aufgehalten werden und die Krankheit sogar abklingen. Im histologischen Bild sieht man öfter Myositis als Myopathie, bei Vorhandensein von Nekrose der Muskelfasern, entzündlichen Infiltraten und Regenerationserscheinungen (DENNY-BROWN 1953, ADAMS u. Mitarb. 1953, MOYA 1960).

Die symptomatische Dermatomyositis kann auch *toxischen Ursprungs* sein und z.B. mit Bleivergiftung zusammenhängen. Viel häufiger bei Vergiftungen ist jedoch Polymyositis ohne Hautveränderungen oder Myopathie, bei der die entzündlichen Erscheinungen sich erst sekundär, bei größerer Muskelschädigung (Nekrose der Muskelfasern und ihre Regeneration) anschließen.

Die Elektromyographie zeigt primäre Muskelschädigung auf. Die Transaminasen sind nicht bedeutend erhöht, wenn myopathische Erscheinungen überwiegen.

Toxische medikamentöse Muskelveränderungen sind gewöhnlich vom Typ der Myopathie, der Polymyositis oder der Myoneuropathie ohne begleitende Hautveränderungen (vgl. Seite 265—266).

Die Therapie der symptomatischen Formen soll auf die Beseitigung des ursächlichen Faktors gerichtet sein. Corticosteroide führen ein rasches Abklingen der Krankheitserscheinungen herbei und sollen deshalb im Anfangsstadium angewandt und später durch ursächliche Behandlung ersetzt werden (z.B. Entfernung des Tumors, Behandlung der Bleivergiftung oder der klimakterischen Zustände).

Zusammenfassung

Die Dermatomyositis ist ein Krankheitssyndrom aus der Gruppe der Polymyositiden, deren idiopathische Form zur Gruppe der Kollagenosen gehört (neben Erythematodes, Sklerodermie, Periarteriitis nodosa und Rheumatismus). Die symptomatische Form dagegen kann verschiedenen Ursprungs sein, meistens geht sie jedoch mit malignen Tumoren einher.

Die Grundlage der Diagnose der Dermatomyositis ist das klinische und histologische Bild, die Elektromyographie, Blutenzymbestimmung, der Verlauf sowie die Reaktion auf Corticosteroide.

Die Differenzierung betrifft die andere Kollagenosen begleitenden Myositiden, insbesondere den Erythematodes und die Periarteriitis nodosa (bei der akuten und subakuten Form), Sklerodermie und Rheumatismus (bei der chronischen Form).

Die symptomatische Abart zeigt oft im klinischen und histologischen Bild keine Besonderheiten, und deshalb müssen im Falle von akuter oder subakuter Dermatomyositis bei Erwachsenen genaue Untersuchungen auf maligne Tumoren durchgeführt werden. Die Abgrenzung von myasthenischen Syndromen, welche hauptsächlich Lungenkrebse begleiten, ist wohl nicht begründet, da diese eigentlich Polymyositis mit mäßigen myasthenischen Symptomen sind. Myasthenische Syndrome sind bei Polymyositis nicht selten, weil sowohl Polymyositis als auch Myasthenie vermutlich autoimmunologischen Ursprungs sind.

Besonders unterstrichen werden muß die Möglichkeit des Auftretens von Myopathien oder Myositiden infolge langandauernder Verabreichung von Corticosteroiden und Resochin, die bei Dermatomyositis oft angewandt werden.

Die Corticosteroide haben bei akuten oder subakuten Formen eine sehr günstige Wirkung, die Behandlung muß jedoch unterbrochen werden, sobald die entzündlichen Erscheinungen abklingen. Corticosteroide sind dann durch anabole Mittel zu ersetzen.

Literatur kann bei der Verfasserin angefordert werden.

Aus der Hautklinik der Tufts Universität, Boston, Massachusetts, USA
(Direktor: Prof. Dr. WALTER F. LEVER)

Resultate der Langzeitbehandlung mit Corticosteroiden bei blasenbildenden Dermatosen

Von

WALTER F. LEVER

Vor genau zehn Jahren sprach ich während des zweiten Fortbildungskurses über Fortschritte in der Diagnose und Behandlung des Pemphigus. Die zwei bedeutenden Fortschritte, die ich damals besprach, waren erstens, die Erkenntnis, daß der Pemphigus ein charakteristisches, durch Acantholyse gekennzeichnetes histologisches Bild besitzt, und zweitens, die Einführung des ACTH und des Cortisons in die Behandlung des Pemphigus, dessen Prognose dadurch wesentlich verbessert worden ist.

In bezug auf die klinische Einteilung des Pemphigus und die histologischen Befunde bei den verschiedenen Formen des Pemphigus hat sich seit 1954 nichts geändert; wohl aber sind weitere Fortschritte in der Behandlung des Pemphigus gemacht worden, und darüber werde ich vor allem sprechen. Vorher werde ich aber einige klinische und histologische Fragen kurz erörtern.

Klinisches und histologisches Bild

Die erstmalig von CIVATTE im Jahre 1943 mitgeteilte Beobachtung, daß sich die Pemphigusblase auf Grund einer acantholytischen Degeneration epidermaler Zellen bildet, hat zu einer Zweiteilung der chronischen, blasenbildenden Dermatosen geführt, nämlich in Pemphigus, bei dem Acantholyse vorliegt, und Pemphigoid, bei dem Acantholyse fehlt.

Wie ich bereits vor zehn Jahren darlegte, werden vier Formen von Pemphigus anerkannt, nämlich Pemphigus vulgaris, Pemphigus vegetans, Pemphigus foliaceus und Pemphigus erythematosus. In Wirklichkeit gibt es allerdings nur zwei Arten von Pemphigus, nämlich Pemphigus vulgaris und Pemphigus foliaceus; denn der Pemphigus vegetans ist eine Variante des Pemphigus vulgaris, die bei Patienten mit erhöhtem Widerstand gegen die Krankheit vorkommt; und der Pemphigus erythematosus stellt entweder ein Frühstadium oder eine abgeschwächte Form des Pemphigus foliaceus dar.

Es bestehen zwei Formen von Pemphigoid, das bullöse Pemphigoid und das benigne Schleimhautpemphigoid, welches früher Pemphigus conjunctivae genannt wurde.

Es ist heute nicht meine Aufgabe, eine genaue klinische und histologische Beschreibung dieser vier Formen von Pemphigus und zwei Formen von Pemphigoid darzulegen, wie ich es vor zehn Jahren tat. Ich möchte lediglich zwei Sachlagen betonen, nämlich die grundlegende Bedeutung der Acantholyse und die klinischen und prognostischen Unterschiede zwischen dem Pemphigus vulgaris und dem bullösen Pemphigoid.

Bedeutung der Acantholyse. Eine Acantholyse epidermaler Zellen kann immer dann eintreten, wenn diese Zellen Schaden erleiden, ohne dabei zugrunde zu gehen. Es ist daher wichtig, zwischen einer primären und einer sekundären Acantholyse zu unterscheiden. Bei der primären Acantholyse ist es die Acantholyse selber, die die Blasenbildung hervorruft, während bei der sekundären Acantholyse die Acantholyse sekundär zur Blasenbildung auftritt. Eine sekundäre Acantholyse kann recht oft in Blasen verschiedenster Genese vorgefunden werden. Besonders häufig kommt sie in Impetigoblasen und in den Blasen der subcornealen pustulösen Dermatose vor, gelegentlich aber auch in den Blasen der Dermatitis herpetiformis und des bullösen Pemphigoids. Bei solch einer sekundären Acantholyse sind gewöhnlich nur wenige acantholytische Zellen zu sehen. Sie ist wahrscheinlich durch die im Blaseninhalt vorhandenen proteolytischen Enzyme hervorgerufen.

Die primäre Acantholyse ist, im Gegensatz zur sekundären Acantholyse, ein recht spezifischer Prozeß, der, wie ich bereits sagte, die Ursache und nicht eine Folge der Blasenbildung ist. Bei der acantholytischen Blasenbildung des Pemphigus treten die ersten Veränderungen in der Epidermis auf. Demgegenüber treten bei der nicht-acantholytischen Blasenbildung des Pemphigoids die ersten Veränderungen in der Dermis auf. Diese bestehen aus Ödem mit fibrinoiden Eiweißpräcipitaten, aus einem entzündlichen Infiltrat und aus Zerstörung der Basalmembran. Als eine Folge der Zerstörung der Basalmembran kommt es zu einem Kohäsionsverlust zwischen der Epidermis und der Dermis und auf diese Weise zur subepidermalen Blasenbildung.

Da die acantholytische Blase intraepidermalen Ursprungs und die subepidermale Blase dermalen Ursprungs ist, glaube ich, daß es sich um

grundverschiedene Vorgänge handelt. Es gibt auch in der Literatur keinen
gesicherten Fall, bei dem beide Arten von Blasenbildungen nebeneinander bestanden.

Unterschiede zwischen dem Pemphigus vulgaris und dem bullösen Pemphigoid. Neben dem histologischen Unterschied, nämlich acantholytischer,
intraepidermaler Blasenbildung beim Pemphigus vulgaris und nichtacantholytischer, subepidermaler Blasenbildung beim bullösen Pemphigoid, bestehen wichtige Unterschiede im klinischen Aussehen und in
der Prognose dieser beiden Krankheiten, wie sie die Tabelle 1 darlegt

Tabelle 1.

	Pemphigus vulgaris	Bullöses Pemphigoid
Art der Blase	schlaff, klein	prall, oft groß
Epitheldefekte	groß, mit peripherer Ausbreitung	klein
Heilungstendenz	wenig Heilungstendenz	gute Heilungstendenz
Beginn an Schleimhaut	62%	9%
Vorkommen von Schleimhautherden	100%	34%
Schwere der Schleimhautherde	schwer	leicht
Herde am Lippenrot	häufig	sehr selten
Jüdische Herkunft	62%	7%
Durchschnittsalter	54 Jahre	66 Jahre (bei Erwachsenen)
Vorkommen bei Kindern	Nein	Gelegentlich
Sterblichkeit (vor den Corticosteroiden)	Alle Altersgruppen 94% bis zu 65 Jahre 93%	Alle Altersgruppen 24% bis zu 65 Jahre 0%

(Tab. 1). Im klinischen Aussehen herrschen beim Pemphigus vulgaris
Epitheldefekte vor und die Blasen sind klein und nicht zahlreich; andererseits findet man beim bullösen Pemphigoid zahlreiche, große Blasen und
die Epitheldefekte sind wegen der guten Heilungstendenz verhältnismäßig
klein. Die Prognose war beim Pemphigus vulgaris vor Erhältlichkeit der
Corticosteroide äußerst ungünstig. Andererseits war beim bullösen Pemphigoid die Prognose selbst ohne Behandlung mit den Corticosteroiden
bei jüngeren Patienten gut; nur bei älteren Patienten trat oft der Tod
ein, gewöhnlich auf Grund von Komplikationen, wie Bronchopneumonie.

Eigene Behandlungsergebnisse

Ich werde zunächst meine eigenen Ergebnisse bei der Behandlung des
Pemphigus darlegen und danach Vorschläge zur Behandlung machen.
Die eigenen Behandlungsergebnisse betreffen 45 Patienten, von denen
jeder mindestens zwei Jahre lang unter Behandlung gewesen ist.

Pemphigus vulgaris. Von 32 Patienten mit Pemphigus vulgaris waren
21 am Leben (Tab. 2). Fünf von ihnen waren, ohne weitere Behandlung
zu erhalten, erscheinungsfrei; 5 waren zwar erscheinungsfrei, brauchten
aber noch Erhaltungsdosen; und 11 hatten einige Hauterscheinungen und
standen noch unter Behandlung, erhielten aber bis auf einen Patienten

Tabelle 2. *Pemphigus vulgaris: Befinden der 21 überlebenden Patienten*

Zahl der Patienten	Zustand der Haut	Gesund (Zahl der (Monate)	Behandlung mit Corticosteroiden (pro Tag)	Ohne Behandlung (Zahl der Monate)
5	Gesund	96	Keine	117
		72		72
		41		41
		18		115
		15		7
5	Gesund	42	1–3 Tabletten	
		9		
		5		
		2		
		1		
10	Einige Herde		1–4 Tabletten	
1	Einige Herde		10 Tabletten	

recht kleine Erhaltungsdosen. Elf Patienten waren verstorben, 6 davon infolge Behandlungskomplikationen, die ich noch besprechen werde, während 5 an an deren Krankheiten verstorben waren. Von den letzteren 5 Patienten waren 2 beim Eintritt des Todes seit mehreren Monaten ohne Behandlung erscheinungsfrei.

Die Resultate ergaben, daß je früher mit der Behandlung begonnen wurde, desto leichter es war, die Krankheitserscheinungen zum Abheilen zu bringen und desto seltener kam es zu Rückfällen. So bedurfte es bei allen 5 Patienten, die im Frühstadium behandelt wurden, verhältnismäßig kurzer Zeit, eine andauernde Remission herbeizuführen. Im Gegensatz dazu war unter 17 Patienten, die ausgedehnte Hauterscheinungen hatten, als die Behandlung einsetzte, nur einer, ohne Behandlung zu erhalten, erscheinungsfrei.

Der Pemphigus vulgaris, der verhältnismäßig häufig bei Juden auftritt, nimmt bei jüdischen Patienten gewöhnlich einen schwereren Verlauf als bei anderen Patienten. Dies ist aus dem Folgenden ersichtlich: Unter meinen 32 Patienten mit Pemphigus vulgaris, die mit Corticosteroiden behandelt wurden, waren 17 Juden. Unter diesen 17 jüdischen Patienten waren 10 verstorben, und zwar 5 an Behandlungskomplikationen und 5 an anderen Krankheiten. Dagegen war von den 15 nicht-jüdischen Patienten nur einer verstorben, und zwar an einer Behandlungskomplikation.

Pemphigus vegetans. Ein Patient hatte Pemphigus vegetans. Er ist seit bereits mehr als fünf Jahren ohne Behandlung erscheinungsfrei.

Pemphigus foliaceus. Von 11 Patienten mit Pemphigus foliaceus waren alle 6, die am Leben waren, ohne Behandlung erscheinungsfrei (Tab. 3). Vier Patienten waren an anderen Krankheiten verstorben und waren zur Zeit ihres Todes erscheinungsfrei. Ein Patient starb an Pemphigus foliaceus, während er nicht mehr unter unserer Behandlung stand, sondern von einem Kurpfuscher ohne Corticosteroide behandelt wurde.

Bei den Patienten mit ausgedehntem Pemphigus foliaceus waren, wie bei den Patienten mit fortgeschrittenem Pemphigus vulgaris, hohe Dosen von Corticosteroiden über eine lange Zeit hin erforderlich; aber die generalisierten Fälle von Pemphigus foliaceus zeigten eine größere Neigung

Tabelle 3. *Pemphigus foliaceus*

<table>
<tr><td></td><td>Zahl der Monate</td><td>Ursache des Todes</td><td>Zustand der Haut</td><td>Gesund (Zahl der Monate)</td><td>Behandlung mitCorticosteroiden (pro Tag)</td><td>Ohne Behandlung (Zahl der Monate)</td></tr>
<tr><td rowspan="6">Lebend</td><td>6</td><td></td><td>Gesund</td><td>112</td><td>Keine</td><td>119</td></tr>
<tr><td></td><td></td><td></td><td>92</td><td></td><td>92</td></tr>
<tr><td></td><td></td><td></td><td>90</td><td></td><td>90</td></tr>
<tr><td></td><td></td><td></td><td>84</td><td></td><td>83</td></tr>
<tr><td></td><td></td><td></td><td>72</td><td></td><td>72</td></tr>
<tr><td></td><td></td><td></td><td>4</td><td></td><td>4</td></tr>
<tr><td rowspan="5">Tot</td><td>1</td><td>Herzinfarkt</td><td>Gesund</td><td>1</td><td>Keine</td><td>1</td></tr>
<tr><td>3</td><td>Carcinom</td><td>Gesund</td><td>7</td><td>2 Tabletten</td><td>—</td></tr>
<tr><td></td><td>Herzinfarkt</td><td></td><td>6</td><td>4 Tabletten</td><td>—</td></tr>
<tr><td></td><td>Carcinom</td><td></td><td>1</td><td>8 Tabletten</td><td>—</td></tr>
<tr><td>1</td><td>Pemph. fol.</td><td>Schlecht</td><td></td><td></td><td>7</td></tr>
</table>

als die vorgeschrittenen Fälle von Pemphigus vulgaris infolge der Behandlung völlig und dauernd abzuheilen. So waren von 4 Patienten mit generalisiertem Pemphigus foliaceus 2 bereits seit sieben und 1 bereits seit neun Jahren ohne Behandlung erscheinungsfrei, und nur bei einem Patienten waren stets Erhaltungsdosen nötig, bis er nach fast sechs Jahren an einem Herzinfarkt verstarb.

Pemphigus erythematosus. Zwei Patienten hatten Pemphigus erythematosus, der meiner Auffassung nach eine lokalisierte Form des Pemphigus foliaceus darstellt. Beide Patienten waren nie ernstlich krank. Nur einer von ihnen wurde für eine kurze Zeit mit Corticosteroiden behandelt. Dieser Patient wies bei der letzten Untersuchung noch einige Hautherde auf. Bei dem anderen Patienten waren 16 Jahre nach Beginn der Krankheit alle Hauterscheinungen spontan geheilt und er war seit 6 Jahren erscheinungsfrei.

Tabelle 4. *Todesursachen unter 46 Patienten mit Pemphigus*

	Zahl der Patienten	Dauer der Behandlung (in Monaten)
Todesursache eine Behandlungskomplikation		
Perforiertes Magenulcus	1	67
Staphylokokken-Sepsis	1	11
Diabetes mit Acidosis	1	39
Todesursache ? eine Behandlungskomplikation		
Multiple Blutungen	1	29
Lungenembolie	1	4
Pyelonephritis mit Sepsis	1	29
Tod nicht in Beziehung zur Behandlung		
Carcinom (Lunge, Uterus, Adnexe, Rectum)	4	
Herzinfarkt	5	
Tod infolge unbehandelten Pemph. foliaceus	1	
Gesamtzahl:	16	

Behandlungskomplikationen. Bei 3 Patienten mit Pemphigus vulgaris trat der Tod unzweifelhaft infolge einer Behandlungskomplikation ein; und bei 3 weiteren Patienten mit Pemphigus vulgaris war die Todesursache wahrscheinlich eine Behandlungskomplikation (Tab. 4). Die Patientin, die an einem Diabetes starb, hatte diesen bereits bei Beginn der Behandlung. Er verschlimmerte sich dann unter der Behandlung mit Corticosteroiden.

Unter den zahlreichen nicht tödlichen Behandlungskomplikationen seien erwähnt: Wirbelbrüche, die bei 12 Patienten auftraten, aber ohne Komplikationen heilten, psychische Veränderungen bei 16 Patienten, bakterielle Infektionen bei 10 Patienten und Infektionen mit Candida albicans bei 8 Patienten.

Behandlungsplan beim Pemphigus vulgaris

Ich möchte nun auf den Behandlungsplan bei den einzelnen Formen von Pemphigus und Pemphigoid zu sprechen kommen. Wie ich darlegen werde, bestehen bei den verschiedenen Formen von Pemphigus und Pemphigoid Unterschiede in der Behandlung. Beim Pemphigus vulgaris ist es äußerst wichtig, daß die Behandlung mit Corticosteroiden so bald wie möglich begonnen wird. Bei schweren Fällen sollte mit der Behandlung begonnen werden, sobald die Probeexzisionen durchgeführt worden sind, ohne daß man den histologischen Befund abwartet. Je früher im Krankheitsverlauf die Behandlung begonnen wird, desto schneller kann man die Krankheitserscheinungen zum Abheilen bringen und desto leichter kann man Rückfälle vermeiden.

Wahl des Medikamentes. ACTH und Cortison werden bei der Behandlung des Pemphigus nicht mehr angewandt, weil sie eine Retention von Natrium und einen Verlust von Kalium verursachen. Es besteht andererseits kein Anlaß anzunehmen, daß irgendeines der Corticosteroide, die nach dem Prednison synthetisiert worden sind, wie z. B. Methylprednison, Triamcinolon, Dexamethason oder Betamethason, einen Vorteil über das Prednison besitzen. Wenn äquivalente Dosen verabreicht werden, sind sowohl die Wirksamkeit als auch die Nebenwirkungen die gleichen. Ungefähr äquivalent mit einer Tablette, d. h. 5 mg Pednison sind eine Tablette, d. h. 4 mg Methylprednison, eine Tablette, d. h. 4 mg Triamcinolon und eine halbe Tablette, d. h. 0,3 mg Betamethason.

Anfängliche Behandlung. Die Dosierung der Corticosteroide soll zu Beginn der Behandlung hoch genug sein, um die Krankheitserscheinungen so bald wie möglich zur Abheilung zu bringen. Der Pemphigus vulgaris spricht auf die Behandlung mit Corticosteroiden stets an, vorausgesetzt, daß genügend hohe Dosen verabreicht werden. *Es ist besser, mit einer zu hohen täglichen Dosis anzufangen, als mit einer zu niedrigen.* Bei Patienten mit nur einigen Krankheitsherden ist es ratsam, mit einer täglichen Verabreichung von 24 Tabletten Prednison, d. h. 120 mg zu beginnen, oder mit einer äquivalenten Dosis eines anderen Corticosteroids. Bei Patienten, die bereits weiter ausgebreitete Krankheitserscheinungen haben, sollten zu Beginn 36 Tabletten Prednison, d. h. 180 mg pro Tag gegeben werden. Da beim Pemphigus vulgaris unter Behandlung mit genügend hohen Dosen eine Besserung binnen weniger Tage eintritt, sollte man, falls nach fünf Tagen noch neue Krankheitsherde auftreten, die Zahl der Tabletten entweder von 24 auf 36 oder von 36 auf 48 pro Tag erhöhen. Selbst wenn keine neuen Herde mehr auftreten, sollte man mit der hohen Dosierung, d. h. 24 oder mehr Tabletten pro Tag fortfahren, mindestens so lange, bis alle Epitheldefekte geheilt sind und möglicherweise darüber hinaus. Es erscheint ratsam, die Behandlung mit hohen Dosen über mindestens acht Wochen hin durchzuführen, da auf diese Weise Rückfälle gelegentlich verhindert werden und, falls sie eintreten, gewöhnlich leicht verlaufen. Die vorgeschlagene Intensivbehandlung wird in der Regel von Patienten, die erstmalige mit Corticosteroiden behandelt werden, ohne ernste Nebenwirkungen vertragen. Die Gefahr ernster Behandlungskomplikationen steigert sich beträchtlich bei späteren Intensivkuren.

Nach dem völligen Abheilen aller Epitheldefekte wird die täglich verabreichte Menge von Prednison herabgesetzt, und zwar auf *„logarithmische Weise"*, d. h. erst schnell, aber dann mit dem Absinken der Dosis immer langsamer.

Obwohl die Behandlung des Pemphigus vulgaris mit Corticosteroiden individuell gehandhabt werden soll, stellt das folgende Schema ein Beispiel dar für die anfängliche Behandlung eines „Durchschnittspatienten" mit einem mäßig schweren Pemphigus vulgaris. Der Patient würde zu Beginn 36 Tabletten Prednison, d. h. 180 mg pro Tag für acht Wochen einnehmen. Falls alle Krankheitserscheinungen abgeheilt sind, wird dann die Zahl der Tabletten pro Tag erst schnell und dann immer langsamer heruntergesetzt, z. B.: 24 Tabletten für eine Woche, 12 Tabletten für eine Woche, 8 Tabletten für eine Woche, 7 Tabletten für eine Woche, 6 Tabletten für zwei Wochen, 5 Tabletten für vier Wochen, 4 Tabletten für sechs Wochen, 3 Tabletten für acht Wochen und danach 2 Tabletten. Man kann allerdings nicht bei jedem Patienten die Dosierung auf 2 oder 3 Tabletten pro Tag reduzieren, und so muß die Behandlung, besonders im Bereich niedriger Dosen, individuell reguliert werden. Selbst wenn zuerst die Erhaltungsdosis etwas hoch sein muß, ist es doch ratsam, nach einigen Monaten eine vorsichtige Herabsetzung der täglichen Dosis zu versuchen, vielleicht um eine halbe Tablette.

Es ist unnötig, daß man, wie von einigen Autoren vorgeschlagen worden ist, ACTH verabreicht, bevor man die Corticosteroide absetzt; denn eine irreversible Atrophie der Nebennierenrinde kommt selbst bei sehr lange durchgeführter Behandlung mit Corticosteroiden nicht vor. Es ist allerdings nötig, im Bereich niedriger Dosen die täglich zu verabreichende Menge von Corticosteroiden ganz vorsichtig herabzusetzen, um der Nebennierenrinde Zeit zum Regenerieren zu geben. So soll man, nachdem der Patient 2 Tabletten Prednison, d. h. 10 mg täglich über acht Wochen hin erhalten hat, die tägliche Dosis nicht schneller als um eine halbe Tablette Prednison, d. h. um 2,5 mg alle vier Wochen herabsetzen.

Es wirkt sich sogar zum Nachteil aus, wenn ACTH während der Herabsetzung der täglichen Dosis von Corticosteroiden verabreicht wird; denn die Behandlung mit Corticosteroiden über eine lange Zeit hin, verursacht nicht nur eine Atrophie der Nebennierenrinde, sondern auch eine verringerte Synthese von ACTH in der Hypophyse. Somit würde die Verabreichung von ACTH lediglich eine fortgesetzte Unterdrückung der Synthese von ACTH in der Hypophyse zur Folge haben.

Behandlung von Rückfällen. Das Auftreten einiger neuer Pemphigusherde mag keinen oder nur einen kleinen Anstieg in der täglichen Dosis von Prednison erforderlich machen. Wenn jedoch der Verdacht besteht, daß ein Rückfall bevorsteht, sollte die Dosis ohne Zeitverlust auf mindestens 24 Tabletten pro Tag heraufgesetzt werden; und, wie bei der anfänglichen Behandlung, soll, falls eine Besserung nicht binnen fünf Tagen eintritt, eine höhere Dosis verabreicht werden, d.h. erst 36 Tabletten pro Tag und dann, falls nötig, 48 Tabletten pro Tag. Wird eine solche Intensivbehandlung rechtzeitig eingesetzt, dann kann der Rückfall gewöhnlich binnen zwei bis drei Wochen zur Abheilung gebracht werden. Danach kann dann die Dosis wieder auf „logarithmische Weise" herabgesetzt werden.

Verhinderung von Nebenwirkungen. Der Pemphigus vulgaris selbst stellt zwar nicht mehr eine Lebensbedrohung dar; doch kann die lang ausgedehnte Behandlung mit solch hohen Dosen von Corticosteroiden, wie sie zur Behandlung notwendig sind, Nebenwirkungen hervorrufen, die gelegentlich tödlich verlaufen. Vorbeugende Maßnahmen, die von einigem Wert sind, können gegen das Eintreten von Wirbelbrüchen und gegen das Eintreten von Magenulcera oder Magenblutungen getroffen werden. Diese Maßnahmen sollten eingesetzt werden, sobald der Patient beginnt, hohe Dosen von Corticosteroiden einzunehmen. Andererseits ist es bei der Verabreichung von Prednison und anderen Glukocorticoiden nicht mehr nötig, Kaliumchlorid zu verabreichen und die Menge von Salz in der Nahrung zu beschränken, wie es nötig war, als ACTH oder Cortison für die Behandlung benutzt wurde.

Als Vorbeugung gegen *Wirbelbrüche* ist die Verabreichung von Testosteron, Östrogen und Calciumglukonat ratsam. Hinsichtlich der Hormone ist die folgende Dosierung empfohlen: für Männer 10 mg Methyltestosteron (als Linguette) und 0,5 mg Diäthylstilböstrol, und für Frauen 10 mg Methyltestosteron und 1 mg Diäthylstilböstrol. Männliche wie weibliche Patienten erhalten 2–5 mg Calciumglukonat pro Tag. In unserer Erfahrung haben sich diese Maßnahmen bewährt, seit sie 1953 eingeführt wurden; denn Wirbelbrüche wurden vor 1953 bei 10 von 23 Patienten mit Pemphigus beobachtet, nach 1953 aber nur bei 2 von 21 Patienten.

Als Vorbeugung gegen *Magenulcus* oder *Magenblutungen* sollen Säure neutralisierende Tabletten, die z.B. Magnesiumtrisilikat und Aluminumhydroxid enthalten, verordnet werden. Sie werden zweimal oder dreimal am Tage zusammen mit den Corticosteroidtabletten eingenommen. Es ist ferner empfohlen, daß die Corticosteroidtabletten stets nach einer Mahlzeit eingenommen werden.

Eine routinemäßige Verabreichung von *Antibiotica* als eine Vorbeugung gegen Infektionen ist nicht ratsam. Der Grund dafür ist, daß, falls eine Infektion während der Verabreichung von Antibiotica auftritt, diese dann durch Bakterien verursacht ist, die gewöhnlich nicht nur gegen das angewandte Antibioticum, sondern auch gegen viele andere Antibiotica resistent sind. Falls aber eine durch Bakterien verursachte Infektion eintritt, sollte diese baldigst und intensiv behandelt werden.

Behandlung von Nebenwirkungen. Außer Infektionen, die wie gerade festgestellt, bei ihrem Auftreten intensiver Behandlung bedürfen, stellt der Diabetes mellitus eine Nebenwirkung dar, die möglicherweise behandelt werden muß. Bei Patienten, die bereits Diabetes haben, erhöht die Verabreichung von Corticosteroiden die für die Behandlung des Diabetes notwendige Menge von Insulin oft erheblich. Bei Patienten ohne vorhergehenden Diabetes hängt die Entwicklung eines „Corticosteroid-Diabetes" von der Fähigkeit des Patienten ab, seine Insulinerzeugung zu erhöhen. Solch ein „Corticosteroid-Diabetes" ist meistens leicht und unterscheidet sich von einem „idiopathischen" Diabetes durch die folgenden Kennzeichen: (1) er ist Insulin-resistent; (2) er führt sehr selten zu Acidosis; (3) er ist mit erhöhter Speicherung von Glykogen in der Leber verbunden; und (4) er ist reversibel. Gewöhnlich bedarf ein „Corticosteroid-Diabetes" keiner Behandlung. Die Anwendung von Insulin und einer strikten Diät ist nur in solchen Fällen indiziert, bei denen sich eine Acidosis entwickelt.

Zusätzliche Behandlungsmaßnahmen. Patienten im Anfangsstadium des Pemphigus vulgaris können ambulant behandelt werden. Andererseits ist bei Patienten im fortgeschrittenen Stadium der Krankheit gute Pflege im Krankenhaus nötig. Da Patienten, die für längere Zeit mit hohen Dosen von Corticosteroiden behandelt worden sind, einen verringerten Widerstand gegen Infektionen besitzen, ist es ratsam, einige Isolierungsmaßnahmen zu treffen, um das Einschleppen von Infektionen durch das Krankenhauspersonal und durch Besucher möglichst zu verhindern. Wenn ausgedehnte Schleimhautherde bestehen, kann ein Lokalanästheticum zum Mundspülen 15 Minuten vor dem Essen verwendet werden.

Laboratoriumsuntersuchungen. Die einzige notwendige Laboratoriumsuntersuchung vor dem Einleiten der Behandlung ist eine Blutzuckerbestimmung und eine Zuckerbelastungsprobe, um das Bestehen eines Diabetes oder die dazu bestehende Neigung festzustellen. Bei älteren Leuten ist außerdem eine röntgenologische Untersuchung der Wirbelsäule ratsam, um Auskunft über den schon bestehenden Grad von Osteoporose zu erhalten. Bei schweren Fällen sollte man außerdem Untersuchungen darüber anstellen, wie weit der Pemphigus den Hämoglobinwert und die Werte für die Serumproteine und Serumelektrolyte beeinflußt hat.

Während der Behandlung sollen gelegentlich Urinzuckeruntersuchungen und, wenn diese positiv sind, Blutzuckerbestimmungen durchgeführt werden. Eine Bestimmung der Bluteosinophilen hat kaum einen praktischen Wert, da mit den vorgeschlagenen hohen Dosen von Corticosteroiden die Zahl der Eosinophilen schnell auf null oder fast null abfällt. Vielleicht sollte man bei Patienten, bei denen die verabreichte Menge von Corticosteroiden nicht genügend Besserung hervorruft, die Zahl der Bluteosinophilen bestimmen.

Behandlungsplan bei den anderen Pemphigusarten

Pemphigus vegetans. Beim Pemphigus vegetans gibt es, wie erst vor kurzem wieder von RÖCKL festgestellt wurde, zwei Formen, einen Typ Neumann und einen Typ Hallopeau. Der Typ Neumann des Pemphigus vegetans, der lediglich einen Pemphigus vulgaris mit Vegetationen darstellt und gewöhnlich in einen Pemphigus vulgaris ausläuft, soll genauso intensiv wie ein Pemphigus vulgaris behandelt werden. In bezug auf den recht gutartig verlaufenden Typ Hallopeau des Pemphigus vegetans, der auch als Pyodermite végétante bekannt ist, erscheint es unnötig, ihn für längere Zeit intensiv mit Corticosteroiden zu behandeln. In dem einen persönlich behandelten Fall von Pemphigus vegetans „Typ Hallopeau" konnte recht gute Besserung dadurch erreicht werden, daß verschiedene Male kurze Kuren mit Corticosteroiden in mäßiger Dosierung verabreicht wurden, nämlich 20 Tabletten von Cortison oder Prednison pro Tag für 9 bis 16 Tage.

Pemphigus foliaceus. Um beim Pemphigus foliaceus eine Remission herbeizuführen, sind gewöhnlich ebenso hohe Dosen erforderlich wie beim Pemphigus vulgaris. Auch müssen, wie beim Pemphigus vulgaris, hohe Dosen über viele Wochen hin verabreicht werden. Trotzdem ist diese Intensivbehandlung bei fast allen Patienten mit Pemphigus foliaceus indiziert, ob alt oder jung. Denn bei älteren Patienten, nämlich solchen mit Krankheitsbeginn im Alter von über fünfzig Jahren, ist diese Behandlung angebracht trotz der möglichen Nebenerscheinungen auf Grund der hohen Mortalität in dieser Altersgruppe. Bei jüngeren Patienten hat der Pemphigus foliaceus zwar eine relativ niedrige Sterblichkeit, aber die sehr lange Dauer der Krankheit, bevor gewöhnlich eine Spontanheilung eintritt, rechtfertigt die intensive Behandlung bei jüngeren Patienten, die von diesen ja viel besser vertragen wird als von älteren Patienten. Wie ich bereits erwähnte, hat der Pemphigus foliaceus viel weniger Neigung zu Rückfällen als der Pemphigus vulgaris, wenn er einmal zum Abheilen gebracht worden ist.

Pemphigus erythematosus. Beim Pemphigus erythematosus, der eine lokalisierte Form des Pemphigus foliaceus darstellt, ist eine intensive Corticosteroidbehandlung oft nicht nötig, da die Krankheit nicht unbedingt fortschreitet und in einen Pemphigus foliaceus übergeht. Falls ein solches Fortschreiten stattfindet, sollte derselbe Behandlungsplan wie beim Pemphigus foliaceus angewandt werden; aber man kann gewöhnlich mit niedrigerer Dosierung als beim Pemphigus foliaceus behandeln.

Die Lokalapplikation von Corticosteroidsalben ist bei der Behandlung des Pemphigus erythematosus zweifellos von Wert. Die Wirkungskraft von Corticosteroidsalben wird oft durch einen nach Auftragen der Salbe angelegten Okklusionsverband bedeutend erhöht.

Behandlungsplan bei den zwei Arten von Pemphigoid

Bullöses Pemphigoid. Beim bullösen Pemphigoid ist die interne Behandlung mit Corticosteroiden fast bei jedem Patienten indiziert. Bei alten Patienten ist, wenn keine wichtigen Kontraindikationen bestehen, die Behandlung trotz des mit der Behandlung verbundenen Risikos ratsam, da bei alten Leuten die Sterblichkeit durch Komplikationen des bullösen Pemphigoids ziemlich hoch ist. Bei jüngeren Patienten ist die Behandlung mit Corticosteroiden wegen der schnell damit zu erreichenden Besserung ratsam. Im allgemeinen ist es nicht nötig, die Corticosteroide in so hohen Dosen und über eine so lange Zeit zu verabreichen wie beim Pemphigus vulgaris und beim Pemphigus foliaceus. Bei Patienten mit nicht zu ausgedehnten Hauterscheinungen kann man mit einer Tagesdosis von 16 Tabletten, d.h. 80 mg Prednison beginnen, oder mit einer äquivalenten Dosis eines der anderen Corticosteroide. Bei Patienten mit bullösem Pemphigoid, die schwere Hauterscheinungen aufweisen, sollten 24 oder selbst 36 Tabletten pro Tag verordnet werden, bis keine neuen Blasen mehr auftreten. Danach kann dann die Tagesdosis auf 16 Tabletten Prednison herabgesetzt werden. Im Gegensatz zum Pemphigus vulgaris, bei dem hohe Dosen für mindestens acht Wochen ratsam sind, um Rückfälle zu vermeiden, kann man beim bullösen Pemphigoid die Tagesdosis reduzieren, sobald gutes Abheilen eingesetzt hat; denn eine lang ausgedehnte Behandlung mit hohen Dosen stellt beim bullösen Pemphigoid ein größeres Risiko dar als die Krankheit selbst. Das Herabsetzen der Tagesdosis sollte, ähnlich wie beim Pemphigus vulgaris, in „logarithmischer Weise" geschehen, d.h. erst schnell und dann um so langsamer, je kleiner die Tagesdosis wird. Auf diese Weise wird die Erhaltungsdosis ausfindig gemacht.

Bei der Herabsetzung der Tagesdosis kann man z.B. folgendermaßen vorgehen: 8 Tabletten für eine Woche, dann 6 Tabletten für zwei Wochen, 5 Tabletten für drei Wochen, 4 Tabletten für vier Wochen, 3 Tabletten für acht Wochen und hiernach 2 Tabletten. Zwar kann die Tagesdosis nicht bei jedem Patienten auf 3 oder gar 2 Tabletten erniedrigt werden; aber selbst wenn die Erhaltungsdosis anfangs etwas höher liegen muß, sollte man alle zwei oder drei Monate versuchen, die Tagesdosis vielleicht um eine halbe Tablette herabzusetzen; denn das bullöse Pemphigoid ist meistens eine in seiner Dauer begrenzte Krankheit.

Zwecks Verhinderung von Nebenerscheinungen ist es ratsam, Methyltestosteron, Diäthylstilböstrol, Calciumglukonat und Tabletten, die die Magensäure neutralisieren, genauso wie beim Pemphigus vulgaris zu verabreichen.

Was die Dosierung der Corticosteroide bei Kindern betrifft, sollte man bis zu einem Alter von vier Jahren die Hälfte der für Erwachsene gültigen Dosis verordnen, zwischen fünf und acht Jahren zwei Drittel dieser Dosis und für ältere Kinder die volle Dosis.

In der Regel sind die Sulfone und das Sulfapyridin bei der Behandlung des bullösen Pemphigoids von wenig oder keinem Wert. Nur in Ausnahmefällen spricht das bullöse Pemphigoid darauf an. Darum lohnt sich ein Behandlungsversuch mit ihnen nicht, mit der Ausnahme von solchen Fällen von bullösem Pemphigoid, die schwer von der Dermatitis herpetiformis abzutrennen sind. Im allgemeinen sind wegen der besseren Verträglichkeit die Sulfone dem Sulfapyridin für einen therapeutischen Test vorzuziehen.

Benignes Schleimhautpemphigoid. Beim benignen Schleimhautpemphigoid, früher Pemphigus conjunctivae genannt, einer im Grunde genommen gutartigen Krankheit, behandelt man die einzelnen Krankheitserscheinungen. Es ist somit nicht immer notwendig, eine Behandlung durchzuführen.

Bei der Behandlung der Krankheitserscheinungen an den Augen sind subconjunctivale Injektionen einer Corticosteroidsuspension die Behandlung der Wahl. Die Häufigkeit der Injektionen muß individuell geregelt werden. Gewöhnlich werden die subconjunctivalen Injektionen zuerst alle vier bis sieben Tage gegeben. Als zusätzliche Behandlung können Corticosteroidtropfen in die Augen eingeträufelt werden; aber als alleinige Behandlung sind Einträufelungen wohl kaum von Wert. Die interne Verabreichung von Corticosteroiden ist wirkungsvoll, wenn hohe Dosen verabreicht werden; aber das Risiko, das eine über lange Zeit hin ausgedehnte Behandlung mit hohen Dosen von Corticosteroiden in sich trägt, ist zu groß, besonders in Hinsicht darauf, daß die meisten Patienten mit benignem Schleimhautpemphigoid im höheren Alter stehen. Jedoch kann man vielleicht zu Beginn der Behandlung mit subconjunctivalen Injektionen gleichzeitig auch intern für einige Wochen Corticosteroide verabreichen und dann auch von Zeit zu Zeit, wenn immer die subconjunctivalen Injektionen die Bindehautentzündung nicht in Schach halten. Beim Entstehen eines Entropiums sollten die Augenwimpern mittels Elektrolyse entfernt werden, zur Vermeidung einer Hornhautschädigung, die durch das Reiben von Wimpern gegen die Hornhaut entstehen könnte.

Da eine Striktur der Speiseröhre durch eine eventuell eintretende Aspirationspneumonie lebensgefährlich werden kann, ist es wichtig, daß sie frühzeitig erkannt und behandelt wird, besonders im Hinblick darauf, daß die Strikturen auf die Verabreichung von Corticosteroiden gut ansprechen.

Nach dem anfänglichen guten Ansprechen, das von einer Verringerung des bestehenden Ödems herrührt, sind gewöhnlich Sondierungen der Speiseröhre indiziert, um alle bestehenden Adhäsionen zu beseitigen. Gewöhnlich ist dann im Lauf der Zeit die wiederholte interne Anwendung von Corticosteroiden nötig, gefolgt von Sondierung.

Die Mundschleimhauterscheinungen sind gewöhnlich nicht schmerzhaft genug, um die interne Anwendung von Corticosteroiden erforderlich zu machen. Oft genügt das Auftragen eines Lokalanästheticums, wie z.B. einer $^{1}/_{2}$%igen Lösung von Tetracain, eine Viertelstunde vor dem Essen. Andererseits besteht bei Patienten in gutem Allgemeinzustand kein Grund, warum nicht gelegentlich relativ niedrige Dosen von Corticosteroiden verordnet werden können.

Abschließende Betrachtungen

Zum Schluß meiner Ausführungen möchte ich betonen, daß bei den verschiedenen Formen von Pemphigus und Pemphigoid die Art der Behandlung mit Corticosteroiden Unterschiede aufweist. Dies liegt darin begründet, daß die Prognose bei den verschiedenen Formen recht unterschiedlich ist. Die Prognose ist am schlechtesten beim Pemphigus vulgaris, der daher der massivsten Behandlung bedarf. Der wichtigste Punkt meiner Ausführungen ist wohl der, daß beim Pemphigus vulgaris eine Aussicht auf eine Dauerheilung nur dann besteht, wenn man ihn bereits im frühesten Stadium mit sehr hohen Dosen von Corticosteroiden behandelt.

Aus der Dermatologischen Klinik und Poliklinik der Universität München
(Direktor: Prof. Dr. Dr. h.c. A. Marchionini)

Darf und soll man Naevi naevocellulares excidieren?

Von

Renate Schuhmachers

Für die Herkunft der Naevuszellen werden zwei unterschiedliche Auffassungen vertreten: Nach Lund und Stobbe leiten sich die Naevuszellen ausschließlich von den Melanocyten der Epidermis ab, nach Masson können sich die Naevuszellen aus zwei Zellarten entwickeln: aus den Melanocyten der Epidermis und aus den Schwannschen Zellen der Hautnerven. Die Auffassung über die alleinige melanocytäre Herkunft der Naevuszellen wird mit dem Segregationsvorgang und mit dem Ablauf der Naevusentwicklung über die junctionale Aktivität vom Junctionsnaevus über den kombinierten Naevus zum dermalen Naevus begründet. Die Naevuszellen für alle drei Entwicklungsformen gelangen als ,,Melanocyten- bzw. Naevuszellregen" von der Epidermis ins Corium. Die Bildung von Naevuszellen aus den Schwannschen Kernen wird auf Grund besonderer histologischer Bilder, dem Nervengewebe ähnlichen Bildungen (Naevuskörperchen und Faserplättchen) angenommen. Nach dieser Theorie geht der Junctionsnaevus allein von den Melanocyten der Epidermis aus, beim kombinierten Naevus hat der Abtropfungsvorgang aus der Epidermis ins Corium eingesetzt und die Schwannschen Kerne können in die Tiefe des Coriums mitproliferieren. Beim dermalen oder intradermalen Naevus ist die Abtropfung beendet, das gesamte Naevussubstrat ist im Corium lokalisiert und setzt sich aus den melanocytären Naevuszellen und aus denjenigen von den Schwannschen Kernen stammenden Naevuszellen zusammen.

Wie bekannt, können die Melanomalignome der Haut aus vorbestehenden Naevi naevucellulares (Naevi), aus einer melanotischen Praecancerose und aus der nicht sichtbar veränderten Haut hervorgehen. Zwischen Naevuszellen und Melanomzellen besteht anscheinend eine enge Verwandtschaft, die sich auch in der morphologischen Ähnlichkeit der Geschwülste dokumentiert. Einen direkten Übergang eines Naevus in ein Melanomalignom glaubte man in seltenen Fällen beobachten zu können. Zwischen der melanotischen Praecancerose und dem Melanomalignom scheinen ähnliche, möglicherweise noch engere Beziehungen zu bestehen. Die eigentliche melanotische Praecancerose ist durch einen Zellproliferationsvorgang gekennzeichnet, der in der Basalschicht beginnt und die Tendenz zum Einwuchern in das Corium hat. Die melanotische Praecancerose kann nach Miescher abheilen, die Zellproliferation bildet sich zurück und es bleibt nur das Pigment, die Melanose.

Die Entfernung von Naevi wird in fast allen Fällen aus kosmetischen Gründen gewünscht. Nur wenige Patienten suchen den Arzt wegen Verdachts auf Bösartigkeit auf. Ihnen genügt die Versicherung, daß es sich um eine gutartige Läsion handelt und die Entfernung nur notwendig ist, wenn das Mal wächst oder entzündliche Erscheinungen zeigt. Bei Kindern wachsen Naevi im gleichen Verhältnis mit dem Körper mit und gelegentlich auch etwas rascher, ohne daß letzteres ein Hinweis für eine maligne Umwandlung sein muß. Nach unseren Erfahrungen kann man jeden Naevus aus kosmetischen Gründen entfernen, soweit dies die Operationstechnik oder die sonstige Behandlungsart zuläßt. Wichtig ist, daß sich der behandelnde Arzt in der Naevusdiagnostik bzw. in der Differentialdiagnose zwischen Naevus und Melanomalignom sicher ist. Im Zweifelsfall sollte besser ein weiterer erfahrener Dermatologe konsultiert werden. Wenn nach Anamnese und Klinik möglicherweise ein Melanomalignom vorliegen könnte, sollte man die Schnittführung so großzügig anlegen, wie man es bei einem Melanomalignom macht. Der Wunsch nach Entfernung eines Naevus ergibt sich für den Patienten aus der Unschönheit des Males. Häufig tritt es warzenartig über das Niveau der normalen Haut hervor, die Oberfläche kann papillomatös verändert und behaart sein und es stört besonders dann, wenn es sich an eingesehenen Körperstellen befindet. Es kommen alle Altersgruppen zur Entfernung. Dennoch ergeben sich drei Hauptaltersgruppen: 1. Kinder, von den Eltern zur Beseitigung des „Schönheitsfehles" gebracht, 2. Jugendliche um die Pubertät und darüber hinaus, die das Vorhandensein der Male stört, 3. ältere Menschen auf Veranlassung ihrer Enkelkinder oder aus eigener Initiative, letztere aus der Erkenntnis heraus, daß man mit zunehmendem Alter zumindest im landläufigen Sinne nicht schöner wird und deshalb kleine, leicht zu entfernende Fehler beseitigen lassen sollte.

Darf man Naevi entfernen?

Diese Frage ist mit jener gleichzusetzen, ob die Naevusbeseitigung möglicherweise nachteilige Folgen wesentlicher Art haben, d. h. ein Melanomalignom auftreten kann. Über Jahrzehnte hin galt das Melanomalignom als eine Läsion, die sich durch ein einmaliges oder wiederholtes Trauma aus einem Naevus entwickeln kann und bei der das Trauma eine bevorzugte und beschleunigte Metastasierung herbeiführen kann. Die daraus sich ergebenden therapeutischen Konsequenzen waren, daß man die Entfernung von Naevi für gefährlich hielt und dem Patienten vorsorglich davon abriet. Bei bestehendem Melanomalignom wurde die Strahlentherapie die Methode der Wahl, weil man sie als ausgesprochen konservativ empfand. Eventuelle mechanisch-dynamische Nebenwirkungen durch die Strahlenreaktion wurden nicht als die Metastasierung möglicherweise provozierende Faktoren angesehen. Man argumentierte, daß bei Eintritt der Strahlenreaktion die Melanomalignomzellen bereits so weit geschädigt seien, daß sich daraus kein Gefahrenmoment mehr ergebe. GRÜNEBERG hingegen bezeichnete die Röntgenbestrahlung nach CHAOUL als ein die Metastasierung förderndes Trauma, weil bei der unterschiedlichen, im ganzen aber relativ geringen Strahlenempfindlichkeit der Melanomzellen eine starke entzündliche Bestrahlungsreaktion in Kauf genommen werden muß, die eine Abschwemmung begünstigt. Eine vielwöchige Behandlungsdauer gibt dazu reichlich Gelegenheit. BODE und HEITE, letzterer auf Grund der von ihm nachgewiesenen spreadingeffectähnlichen Sofortwirkung durch Röntgenstrahlen in der Haut, halten eine dadurch bedingte Abschwemmung von Tumorzellen für möglich.

In einem 1963 erschienen Handbuchergänzungswerk wird jede Irritation des Pigmentmales als begünstigendes Moment für seine bösartige Umwandlung angesehen. Als solche Reize werden sowohl progressiv-irritative und wiederholte Reize von Kleidern als auch brüske, brutale, einmalige Gewalteinwirkungen angesehen. Es wird STANFORD zitiert, nach dem jeder kosmetische Eingriff an jedem Naevus zu unterbleiben habe, da alle diese Behandlungsmaßnahmen zu einem gefährlichen und lebhaften Wachstum führen können. Einschränkend folgt der Hinweis, daß diese Meinung nicht von allen Autoren geteilt wird.

GRACIANSKY schreibt, daß in der französischen Schule jede Biopsie aus einem Pigmentnaevus als gefährlich betrachtet wird. Eine Anschauung, der er sich nicht voll anschließen könne. Nach seiner Meinung ist eine chirurgische Excision mit einem hinreichend freien Rand und primärer Naht der Entnahmestelle vertretbar, hingegen begünstige eine ungenügende und traumatisierende Maßnahme die Entartung eines scheinbar gesunden, ruhenden Naevus. DEGOS hält die chirurgische Abtragung, die Elektrokaustik und Chemokaustik für schwere ärztliche Kunstfehler. MONTGOMERY berichtete über einige Fälle, bei denen es nach oberflächlicher elektrokaustischer Zerstörung eines gutartigen Males zum Auftreten eines Melanomalignoms kam und er sieht die maligne Entartung möglicherweise als Ergebnis der Irritation der zurückgebliebenen Naevuszellen an. Es liegen dabei keine Angaben vor, ob die Male vor der elektro-

19*

kaustischen Behandlung untersucht worden waren. Poppe und Frädrich weisen chirurgischerseits darauf hin, daß die operative Entfernung von Naevi bedenklich sei und warnen davor. Ihre Beobachtungen umfassen 27 Patienten, bei denen andernorts Excisionen mit anschließender histologischer Untersuchung des Excisates eines anscheinend gutartigen Naevus vorgenommen worden waren. In allen Fällen hätte sich aus der gutartigen Geschwulst ein Melanomalignom entwickelt. Die Autoren fassen die maligne Entartung als Folge des operativen Eingriffs auf. Kalkoff hat zu dieser Arbeit Stellung genommen und führt aus, daß zumindest in einem Teil der Fälle bereits bei der Excision eine maligne Degeneration vorgelegen habe und daß nicht ausreichend widerlegt werde, daß dies für alle angeführten Fälle gelten könne.

Büngeler hat auf die bei der Begutachtung oft unkritisch überbewertete Bedeutung mechanisch-traumatischer Faktoren in der Ätiologie der Melanomalignome hingewiesen und ist dabei auf die Frage der „traumatischen Aktivierung" sowie auf die traumatisch bedingte „maligne Entartung" des gutartigen Naevus eingegangen. Es sei bei scharfer Kritik eine große Zurückhaltung bei der Anerkennung derartiger Zusammenhänge erforderlich. Büngeler hebt die Arbeit Dietrichs hervor, nach der von 5 Millionen Kriegsverwundungen aus dem ersten Weltkrieg bis 1942 nur 40 Fälle von Geschwülsten im Bereich der Verwundung sich entwickelt haben, darunter kein Melanomalignom. Büngeler führt aus, daß man vorerst die traumatische Aetiologie für das Melanomalignom nicht generell ausschließen kann, auch wenn sie nach den Erfahrungen der allgemeinen Geschwulstpathologie wenig wahrscheinlich erscheint, weil die Ursachen der Melanomalignombildung nicht bekannt sind. Die Rolle des Traumas als „Determinationsfaktor" ist sehr gering und kann überhaupt nur bei wiederholten Traumen diskutiert werden. Sonst kommt das Trauma nur als Realisationsfaktor bei einer bereits determinierten Geschwulstkeimanlage in Frage. Nach Estrade waren fast alle Naevi, auf denen sich ein Melanomalignom entwickelt hatte, jüngere Erscheinungen gewesen, so daß dieser sich fragte, ob die für gutartig gehaltenen Läsionen nicht den wirklichen Beginn des Melanomalignoms oder sein praeinvasives Stadium darstellen.

Zivilisationsbräuche bringen es mit sich, daß manche Körperstellen des Menschen häufig und oftmals auch recht beachtlich malträtiert werden. Es sind dies die Hände und Füße, Hals-Nacken, submammäreRegion, die Taille und vor allem das Gesicht. Hier kommt es beim Mann durch das Rasieren zu zahlreichen, sich immer wiederholenden Traumen. Im Gesicht finden sich zahlreiche Naevi, die ihrerseits ein Rasierhindernis darstellen, so daß sich hier Trauma und Naevus zwangsläufig gehäuft und wiederholt treffen. Das Gesicht ist eine Praedilektionsstelle für das Melanomalignom, aber beim Vergleich von männlicher und weiblicher Gesichtshaut hinsichtlich des Vorkommens von Melanomalignomen konnten Pack und Davis keinen Unterschied feststellen. Pack, Estrade u.a. stellten fest, daß eine Umwandlung vom Naevus zum Melanomalignom an Stamm und Extremitäten häufiger eintrete als am Kopf. Man kann hier einwenden, daß die Naevi des Gesichts früher dermal werden als die anderer Körperstellen, so daß bei Eintritt des Bartwuchses und der Rasierverletzungen die Abtropfung bereits abgeklungen ist. Der Ansicht, daß junctional aktive Naevi häufiger maligne entarten als ruhende Naevi, wurde mehrfach ausgesprochen. Aber es konnte keine Bestätigung dafür erbracht werden. Zwar muß nach ALLEN nicht jeder Junctionsnaevus oder kombinierte Naevus in einem Melanomalignom enden, ebensowenig wie eine senile Keratose zu einem Epitheliom werden müsse, aber es sei doch als Tatsache anzusehen, daß sich jedes Melanomalignom der Haut oder Schleimhaut von einem junctional aktiven Naevus entwickelt und daß dermale Naevi niemals maligne werden. Dem stimmen TRAUB und KEIL zu, und COTTINI bezeichnet die junctionale Aktivität als notwendiges und vorausgehendes Requisit für die Bildung eines von einem vorher bestandenen Naevus ausgehenden Melanomalignom. Da die Naevi an Fußsohlen, Handtellern und im Genitalbereich fast immer junctional aktiv sind, sehen SPITZ und ALLEN die Gefahr der Entartung hier als besonders gegeben an. Nach der allgemeinen Erfahrung wird jedoch auch hiervon nur ein kleiner Prozentsatz bösartig. ALBERTINI erscheint es logisch, daß ruhende Naevi im allgemeinen ungefährlich sind und daß junge, noch in der Entwicklung begriffene Naevi eher und häufiger als die ruhenden Formen zu Melanomalignomen werden. Ob aber dermale Naevi wirklich niemals maligne werden, wie ALLEN und SPITZ kategorisch behaupten, möchte ALBERTINI dahingestellt sein lassen.

Mit dem bevorzugten Malignitätspotential junctional aktiver Naevi nicht ohne weiteres vereinbar ist die Tatsache, daß Kinder und Jugendliche mit fast ausschließlich junctional aktiven Naevi selten ein Melanomalignom bekommen. Wenn die junctionale Aktivität als im Mittelpunkt der Malignisierung stehend angenommen wird, dann könnten die vermuteten Hemmfaktoren bei Jugendlichen nicht signifikant zur Wirkung kommen. KORTING empfiehlt für therapeutische Maßnahmen beim Tierfellnaevus etwas besorgter die Indikation zu stellen, weil ein ,,klinisch ruhender", dermaler Naevus und selbst ein Tierfellnaevus entgegen aller bisherigen Lehrmeinungen ausnahmsweise entarten kann. Weitere Beiträge zur Frage traumatisch melanomatösen Entartung von Naevi brachten SCHREUS, der nach Hautschleifungen an Naevi niemals melanotische Tumoren auftreten sah, und SIEMENS sah nach Entfernung tausender von Naevi mit dem Skalpell oder mit dem elektrischen Messer nie eine maligne Umwandlung.

Zahlreiche erfahrene Autoren auf diesem Gebiet tendieren heute zu der Auffassung, im Trauma keinen kausalen Faktor für die Melanomalignomentstehung zu sehen, sondern nur ein einfaches Inerscheinungsetzen eines im Naevus schon existenten malignen Zustandes. Unsere eigenen Erfahrungen stützen sich auf ein entferntes Naevi-Stückgut von mindestens 50000 Naevi, die in einem Zeitraum von 12 Jahren entfernt worden sind. Für manche Fragestellungen genügt die Bearbeitung eines kleinen Beobachtungsgutes, für andere wiederum ist ein großes Patientenmaterial erforderlich. Wir möchten nicht behaupten, daß unser Beobachtungsmaterial ausreichend ist, um die Frage der möglichen malignen Entartung eines Naevus durch operative Entfernung zu entscheiden. Es spricht aber doch vieles auf Grund dieses umfangreichen und auch genügend lange nachbeobachteten Materials dafür, daß bei genauer diagnostischer Ausschaltung der malignen Male die operative Entfernung der eindeutig benignen Naevi nicht in der Lage ist, eine maligne Umwandlung derselben hervorzurufen. Die von uns klinisch als Naevi diagnostizierten Läsionen ergaben in keinem Fall einen Anhalt für Malignität. Einige unklare histologische Fälle erwiesen sich bei genauer Bearbeitung als blaue Zellnaevi oder als juvenile Melanome. Eine Reihe sogenannter Naevi aus dem kosmetisch angefallenen Patientengut wurden bereits klinisch als Melanomalignome diagnostiziert und histologisch in der Mehrzahl der Fälle bestätigt. Nach unserem Dafürhalten sind es zwei Hauptfehlermöglichkeiten, die den Naevus dazu stempeln, eine besser nicht anzurührende Geschwulst zu sein: Der weniger erfahrene Kliniker kann ein Melanomalignom fälschlich für einen Naevus halten und erst der weitere Verlauf läßt den wahren Geschwulstcharakter erkennen. Zum anderen kann eine histologische Fehldiagnose eines Naevus statt eines Melanomalignoms den Naevuscharakter in Mißkredit bringen. Man soll es sich zur Regel machen, in klinisch verdächtigen oder unklaren Fällen die Excision großzügiger als bei Naevi durchzuführen und das Gewebsstück histologisch untersuchen zu lassen. — Als Entfernungsmethode kam in der Mehrzahl der Fälle die Excision in Lokalanaesthesie zur Anwendung. Dabei wurde die Schnittführung knapp am Rand gehalten. Ein knapper Rand ist ausreichend, daß kein Naevus-Rezidiv eintritt und daß ein gutes Abheilergebnis erwartet werden kann. Das Gewebsbild von Naevus-Rezidiven, die andernorts meist längere Zeit vorher elektrokaustisch anbehandelt worden sind, ergab in keinem Fall ein Anzeichen einer degenerativen Umwandlung. Die Auffassung, einmalige Traumen können bei einem Naevus eine maligne Umwandlung einleiten, konnten wir nicht bestätigt finden und wir möchten uns der Auffassung anschließen, daß es kein überzeugendes Beispiel dafür gibt, daß sich ein Melanomalignom nach Entfernung oder Verletzung eines gutartigen Naevus gebildet hat.

Man glaubte früher, daß die Melanomalignome des Kindes eine bessere Prognose haben als die der Erwachsenen. Es scheint nach Abgrenzung des juvenilen Melanoms und des blauen Zellnaevus deutlich zu werden, daß die Melanomalignome auch bei Kindern einen malignen Verlauf nehmen. Nach MacWorther und Woolner haben die Melanomalignome der Kinder keine andere Prognose als die der Erwachsenen. Spitz und Allen stimmen damit überein. Man soll deshalb auch bei Kindern nicht unbesorgt und unbesehen alle Naevi excidieren, denn auch hier kommen Melanomalignome vor. Klinisch und histologisch macht das juvenile Melanom und der blaue Zellnaevus gegenüber dem Melanomalignom gelegentlich differentialdiagnostische Schwierigkeiten.

Welche Entfernungsmethoden haben sich für die Naevusbeseitigung bewährt?

Der ältere Dermatologe neigt entsprechend seiner Ausbildung dazu, Naevi mit Hilfe unblutiger Behandlungsarten zu beseitigen. Es sind dies die Elektrokoagulation, die Ätzbehandlung mit Säuren und Laugen, mit Phenol und Sublimat, mit CO_2-Schnee. Diesen Methoden steht die operative Behandlung gegenüber. Ihre Vorteile sind die genaue Festlegung des zu entfernenden Naevusareals; die primär genähte und verheilte Entnahmestelle heilt normalerweise mit einer strichförmigen Narbe ab, die an den meisten Stellen im Faltenverlauf kaum zu sehen ist, und die Rezidivfreiheit. Die Nachteile der operativen Methode sind die relative Umständlichkeit der Handhabung, das erforderliche sterile Operationsbesteck, das Wiederbestellen des Patienten zum Fädenziehen und das Tragen eines Verbandes. Dennoch ziehen wir die operative Methode vor. Für oberflächliche Naevi variieren und vereinfachen wir die Behandlung. Für sie genügt ein flaches Abtragen mit der Schere. Eine Naht ist nicht erforderlich, es resultiert auch so eine gute kosmetische Narbenbildung. Wenn die Abtragestelle nach mehrminutiger Kompression noch blutet, so sollte man entweder einen kleinen Kompressionsverband anlagen oder den Wundgrund elektrisch verschorfen. Die französische Schule empfiehlt eine völlige und breitangelegte Zerstörung des Naevus und bezeichnet es als unmöglich, danach eine kosmetisch völlig zufriedenstellendes Resultat zu erzielen. Wir möchten hier zu bedenken geben, ob die großzügige Schnittführung und die kosmetische Einschränkung des Resultats notwendig und gerechtfertigt ist.

Die elektrokaustische Methode ist einfach in der Ausführung. Ihr Nachteil ist die nicht genau erfaßbare Schichttiefe, in welcher das Naevuszellinfiltrat endet, so daß man zu wenig Naevusgewebe erfassen kann, eine vorübergehende gute Narbenbildung erreicht, aber nach einiger Zeit, meist nach wenigen Jahren, ein Rezidiv eintritt. Wenn zu tief verschorft wird, entsteht entsprechend dem tiefen Hautdefekt eine unschöne, muldenförmige Narbe. Wie für praktisch jene Naevusentfernungsmethode bestehen auch hierüber konträre Meinungen. WALTON u. Mitarb., GRACIANSKY u.v.a. sprechen sich dafür, DAVIS z.B. dagegen aus. Letzterer hält die elektrochirurgische Methode für gefährlich, weil zurückbleibende Naevuszellen ein rasches Wachstum zeigen können. Welcher Natur der Wachstumsvorgang ist, wurde nicht erwähnt.

Die Hautschleifmethode hat sich innerhalb der Naevusgruppe zur Behandlung großflächiger Naevi, meist sogenannter Tierfellnaevi, bewährt. Der Behandlungstermin soll möglichst früh liegen, d.h. wenn das Mal bei Geburt schon vorhanden ist, was für die meisten Tierfellnaevi zutrifft, soll die Dermabrasion bereits in den ersten Lebenstagen bis -wochen vorgenommen werden. Der Grund für die frühzeitige Behandlung ist, daß die Naevuszellen jugendlicher Naevi noch in Epidermisnähe lokalisiert sind. Im weiteren Verlauf durchsetzen die Naevuszellen das Corium. Es genügt demnach im frühen Stadium eine relativ oberflächliche Abrasion, um den gesamten Naevusvorgang zu erfassen. Bei tieferen, corial gelegenen Naevuszellinfiltrationen kann man nicht mehr das gesamte Naevusgewebe entfernen, weil sonst die Haut in ihrer ganzen Dicke entfernt werden müßte. Eine gewisse Besserung kann man jedoch meist auch noch bei älteren Naevi erreichen, weil die pigmentierten Naevuszellen in Epidermisnähe liegen. Nach deren Entfernung kann

sich der Hautfarbton weitgehend normalisieren. In manchen Fällen jedoch kommt es nach einer vorübergehenden Normalisierung der Haut-
farbe wieder zum ursprünglichen braunen Farbton. Offenbar wurde die
Pigmentbildungsfunktion von anderen Naevuszellen übernommen. Die
Haaranlagen werden auch bei frühzeitiger Schleifbehandlung nach
unseren Erfahrungen nicht miterfaßt. Diese großflächige Schleifbehandlung wird in stationärer Behandlung in Vollnarkose ausgeführt.

*Tritt in der Epidermis nun eine melanocytäre Unruhe nach unvollständiger
Naevusentfernung auf?*

Walton und Mitarbeiter versuchten die Frage zu klären, ob durch
unvollständige Naevusentfernung die zurückgebliebenen Naevuszellen
irritiert sein können und zu melanomatöser Umwandlung neigen. Die
Untersuchenden haben Naevi plan abgetragen und den Wundgrund
elektrokaustisch verschorft. Das entfernte Naevusgewebe wurde histologisch untersucht und weitere bis zu drei histologische Untersuchungen
des verbliebenen Naevusrestes wurden in verschieden langen Zeitab-
ständen (bis zu 6 Jahren) vorgenommen. Es fand sich kein Anhalt für
eine maligne Umwandlung. Im ersten Jahr nach der Behandlung scheint
eine gewisse Stimulierung der intraepidermalen Naevuszellen und Melanocyten in der regenerierten Epidermis vorgelegen zu haben. Nach diesem Zeitraum hatte sich die melanocytäre Unruhe, die keine Ähnlichkeit mit einer malignen Aktivität zeigte, wieder zurückgebildet. Auf
diese Rejunctionalität im Narbenepithel hat Schreus zuerst hingewiesen
und wir konnten sie an einem größeren Patientengut ebenfalls beobachten.

Eine Proliferationsbereitschaft der Melanocyten kann sich in der
Umgebung von Melanomalignomen finden. Es kann zum Auftreten von
junctional aktiven Naevi kommen, die aber nicht maligne sind. Andere
Autoren (Klostermann) stehen dem Vorgang einer Induktion von Naevi
durch Melanomalignome skeptisch gegenüber, weil die anamnestischen
Angaben der Patienten hinsichtlich der Zunahme der Naevi unsicher
sind und das histologische Bild beginnender Metastasen sich hinter einem
junctional aktiven Naevus verbergen kann.

Soll man Naevi excidieren um Melanomalignome zu verhindern?

Die Zahlenangaben über die Naevi als Ausgangspunkt für ein Melanomalignom liegen nach den verschiedenen Statistiken zwischen 30—50%.
Die Chance einer malignen Entartung eines Naevus liegt nach Ekblad
zwischen $1 : {}^1/_2$ bis zu 1 Mill. Der durchschnittliche Naevusbestand
eines Menschen der weißen Rasse liegt zwischen 15—30 Naevi. Im Vergleich zur großen Häufigkeit der Naevi stellt das Melanomalignom eine
ausgesprochene Seltenheit dar. Die maligne Entartung eines Naevus
ist so selten, daß man ihn nicht als „Praecancerose" bezeichnen kann.
Wenn er nicht als Praecancerose gelten kann, so besteht auch keine
Notwendigkeit zu einer Behandlung bzw. einer Entfernung. Beim klinisch
unverdächtigen Naevus liegt keine medizinische Indikation zu seiner

Beseitigung vor. GARTMANN und GERTLER sehen als Ausgangspunkt des Melanomalignoms in erster Linie die melanotische Praecancerose an. Nach einer Zusammenstellung von GARTMANN entwickelten sich von 253 Melanomalignomen 175 auf dem Boden einer melanotischen Praecancerose und nur 34 befanden sich im Bereich eines Naevus. GARTMANN weist darauf hin, daß die Abgrenzung der melanotischen Praecancerose als eigene Pigmentgeschwulst mit vorwiegend maligner Verlaufsform vom gutartig ausgerichteten Naevus die Seltenheit der malignen Entartung des Naevus erst deutlich machte. Die meisten Statistiken würden diese Unterscheidung nicht berücksichtigen. Die Behandlung einer melanotischen Praecancerose ist als eine echte Praecancerose dringend zu empfehlen.

Seit Jahren neigt man dazu, junctional aktive Naevi und solche an mechanisch belasteten Körperstellen zu excidieren. Die junctionale Aktivität und die wiederholte mechanische Irritation von Naevi gelten als 2 Faktoren, die eine maligne Umwandlung möglicherweise begünstigen können. Junctional aktive Naevi sind im klinischen Bild meist planfleckförmig oder nur wenig erhaben. Ihre besonderen Praedilektionsstellen sind Handteller, Fußsohlen und Genitalbereich. SPITZ und ALLEN versuchten eine histologische Definition derjenigen Junctionsnaevi zu geben, die eine spätere maligne Entartung befürchten lassen. SPITZ und ALLEN unterscheiden zwei Typen der Junctionsnaevi: Die eine Gruppe mit einem beschränkten Malignitätspotential zeigt im histologischen Bild gut begrenzte Inseln in den tiefen Epidermisschichten einer sonst völlig veränderten Epidermis. Beim praemalignen Typ hingegen sind die Naevuszellen diffus in den unteren Epidermisschichten ausgestreut; das Stratum Malpighi erscheint durch Infiltration mit vacuolisierten oder melaninreichen Zellen mit oft unregelmäßigen Kernen recht ungeordnet. Die Grenze zwischen Epidermis und Corium ist unscharf und im oberen Corium findet sich ein entzündliches Infiltrat. Diese Merkmale des sogenannten praemalignen Typs sind jedoch nach Ansicht späterer Autoren bereits als evidente Zeichen der malignen Degeneration aufzufassen. SHAFFER hält es für praktischer und klüger, alle melaninbildenden Naevi, die auf Grund ihres klinischen Bildes vermutlich eine junctionale Aktivität haben, total auszurotten und histologisch zu untersuchen. Andere amerikanische Autoren (BERKHEISER und RAPPAPORT) haben hingegen darauf hingewiesen, daß sich auch im Bereich dermaler Naevi Melanomalignome entwickeln können, daß also das Vorliegen einer junctionalen Aktivität nicht Voraussetzung oder Erleichterung für das Angehen eines Melanomalignoms sei. Nach EKBLAD sind Fußsohlen, Handteller und Genitalregion Stellen, an denen sich häufiger Melanomalignome entwickeln als an anderen Lokalisationen. CULLEN wiederum bezeichnet die Häufigkeit des Vorkommens der Melanomalignome an diesen Stellen als nicht besonders signifikant. Das von ihm aus der Literatur zusammengestellte Zahlenmaterial ergibt ein Vorkommen von Melanomalignomen an den Handtellern von 1,2–6%, an Fußsohlen 3,1–16% und in der Genitalregion 0,4–3,1%. Als echte Praedilektionsstellen werden Gesicht und Kopf angesehen.

Die Stellungnahme des Arztes beim Vorliegen eines Naevus und die Frage nach einer Behandlungsbedürftigkeit vom medizinischen her gesehen, hängt von Klinik und Anamnese ab. Wenn diese eindeutig für das Vorliegen eines Naevus sprechen, gelten für seine Entfernung nur kosmetische Gründe. Dies gilt nach unserem Dafürhalten auch für Naevi mit junctionaler Aktivität oder an mechanisch belasteten Partien. Tausende von Naevi an mechanisch irritierten Stellen zeigten histologisch kein Zeichen einer malignen Degeneration.

Aus der Dermatologischen Klinik der Universität Graz
(Direktor: Prof. Dr. med. A. Musger)

Zur Kenntnis der Phakomatosen

Von

Anton Musger

Daß wir Dermatologen uns in erster Linie für die krankhaften Veränderungen der Haut interessieren, ist selbstverständlich. Nur sollen wir immer auch daran denken, daß die Hautveränderungen oft nicht Symptome selbständiger Dermatosen, sondern cutane Manifestationen verschiedener Allgemeinkrankheiten sind. Ein konkretes Beispiel haben wir in den Phakomatosen. Sie gehören zwar nicht zu den häufigen Krankheiten, wurden mir aber nichtsdestoweniger und mit guten Gründen als Vortragsthema gestellt. Einmal deshalb, weil gerade die Hautveränderungen für die Diagnose dieser Krankheiten oft eine ausschlaggebende Bedeutung haben und zum anderen, weil die Zusammenhänge dieser Hautveränderungen mit den gleichzeitigen Störungen in den übrigen Organen im allgemeinen noch wenig bekannt sind.

Um Unklarheiten und Mißverständnissen vorzubeugen, schicke ich eine Begriffsbestimmung und Einteilung der Phakomatosen voraus.

Die von van der Hoeve (1921) geprägte Bezeichnung „Phakomatosen" wird heute leider mit wechselndem Begriffsinhalt gebraucht. Eine schärfere Begrenzung des Begriffes ist deshalb nötig und auch möglich, wenn man mit Erbslöh von der Einteilung der frühembryonalen Mißbildungen des Nervensystems durch Ostertag ausgeht. In Anlehnung an diese Autoren unterscheide ich, wie Tabelle 1 zeigt, zwischen Mißbildungen und Mißbildungs-

Tabelle 1. *Frühembryonale Entwicklungsstörungen*

Mißbildungen (stationär)		Mißbildungskrankheiten (progressiv)
Dysraphien	→	sog. Syringomyeliekomplex
Dysplasien	→	Phakomatosen

krankheiten. Bei den Mißbildungen handelt es sich um frühembryonale Entwicklungsstörungen, die nach Abschluß der Wachstums- und Differenzierungsvorgänge zum Stillstand kommen und stationär bleiben; sie werden in dysraphische und dysplastische unterteilt. Während die Dysraphien meist feinere, auf einem unvollständigen oder fehlerhaften Schluß des Neuralrohres beruhende Verbildungen darstellen, handelt es sich bei den Dysplasien um systematische Migrations- und Differenzierungsstörungen bei schon geschlossenem oder fehlgeschlossenem Neuralrohr. Im Gegensatz zu den stationär bleibenden Mißbildungen schreiten die Mißbildungskrankheiten, die auf dem Boden von Dysraphien oder Dysplasien entstehen, auch nach Abschluß der Wachstums- und Differenzierungsvorgänge prozeßhaft fort, indem immanente Wachstumspotenzen in den undifferenzierten, fehlorganisierten Gewebsanteilen früher oder später durch verschiedene Faktoren realisiert werden; dabei entwickeln sich Hamartome oder auch echte Tumoren neuroektodermaler und mesenchymaler Natur. Während die auf dem Boden von Dysraphien entstandenen Mißbildungskrankheiten den sog. Syringomyeliekomplex darstellen, sind die Phakomatosen diejenigen Mißbildungskrankheiten, die sich aus Dysplasien heraus entwickeln. *Phakomatosen sind also Mißbildungskrankheiten, die auf dem Boden von Dysplasien entstehen und auch nach dem Abschluß der Wachstums- und Differenzierungsvorgänge prozeßhaft fortschreiten.*

Auf Tabelle 2 sehen Sie eine Einteilung der Phakomatosen. Ich habe sie auf Grund eigener und zahlreicher, in der Literatur verstreuter Beobachtungen versuchsweise aufgestellt. Sie hat, das möchte ich betonen, nur provisorischen Charakter.

Tabelle 2. *Versuch einer Einteilung der Phakomatosen*

---

1. Bourneville-Pringlesche Phakomatose (B.-P.-Krankheit)
2. v. Recklinghausensche Phakomatose (Neurofibromatosis Recklinghausen)
3. Peutz-Klostermannsche Phakomatose (Pigmentfleckenpolypose)
4. Melano-Phakomatosen
   M.-Ph. v. Typ d. Mélanoblastose neurocutanée Touraine
   M.-Ph. v. Typ d. oculodermal melanocytosis Fitzpatrick
5. Epitheliomatöse Phakomatosen
   E.-Ph. v. Typ Hermans-Herzberg
   E.-Ph. v. Typ Brooke-Spiegler (Knoth-Ehlers)
6. Angiomatöse Phakomatosen
   Klippel-Trenaunay-Webersche Phakomatose
   Sturge-Weber-Krabbesche Phakomatose
   v. Hippel-Lindausche Phakomatose
   Louis-Barsche Phakomatose

Nun komme ich zum eigentlichen Thema des Vortrages. Bei dem großen Umfang des Problems, das die Phakomatosen darstellen, muß ich mich in meinen Ausführungen beschränken. Ich werde nur über das Krankheitsbild und den Krankheitsverlauf sowie über die Ätiologie und Pathogenese der einzelnen Phakomatosen sprechen und dabei auf die Zusammenhänge zwischen den Veränderungen an der Haut und den Störungen in den Innenorganen hinweisen.

I. Bourneville-Pringlesche Phakomatose

Von PRINGLE stammt der Name und die erste Beschreibung der Hautveränderungen im Gesicht, d. h. des Adenoma sebaceum; BOURNEVILLE hat die Veränderungen am Zentralnervensystem als erster beschrieben und sie als tuberöse Sklerose bezeichnet. Von VAN DER HOEVE wurde die Krankheit den Phakomatosen zugeordnet.

1. Krankheitsbild und Krankheitsverlauf
a) Die einzelnen Krankheitserscheinungen

Die „klassischen", beim Erwachsenen vorherrschenden Krankheitsäußerungen sind Veränderungen der Haut und sichtbaren Schleimhäute,

Netzhautgeschwülste und die tuberöse Sklerose des Zentralnervensystems. Beim Kind bis zum 7. Lebensjahr sind neben den Veränderungen am Auge und Zentralnervensystem öfter auch Knochenveränderungen und Geschwülste an den Innenorganen vorhanden.

Hautveränderungen. Die häufigste unter den charakteristischen Veränderungen der Haut ist das sog. *Adenoma sebaceum.* Es findet sich hauptsächlich im Gesicht und hier besonders in den mittleren Partien und besteht aus symmetrisch ausgestreuten, etwa stecknadelkopfgroßen Knötchen, die eine gelblich bis bräunlichrote, gelegentlich auch weißliche Farbe und eine meist weiche Konsistenz aufweisen; viele Knötchen zeigen an ihrer Oberfläche Teleangiektasien. Auch außerhalb des Gesichtes kann man gelegentlich an der behaarten Kopfhaut, am Hals oder Rumpf disseminierte gelblichrötliche Knötchen, an der Stirne und der behaarten Kopfhaut auch größere, mehr hautfarbene Knoten beobachten. — Eine weitere, für diese Phakomatose charakteristische Hautveränderung ist der sog. *Lumbosacral-Naevus.* Er tritt nicht nur in der Lumbosacralgegend, sondern gelegentlich auch in den unteren Rückenpartien in Gestalt bis handtellergroßer, rundlicher oder auch streifenförmiger, segmental angeordneter Herde auf, in deren Bereich die Haut flächenhaft verdickt ist und eine vielfach gefurchte, an Chagerinleder erinnernde Oberfläche zeigt. — Noch charakteristischer sind die sog. *Koenenschen Tumoren.* Es sind Knoten von normaler, gelblicher oder bläulichroter Farbe und von derber Konsistenz. Sie gehen vom hinteren Nagelfalz der Finger- und Zehennägel aus und sitzen sub- und periungual.

Das Gewebsbild des sog. *Adenoma sebaceum* ist nicht einheitlich. Die Veränderungen an den Talgdrüsen entsprechen keinem echten Adenom, sondern eher einem organischen Hamartom mit übermäßig vielen und voll- oder fast vollentwickelten Talgdrüsen. Gelegentlich sieht man stellenweise oder anstelle hyperplastischer Talgdrüsen mehr oder weniger unreife Follikel. Nicht selten besteht auch eine Hyperplasie des kollagenen Gewebes. Nach allem wäre es wohl richtiger, von einem Hamartoma sebaceum angio-fibromatosum zu sprechen. Die *Koenenschen Tumoren* stellen keine eigentlichen Fibrome, sondern eine hamartomartige Hyperplasie des kollagenen Gewebes dar. Gelegentlich zeigen sie an der Grenze von Corium und Subcutis arteriovenöse Anastomosen; elastisches Gewebe fehlt in der Regel.

Außer den für die Bourneville-Pringleschen Phakomatose charakteristischen Hautverändrungen kann man als Begleiterscheinungen und ohne bestimmte Lokalisation behaarte und unbehaarte Pigmentmäler, Komedonennaevi, Atherome, kleine weiche Fibrome und Gefäßmäler beobachten.

Schleimhautveränderungen. Von den sichtbaren Schleimhäuten ist die Mundschleimhaut am öftesten beteiligt; sie zeigt besonders am Zahnfleisch, weniger an anderen Stellen bald zahlreiche, kleine, schleimhautfarbene oder rötliche, derbe Knötchen, bald einzelne, größere Knoten. Gleichartige Veränderungen hat man in einigen Fällen auch an der Bindehaut und Nasenschleimhaut und mittels Endoskopie auch im Oesophagus und Mastdarm beobachtet.

Augenveränderungen. Im Gegensatz zur Recklinghausenschen Phakomatose werden hier nur selten Veränderungen am Auge beobachtet. Typisch für die Krankheit sind kleine, knötchenförmige *Netzhautgliome.*

Tuberöse Hirnsklerose und psychische Störungen. Die wesentlichen Symptome der tuberösen Hirnsklerose sind *Schwachsinn, epileptiforme Krämpfe und Fokalzeichen* der meist im Großhirn, sehr selten im Kleinhirn oder in der Medulla oblongata sitzenden Rinden-, Mark- und Ventrikelgeschwülste und Markheterotopien; gewöhnlich handelt es sich um Gliome oder Spongioblastome mit vorwiegend spastischen Lähmungen vom hemiplegischen Typ. Es gibt aber Fälle, die nur im *Röntgenbild* intracranielle Schatten oder nur im *Elektroencephalogramm* pathologische Befunde aufweisen. Rückenmark und periphere Nerven bleiben unbeteiligt; gelegentlich findet sich eine Spina bifida.

Oft erwecken die Kranken schon auf dem ersten Blick den Eindruck einer geistigen Unterentwicklung, in anderen Fällen besteht ausgesprochener Schwachsinn. Es gibt aber Kranke, die auch in späteren Jahren keine geistige Störungen aufweisen.

Knochenveränderungen. Sie kommen besonders bei Kindern bis zum 7. Lebensjahr vor. Man hat cystische Aufhellungen meist in den Phalangen und unregelmäßige Verdickungen der Corticalis besonders der Metatarsal- und Metacarpalknochen beobachtet.

Veränderungen an inneren Organen. Eine Miterkrankung innerer Organe wird ebenfalls vorwiegend bei Kindern beobachtet. Es kommen Geschwülste und Mischgeschwülste in den Nieren, Nebennieren und Lungen, im Herzen, Magen und anderen Organen vor.

b) Krankheitsverlauf

Die Hautveränderungen erscheinen meist um das 4. bis 10. Lebensjahr und zeigen während der Pubertät ein beschleunigtes Wachstum. Schwachsinn, epileptiforme Anfälle, Augenveränderungen und Geschwülste an den Innenorganen kommen schon in den ersten Lebensjahren, oft schon vor den ersten Hautveränderungen vor. Neben Krankheitsfällen mit einem mehr oder weniger ausgeprägten Krankheitsbild gibt es *Abortivfälle*, bei denen sich nur Hautveränderungen finden und Symptome von seiten des Gehirns und der übrigen Organe fehlen. Es gibt auch *Kombinationsfälle* mit anderen Phakomatosen, insbesondere mit der Recklinghausenschen Krankheit.

Die Hautveränderungen können zwar das Aussehen stören, sind sonst aber harmlos. Das gilt aber keineswegs für die tuberöse Hirnsklerose, die Augenveränderungen und die Geschwülste in den Innenorganen; ein Drittel der Kranken mit diesen Veränderungen stirbt bereits vor Erreichung des 10. Lebensjahres.

2. Ätiologie und Pathogenese

Die Bourneville-Pringlesche Phakomatose ist ein *dominant erbliches Leiden*; das weibliche Geschlecht scheint häufiger befallen zu werden. Die auslösenden Faktoren sind hinsichtlich ihrer Natur noch nicht näher bekannt.

Die Determinationszeit der Entwicklungsstörung dürfte nach HALLERVORDEN und KRÜCKE in der 3. bis 4. Embryonalwoche liegen.

Als wesentlichen Faktor betrachten diese Autoren eine Migrations- und Differenzierungsstörung von Matrixzellen der Keimgewebe verschiedener, besonders aber solcher Organe, die wie Gehirn, Haut, Herz oder Nieren ein doppelwertiges Keimgewebe besitzen. Aus den heterotopen und fehldifferenzierten Zellgruppen entwickeln sich unter der Einwirkung realisierender Faktoren geschwulstartige Herde und echte Tumoren. In der Haut trifft die Wucherung überwiegend die mesenchymalen Anteile (Binde- und Gefäßgewebe), während die tuberöse Hirnsklerose und die Netzhautgeschwülste gliöser, also neuroektodermaler Natur sind. Die realisierenden Faktoren können schon während des Fötallebens und weiterhin durch das ganze Leben einwirken.

II. v. Recklingshausensche Phakomatose

Diese Mißbildungskrankheit wurde zuerst von Robert W. Smith beschrieben. v. Recklinghausen hat den inneren Zusammenhang der typischen Hautgeschwülste mit den Veränderungen des Nervensystems erkannt.

1. Krankheitsbild und Krankheitsverlauf

a) Die einzelnen Krankheitserscheinungen

Die Mannigfaltigkeit der Krankheitsäußerungen haben zu verschiedenen Einteilungsversuchen Anlaß gegeben. Mir erscheint eine Einteilung der Veränderungen nach ihrem Sitz am zweckmäßigsten.

Hautveränderungen. Die charakteristischen Veränderungen bestehen aus Geschwülsten und Pigmentflecken. Die *Hautgeschwülste*, die von den gleichartigen, durch die Haut tastbaren Geschwülsten der größeren Nervenstämme unterschieden werden müssen, finden sich zu Dutzenden, Hunderten, ja Tausenden vorwiegend am Rumpf. Meist erscheinen sie als *hochsitzende*, halbkugelig vorragende oder gestielte Knötchen von gelblichroter oder normaler Farbe; ihre Oberfläche ist glatt oder gerunzelt, ihre Konsistenz in der Regel weich. *Tiefersitzende* Geschwülste zeigen sich oft nur als rundliche, im oder leicht unter dem Niveau liegende blaßblaue Flecke an; sie lassen sich wie eine Hernie eindrücken, um nach dem Loslassen des Fingers wieder zurückzuschnellen (Klingelknopf-Phänomen). Überdies finden sich nicht selten am oberen Augenlid, an der Schläfe, am Ohr, Hals oder Rumpf *mächtige*, plumpe oder sackartig herabhängende Gebilde, ja sogar monströse, den Fuß, das Bein oder andere Körpergebiete einnehmende Hautgeschwülste. — Das zweite charakteristische Hautsymptom der Recklinghausenschen Phakomatose sind *Pigmentflecke*. Nach Siemens unterscheidet man große und kleine. Die bis mehrere Zentimeter großen Pigmentflecke sind oval, meist glattrandig und milchkaffeefarben; sie sitzen durchschnittlich etwa 15 an der Zahl vorwiegend am Rumpf. Die kleinen, etwa linsengroßen Pigmentflecke sind rundlicher, dunkler gefärbt und oft in dichtester Aussaat über die Haut verteilt; sie ähneln den Epheliden, unterscheiden sich aber von diesen durch eine dunklere Farbe und die Bevorzugung bedeckt getragener Körperstellen.

Im Gewebsbild erscheint das Geschwulstgewebe in Form gut umschriebener Herde, die im Corium und in der Subcutis liegen. Es steht heute fest, daß es sich um *Geschwülste der Nervenscheiden* handelt. Offen ist aber die Frage, ob sie aus Zellen der neuroektodermalen Schwannschen Scheide oder aus Zellen des neuromesodermalen Endo- und Perineuriums hervorgehen, ob sie also *Neurinome oder Neurofibrome* darstellen. Ich nehme mit anderen Autoren an, daß es sich *primär um Neurinome* handelt, die eine geschwulstartige Hyperplasie des bindegewebigen Endo- und Perineuriums induzieren. So entstehen Mischgeschwülste, die je nach dem Überwiegen des einen oder anderen Anteils Neurinofibrome oder Neurofibrome genannt werden können. Nur der fibromatöse Anteil dieser Geschwülste kann sarkomatös entarten.

Neben diesen für die Recklinghausensche Phakomatose charakteristischen Hautveränderungen kommen oft noch verschiedene Begleiterscheinungen, so Naevi verrucosi, blaue Naevi, Tierfellnaevi, Cutis laxa, angiomartige Hyperplasien der Hautgefäße, lipomartige Wucherungen des subcutanen Fettgewebes und andere vor.

Schleimhautveränderungen. Unter den an sich seltenen Veränderungen sichtbarer Schleimhäute ist wieder die Mundschleimhaut am häufigsten beteiligt. In der Regel finden sich einzelne größere, selten kleinere multiple *Geschwülste.* Die größeren meist weichen Geschwülste sitzen besonders an der Zunge und rufen hier eine vorwiegend halbseitige Makroglossie hervor; am Zahnfleisch treten sie unter dem Bild der Makrulie mit höckerigen, bis an die Zahnkronen reichenden Wucherungen auf. Auch *Pigmentierungen*, teils fleckige, teils flächenhafte kommen vor. — In vereinzelten Fällen wurden Neurofibrome auch an der Konjunctiva und im Larynx beobachtet.

Augenveränderungen. Veränderungen am Sehorgan sind bei dieser Phakomatose häufiger und vielseitiger als bei der Bourneville-Pringleschen Krankheit. Es wurden — abgesehen von Hautveränderungen an den Lidern und Veränderungen der Augenerven — *neurinomatöse und angiomatöse Netzhauttumoren* sowie Knötchen an der Iris und Chorioidea beobachtet.

Veränderungen am Nervensystem und psychische Störungen. Die Veränderungen am Nervensystem treten vorwiegend als *Neurinome bzw. Neurofibrome* in Erscheinung. Die *pheripheren Neurinome bzw. Neurofibrome* sitzen vorwiegend an den großen Nervenstämmen der Extremitäten, seltener an den Intercostalnerven und den größeren Nervenplexus. Man kann diese Geschwülste durch die Haut als zylindrische Verdickungen der Nerven oder als perlschnurartig hintereinandergereihte, erbsgroße und größere, spindelförmige Auftreibungen tasten. Als Unterscheidungsmerkmal gegenüber den neurofibromatösen Hautgeschwülsten gilt das Symptom der seitlichen Verschieblichkeit; schiebt man nämlich die Nervengeschwülste zur Seite, dann nehmen sie, sobald man sie losläßt, ihre ursprüngliche Lage wieder ein. Sie verursachen in der Regel keinerlei Störungen, können aber spontan oder auf Druck schmerzhaft sein. Die sog. *zentralen Neurinome* können neben den Hautveränderungen oder allein bestehen. Sie sitzen an den Wurzeln oder im Bereich der intraduralen Verlaufsstrecken der Hirn- und Rückenmarksnerven, gehören aber mit Rücksicht auf ihre Herkunft noch zur nervösen Peripherie. Beispiele für die zentralen Neurome sind das Acusticus-Neurinom im Kleinhirn-

brückenwinkel oder die gleichzeitig inner- und außerhalb des Wirbel-
kanals liegende Sanduhrgeschwulst des Rückenmarkes. — Neben den
zentralen Neuromen kommen nicht selten auch *Gliome und Meningeome*
vor. Alle diese Geschwülste verursachen je nach ihrem Sitz Sehstörungen,
Hörfehler, Krampfanfälle, Querschnittsläsionen und andere neurologische Symptome.

Oft zeigen die Kranken eine verminderte Intelligenz bzw. ein Zurückbleiben der geistigen Entwicklung. Bei vielen Kranken besteht ein depres-
siver Zustand mit einem „schläfrig-stumpfen" Gesichtsausdruck.

Veränderungen am Skelett. Diese Veränderungen sind häufig. Man
hat umschriebene Hypo- und Hyperplasien mit Verkürzung bzw. par-
tiellem Riesenwuchs einzelner Knochen, umschriebenen Knochenschwund
in Schädelknochen, Wirbelkörpern oder langen Röhrenknochen sowie
Kiefer-Zahnanomalien beobachtet. Die häufigste und wichtigste unter
den Skelettveränderungen ist aber die Kyphoskoliose. Sie sitzt meist im
Bereich der mittleren Brust- und unteren Lendenwirbelsäule; sie kann so
hochgradig sein, daß sie eine Querschnittsläsion des Rückenmarkes verursacht.

Veränderungen an inneren Organen. Eine Miterkrankung innerer
Organe ist keineswegs selten. Die Neurinome bzw. Neurofibrome entwickeln sich an den Verästelungen der organeigenen vegetativen Nerven
oder — nach Feyrter — auf dem Wege über die vasculäre Neurofibroma-
tose, d.h. durch neurofibromatöse Wucherungen des gefäßeigenen neuralen
Beigewebes. Außer im Magendarmtrakt kommen Neurofibrome auch in
den Lungen, endokrinen Drüsen und in anderen Organen vor. Auf eine
Mitbeteiligung endokriner Drüsen werden die gelegentlich beobachteten
klinischen Syndrome zurückgeführt, die der Addisonschen Krankheit,
der Simondschen Kachexie, dem adiposo-genitalen Syndrom oder der
Pubertas praecox gleichen.

b) *Krankheitsverlauf*

Sehr oft sind einzelne Symptome, insbesondere große, milchkaffee-
farbene Flecke schon bei der Geburt vorhanden; andere schon im Kleinkindesalter nachweisbare Frühzeichen sind zentralnervöse Symptome,
z.B. Sehstörungen und Hörfehler sowie Wirbelsäulenverkrümmungen.
Voll ausgebildete Fälle kommen in diesem Alter vor, sind aber sehr selten.
Hautgeschwülste, Neurofibrome der großen Nervenstämme und andere
Krankheitserscheinungen pflegen erst später und meist in der Pubertät,
nach Infektionskrankheiten, während oder nach der Schwangerschaft, auf-
zutreten. — Nicht selten werden *olygosymptomatische* und *abortive* Fälle
beobachtet. Man kennt auch *Kombinationsformen* mit anderen Phakomatosen und insbesondere mit der Bourneville-Pringleschen Krankheit.

Wenn auch die Hautveränderungen besonders bei der großen Zahl
von Hautgeschwülsten den Kranken entstellen und ihn bei entsprechen-
dem Sitz auch körperlich behindern können, so geben sie doch quoad
vitam keine schlechte Prognose. Das Zustandsbild kann lange unverändert
bleiben und überdies pflegen zentralnervöse Ausfallerscheinungen nach

den Erfahrungen der Neurologen gerade bei diesen sog. peripheren cutanen Fällen bis ins hohe Lebensalter auszubleiben. In einzelnen Fällen — ihre Häufigkeit schwankt im Schrifttum zwischen 4 und 16% der Fälle — kommt es zur sarkomatösen Entartung der Neurofibrome der Haut und öfter noch jener der Extremitätennerven. — Eine schwere Erkrankung des Zentralnervensystems und anderer innerer Organe gibt aber immer eine ernste Prognose.

2. Ätiologie und Pathogenese

Die Recklinghausensche Phakomatose ist eine *Erbkrankheit* mit unregelmäßiger, nicht geschlechtsgebundener Dominanz; das männliche Geschlecht wird etwa doppelt so häufig wie das weibliche befallen. Die auslösenden und verschlimmernden Faktoren sind noch wenig bekannt; man denkt an hormonale und nervale Einflüsse.

Die primäre Entwicklungsstörung ist sehr früh anzusetzen. Sie besteht nach der heute am besten begründeten Annahme in einer Migrations- und Differenzierungsstörung des Schwannschen Zellsystems. Sie führt unter der Einwirkung realisierender Faktoren zu knotigen Wucherungen der Schwannschen Nervenscheiden unter dem Bild der peripheren und zentralen Neurinome. Die Mitwucherung des Bindegewebes bei den peripheren Neurinomen wird nach der von FEYRTER und anderen Autoren vertretenen Annahme damit erklärt, daß die Neurinomzellen durch Wachstumsimpulse ein Mitwuchern des endo- und perineuralen Bindegewebes und unter Umständen auch anderer mesenchymaler Gewebe, z. B. des Fettgewebes auslösen. — Ungeklärt ist noch die Entstehung der großen und kleinen Pigmentflecke. Nach einer Hypothese von VAN BOGAERT dürfte vom erkrankten Nervensystem und seinen Bahnen ein Anreiz zur krankhaften Pigmentbildung ausgehen.

III. Peutz-Klostermannsche Phakomatose

Die Krankheit wurde erstmals von PEUTZ beobachtet, von TOURAINE und COUDER einer ersten Bearbeitung unterzogen und von JEGHERS und seinen Mitarbeitern zusammenfassend dargestellt. KLOSTERMANN hat unsere Kenntnis der Krankheit nach verschiedenen Richtungen erweitert und sie erstmals als Phakomatose bezeichnet.

1. Krankheitsbild und Verlauf

a) Krankheitsbild

Die klassischen Symptome dieser Phakomatose bestehen in einer kleinfleckigen melanotischen Pigmentierung mit besonderem Sitz und in einer ausgedehnten Polypose des Magendarmtraktes.

Die kleinfleckige melanotische Pigmentierung. Die Pigmentflecke sitzen am regelmäßigsten rund um die Mundöffnung und an der Schleimhaut des Mundes, weniger oft auch in den mittleren Gesichtspartien, über den Gelenksstreckseiten der Finger, Zehen, Ellbogen und Knie; noch seltener finden sie sich an Handtellern und Fußsohlen und anderen Körperstellen. Die besonders auffallenden und meist sehr zahlreichen Pigmentflecke rund um die Mundöffnung sitzen in radiärer Anordnung in der

Haut der Lippenrotumgebung, am Lippenrot besonders der Unterlippe, an den angrenzenden Schleimhäuten der Mundhöhle und in abnehmender Zahl auch am Gaumen, Zahnfleisch oder an den Rändern der Zunge.

Die einzelnen *Pigmentflecke* sind hanfkorngroß oder größer, rund oder — wie die radiär um die Mundöffnung gestellten Flecke — oft spritzer- oder kommaförmig; nur vereinzelte Flecke ragen etwas vor. Die Farbe der Flecke wechselt von braun über braunschwarz bis blauschwarz. Eine nennenswerte Lichtempfindlichkeit ist nicht ersichtlich. Bemerkenswert ist, daß das Auftreten dieser Pigmentflecke mit einer *dunkleren Tönung* der gesamten Haut korreliert zu sein scheint. — Die histologische Untersuchung ergibt ein unspezifisches Bild. In der Regel finden sich die feingeweblichen Merkmale der Epheliden oder der Naevi spili; gelegentlich kommen aber auch Nester mit Naevuszellen vor.

Die Polypose des Magendarmtraktes. Die Symptome von seiten dieser Polypen sind in der Regel alarmierende Darmsymptome mit Blutungen oder rezidivierenden Darminvaginationen; es gibt aber auch, und dies mehr bei Kindern, nur im Röntgenbild nachweisbare Polypen. Sie sitzen im ganzen Magendarmtrakt, besonders im unteren Dünndarm; ihre Zahl ist oft sehr groß.

In vereinzelten Fällen hat man auch in der Nase, Harnblase und Cervix uteri Polypen gesehen. Ihre Zugehörigkeit zu dieser Phakomatose wird aber bezweifelt.

b) Krankheitsverlauf

Die Pigmentflecken der Haut sind schon bei der Geburt vorhanden oder entwickeln sich erst in den ersten Lebensjahren; manchmal zeigen sie in der Pubertät eine schubartige Vermehrung. Das vorwiegende Manifestationsalter der Magendarmpolypen ist das 2. Lebensjahrzehnt; nach dem 40. Lebensjahr setzen die Darmbeschwerden nur noch ausnahmsweise ein. In bisher vereinzelten Fällen hat man auch eine feinkörnige Pigmentaussaat in der Iris und der Conjunctiva bulbi gesehen. In anderen Fällen waren gleichzeitig Akusticus-Neurinome und Neurinome des Darmtraktes vorhanden.

Die oft sehr zahlreichen Pigmentflecken im Gesicht sind zwar für den Kranken sehr störend, an sich aber harmlos. Im Gegensatz dazu ist die Prognose hinsichtlich der intestinalen Polypen immer mit Vorsicht zu stellen, auch wenn eine carcinomatöse Entartung einzelner Polypen bisher nicht einwandfrei bewiesen werden konnte.

2. Ätiologie und Pathogenese

Die Peutz-Klostermannsche Phakomatose ist ein *Erbleiden* mit nicht ganz regelmäßiger Dominanz; männliches und weibliches Geschlecht werden annähernd gleich oft befallen. Für eine Mitwirkung von Umwelteinflüssen besteht kein Anhalt.

Die Pathogenese ist noch nicht restlos geklärt. Schon von Touraine und Couder wurde ein innerer Zusammenhang zwischen Polypose und Pigmentanomalie vermutet und eine übergeordnete primär neurogene Ursache angenommen. Klostermann nimmt für die Polypose des

Magendarmtraktes eine primäre neurogene Entstehung durch abwegige hyperinduktive Entwicklungsimpulse an. Diese sollen zunächst die Elemente des Neuralrohres treffen, dann aber zu geschwulstartiger Entfaltung auch nicht nervöser Gewebselemente führen. Die Polypen des Magendarmtraktes sind demnach Mischgeschwülste mit Wucherung und gegenseitiger Durchdringung mehrerer Gewebe. — Auch für das Auftreten der Pigmentflecke ist eine neurogene Entstehung am wahrscheinlichsten.

IV. Melano-Phakomatosen

In einer früheren Arbeit habe ich die Bezeichnung „Melano-Phakomatosen" für eine Gruppe von Phakomatosen vorgeschlagen, bei denen sich die dysontogenetischen Störungen vor allem in den durch ihren Gehalt an Melanocyten zur Melaninbildung befähigten Geweben im cerebrospinalen Hüllraum (ERBSLÖH), in der Haut und im Auge auswirken. Zu dieser Gruppe rechne ich die sog. *Mélanose neurocutanée Touraine* und die *oculodermal melanocytosis Fitzpatrick*. — Das von Touraine herausgestellte Leiden entspricht offensichtlich der von VAN BOGAERT beschriebenen cerebrocutanen neoplastischen Melanose. Es ist eine hinsichtlich der Miterkrankung des Zentralnervensystems wenig bekannte Phakomatose. Die oculodermale Melanocytose wurde zum ersten Mal von OTA als *Naevus fuscoceruleus ophthalmomaxillaris* beschrieben und erhielt später von FITZPATRICK den auch hier gewählten Namen. Die meisten Fälle wurden bisher bei Angehörigen der gelben Rasse und bei Negern, in jüngerer Zeit aber auch bei Weißen beobachtet; so haben u. a. FRANCESCHETTI und W. JADASSOHN 4 Fälle, darunter 3 Weiße gesehen.

A. *Melano-Phakomatose vom Typ der sogenannten Mélanoblastose neurocutanée Touraine*

1. Krankheitsbild und Verlauf

a) Krankheitsbild

Die *charakteristischen* Krankheitserscheinungen bestehen aus Veränderungen der Haut und aus ebenfalls charakteristischen Veränderungen am Zentralnervensystem. Die letzteren sind allerdings erst auf dem Obduktionstisch sichtbar.

Hautveränderungen. Die auffälligsten Erscheinungen im klinischen Krankheitsbild sind die *Pigmentmäler* der Haut. Es kommen teils kleinere, oft exanthemartig ausgestreute Herde, teils größere und, in etwa der Hälfte der Fälle, richtige Riesennaevi vor. Die kleinen, bis erbsgroßen Pigmentmäler ragen kaum oder nur wenig vor, haben eine braune bis braunschwarze Farbe und tragen nicht selten lanugoartige Härchen; die größeren Herde und die Riesennaevi sind höckerige, meist dunkelbraune bis braunschwarze Gebilde, die oft mit starken schwarzen Haaren besetzt sind und dann einem Tierfell gleichen. Die Pigmentmäler treten, wie es scheint, auf einer von vorneherein *dunkler getönten Haut* auf. Die hautnahen Schleimhäute hingegen sind immer unauffällig.

Das Gewebsbild der Pigmentmäler zeigt Veränderungen, die jenen der Lentigo bzw. des Naevuszellnaevus und Tierfellnaevus gleichen. Im letzteren hat man auch ausgereifte Naevuszellhaufen im Corium und geflechtartige

Nervenplexus mit großzelligen Wucherungsbezirken aus einem Gemisch von Schwannschen Elementen und endoneuralen Fasern in der Subcutis gefunden.

Veränderungen am Zentralnervensystem. Die Symptome von seiten dieses Systems sind nicht charakteristisch und können von Fall zu Fall wechseln. Sie können auch zeitlebens fehlen.

Die Obduktionsbefunde stimmen darin überein, daß diffuse Veränderungen der durch ihren Gehalt an Melanocyten zur Melaninbildung befähigten Gewebe vorliegen. Befallen sind aber nicht nur die Leptomeningen an den Oberflächen von Gehirn und Rückenmark, sondern auch das interstitielle perivasculäre Gewebe im Virchow-Robinschen Raum, ja selbst das Ependym der Ventrikel und die Hüllen der Hirn- und Rückenmarksnerven in ihren intraduralen Verlaufsstrecken. In einem früher veröffentlichten Fall fanden sich neben einer diffusen Melanose und melanotischen Knötchen an der Hirnbasis eine Melanose des Ependyms der Hirnventrikel und ein Melanomalignom im linken Frontallappen, das nach außen durchgebrochen war; auch die weichen Hirnhäute des Rückenmarkes waren graubraun bis dunkelbraun verfärbt. Bei der histologischen Untersuchung fand sich ein ungewöhnlich melaninreiches Geschwulstgewebe vom Typ des Melanomalignoms.

b) Krankheitsverlauf

Die *Pigmentmäler* der Haut treten schon sehr früh auf; in einzelnen Fällen wurden schon beim neugeborenen Kind zahlreiche kleinere Pigmentflecken und ein Riesennaevus gefunden. Bis gegen das 10. Lebensjahr nehmen die Herde an Zahl und Größe zu, in der Pubertät kann die Aussaat von Herden eine neuerliche Steigerung erfahren. In bisher 2 Fällen hat sich aus einem Pigmentzellnaevus ein Melanomalignom entwickelt. Die *Symptome von seiten des Zentralnervensystems* können schon wenige Monate nach der Geburt, im Jugendalter oder erst später auftreten. Die Zeitspanne vom ersten Auftreten neurologischer Symptome bis zum Tod des Kranken hängt vom Sitz und der Ausdehnung der melanotischen Veränderungen im Zentralnervensystem ab; sie kann Jahre, Monate, ja auch nur Tage betragen. Oft kommen *inkomplette* Fälle vor, auch *Kombinationsfälle* mit der Recklinghausenschen Phakomatose wurden bekannt.

Auch in Fällen mit ausschließlich an der Haut nachweisbaren Veränderungen sollte man mit der Prognose vorsichtig sein. Sind gleichzeitig Symptome vom Zentralnervensystem vorhanden, dann ist sie infaust.

2. Ätiologie und Pathogenese

Es war TOURAINE, der die neurocutane Melanoblastose bei den Genodermatosen eingereiht und dies mit der Annahme begründet hat, daß diese Melanoblastose nur eine höhere Entwicklungsstufe bzw. Weiterentwicklung des erblichen *Melanismus Scheidt* wäre. Er selbst hat aber festgestellt, und ich schließe mich mit anderen Autoren seiner Feststellung an, daß für eine Vererbung der neurocutanen Melanoblastose bisher keine stichhaltigen Beweise vorliegen.

Hinsichtlich der Pathogenese haben schon TOURAINE und VAN BOGAERT auf mannigfaltige Anzeichen einer Korrelation der melanotischen Prozesse in der Haut und im Zentralnervensystem hingewiesen. Tatsächlich liegt eine angeborene progressive Dysplasie vor. Der wesentliche Faktor bei der Entstehung dürften fehlerhafte neural-organisatorische Impulse sein, die auf dem Boden der frühembryonalen Entwicklungsstörung zur Hyperplasie und Neoplasie der melaninbildenden Gewebe in der Haut und im Zentralnervensystem führen. Das Auge (Uvealtrakt und Retina) bleibt nach den bisherigen Erfahrungen frei.

B. *Melano-Phakomatose vom Typ der oculodermal Melanocytosis Fitzpatrick*

1. Krankheitsbild und Verlauf

a) Krankheitsbild

Das Krankheitsbild ist durch eine meist einseitige Melaninpigmentierung der Gesichtshaut und eine Melanocytose des gleichseitigen Auges gekennzeichnet. In vereinzelten Fällen waren auch die Leptomeningen pigmentiert.

Melaninpigmentierung der Haut. Die Pigmentierung sitzt in den allermeisten Fällen auf einer Seite des Gesichtes, und zwar in Hautbezirken, die dem Innervationsgebiet des 1. und 2. Astes des Nervus trigeminus entsprechen. Selten fand sich eine Pigmentierung in anderen Gesichtsteilen und auf beiden Seiten. Die meist großfleckige Pigmentierung ist unscharf begrenzt, ihre Farbe wechselt von schwarz über braun bis blau; innerhalb des Pigmentfleckes können sich einzelne bläulichschwarze, einen blauen Naevus völlig gleichende Knötchen finden. — Das Gewebsbild entspricht bald mehr dem eines Mongolenfleckes, bald mehr dem eines blauen Naevuszellnaevus.

Melanocytosis oculi. In zwei Drittel aller Fälle ist die Sklera des gleichseitigen Auges pigmentiert und erscheint fleckig oder im ganzen blau verfärbt. In einzelnen Fällen waren auch Bindehaut, Iris und Fundus oculi, ferner Augennerven, Augenmuskel und retrobulbäres Fettgewebe pigmentiert.

b) Krankheitsverlauf

In der Mehrzahl der Fälle ist das Krankheitsbild schon bei der Geburt vorhanden, bei den restlichen Fällen tritt es meist während des 1. Lebensjahrzehntes, gelegentlich noch später auf. Die Farbintensität der Pigmentflecke kann z.B. während der Menses oder der Schwangerschaft schwanken.

Im Gegensatz zu den Mongolenflecken bleibt die Pigmentierung bei dieser Melanocytose so gut wie immer unverändert bestehen. In bisher einem mitgeteilten Fall hat sich im miterkrankten Auge ein Melanoblastom entwickelt.

2. Ätiologie und Pathogenese

Die Ätiologie ist noch ungeklärt. Die Erblichkeit des Leidens ist trotz einzelner Fälle bei nahen Verwandten noch umstritten. Hormone aus Hypophyse oder Ovarium dürften einen Einfluß auf die Farbintensität der Pigmentflecke haben.

Unklar ist auch die Frage nach der Pathogenese. Fest steht nur, daß die Pigmentierung der Haut und des Auges durch tiefersitzende, dopapositive Melanocyten, also Zellen neuraler Herkunft bedingt ist und daß in einem bestimmten Abschnitt der embryonalen Entwicklung eine enge Verbindung zwischen der Anlage der Sklera und jener der Haut besteht. Eine Verwandtschaft dieser oculodermalen Melanocytose mit den blauen Naevi und den Mongolenflecken wird angenommen.

V. Epitheliomatöse Phakomatosen

Als epitheliomatöse Phakomatosen möchte ich mit Knoth und Ehlers jene familiär gehäuft auftretenden dysplastischen Mißbildungskrankheiten bezeichnen, bei denen die meist im Vordergrund der klinischen Erscheinungsbilder stehenden Hautgeschwülste einerseits durch ihr frühes Auftreten und ihre Vielzahl an Naevi erinnern, andererseits im Gewebsbild Merkmale aufweisen, die man in Basaliomen mit mehr oder weniger weitgehend organoider Differenzierung antrifft. Ich rechne hierher jene Krankheitsbilder, die 1960 unter der Bezeichnung „Fünfte Phakomatose" von Hermans und Mitarbeiter herausgestellt und 1963 von Herzberg und Wiskemann bestätigt wurden; dazu gehören die ebenfalls 1960 von Knoth und Ehlers zur Brooke-Spieglerschen Phakomatose zusammengefaßten Krankheitsbilder, nämlich das Epithelioma adenoides cysticum Brooke und die Spieglerschen Tumoren. Einer persönlichen Mitteilung von Knoth aus jüngster Zeit entnehme ich, daß er den Begriff der Brooke-Spieglerschen Phakomatose weiter gefaßt wissen will und darunter alle familiär gehäuft vorkommenden systematisierten epitheliomatösen Fehlbildungskrankheiten versteht; im Epithelioma adenoides cysticum und den Spieglerschen Tumoren sieht er nur „die expressivsten Krankheitsbilder" der epitheliomatösen Phakomatose". Ich möchte jedoch bis zur endgültigen Klärung noch offener Fragen an der Unterscheidung der folgenden zwei Typen von epitheliomatösen Phakomatosen festhalten. Daß zwischen ihnen, wie bei allen Phakomatosen, verwandtschaftliche Beziehungen bestehen, liegt auf der Hand.

A. *Epitheliomatöse Phakomatose vom Typ Hermans-Herzberg*

1. Krankheitsbild und Verlauf

Zum vollen Krankheitsbild dieser Phakomatose gehört nach Hermans und Mitarbeitern der Naevus epitheliomatosus multiplex, den Herzberg und Wiskemann lieber als Basalzellnaevus (Nomland) bezeichnen. Dieser Naevus findet sich in Gestalt von Knötchen in großer, oft in die Hunderte oder Tausende gehender Zahl besonders am Rumpf, aber auch in anderen Körperregionen; die Knötchen sind bis linsengroß, halbkugelig oder gestielt, hautfarben bis bräunlichschwarz. Im Gewebsbild weisen sie keine Merkmale auf, die eine sichere Abgrenzung vom Basaliom erlauben. — Die naevoiden Knötchen können schon bei der Geburt vorhanden sein oder in den ersten Lebensjahren, spätestens jedoch in der Pubertät auftreten; nach und nach nimmt die Zahl der Herde zu. Gelegentlich wird der eine oder andere Herd größer und wandelt sich in ein geschwürig zerfallendes Basaliom um.

An extracutanen Entwicklungsanomalien fand sich im Falle von Hermans und Mitarbeitern eine Dysgenesis oculineuroplastica gliomatosa des rechten Auges, im Fall von HERZBERG und WISKEMANN bestand ein Medlulloblastom des Kleinhirns mit angeborener Skoliose der Brustwirbelsäule. – In beiden Fällen waren die Geschwülste vor den Hautveränderungen aufgetreten.

2. Ätiologie und Pathogenese

Eine familiäre Belastung wurde beobachtet. Für die Erblichkeit des Leidens gibt es aber bisher keine Beweise.

Offensichtlich liegt aber eine frühembryonale Entwicklungsstörung vor. HERMANS und Mitarbeiter nehmen für ihren Fall an, daß der störende Faktor vor der 6. Woche des Fötallebens eingewirkt habe.

B. *Epitheliomatöse Phakomatose vom Typ Brooke-Spiegler*

1. Krankheitsbild und Verlauf

a) *Krankheitsbild*

Es ist schon lange bekannt, daß die Brookeschen Epitheliome (Epithelioma adenoides cysticum) und die Spieglerschen Tumoren nebeneinander vorkommen können und daß es Fälle gibt, in denen einzelne Geschwülste bald mehr dem einen, bald mehr dem anderen Geschwulsttyp gleichen. Weniger bekannt sind aber die mitunter gleichzeitig vorhandenen dysontogenetischen Störungen in anderen Geweben und Organen.

Die *Brookeschen Epitheliome* sitzen in meist reichlicher und symmetrischer Aussaat vor allem im Gesicht und hier besonders an den seborrhoischen Stellen, seltener in anderen Hautbezirken. Sie stellen bis erbsgroße oder noch größere, halbkugelige, haut- oder rosafarbene Knötchen dar, an deren Oberfläche sich öfters Teleangiektasien finden. Im Gewebsbild findet man gut abgegrenzte Geschwulstmassen. Sie enthalten zahlreiche Horncysten, die ein völlig verhorntes Zentrum und eine Wand aus abgeflachten, basalzellenähnlichen Elementen aufweisen; neben den Cysten trifft man solide, unregelmäßig begrenzte Herde aus Zellen, die von einem Basaliom nicht unterschieden werden können. – Der Lieblingssitz der *Spieglerschen Tumoren* ist die Kopfhaut (Turbantumoren), aber auch Gesicht, Rumpf, Extremitäten und selbst das Genitale können bei dichter Aussaat befallen sein; nicht haartragende Hautpartien und Schleimhäute bleiben frei. Die Geschwülste werden bohnen-, tomatengroß oder noch größer, sitzen knollenförmig oder gestielt auf und sind gelblichrot oder fleischfarben. Im Gewebsbild erscheint die Geschwulst aus zahlreichen Epithelnestern und -streifen zusammengesetzt, die bald von Bindegewebssepten, bald von Hyalinsäumen umgeben bzw. voneinander getrennt sind. Hyalin findet sich auch im Innern der Zellnester. Diese bestehen aus 2 Arten von Zellen, nämlich aus solchen mit großen, ovalen und blassen Kernen und aus Zellen mit kleinen, rundlichen und dunklen Kernen; die ersteren liegen in der Mitte der Zellnester, die letzteren palisadenförmig an der Peripherie und verstreut auch zwischen den Zellen der ersteren Art. Das Hyalin dürfte von den kleinen dunkelkernigen Zellen abgesondert werden, ist also epithelialer Natur.

b) Krankheitsverlauf

Die ersten *Brookeschen Epitheliome* pflegen schon im Kindesalter zu erscheinen, weitere treten während der Pubertät hinzu. Einzelne Herde können sich in ein Basaliom umwandeln und geschwürig zerfallen. Die charakteristischen *Spieglerschen Tumoren* erscheinen meist erst im frühen Erwachsenenalter und nehmen bis zur 2. Lebenshälfte, mitunter auch noch länger an Zahl und Größe zu. Sie bleiben im allgemeinen auch bestehen, eine carcinomatöse Entartung mit Metastasen in Lymphknoten, Leber und Wirbelsäule wurde aber beobachtet.

An *extracutanen Manifestationen* dieser Phakomatose fanden sich im zweiten Fall — einem 38 jährigen Patienten — von Knoth und Ehlers Bradyphrenie und Bradykinese, Innenohrschwerhörigkeit und Fettsucht, in einem Fall von Greither Epilepsie, Lippen-, Kiefer- und Gaumenspalten sowie Kiefercysten. Von Lausecker wurden bei einem Patienten mit Spiegler-Tumoren multiple Knochenmißbildungen, von Borelli und Hader im Röntgenbild aseptische Knochennekrosen (Osteochondropathie vom Typ Köhler II) beobachtet.

2. Ätiologie und Pathogenese

Die Spieglerschen Tumoren und die Brookeschen Epitheliome treten familiär gehäuft und öfter beim weiblichen Geschlecht auf. Für beide Krankheitsbilder ist nach Guggenheim und Schnyder eine autosomale, unregelmäßig dominante, pleiotrope Erbanlage anzunehmen, was ebenfalls für die nosologische Einheit dieser beiden Geschwulstarten spricht.

Die Brookeschen Epitheliome und Spiegler-Tumoren werden heute von den meisten Autoren vom primären Epithelkeim abgeleitet. Der Insult, der die Differenzierung hemmt, dürfte den Epithelkeim im frühen Fötalleben treffen. Beide Geschwulstarten sind der Ausdruck des gleichen Krankheitsgeschehens. Die Spieglerschen Tumoren stellen nur die weiter differenzierten, reiferen Gebilde dar.

VI. Angiomatöse Phakomatosen

Als angiomatöse Phakomatosen fasse ich jene dysplastischen Mißbildungskrankheiten zusammen, die als wesentliches Merkmal kongenitale Gefäßerweiterungen in der Haut, im Auge und Zentralnervensystem aufweisen und mit verschiedenen anderen kongenitalen Anomalien, insbesondere mit Weichteil- und Knochenhyperplasien kombiniert sind. Schon van der Hoeve hat die Angiomatosis cerebelli et retinae und die Angiomatosis encephalo-oculo-cutanea zu seinen Phakomatosen gerechnet.

1. Krankheitsbilder und Verlauf

a) Krankheitsbilder

Bei allen angiomatösen Phakomatosen kann das eine oder das andere Symptom, auch der Naevus teleangiektaticus (flammus) fehlen. Jedes der hierher gehörenden Krankheitsbilder kann mit einem anderen kombiniert sein.

1. Das Vollbild der **Klippel-Trenaunay-Weberschen Phakomatose** zeigt einen halbseitig über ein Bein, seltener einen Arm in wechseln-

der Ausdehnung sich erstreckenden Naevus teleangiektaticus, Varicen und arteriovenöse Anastomosen auf der kranken Seite und meist einen partiellen Riesenwuchs der erkrankten Extremität.

Als Nebenbefunde kommen Naevi anaemici, Pigmentanomalien (Pigmentmäler und Naevi achromici), sog. Lymphangiome und Anomalien vorwiegend trophischer Natur vor.

2. Das klinische Erscheinungsbild der **Sturge-Weber-Krabbeschen Phakomatose** ist in kompletten Fällen durch einen Naevus teleangiektaticus im Bereich des 1. oder 2. Trigeminusastes, durch angiomatöse Veränderungen an einem oder beiden Augen und durch eine Angiomatose der Piagefäße des Gehirnes und hier besonders der Occipital- und Parietallappen gekennzeichnet. Die Veränderungen des Auges finden sich meist an den Gefäßen der Chorioidea und werden in vivo oft erst aus ihren Folgen (Netzhautablösung, Linsentrübung, Glaukom) erschlossen; die Gefäßveränderungen der Pia und der Rindenkapillaren neigen zu Obliteration und Verkalkung, führen zur Atrophie der entsprechenden Hirnrindenabschnitte mit Hydrocephalus und verursachen neben epileptiformen Anfällen, Hemiparesen und hemianoptischen Erscheinungen Schwachsinn.

Als Nebenbefunde hat man Veränderungen am Skelett, z.B. Hypo- oder Hyperplasie des Gesichtsschädels oder Hemihypoplasien des übrigen Skelettes beschrieben.

3. Die klassische, meist bei Erwachsenen beobachtete Form der **v. Hippel-Lindauschen Phakomatose** zeigt angiomatöse Gefäßveränderungen vorwiegend in der Netzhaut und der Pia mater der Kleinhirnhemisphären, mitunter auch im 4. Ventrikel, Rückenmark und in der Iris; gelegentlich finden sich auch Naevi teleangiektatici in der Haut. Klinisch bestehen meist Kleinhirnsymptome und (infolge von Einklemmungsvorgängen) oft plötzlich auftretende Hirndruckerscheinungen.

In ganz vereinzelten Fällen hat man Cysten in den Nieren und anderen Organen bei ein und demselben Patienten gefunden.

4. Die der eben geschilderten Phakomatose offensichtlich sehr nahe stehende **Louis-Barsche Phakomatose** ist durch eine meist schon im 2. Lebensjahr erscheinende, langsam fortschreitende cerebellare Ataxie und durch das Auftreten von Teleangiektasien besonders in der Gesichtshaut und Conjunctiva gekennzeichnet. Die bisherigen Autopsien haben angiomatöse Veränderungen der Piavenen über dem Kleinhirn mit anscheinend durch Circulationsstörung und Anoxie bedingten Folgen in den anliegenden Hirnabschnitten ergeben.

Andere jedoch nicht regelmäßige Symptome sind Pigmentflecke der Haut und Minderwuchs, bei älteren Kindern auch greisenhaftes Aussehen und Hemmung der geistigen Weiterentwicklung.

b) Krankheitsverlauf

Die für die angiomatösen Phakomatosen charakteristischen Naevi teleangiektatici sind in der Regel angeboren und zeigen außer der durch das normale Körperwachstum bedingten Flächenvergrößerung keine

Ausbreitungstendenz. Die mit ihnen jeweils vergesellschafteten anderen Fehlbildungen machen sich klinisch meist schon im Kleinkindesalter, manchmal aber erst später bemerkbar. Bei der Sturge-Weber-Krabbeschen Phakomatose wurde auch eine Kombination mit der tuberösen Hirnsklerose und mit der Recklinghausenschen Phakomatose beobachtet.

2. Ätiologie und Pathogenese

Die Ätiologie der angiomatösen Phakomatosen ist noch nicht endgültig geklärt. Die Sturge-Weber-Krabbesche Krankheit wird als ein unregelmäßig dominant erbliches, die Louis-Barsche Phakomatose als ein rezessiv erbliches Leiden aufgefaßt.

Hinsichtlich ihrer Pathogenese stellen diese Phakomatosen wohl eine einheitliche Gruppe dar. Die Entstehungsweise selbst ist noch umstritten. Nach der Neuraltheorie soll die primäre Störung vegetativ nervöser Natur sein; nach einer anderen Annahme wären die Gefäßerweiterungen und die assoziierten Veränderungen durch eine anlagemäßige Gefäßwand- bzw. Mesenchymschwäche bedingt und somit Folgen einer in einer Frühphase des Fötallebens wirksamen Noxe.

Schlußwort

Ich habe versucht, Ihnen einen Überblick über die Phakomatosen zu geben. Dabei ging es mir besonders auch darum, die Zusammenhänge zwischen den Veränderungen der Haut und den Störungen der Innenorgane aus der Pathogenese heraus verständlich zu machen. Diese Darstellungsweise entspricht einem Grundzug unserer heutigen Dermatologie. Denn diese will nicht nur Organpathologie betreiben, sondern noch mehr als früher nach tieferen Zusammenhängen forschen und sie will sich dabei nicht nur der nach wie vor unentbehrlichen morphologisch-statischen, sondern ebenso auch einer funktionell-dynamischen Betrachtungsweise bedienen. Eine solche Einstellung wird letztens und immer auch im ärztlichen Alltag den uns anvertrauten Kranken zugute kommen.

Aus der Hautklinik der Freien Universität im Rudolf Virchow-Krankenhaus Berlin
(Direktor: Prof. Dr. H. W. Spier)

Praecancerosen und atypische Epithelwucherungen

Von

Werner Thies

Unter dem von Dubreuilh (1896) geprägten Begriff der Praecancerosen verstehen wir eine Reihe klinisch faßbarer Hautveränderungen, auf deren Boden sich erfahrungsgemäß gehäuft nach unterschiedlich langer Latenzzeit von Jahren oder Jahrzehnten ein Carcinom entwickeln kann. Allgemein gesprochen handelt es sich bei einer Praecancerose nicht um eine streng definierte Einzelefflorescenz mit einem morphologisch spezifischen Substrat, sondern um eine Reihe geweblicher Veränderungen, aus denen ein Neoplasma mit invasivem Wachstum und Metastasierung hervorgehen kann. Derartige Gewebsumformungen werden auch als *Praeneoplasie* bezeichnet.

Entsprechend der von MIESCHER (1943) vorgenommenen Einteilung unterscheiden wir heute *Praecancerosen im engeren Sinn* und *Praecancerosen im weiteren Sinn* (Tab. 1). Zu ersteren gehören jene Affektionen mit epithelialen Proliferationen und gewissen cellulären Besonderheiten, wie sie auch beim eigentlichen Carcinom, allerdings mit gradueller Abweichung, d. h. unvollständiger Ausbildung, angetroffen werden. Von hier aus gibt es fließende Übergänge zu jenen Prozessen, die neuerdings auch von einzelnen Autoren als „Carcinoma in situ" bezeichnet werden, wozu als charakteristische Dermatose an der Haut der *Morbus Bowen* bzw. im Bereich des Übergangsepithels und der Schleimhaut die Erythroplasie Queyrat gehören, während dem Morbus Paget nach heutiger Auffassung (ALBERTINI 1955) für die Mehrzahl der Fälle eine Sonderstellung zukommt (Einzelheiten s. u.). — Weiterhin wären zu den *Praecancerosen im engeren Sinne* zu rechnen: die *aktinischen* oder *chemisch bedingten Keratosen* einschließlich Cheilitis actinica, die vegetierende Form der Leukoplakie, die Cheilitis glandularis simplex, der extramamilläre Morbus Paget und die Melanosis circumscripta praeblastomatosa.

Die *Praecancerosen im weiteren Sinn* umfassen eine Reihe recht heterogener Affektionen, auf deren Boden sich fakultativ Praecancerosen im engeren Sinne, also umschriebene Epithelproliferationen (praeinvasives Stadium) bzw. ein Carcinom entwickeln können. Als bekanntestes Bei-

Tabelle. Praecancerosen

Praecancerosen im engeren Sinne	*Praecancerosen im weiteren Sinne*
A. Aktinische Keratosen der Haut und des Übergangsepithels	A. Seemanns- oder Landmannshaut
B. Chemische exogen oder endogen bedingte Keratosen	B. Chronische mit narbig-atrophisierenden und/oder mit regenerativen Veränderungen einhergehende Krankheitsprozesse (Lues III, Lupus vulgaris, Sporotrichose, Lymphogranuloma inguinale, Epidermolysis bullosa dystrophica, Lichen ruber planus der Mundhöhle, Lichen sclerosus et atrophicus der Genitalregion bzw. Kraurosis vulvae sive penis, Verbrennungsnarben, straffe Atrophie bei Acrodermatitis chronica atrophicans Pick-Herxheimer, chronische Fisteleiterungen bei Osteomyelitis, Ulcus cruris)
C. Xeroderma pigmentosum	
D. Morbus Bowen bzw. Erythroplasie	
E. Melanosis circumscripta praeblastomatosa	
F. Cheilitis glandularis simplex	
G. Extramamillärer Morbus Paget	C. Geschwulstähnliche Fehlbildungen (Naevus sebaceus, Syringocystadenoma papilliferum, Naevus verrucosus, Atherome)

spiel hierfür wäre die Seemanns- oder Landmannshaut zu nennen, die die Ausgangsbedingung für die Entwicklung einer Praecancerose im engeren Sinn bildet. Ferner chronische Entzündungen, mit narbig-atrophisierenden und/oder mit regenerativen Veränderungen einhergehende Krankheitsprozesse und schließlich einige geschwulstähnliche Fehlbildungen (z. B. Naevus sebaceus, Syringocystadenoma papilliferum, Naevus verrucosus, Atherome). Zweifelsohne kommen den zuletzt erwähnten 3 Gruppen nur bedingt cancerogene Potenzen zu, da sie nur in Einzelfällen zur Carcinomentwicklung Anlaß geben werden. Immerhin soll doch an diese Möglichkeit erinnert werden, da durch rechtzeitiges Erkennen und entsprechendes therapeutisches Eingreifen ein deletärer Verlauf verhindert werden kann.

Grundsätzlich ist festzustellen, daß überall dort, wo chronische Reize verschiedenster Art und/oder Epithelregenerationen vorkommen, eine maligne Proliferation möglich ist. Daraus ergibt sich weiterhin, daß Schädigungen des Bindegewebes in den oberflächlichen Anteilen und abwegigen Durchblutungsverhältnissen und/oder Veränderungen des Deckepithels eine wesentliche Bedeutung in der Onkologie zukommt.

Praecancerosen im engeren Sinne

Zu den häufigsten Vorläufern eines Hautcarcinoms gehören die *aktinischen* oder *senilen Keratosen*. An den unbedeckten Hautpartien treten sie bei älteren Menschen meist in der Mehrzahl auf. Klinisch handelt es sich zunächst um recht umschriebene fleckförmige, durch Teleangiektasien hervorgerufene Erytheme oder braunrötliche, bisweilen geringfügig eingesunkene Herde mit rauher Oberfläche oder um verrucöse Veränderungen aus kompakten, festhaftenden Hornmassen, nach deren gewaltsamer Entfernung an der Unterseite der harschigen Hornschicht Zapfenbildungen erkenntlich sind, denen siebartige Vertiefungen der freigelegten Basis entsprechen. Bestehen derbe, kompakte, beetartig erhabene, bräunliche Herde, so liegt die hyperplastische Variante im Sinne einer *circumscripten Akanthokeratose* vor, die bevorzugt im Bereich der Schläfen sowie auf dem Schädeldach auftreten kann und sich bisweilen schwer von den Verrucae senilis abgrenzen läßt. Allerdings zeigen letztere eher etwas lockerer sitzende Hornmassen von fettiger Beschaffenheit. Vom klinischen Aspekt her ist der Verdacht auf maligne Entartung beim Keratoma senile dann gegeben, wenn nach Entfernung der gegebenenfalls krustös veränderten Schuppenauflagerungen ein oberflächlicher Substanzdefekt sichtbar wird. Andererseits kann sich unter Cornu cutaneum-artigen Veränderungen des Keratoma senile bereits ein im Entstehen begriffenes Plattenepithelcarcinom verbergen, weshalb ein operativ entferntes Cornu cutaneum stets histologisch durchmustert werden sollte.

Histologisch imponiert das Keratoma senile zunächst durch seine auffallende Ortho-Hyperkeratose im Wechsel mit suprapapillärer säulenartiger Hyper-Parakeratose. Die Epidermis zeigt einen ungeordneten regellosen Aufbau ihrer Schichten und Wechsel von Akanthose und Atrophie sowie Sprossenbildung in Form von Zellmänteln und Ringwülsten um die oberen Anteile der Follikel und Schweißdrüsenausführungsgänge

(FREUDENTHAL 1926, HALTER 1952), während der Follikel selbst und der Schweißdrüsenporus unversehrt bleiben, worauf PINKUS (1958) hingewiesen hat. Für dieses eigentümliche Verhalten der Epidermis unter pathologischen Bedingungen erscheint die Annahme von PINKUS recht plausibel, derzufolge die Epidermis uneinheitlich gebaut ist. Im Falle der senilen Keratosen wie der durch Röntgenstrahlen oder Arsen hervorgerufenen Praecancerosen sei das Gleichgewicht zwischen den Retezellen der Malpighischicht und den intraepidermalen Abschnitten des Follikelinfundibulum und des Schweißdrüsenausführungsganges (Acrosyringium) gestört. Die letzteren beiden Komponenten seien nach PINKUS bemüht, durch stärkere Proliferation die pathologisch veränderten und als Fremdkörper empfundenen Stachelzellen zu verdrängen. Neben der Zellunruhe findet man auch celluläre Abweichungen hinsichtlich Größe, Gestalt und Anfärbbarkeit der Kerne sowie suprabasal nicht selten eine Dissoziation des Zellgefüges mit Ausbildung von Spaltbildungen infolge intercellulären Ödems. Individuelle Zellkeratinisation, intracelluläres Ödem und gehäuft Mitosen im Verein mit den cellulären Besonderheiten verleihen dem Keratoma senile bisweilen bowen-artige Züge. Die oberflächlichen Cutisschichten zeigen neben einer basophilen Degeneration des kollagenen Bindegewebes (erhöhte Argyrophilie, leichtere Anfärbbarkeit mit Pikrinsäure als mit Säurefuchsin, Reduktion des Orcein) sowie ektatischen Capillaren und Venen ein mehr oder minder massives lympho-histiocytäres, bisweilen auch plasmazellreiches Infiltrat.

Eine Durchsicht des eigenen histologischen Materials der letzten 3 Jahre ergab, daß unter rund 70 senilen Keratosen sich die hyperplastischen und die atrophischen Varianten annähernd gleich häufig fanden.

Auf eine besondere, erst in den letzten Jahren durch die Arbeiten von HELWIG (1954), GRAHAM und HELWIG (1958) sowie SZYMANSKI (1957) näher bekanntgewordene Variante sei in diesem Zusammenhang hingewiesen. Es handelt sich dabei um isolierte Tumoren, deren feingeweblicher Aspekt dem Morbus Darier entspricht. Von HELWIG wurde hierfür die Bezeichnung *Dyskeratosis follicularis isolata* eingeführt. Sie ist identisch mit dem von SZYMANSKI anhand von 7 Fällen beschriebenen „*warty dyskeratoma*". Im europäischen Schrifttum liegen hierzu aus jüngster Zeit einige wenige Beobachtungen von NIKOLOWSKI (1958), TRITSCH (1960), JABLONSKA und CHORZELSKI (1961) vor.

Klinisch handelt es sich bei meist älteren Patienten um solitäre, umschriebene kleine Knoten mit einem zentralen kegelförmigen, festhaftenden Hornpfropf, weshalb diese Knötchen auch zunächst als vulgäre Warzen fehlgedeutet werden können. Bevorzugte Lokalisation ist das Gesicht oder der behaarte Kopf.

Im eigenen Krankengut fanden sich im Laufe des letzten Jahres zwei einschlägige Beobachtungen mit je einem erbsgroßen isolierten Knötchen am Nasen-Augenwinkel bzw. mehreren zierstecknadelkopfgroßen Knötchen auf der Oberlippe. Histologisch besteht eine umschriebene, von der Follikelwand ausgehende Proliferation der Retezellen mit suprabasal ausgebildeter Akantholyse und abgestoßenen Stachelzellen, die bei zunehmender Kernschrumpfung alle Stadien der Verhornung mit corps-, ronds- und grains-artigen Bildern zeigen. Die Basalzellreihe ist in der Regel erhalten, doch können an einzelnen Stellen, wie in einem unserer beiden Fälle, bisweilen in die Tiefe vordringende Zellproliferationen beobachtet werden, die den Verdacht auf eine beginnende carcinomatöse Entartung nahelegen. Solch eine mögliche Transformation dieser Neubildung erwägen auch Jablonska und Chorzelski.

Die bekannte Tatsache, daß bei älteren Menschen degenerative Veränderungen an den Stachelzellen mit Verlust ihrer Kohärenz untereinander zuzunehmen pflegen, macht das Auftreten der akantholytischen Spaltbildungen verständlich, die auch beim gewöhnlichen Keratoma senile bereits vorkommen. Darüber hinaus findet man bei der Dyskeratosis follicularis isolata Dyskeratosen in Form von corps ronds und grains, also Schwellung und spätere Schrumpfung der Kerne, die ein dem Morbus Darier ähnliches Bild vortäuschen. Derartige Veränderungen sind übrigens auch bereits von Freudenthal (1926) beim Keratoma senile beschrieben worden. Allein die Tatsache des Fehlens sonstiger für Morbus Darier typischer Hauterscheinungen schließt diese Diagnose aus. Näherliegend erscheint es, in derartigen Fällen eine seltenere *follikelgebundene Spielart* des *Keratoma senile* zu erblicken, aus dem im Falle der malignen Entartung ein *Epithelioma spinocellulare segregans* resultieren dürfte, dessen feingeweblicher Aspekt dem Adenoakanthom von Lever entspricht.

Entgegen der früher allgemein verbreiteten Auffassung, daß aus einem Keratoma senile ausschließlich ein spinocelluläres Carcinom hervorgehen könne, wird heute von einzelnen Autoren auch die Möglichkeit der Entstehung eines Basalioms auf dem Boden einer senilen Keratose eingeräumt (Civatte 1957, Lund 1957, Woringer 1961). Auffallend ist jedenfalls im Verhältnis zu der Häufigkeit der aktinischen Keratosen die relative Seltenheit eines Stachelzellkrebses zumindest in Mitteleuropa, wenn man von dem Übergangsepithel zur Schleimhaut und der Ohrmuschel absieht. Andererseits gilt heute als gesichert, daß ein Basaliom nicht nur auf unveränderter Haut, sondern auch auf dem Boden verschiedenartiger Praecancerosen entstehen kann (vgl. Gottron und Nikolowski 1960).

Ätiologisch spielen bei den Praecancerosen vornehmlich exogene Faktoren eine entscheidende Rolle. Für die aktinischen Keratosen stellt der kurzwellige erythemerzeugende UV-Anteil von 280—330 mμ den eigentlichen carcinogenen Faktor dar, was tierexperimentell an Ratten wiederholt gezeigt werden konnte (Roffo 1934, 1935, Blum 1948 u. a.), von dem allerdings nur ein Bruchteil($\approx 10\%$) überhaupt die lebenden Zellen erreicht, während der Hauptanteil von der Hornschicht wegen seiner besonderen Gewebsdichte und seines hohen Gehalts an Urocaninsäure (Spier und Pascher 1959, Everett 1961, Pascher 1962) absorbiert wird.

Erinnert sei in diesem Zusammenhang an die Untersuchungen Mieschers (1930), der nach wiederholter UV-Exposition eine Zunahme der Hornschichtdicke („Lichtschwiele") und bei einer Dicke von 100 μ einen kompletten Schutz gegen den erythemerzeugenden UV-Bereich ermitteln konnte. Andererseits fanden Mackie und McGovern (1958) experimentell, daß Unterschiede in der Reaktion auf UV-Licht bei verschiedenen Personen vornehmlich auf wechselndem Pigmentgehalt der Epidermis beruhen, weniger auf der unterschiedlichen Hornschichtdicke, da Hellhäutige im allgemeinen auf Sonnenlichtexposition mit einer stärkeren Dickenzunahme der Hornschicht reagierten als Dunkelhäutige. UV-Absorptionsstudien zeigten ferner, daß bei ersteren mehr Strahlungsenergie in der Cutis, bei letzteren weitaus der größte Teil durch das Pigment der Basalzellschicht absorbiert wird. Mehr oder weniger schwere degenerative Schädigungen des Bindegewebes in der oberen Cutis sind die unausbleibliche Folge und werden dementsprechend regelmäßig bei den aktinischen Keratosen angetroffen. Daraus erklärt sich auch die besondere Häufigkeit aktinischer Hautschäden bei hellhäutigen und hellhaarigen Personen.

Die carcinogenen Wellenlängen des Sonnenspektrums rufen eine zellschädigende Wirkung hervor, die in erster Linie die Nucleoproteide des Zellkerns betreffen (CASPERSSON 1941, KNAPP u. Mitarb. 1939), deren Absorptionsmaximum mit dem Wellenbereich zur Mutationserzeugung und Krebserzeugung nahezu identisch ist (NOETHLING und STUBBE 1938, RUSCH, KLINE und BAUMANN 1941). Ihrem Wesen nach handelt es sich bei den durch ultraviolette Strahlen ausgelösten Schädigungen um photochemische Reaktionen.

In Abhängigkeit von der Dauer und Intensität der Reizeinwirkung sowie der individuell unterschiedlichen Anpassungsfähigkeit an die Sonnenlichtexposition, die in erster Linie durch die Fähigkeit zur Pigmentbildung bestimmt wird, werden aktinische Hautschäden in der Regel erst im höheren Alter gehäuft vorkommen, dabei bevorzugt bei hellhäutigen und hellhaarigen Menschen. Eine Ausnahme hiervon stellt lediglich das *Xeroderma pigmentosum* mit seiner ererbten Lichtüberempfindlichkeit dar. So finden sich hier schon im jugendlichen Alter an den lichtexponierten Hautpartien charakteristische aktinische Hautschäden wie Erytheme, Teleangiektasien, Atrophie, De- und Hyperpigmentierungen, Keratosen und Ulcerationen, auf deren Boden sich frühzeitig verschiedenartigste Neoplasmen zu entwickeln pflegen, weshalb das Xeroderma pigmentosum als Prototyp eines praeneoplastischen Zustandes gelten kann.

Praecancerosen auf dem Boden eines *chronischen Röntgenschadens* sehen wir z. B. als Folge eines Summationseffektes kleinster Dosen bei im Heilberuf tätigen Personen, ferner als unvermeidbare Schädigung im Gefolge einer notwendigen Behandlung mit ionisierenden Strahlen oder als Folge einer unsachgemäß vor Jahren oder Jahrzehnten, gegebenenfalls wiederholt durchgeführten Röntgenbestrahlung wegen eines Ekzems, einer Mykose oder einer Psoriasis vulgaris. Dies gilt ebenso für die Verwendung radioaktiver Substanzen.

Hierzu eine besonders instruktive Beobachtung aus unserer Klinik: Ein jetzt 26 jähriger Student hatte seit 1952 wegen Asthma bronchiale eine Radiumkompresse (15 × 20 cm) jahrelang ganztägig auf der Brust getragen. 1962 suchte er erstmalig unsere Poliklinik auf. Dabei fand sich neben den bekannten Spätschäden an der Brusthaut eine oberflächliche Geschwürsbildung, die sich histologisch als basospinocellulares Epitheliom erwies. Ein weiteres beginnendes Plattenepithelcarcinom wurde 1963 excidiert. Die Dosisbelastung der Hautoberfläche durch die Radiumkompresse ist unter Berücksichtigung der Daten des Prospektes mit etwa 3700 rad pro anno zu veranschlagen (Abt. für Strahlenphysik im RVK; Leiter: Dr. FROST).

Daß die *Teerverrucome* ebenfalls als Vorläufer eines Carcinoms bedeutungsvoll sein können, sei am Rande erwähnt. Dabei spielt die in der Dermatologie seit langem gebräuchliche Anwendung teerhaltiger Präparate, da sie in der Regel nur kurzfristig erfolgt, keine entscheidene Rolle, wohl aber bei einer Reihe von Berufen, in denen ein ständiger Umgang mit Teerprodukten unumgänglich ist. Ihre Abgrenzung gegenüber den *multiplen Keratoakanthomen* kann bisweilen auf Schwierigkeiten stoßen, wie insbesondere auch aus der Arbeit von Oehlschlaegel (1963) ersichtlich wird. Andererseits ist eine Abhängigkeit vom Sonnenlicht sowohl bei den *Teerverrucomen* wie bei den *Keratoakanthomen* nicht zu verkennen. Dafür sprechen im letzteren Falle auch das gleichzeitige Vorkommen anderer aktinischer Hautschäden (Steigleder 1963), die Bevorzugung der höheren Altersgruppen sowie das häufigere Auftreten in sonnenscheinreichen Gegenden (Belisario 1959). Die bekannte Problematik in der Abgrenzung dieser gutartigen Epithelhyperplasie, die von dem epidermisnahen Abschnitt der äußeren Follikelwand ihren Ausgang zu nehmen scheint (Kalkoff und Macher 1961), zu dem hochdifferenzierten verhornenden Plattenepithelcarcinom wird noch schwieriger, wenn ein Keratoakanthom auf dem Boden einer alten Lupusnarbe entstanden ist, worüber Grimmer (1961) berichtet hat. Andererseits muß auch mit der Möglichkeit einer malignen Entartung eines Keratoakanthoms gerechnet werden, wenn beispielsweise zusätzliche Reizfaktoren (mechanische Einflüsse) einwirken. Schließlich kann ein echtes Plattenepithelcarcinom anfangs ein Keratoakanthom vortäuschen. Dennoch gibt es unterdessen eine genügend große Zahl von Beobachtungen, die an der spontanen Rückbildungsfähigkeit des Keratoakanthoms keinen Zweifel lassen.

Von dem *Arsen* ist bekannt, daß es einerseits über Praecancerosen (Arsenwarzen an Handtellern und Fußsohlen) die Entstehung eines Carcinoms induzieren kann. Daneben gibt es aus scheinbar unveränderter Haut entstandene Basaliome oder Bowen-Herde. Liegen sie bei einem Kranken in größerer Zahl vor, so läßt sich bei näherem Befragen nicht selten die gegebenenfalls langfristige Einnahme arsenhaltiger Präparate vor Jahren oder Jahrzehnten, etwa als Stärkungsmittel oder wegen einer Psoriasis vulgaris, ermitteln. Die besondere Affinität der anorganischen Arsenverbindungen zu der Epidermis und ihren Anhangsgebilden sowie ihr lokal hemmender Einfluß auf die oxydativen Vorgänge dürften maßgeblich an dem Zustandekommen der Keratosen bzw. des Hautkrebses beteiligt sein.

Als terrainbedingte Besonderheit unter den aktinischen Keratosen ist die *Cheilitis actinica* bzw. die von Marchionini und Tor (1939) beschriebene *Sommercheilitis* in Anatolien zu nennen, bei der wahrscheinlich das Zusammenwirken verschiedener physikalischer und chemischer Faktoren mit bakteriellen Superinfektionen und Avitaminosen die Entwicklung eines Unterlippencarcinoms begünstigen.

Schließlich muß in diesem Zusammenhang noch die *Cheilitis glandularis* erwähnt werden, deren Zusammentreffen mit einem Lippencarcinom Touraine et al. (1935) in 5 von 7 Fällen sahen (cf. auch Michalowski 1948).

Unter den Praecancerosen im Bereich der *Mundhöhle* verdient die *Leukoplakie* besondere Beachtung. Dabei ist einerseits die blande, umschriebene, in diesem Zusammenhang weniger interessierende Epitheltrübung und durch pathologische Verhornung gekennzeichnete leukoplakische Verdickung — „Schleimhautschwiele" (GREITHER 1960) — zu nennen, wozu auch die *Leukokeratosis nicotinica* gerechnet werden muß; zum anderen gehören hierzu die im Gefolge verschiedener chronischer Entzündungen auftretenden Leukoplakien, die dann lediglich als *Symptom* einer *anderen Krankheit*, z.B. Erythematodes, Lichen ruber planus, Lues u.a.m., anzusehen sind. Vom klinischen Standpunkt sind alle zu *papillomatösen, vegetierenden* und *atrophischen Veränderungen* neigenden Leukoplakien als Praecancerosen im engeren Sinne aufzufassen (cf. SHARP und HAZLET 1960). Sie bedürfen einer besonders sorgfältigen klinischen Beobachtung und gegebenenfalls wiederholten histologischen Kontrolle. Ursächlich spielen chronische Reize verschiedenster Art eine Rolle (mechanisch, thermisch, chemisch, mangelhafte Prothesen, bakterielle Prozesse, elektrogalvanische Ströme u.a.m.). Beachtenswert ist, daß ein *Morbus Bowen der Mundhöhle*, der klinisch als papillomatöse, vegetierende Läsion imponieren kann, histologisch die kennzeichnenden degenerativen Zell- und Kernveränderungen nicht selten vermissen läßt (REICH 1955) und als rein hyperplastische Form anzusprechen ist, dessen rascher Übergang in ein Stachelzellcarcinom den deletären Verlauf ankündigt, zumal die Strahlentherapie in diesen Fällen recht unbefriedigende Resultate aufweist (REICH 1955). Die ungünstige Prognose des Mundhöhlencarcinoms ergibt sich aus der Fünfjahresheilungsquote, die mit 20 bis 30% angesetzt wird (FASSKE, HAHN, MORGENROTH und THEMANN 1959).

Im Verhältnis zur Häufigkeit relativ blander Lichen ruber-Manifestationen im Bereich des Lippenrots und der Mundhöhle zählt die Carcinomentwicklung auf deren Boden zu den seltenen Ereignissen (SCHUERMANN 1958). Allerdings kann es ausnahmsweise auch zu einem außerordentlich rasch destruierend wachsenden Stachelzellcarcinom kommen, wie eine eigene Beobachtung zeigte, weshalb eine sorgfältige regelmäßige Kontrolle in kurzen Abständen empfehlenswert erscheint.

Morbus Bowen und Erythroplasie

Der Morbus Bowen — übrigens keinesfalls so selten wie bisweilen angenommen, sahen wir doch in den letzten drei Jahren 30 histologisch gesicherte Fälle — kann vom klinischen Bilde her bei kleineren Einzelherden im Gesicht nicht ohne weiteres von einem Keratoma senile unterschieden werden und bedarf deshalb der histologischen Kontrolle. Im Gegensatz zu letzterem ist er nicht nur an lichtexponierten Hautpartien anzutreffen, sondern häufiger am Stamm, wobei Multiplizität der Herde gar nicht so selten ist (Arsenanamnese!); daneben kommen Herde auf Handrücken und Fingerstreckseiten zur Beobachtung. Das histologische Bild ist gekennzeichnet einerseits durch die regellose Proliferation der Stachelzellen innerhalb des akanthotischen, von bisweilen mächtigen ortho- und parakeratotischen Massen überdeckten Epidermisbandes und durch die Polymorphie der Kernformen mit z.T. monströsen hyperchromatischen Kernen, clumping cells und Riesenzellen, zum anderen durch die relativ geringfügigen cytoplasmatischen Veränderungen, wie Vacuolisierung, bei weitgehend erhaltenen Tonofibrillen. Daneben können individuelle Verhornungen einzelner Zellen beobachtet werden. Die zutage tretenden charakteristischen Zellatypien möchten wir in Übereinstimmung mit Albertini (1955) weniger als Ausdruck einer besonderen Malignität, sondern als Degenerationszeichen deuten, die auf eine besondere Hinfälligkeit dieser geschwulstartig umgewandelten Zellen hinweisen. Daraus erklärt sich vielleicht auch die Tatsache, daß gewöhnlich erst nach jahrelanger Latenz diese als echte Praecancerose anzusprechende Dermatose in ein Carcinom übergehen kann, dessen cytologischer Aspekt häufig noch den Polymorphismus des Ausgangsherdes erkennen läßt, so daß in solchen Fällen auch von einem Bowen-Carcinom gesprochen wird. Klinisch ist der Verdacht auf maligne Entartung gegeben, wenn der zunächst häufig polycyclische, scharf begrenzte, erythemato-squamöse oder verrucöse Herd stärker papillomatös erhaben wird.

Möglicherweise wäre die besondere Bösartigkeit und auffällige Strahlenresistenz des rein hyperplastisch-papillomatösen Typs der Bowen-Dermatose im Bereich der Mundhöhle auf den Mangel an degenerativen Kernveränderungen zu beziehen (cf. Reich 1955).

Von allgemeinerem Interesse ist die Tatsache, daß nach einer Mitteilung von Graham und Helwig (1959) bei Kranken mit Bowen-Herden auch gehäuft Carcinome an inneren Organen auftreten können, weshalb eine sorgfältige klinische Durchuntersuchung und gegebenenfalls jahrelange Nachbeobachtung angezeigt ist.

Die Frage, ob die *Erythroplasie Queyrat*, die vorwiegend im Bereich des Übergangsepithels (Glans, Praeputium, Vulva, Mundschleimhaut) beobachtet wird, lediglich eine standorteigentümliche Variante des Morbus Bowen mit Fehlen bzw. nur geringfügiger Ausprägung der Dyskeratose und Zellvariabilität darstellt, ist nach wie vor umstritten. In jedem Falle erscheint eine histologische Untersuchung und — bei Bestätigung der Diagnose — eine aktive Therapie angezeigt, da eine Umwandlung in ein Plattenepithelcarcinom schon im ersten Jahre nach dem Auftreten der Frühsymptome beobachtet worden ist (Graciansky und Boulle). Bezüglich der von Zoon (1952) aus dem Kreis der Erythroplasie ausgesonderten *Balanitis plasmacellularis* haben sich in der Folge eine Reihe von Beobachtern dafür ausgesprochen, daß es sich um eine benigne Verlaufsform der Erythroplasie handelt.

Morbus Paget

Für die Mehrzahl der Fälle von Morbus Paget des Warzenhofs gilt die Auffassung von Jnglis (1936) wohl zu Recht, derzufolge es sich um ein *Milchgangcarcinom* vom *Komedotyp* mit intracanaliculärer Ausbreitung einerseits und Eindringen in die Epidermis andererseits handelt, dem eine relative Gutartigkeit wegen seines lokal begrenzten Wachstums nachgesagt wird. Doch ist man hier gelegentlich auch nicht vor Überraschungen sicher:

Bei einer 46 jährigen Patientin, die uns wegen eines seit 1 Jahr bestehenden flächenhaften erythemato-krustösen, nicht infiltrierten Herdes im Bereich der Mamille aufsuchte, fanden sich Paget-Zellennester in der Epidermis und in den Milchdrüsenausführungsgängen. Darüber hinaus war die ganze Cutis durchsetzt von kleinen gleichartigen Tumorzellverbänden, die offenbar nicht nur aus den Milchgängen seitlich in das benachbarte Bindegewebe, sondern auch aus der Epidermis in die Cutis durchgebrochen waren. Dabei ergab die genaue klinische Untersuchung der Patientin bei sorgfältigster Palpation des Warzenhofes nicht den geringsten Anhalt für das bereits vollzogene invasive Wachstum dieses Brustkrebses.

Grundsätzlich erscheint es daher geboten, bei allen mehr oder weniger scharf begrenzten, ekzemartigen Veränderungen im Warzenhof, sofern eine lokale antiekzematöse Behandlung nicht in kurzer Zeit zum Erfolg führt, eine Probeexzision vorzunehmen.

Außer dem Komedocarcinom der Milchdrüsenausführungsgänge scheint es noch ausnahmsweise Fälle von Morbus Paget zu geben, in denen Paget-Zellen ausschließlich in der Epidermis angetroffen werden (v. ALBERTINI 1955), wobei offenbleibt, ob diese epidermotropen Krebszellnester als Vorläufer einer späteren intracanaliculären Ausbreitung anzusehen sind.

Bei den relativ seltenen Fällen von *extramamillärem Morbus Paget*, der im wesentlichen in Körperregionen mit apokrinen Schweißdrüsen (Achselhöhle, Genitoanalregion) angetroffen wird, handelt es sich nach heutiger Auffassung um ein Carcinom der apokrinen Drüsen mit sekundärer Epidermotropie. Für den extramamillären Paget können sich Schwierigkeiten hinsichtlich der Abgrenzung zu einem intraepidermalen malignen Melanom ergeben. Das Gemeinsame für beide Krankheiten im cellulären Bild ist das Fehlen der Intercellularbrücken, wodurch die Zellen von ihren Nachbarn getrennt erscheinen. Auch die bisweilen in Paget-Zellen beobachteten Melaningranula können zusätzlich Verwirrung stiften. Ob es sich dabei um phagocytiertes Melanin oder autochthon gebildetes Pigment handelt, wozu ausschließlich die Melanocyten bzw. die daraus hervorgegangenen entarteten Zellen fähig sind, wäre durch die Tyrosinase-Reaktion zu klären. Im übrigen ist bei anogenital lokalisiertem Morbus Paget der Nachweis von Schleimsubstanzen in den Paget-Zellen beweisend, der nach HELWIG (1955) entwicklungsgeschichtlich zu erklären ist, da gewisse Abschnitte der Genitoanalregion entodermaler Herkunft sind (cf. hierzu RABSON, VAN SCOTT und SMITH 1958, dort weitere Literatur).

Melanotische Praecancerose

Ohne hier auf die neuerdings wieder lebhafter diskutierte Frage, ob es sich bei der *Melanosis circumscripta praeblastomatosa* um eine echte Praecancerose oder um ein „Melanomalignoma in situ" (cf. hierzu SPIER 1962, SCHUERMANN 1963) handele, einzugehen, sei lediglich betont, daß die praemaligne Melanosis mit ihren bizarren dunkelbraunen bis tiefschwarzen Flecken häufig, aber durchaus nicht nur an den lichtexponierten Hautpartien angetroffen wird. Trotz des klinisch noch rein maculösen Charakters kann man bisweilen histologisch schon abgetropfte

Zellkomplexe beobachten, die als dermale Invasion den Begriff „oberflächliches Melanom" rechtfertigten. Dies erscheint insofern bedeutsam, als es sonst allgemein üblich ist, erst beim Auftreten einer wenn auch noch so geringfügigen flachen Erhabenheit innerhalb der dunkel-pigmentierten Zone den Verdacht auf eine maligne Entartung zu äußern.

Atypische pseudocanceröse Epithelwucherungen

Bei einer Reihe von Krankheitszuständen, die mit papillomatösen Wucherungen einhergehen, ist die enge Zusammenarbeit zwischen Kliniker und Pathologen von entscheidender Bedeutung. Die feingewebliche Untersuchung derartiger, auf ein Carcinom verdächtiger Wucherungen zeigt einen mehr oder minder unregelmäßigen Aufbau der tief cutan infiltrierenden Epithelzapfen mit Ausbildung von Hornperlen und Mikroabscessen, wobei hier und da zu beobachtende Aufbrüche der Basalmembran und vereinzelte Zellatypien der Stachelzellen die Ablehnung der Diagnose Stachelzellcarcinom zusätzlich erschweren können, sofern nicht der bisherige Verlauf und die gesamte klinische Situation gebührend berücksichtigt werden. Die große praktische Bedeutung der Kenntnis der pseudocancerösen Epidermiswucherungen ist darin zu erblicken, daß bei ihrer Verkennung und Deutung als verhornendes Plattenepithelcarcinom sich für den Patienten häufig folgenschwere Konsequenzen (z.B. Ablatio) ergeben können, da es sich nicht selten um flächenhaft knollig-papillomatöse Wucherungen auf vorgeschädigtem Terrain an den unteren Extremitäten handelt, während für die pseudocancerösen Hautveränderungen die einfache Abtragung der Wucherung und gegebenenfalls nachfolgende plastische Deckung den Prozeß zur Abheilung bringt.

Hierzu gehört insbesondere die *Papillomatosis cutis carcinoides* (Gottron), die mit papillomatösen-tumorösen Wucherungen an den unteren Extremitäten auf dem Boden einer langjährig bestehenden Grundkrankheit einhergeht, deren nosologische Selbständigkeit aber im Rahmen der *pseudoepitheliomatösen* Hyperplasien nicht von allen Autoren geteilt wird (vgl. hierzu Wodniansky 1960). Als Grundleiden werden im Schrifttum angegeben: alte Verletzungen, Verbrennungsnarben, Ulcus cruris, Acrodermatitis chronica atrophicans Pick-Herxheimer, chronische Osteomyelitis mit Fisteleiterung, während die von Gottron herausgestellte Symmetrie der fungösen Wucherungen von der Mehrzahl der Autoren nicht beobachtet wurde (Ausnahme: Adam, Nikolowski und Wiehl 1956). Als Rarität mit Lokalisation der Papillomatosis cutis an den Fingern auf dem Boden eines Lupus mutilans ist der Fall von Rathjens (1953) zu erwähnen.

Bei einer eigenen Beobachtung handelte es sich um eine chronische Osteomyelitis als Folge einer Kriegsverletzung aus dem 1. Weltkrieg, auf deren Boden sich papillomatöse Wucherungen entwickelt hatten. Da vom Pathologen die Diagnose Carcinom gestellt worden war, sollte die Ablatio durchgeführt werden. Eine nochmalige klinische und eingehende feingewebliche Untersuchung ließ jedoch eher an das Vorliegen einer pseudoepitheliomatösen Hyperplasie denken. Es wurde eine einfache Abtragung der Wucherung vorgenommen, und die bisher 5jährige Nachbeobachtung rechtfertigt diese Annahme.

Bei den im Rahmen chronisch-entzündlicher Prozesse verschiedenster Ätiologie zu beobachtenden pseudocarcinomatösen Epithelwucherungen (z. B. Actinomykose, tiefe Trichophytie, Sporotrichose, Jodo- und Bromoderm, Lues III, Tuberculosis cutis verrucosa, Lupus verrucosus, auf strahlengeschädigter Haut, bei chronischer Osteomyelitis) können sich sowohl vom klinischen Standpunkt wie auf Grund des feingeweblichen Substrats alle möglichen Übergangsformen von einwandfrei unverdächtigen Epidermisproliferationen bis zu carcinomatösen Epithelentartungen finden, welch letztere dann völlig einem hochdifferenzierten Plattenepithelcarcinom entsprechen. Gerade diese Gruppe wird gelegentlich die eindeutige Einordnung des vorliegenden Krankheitsprozesses erschweren und nur unter Berücksichtigung der Gesamtsituation eine Stellungnahme gestatten.

Von grundlegender Bedeutung ist bei diesen krebsähnlichen Hautveränderungen die genaue Kenntnis der histologischen Kennzeichen der malignen Entartung, wobei den zytologischen Abweichungen der Einzelzelle größere Bedeutung zukommt als den Veränderungen des gesamten akanthotisch gewucherten Epithelverbandes, zumal macerative regressive Umwandlungen mit Arrosion der Basalmembran und katabiotische Zellveränderungen einen carcinomartigen Eindruck erwecken können.

Unter den Veränderungen der Einzelzelle ist besonders zu achten auf das Vorhandensein großer chromatinreicher Kerne mit großen Nucleolen, Änderungen der Kern-Plasmarelation, Fehlen intracellulärer Ödembildung, Basophilie des Cytoplasmas, atypischer Mitosen mit Polaritätsverlust und individueller Keratinisation.

Das Fehlen einer spezifischen Morphologie der Bösartigkeit des Plattenepithelcarcinoms Grad I kann die Abgrenzung von einer pseudoepitheliomatösen Hyperplasie Grad III im Sinne von WHITE und WEIDMAN (1959) sehr erschweren oder sogar unmöglich machen, so daß letztlich die Entscheidung über das therapeutische Vorgehen im Einzelfalle von der Gesamtsituation abhängig sein wird, wobei zu berücksichtigen ist, daß gelegentlich ein fließender Übergang aus einer pseudoepitheliomatösen Hyperplasie in ein verhornendes Plattenepitheliom möglich ist.

Bei den im Schrifttum vereinzelt mitgeteilten Fällen von *Keratoakanthom*, die in ein Plattenepithelcarcinom übergegangen sind, wird man sich immer fragen müssen, ob nicht ein primär rasch wachsendes Stachelzellcarcinom vorgelegen hat. Davon unabhängig kann an der klinischen Selbständigkeit des Keratoakanthoms als einer Sonderform der pseudocarcinomatösen Epithelwucherung mit spontaner Involutionsneigung nach drei bis vier Monaten nicht mehr gezweifelt werden.

Auf die Bedeutung der sogenannten *Pseudorezidive nach röntgenbestrahlten* Carcinomen im Randgebiet des Bestrahlungsfeldes kann in diesem Zusammenhang nur hingewiesen werden. Ihre Kenntnis schützt vor der Verwechslung mit einem echten Carcinomrandrezidiv. Klinisch handelt es sich um wallartige, gegebenenfalls von Milien durchsetzte Erhabenheiten, die histologisch vom Epithel, Follikeln und Schweißdrüsenausführungsgängen ausgehende akanthotische Epithelwucherungen mit parakeratotischen Hornzentren zeigen. Gewöhnlich bilden sie sich nach einigen Wochen oder wenigen Monaten spontan zurück. Nach eigenen Beobachtungen sind die Pseudorezidive bevorzugt in Bezirken mit reichlich Follikeln und Talgdrüsen anzutreffen.

Gerade die pseudocancerösen Epithelwucherungen unterstreichen einmal mehr die eminente Bedeutung einer guten Zusammenarbeit von Kliniker und Histopathologen, um bei carcinomverdächtigen Prozessen zu einer richtigen Beurteilung zu gelangen. Daß daneben in Einzelfällen berechtigte Zweifel bleiben werden, erklärt sich aus der Tatsache, daß es eine spezifische Morphologie als Kriterium der Bösartigkeit nicht gibt.

Round table-Gespräch über die Behandlung der Syphilis

Einführung

Von

A. Marchionini

Zunächst möchte ich die Teilnehmer an dem Gespräch über die Behandlung der Syphilis herzlich begrüßen. Als Hauptreferenten sind die Dermatologen R. Degos (Paris) und A. Wiedmann (Wien) anwesend. Weitere Mitwirkende sind die Dermatologen J. Gay Prieto (Madrid), K. Gregorzyk (Essen), H. J. Heite (Freiburg/Br.), St. Jabłońska (Warschau), J. Kimmig (Hamburg), S. Lapiere (Lüttich), W. Nikolowski (Augsburg), A. Proppe (Kiel) und M. B. Sulzberger (San Francisco), der Neurologe H. Pette (Hamburg), der Psychiater E. Frick (München), der Pädiater D. Vogt (München), der Internist W. Trummert (München) und der Ophthalmologe H. Remky (München).

Wie sie wissen, wurde auf den Nationalen Kongressen der Deutschen, der Französischen und Italienischen Dermatologischen Gesellschaft u. a. das gleiche Thema in den letzten Jahren behandelt, weil jetzt eine Möglichkeit besteht, die Resultate der Penicillin-Behandlung zu beurteilen.

Die Meinungen klaffen zum Teil noch weit auseinander. Einige Fragen blieben bisher ohne endgültige Antwort. Wir denken dabei an die Entscheidung, ob in allen Stadien der Syphilis die alleinige Penicillin-Behandlung ausreichend ist oder ob sie kombiniert werden soll mit der Salvarsan-Schwermetall- bzw. Fieber-Behandlung.

Eine weitere Frage ist die Dosierung über die Initialkur. Soll man gerade ausreichend dosieren oder mit 6—9 Millionen Einheiten Penicillin behandeln, bzw. 10—15 Millionen, wie wir es in München tun?

Bei Penicillin-Allergien setzen wir das Penicillin ab. Welches andere Antibioticum ist der optimale Ersatz für das Penicillin? Wir erwarten u. a. von Herrn Kimmig auf diese Frage eine spezielle Antwort über seine Erfahrungen mit der Tetracyclinkur.

Schließlich ist die Entscheidung über die Behandlung der Graviden zu fällen. Soll man, um die Herxheimer-Reaktion zu verhindern, bei ihnen die Syphilis-Behandlung mit einer Bismogenol-Vorbehandlung einleiten und erst nach den Bismogenol-Gaben die Penicillin-Kur beginnen? Zu klären ist weiter die Frage, ob die prophylaktische Therapie Gravider bei sicherem Lueskontakt während der Schwangerschaft mit Penicillin indiziert ist.

Welche Stellung soll man zum Problem der Behandlung der Keratitis parenchymatosa nehmen? Mit der üblichen Penicillin-Behandlung erzielen wir hier keine Erfolge. Soll man eine Cortison-Behandlung einleiten?

Einleitendes Referat

Aus dem Hôpital St. Louis, Clinique des Maladies cutanées et syphilitiques
de l'Université de Paris
(Direktor: Prof. Dr. R. Degos)

Behandlung der frühen und latenten Syphilis

Von

R. Degos*

Die Zunahme der syphilitischen Infektionen, die in zahlreichen
Ländern seit 1957 beobachtet wurde, verlangt eine aktuelle Stellungnahme zur Frühbehandlung dieser Erkrankung. Nur eine ausreichende
Behandlung zu Beginn der Affektion verhindert ein weiteres Fortschreiten und sichert die Kranken vor Spätschäden. Hier kann man Versäum-
tes nie mehr nachholen. Eine Syphilis, die im Laufe von 4—6 Monaten
nach der Ansteckung korrekt behandelt worden ist; darf als relativ
benigne angesehen werden; eine dauernde Ausheilung ist bei den meisten
Fällen zu erwarten. Eine zu spät behandelte Syphilis bleibt nach wie
vor eine ernste Erkrankung und die Behandlungen, mögen sie noch
so intensiv sein, sind nur eine relative Garantie und führen fast nie mehr
zum Negativwerden der serologischen Reaktionen. In diesen Fällen ist
die Heilungschance noch unsicherer, als wenn die Behandlung nach
einem Recidiv wieder aufgenommen wird. *Die ganze Prognose der Syphilis
hängt also von der Frühzeitigkeit und Wirksamkeit der Anfangsbehandlung ab.*

Obwohl man sich im großen und ganzen hierüber einig ist, so ist es
doch noch weit bis die verschiedenen Venerologen über die Art der Behandlung und über den Wert jedes vorgeschlagenen therapeutischen
Schemas einer Meinung sein werden. Ihre gegenteiligen Ansichten erklären sich leicht aus der Tatsache, daß es keine absoluten Kriterien
dafür gibt, wann die Krankheit geheilt ist und daß es häufig schwierig
ist, zu unterscheiden, ob ein Recidiv oder eine Reinfektion vorliegt.
Das, was die einen für ein Wiederaufflackern der frühen Lues halten —
wahrscheinlich auf Grund einer ungenügenden Behandlung —, wird von
anderen als Reinfektion gedeutet, was ihnen ein Beweis für die post-
therapeutische Heilung nach der ersten Behandlung ist.

Arsen, Wismut und Penicillin führen selbst in geringer Dosierung
zum raschen Verschwinden der klinischen Zeichen einer L I und II und
in der Mehrzahl der Fälle zum raschen oder langsameren Negativwerden
der serologischen Reaktionen. *Dieses unmittelbare Resultat erlaubt aber
keinesfalls eine Beurteilung des Krankheitsverlaufes.* Man kann nicht selten
bei Patienten, die dem Aspekt nach geheilt sind, beobachten, daß die
serologischen Reaktionen teilweise weder positiv werden und daß der
Titer im quantitativen Nelson-Test ansteigt, dies manchmal 5—8 Jahre
nach vollkommener Negativität, ohne daß man eine Reinfektion nachweisen könnte. Wenn man bedenkt, daß L-III-Erscheinungen u. U. erst
nach mehr als 20 Jahren auftreten können, muß man bei der Beurteilung
der Statistiken zurückhaltend sein.

---

* Übersetzt von Dr. Y. Neuner, München, Dermatologische Universitätsklinik.

Wir glauben, daß man es sich zu leicht macht, wenn man der *Serologie* eine zu große Bedeutung für die Beurteilung des therapeutischen Erfolges beimißt, auch bei der Entscheidung, ob es sich um ein Recidiv oder eine Reinfektion handelt. Kann man es zulassen, daß ständig abnehmende Reagine als sicheres Indiz für die Wirksamkeit eines Medikamentes bewertet werden und daß nach ihrer Abnahme die Dauer einer relativ kurzfristigen Behandlung bemessen wird? Ist ein rapider Titeranstieg nach einer mehr oder weniger langen Zeit vollkommener oder partieller Negativität ein ausreichendes Kriterium, um den Fall als Reinfektion zu deuten? Wir sind *nicht* der Ansicht. Die bei wiederholten Kontrollen negativen, serologischen Reaktionen, der Nelsontest und der Fluorescenztest sind sicher wichtige Elemente in der Beurteilung einer Heilung, aber sie sind keine absolute Garantie für eine definitive Ausheilung. Andrerseits bedeuten nach kurzfristiger Beobachtung persistierende serologische Reaktionen oder ein erhöhter Titer im quantitativen Nelson-Test über Monate hin nicht, daß diese ungenügend war; die Meinungen, wann nach Wiederauftreten der serologischen Reaktionen die Behandlung wieder aufgenommen werden soll, sind sehr unterschiedlich.

Aus diesen genannten Feststellungen geht hervor, daß *sowohl klinische, als auch biologische Kriterien nur einen relativen Wert haben*, besonders im Verlauf der ersten Jahre nach der Infektion.

Anhand dieser allgemein gehaltenen Übersicht verdienen nun mehrere Probleme näher beleuchtet zu werden.

1. Wann soll man mit der Behandlung beginnen?

Theoretisch erschiene es günstig, die Vermehrung und Ausbreitung der Treponemen so bald wie möglich nach der vermuteten Ansteckung zu verhindern, sowohl zum Schutze des Individuums, als auch im Hinblick auf die Öffentlichkeit. Das würde dazu führen, daß man eine *vorbeugende Behandlung* auf Grund eines suspekten Verkehrs einleiten würde, ohne das Auftreten der klinischen Zeichen abzuwarten. Eine derartige Maßnahme erschiene um so mehr gerechtfertigt, als die Applikation einiger Penicillininjektionen eine einfache Therapie darstellt. Wir halten das für nachteilig, denn: Die sorglosen Patienten vergessen die Gefahr, in der sie sich befanden und unterlassen jede weitere Kontrolle und umgekehrt, die ängstlichen werden zu Luophoben, verlangen immer neue Behandlung, getrauen sich nicht zu heiraten und Kinder zu haben, obwohl sie niemals wirklich angesteckt waren. Wir verurteilen ebenso die *prophylaktische Behandlung* vor oder nach dem Coitus. Früher wurden reichlich „prophylaktische" Salben erprobt und verwendet; man ist aber glücklicherweise wieder davon abgekommen; in letzter Zeit wurden häufig Versuche mit peroraler Applikation von Penicillin unternommen. Diese Methode birgt das Risiko einer verschleierten Syphilis in sich, die sich erst sehr viel später zeigen wird. An dieses Problem knüpft sich auch jenes der durch *Antibiotica modifizierten Syphilis*, welche bekannte Zeichen bietet, die aber von vielen Praktikern anscheinend noch übersehen werden.

Ebenso abzulehnen wie die Präventivmaßnahmen sind die *Behand-lungen die sich lediglich auf klinische Angaben stützen*, ohne eine weitere Sicherung durch das Labor. Abgesehen von diagnostischen Fehlern könnte die Echtheit der Syphilis später von Patienten oder durch andere Ärzte (wenn diese zur syphilitischen Natur von Organläsionen gefragt werden) bezweifelt werden.

Die Behandlung soll nicht eher begonnen werden, als eine mikrobiolo-gische oder serologische Bestätigung der Syphilis vorliegt.

2. Wie beginnt man die Behandlung?

In einem Punkt sind sich alle einig; *jede frische Syphilis soll mit Penicillin behandelt werden.* Die einzige Ausnahme bildet eine Penicillin-allergie, die bereits vor der Behandlung bekannt ist oder während dieser auftritt.

Von allen antisyphilitischen Medikamenten ist Penicillin dasjenige mit dem raschesten treponemiciden Effekt. In rein epidemiologischer Hinsicht würde dieser Effekt genügen, die Wahl des Penicillins zu be-gründen. Nach einer relativ schwachen Dosis (1 200 000 iE) verschwinden die Treponemen in 6—30 Stunden aus den Primär-Sekundärläsionen. Diese klassische Frist kann gelegentlich überschritten werden. Wir konn-ten, allerdings in geringem Prozentsatz, bei inoculierten Kaninchen 30—63 Stunden post inject. (2 400 000 iE) noch die Virulenz eines Schan-kers oder einer papulösen Syphilis beobachten (Degos und Daguet). Nach diesen Zeiten verliefen alle unsere Versuche negativ. Mit Arseno-benzol zieht sich das Verschwinden der Treponemen über einige Tage hin.

Es sind keine Versager, die zur Aufgabe der klassischen Arsen-Wismut-Behandlung geführt haben, aber das Penicillin hat neben seiner schnellen Wirkung noch einen weiteren wesentlichen Vorteil: den der *allgemeinen Ungefährlichkeit*, während Arsen viel häufiger schwere Komplikationen und sogar Todesfälle zur Folge hatte. Alle Venerologen haben Arsen durch Penicillin ersetzt.

Neben der echten Intoleranz, die wir später betrachten werden, kann Penicillin, wie alle anderen antisyphilitischen Medikamente, eine pas-sagere Reaktion im Anschluß an die erste Injektion auslösen, die sog. „*Herxheimersche Reaktion*". Es handelt sich um eine flüchtige, febrile Reaktion, die, wie beim Arsen, auch bei Penicillin in 30—60% der stünd-lich nach der ersten Injektion gemessenen Fälle von den Autoren be-obachtet werden konnte. Dieser Fieberanstieg, der keine Konsequenz hat, könnte an eine Penicillinintoleranz denken lassen und den uner-fahrenen Arzt dazu verleiten, das Antibioticum abzusetzen. Sehr selten treten eindrucksvolle Organreaktionen auf, im wesentlichen nervöser Art.

Soll man systematisch diese Herxheimersche Reaktion durch vorher ver-abreichte Medikamente zu verhindern suchen? Manche Venerologen geben vor dem Penecillin einige Injektionen Quecksilbercyanat; andere treten für das Verabreichen von Antihistaminen und Corticoiden vor und wäh-rend der ersten Behandlungstage ein. Gegen diese Methoden sprechen: Eine Verzögerung der Penicillinbehandlung und die Beobachtung, daß sich die experimentelle Syphilis bei Kaninchen durch Corticosteroide ausbreitet; gegen die Quecksilberbehandlung spricht die Tatsache, daß gerade dieses Medikament die Reaktion auslöste, die Herxheimer beschrieben hat. Die Corticoidtherapie kann gelegentlich eine Intoleranz gegen Penicillin maskieren, die sich dann bei alleiniger Fortführung der Penicillintherapie mit schwerwiegenden Folgen herausstellen kann.

Wir glauben, daß die gutartige und im allgemeinen flüchtig verlaufende Herxheimersche Reaktion zu Beginn einer Syphilisbehandlung keine der oben beschriebenen, systematischen Schutzmaßnahmen rechtfertigt. Wir bedienen uns dieser Methode nur ausnahmsweise bei einer sehr floriden Syphilis oder bei einer, die erst mehrere Monate nach der Ansteckung aufgedeckt wurde. Ganz anders verhalten wir uns bei einer Spätsyphilis oder einer Lues latens, deren Alter nicht genau bekannt ist; diese Fälle unterziehen wir grundsätzlich nie, außer in Notfällen, einer Penicillintherapie, bevor wir nicht mehrere Wismutkuren verabreicht haben.

3. Penicillinarten

Theoretisch hängt der Wert des Penicillins vom erreichbaren Blutspiegel ab. Je schneller dieser Spiegel ansteigt, einen hohen Titer erreicht, und einen kontinuierlichen treponemiciden Titer beibehält, desto mehr entspricht das Penicillin den therapeutischen Anforderungen.

Die experimentellen Arbeiten haben ergeben, daß der Penicillinspiegel mindestens 0,03 iE/ml betragen und 30—48 Stunden bestehen muß, um den Teilungscyclus der Treponemen zu überdauern.

Die zuerst verwendeten *wäßrigen Penicillinarten* sichern einen hohen Spiegel; allerdings mit raschem Abfall, wenn die Injektionen nicht regelmäßig alle 3 Stunden verabreicht werden. Manche Venerologen bevorzugen noch immer dieses wäßrige Penicillin (Penicillin G); die einen applizieren es nach wie vor mehrere Male pro Tag, andere, wie BOLGERT, geben nur täglich 2 Injektionen Penicillin, welches in physiologischem Kochsalz gelöst ist.

Die *Depot-Penicilline* haben einen niedrigeren Spiegel, der aber lang anhält und in konstanter Höhe bleibt. Der Blutspiegel, der mit diesen Penicillinen praktisch erreicht wird, ist höher als der experimentelle treponemicide Titer; nur der Dauereffekt ist also in Erwägung zu ziehen. Die Mehrheit der Venerologen ist auf die verschiedenen Depot-Penicilline übergegangen. Wir zählen hier nur die wichtigsten auf:

—Penicillin P. A. M. (Lizenz Bristol), ein 2%iges, feinverteiltes Procain-Penicillin in Aluminiumstearat. Eine Dosis von 600000 iE hält einen ausreichenden Spiegel von 0,03 iE/ml über 96 Stunden. Der Grad der Feinverteilung — 90% der Kristalle müssen kleiner als 5 μ sein — ist zur erforderlichen Norm erklärt worden, um einen maximalen Effekt zu erreichen. Diese Ansicht ist allerdings diskutabel.

— Benzathin-Penicillin oder Benzethacin (Extrencillin) gibt einen ausreichenden Spiegel für die Dauer von 2 Wochen.

Die *gemischten Penicilline*, die aus einem schnellwirkenden und einem Depot-Penicillin bestehen, bieten die Vorteile von beiden:

— Benzathin-Penicillin mit P. A. M.-Penicillin und Penicillin G. (Pan-biotic Bristol, Extencillin-Bipenicillin); Benethamin-Penicillin mit Kaliumpenicillin (Biclinocillin).

Zahlreiche andere Präparate werden uns von der pharmazeutischen Industrie laufend angeboten, die einen mit, die anderen ohne Procain. Es ist zu beachten, daß die procainhaltigen Penicilline für Allergien ver-antwortlich sein können, die fälschlicherweise für Penicillinallergien gehalten werden.

In der Praxis haben die *gemischten und Depot-Penicilline den selben* Wert und können gleichermaßen verwendet werden. Uns erscheint es vorteilhaft, den Verzögerungseffekt zu verkürzen, deshalb injizieren wir täglich P. A. M.-Penicillin, jeden 2. Tag Biclinocillin und alle 8 Tage Benzathin-Penicillin.

4. Dosierung der initialen Penicillintherapie

Die treponemiciden Dosen von Penicillin sind relativ gering, wie man einerseits aus Experimenten, andrerseits aus den bakteriologischen Unter-suchungen und dem Verschwinden der primären-sekundären Läsionen beim Menschen weiß. Eine Injektion von 600000 iE bis 1200000 iE genügt anscheinend für eine Sanierung des Organismus, doch die Un-sicherheit über die weitere Wirkung unserer Behandlung und das Fehlen sicherer Heilungskriterien haben die Venerologen bewogen, die Dosis über die theoretisch notwendige zu erhöhen. Die erforderliche und aus-reichende Dosis kann durch nichts genau festgestellt werden, um so weniger, als die Penicillinspiegel bei ein und derselben Person, unter Verwendung der gleichen Dosis des gleichen Penicillins variabel sind.

Einige Venerologen begnügen sich mit der einmaligen Applikation von 1200000 bzw. 3000000 iE Penicillin. Die Mehrzahl der französischen Ärzte, die zwar der doctrinären Minimumbehandlung Interesse entgegen bringen, überschreiten jedoch diese Dosis und verlängern die Initialkur auf 10—15 Tage. Im Hinblick auf die allgemeinen therapeutischen Ge-pflogenheiten der Ärzte in der Praxis verstehen wir nicht, welchen Vor-teil die Applikation von gerade noch ausreichenden Mengen Penicillin haben soll, wo es sich doch um ein Medikament handelt, das so wenig Risiken hat. Hat man denn auch versucht, eine Minimaldosis bei Streptomycin oder Isoniacid bei der Tuberkulose einzuführen?

Die Schemen für eine Initialkur sind verschieden. Wir persönlich führen eine zehntägige Kur mit je 600000 iE oder 900000 iE P. A. M.-Penicillin durch, so daß wir eine Gesamtdosis von 6—9 Millionen erreichen.

5. Penicillinresistenz; Behandlung mit verschiedenen Medikamenten

Die Penicillinresistenz der Treponemen ist weder experimentell noch bakteriologisch bewiesen. Es ist unbestritten, daß in vitro und in vivo Penicillin, sowohl beim Menschen, als auch beim Tier, einen konstanten und anscheinend auch vollkommenen treponemiciden Effekt hat. In den primären und sekundären Läsionen können keine virulenten Treponemen mehr nachgewiesen werden.

Der Begriff der Penicillinresistenz erhält für den Kliniker einen anderen Sinn. Er beobachtet bei manchen Individuen eine erstaunlich langsame Vernarbung eines Schankers oder die langsame Rückbildung sekundärer Läsionen; noch beunruhigender sind für ihn die Fälle, bei denen die Haut- und Schleimhautveränderungen vom schankriformen oder sekundären Typ in den Monaten auftreten, die einer Penicillinbehandlung folgen, ohne daß die Möglichkeit einer Wiederansteckung gegeben gewesen wäre. Schließlich muß noch die Bedeutung der persistierenden serologischen Reaktionen und deren Aufflackern diskutiert werden.

Diese Beobachtungen berechtigen zum mindesten von einer *mutmaßlichen oder offenkundigen Erfolglosigkeit der Penicillintherapie* zu sprechen, d.h. von einer „penicillin-resistenten Syphilis", wenn man den Ausdruck „penicillin-resistente Treponemen" nicht gebrauchen will.

Das Problem der *Zweckmäßigkeit einer Zusatzbehandlung* — „Konsolidierungsbehandlung" — knüpft sich an diese Gegebenheiten an und verweist auf die Wirksamkeit der langen Wismut-Arsen- oder klassischen Wismutbehandlung. Bei einer Statistik konnten wir 1950 bei 2649 Patienten mit L I und L II, die 4 Jahre lang mit Arsenobenzol und Wismut behandelt worden waren, nach einer Kontrollzeit von 5—25 Jahren folgendes ausgezeichnetes Ergebnis feststellen: 0,26% (7 Fälle) und 0,38% Reinfektionen (10 Fälle) (DEGOS, VISSIAN und BASSET).

Neben dem Penicillin, welches die Arsenkur abgelöst hat, ist *Wismut* das Komplementärmedikament. Im Gegensatz zu bestimmten experimentellen Ergebnissen hat uns Wechsel zwischen Penicillin und Wismut weniger gute Erfolge gezeigt, als die ununterbrochenen Kuren (DEGOS, E. LORTAT-JACOB und MAURY), wahrscheinlich dadurch bedingt, daß das Penicillin die Eliminierung von Wismut beschleunigt. Wir warten das Ende der Penicillinkur ab um unmittelbar im Anschluß daran mit einer Wismutkur zu beginnen. Die Behandlung mit Wismut wird nach der klassischen Art gehandhabt: Eine Serie von 15—20 Injektionen zweimal wöchentlich mit einer Pause von einem Monat im ersten Jahr; gewöhnlich, da die serologischen Reaktionen nur langsam negativ werden, führen wir vor jeder 3. und 6. Wismutserie eine neue Penicillinkur durch.

Die *Lumbalpunktion*, die früher am Ende einer jeden Behandlung gefordert wurde, scheint uns unnötig; wir machen sie nur in Fällen persistierenden serologischen Reaktionen.

6. Penicillinintoleranz — andere Antibioticatherapie

Penicillin kann verschiedene Arten von mehr oder weniger starken allergischen Reaktionen hervorrufen. Die harmloseste und häufigste ist die Urticaria, entweder lokalisiert auf den Injektionsort oder diffus. Dieser normalerweise flüchtige Zwischenfall mahnt allerdings zur Vorsicht. Manche Therapeuten sind der Ansicht, sie könnten die Penicillinbehandlung unter gleichzeitigen Gaben von Antihistaminen oder Corticosteroiden fortsetzen; wir teilen diese Ansichten nicht. Die Feststellung einer Intoleranz gegen Penicillin vor Beginn der Behandlung oder wäh-

rend derselben, sei sie auch nur geringen Ausmaßes, bedeutet eine absolute Gegenindikation für dieses Antibioticum. Die allergischen Reaktionen auf Penicillin können sehr gefährlich sein, wenn es sich um ein
Glottisödem oder um einen *anaphylaktischen Schock*, mit manchmal *töd-
lichem Kollaps*, handelt. Mittel der Wahl sind ein Hydrocortison i.v. und,
wenn möglich, Penicillinase. — Es wurden mehrere Beobachtungen über
,,*Penicillintod*" veröffentlicht; die WHO hat eine Untersuchung dieser
Penicillinzwischenfälle eingeleitet. In Anbetracht der Zahl der Penicillininjektionen sind die schweren Unverträglichkeiten gegen dieses Antibioticum jedoch sehr selten; wir persönlich haben bisher erst einen tödlichen Verlauf gesehen.

Diese Penicillinintoleranz legt die Frage nach einem Ersatzmedikament
nahe. Man kann entweder auf Wismut oder auf andere Antibiotica übergehen. Die *Tetracycline* haben einen treponemiciden Effekt, den man mit
dem des Penicillins vergleichen kann; unsere Erfahrungen mit Tetracyclinen auf dem Gebiet der Syphilisbehandlung sind allerdings relativ
gering, da wir fürchten, mit ihrer Einführung der Öffentlichkeit ein weiteres, leicht zu verwendendes Mittel in die Hand zu geben. Man kennt
aber bemerkenswerte Erfolge des Terramycins bei der Frambösie, besonders in Haiti.

Bei Fällen von Penicillinintoleranz haben wir meist *Terramycin* verwendet, und zwar in einer Dosierung von täglich 2 g über 15 Tage; die
Wirksamkeit auf die klinischen Manifestationen und die serologischen
Reaktionen waren mindestens so schnell wie die des Penicillins. Wir verabreichen auch Terramycin bei der Vorbeugung der connatalen Syphilis
an die schwangeren Mütter, die eine Penicillinintoleranz haben.

7. Behandlungsformen

Die Behandlungsformen, die sehr stark variieren — ein Bericht der
WHO gab im Jahre 1954 eine Zahl von 294 an — seien hier schematisch
in drei Punkten zusammengefaßt:

a) *Einmalige Penicillininjektion*, wie sie Thomas und Rein in den
USA empfehlen; die Schule Bordeaux mit Joulia und Mitarbeiter,
de Granciansky und Grupper, Hewitt in Paris geben zwischen
2 400 000 bis 3 000 000 iE Depot-Penicillin.

b) *Einmalige, isolierte Penicillinkur* mit einer Gesamtdosis von
6 000 000 bis 15 000 000 iE in 10—15 Injektionen im Verlauf von 10—20
Tagen. Bolgert gibt nach 3 Injektionen Quecksilbercyanat eine Kur
von 10 000 000 iE PenicillinG (in physiologischem NaCl) in aufeinander-
folgenden Dosen von 200 000 iE, 300 000 iE und 500 000 iE in 3 Injektionen
pro Tag, dann 1 000 000 iE in 2 Injektionen pro Tag. Die meisten Autoren
sind auf Depot-Penicillin übergegangen. Das am häufigsten angewendete
Schema ist: 10—15 Injektionen P.A.M.-Penicillin täglich in Dosen von
600 000 und 900 000 iE.

c) *Die Penicillin-Wismut-Behandlung* besteht aus einer Initialkur
von 600 000—900 000 iE Penicillin mit anschließender Wismut-Serie von
insgesamt 15—20 Injektionen, jede 2. Woche. Dieser Behandlung folgen

weitere Wismut- oder Penicillin-Wismut-Kuren mit ein- bis zweimonatigen Pausen, insgesamt auf die Dauer von 1—4 Jahren.

Die klinischen und serologischen Kontrollen sind besonders wichtig in den ersten Jahren. Je kürzer die Behandlungsdauer war, desto intensiver müssen die Kontrollen sein: nach einer einmaligen Penicillinapplikation sollten die serologischen Reaktionen alle Monate während des ersten Vierteljahres, dann alle 3 Monate während der nächsten 2 Jahre wiederholt werden. Man muß bedenken, daß eine große Anzahl von Patienten nicht mehr zum Arzt geht, sobald die Behandlung abgeschlossen ist. In unserer Abteilung konnten wir beobachten, daß etwa 42% der Syphilitiker, die nur eine einzige, isolierte Penicillinkur hatten, den Kontakt mit der Klinik nach 3 Monaten aufgaben. Diese Tatsache ist auch ein Nachteil von kurzdauernden Kuren.

Die vergleichenden Statistiken der verschiedenen Behandlungsschemen, die auf den Kriterien einer mutmaßlichen Heilung beruhen und die sich über verschieden lange Zeiten erstrecken, sind Ausdruck einer subjektiven Interpretation. Wir richten uns nach unserer eigenen Statistik, der wir allerdings auch nur einen relativen Wert beimessen.

Im Hôpital St. Louis sind im Laufe der letzten 10 Jahre von 6519 erfaßten primo-sekundären Syphilitikern die einen ausschließlich mit Penicillin (entweder einmalige Injektion oder Kur von 10—15 Tagen), die anderen mit Penicillin-Wismut behandelt worden.

1. Alle *Lues I-Fälle* mit negativen serologischen Reaktionen sind seronegativ und frei von Recidiven (mit Ausnahme der Reinfektionen) geblieben, unabhängig von der Art der durchgeführten Therapie.

2. Die *seropositiven Lues I und Lues II Fälle* sind in einem Verhältnis von 60—98% negativ geworden, je nach Art der Behandlung, nach Datum der Infektion, nach Dauer der Beobachtung und — was besonders auffällt — je nach den Jahren variabel, aus denen die Statistik stammt.

Bei einem Patientengut, das bis 1957 behandelt wurde, haben wir nach einer Zeit von 2—5 Jahren folgendes festgestellt (DEGOS und EBRARD):

— 13% persistierende Seroreaktionen bei alleiniger Penicillinbehandlung (+ 9% Reinfektionen);

— 2% persistierende Seroreaktionen bei Penicillin-Wismut-Behandlung (+ 1% Reinfektion).

Zur selben Zeit beobachtete BOLGERT mit seiner Technik der 15000000 iE Penicillin bei 10% persistierende Seropositivität.

Während der letzten Jahre scheint das *Verhältnis der persistierenden seropositiven Reaktionen merkbar anzuwachsen*, besonders was die L II betrifft. BOLGERT stellt zur Zeit bei 30% von L II-Fällen 4 Jahre im Anschluß an eine ausschließliche Penicillinbehandlung in 30% eine persistierende Seropositivität fest.

Bei der Durchsicht unserer Unterlagen über die L II sehen wir wie sich nach einem Jahr die prozentuale Seropositivität erhöht hat:

25% nach einer alleinigen Kur mit Penicillin

15% nach Penicillin-Wismut-Kur.

Obwohl sich die beiden Statistiken wegen der verschiedenen Beobachtungsdauer nicht ganz vergleichen lassen, so stellt doch das Ansteigen der Seropositivität, sowohl bei den Penicillin-, als auch bei den Penicillin-Wismut-Behandelten, ein wichtiges Problem dar. Soll man darin eine zunehmende Resistenz der Treponemen gegen Penicillin *in vivo* sehen, wenn die Behandlung nicht im ersten Stadium eingeleitet wird? Man kann sicherlich keine definitiven Schlüsse ziehen, denn diese persistierenden seropositiven Reaktionen können auf verschiedene Arten interpretiert werden.

3. Das *asymptomatische Wiederpositivwerden* der serologischen Reaktion nach einer vollkommenen Negativität und ohne Reinfektion ist wesentlich seltener; dennoch haben wir dies nach 4 Jahren bei 3% der Fälle mit Penicillin und bei 0,70% bei Penicillin-Wismut-Behandlung gesehen.

4. Das *klinische Recidiv* mit muco-cutanen Erscheinungen, das sich nicht mit einer Reinfektion erklären ließe, fanden wir bei 3% der Penicillinbehandelten, dagegen bei keinem Fall, der mit Penicillin-Wismut behandelt wurde.

Zusammenfassend läßt sich sagen, daß bei der seropositiven Lues, bei alleiniger Behandlung durch Penicillin der Prozentsatz an peristierender Seropositivität, Wiederpositivwerden der Seroreaktionen, klinischen Recidiven (und Reinfekten) im Hôpital St. Louis deutlich höher war als in der Kombination mit Wismut-Penicillin.

Wahl der Behandlung

Die Wahl der Behandlung hängt davon ab, welchen Wert jeder diesen Feststellungen beimißt und wie er sie interpretieren will. Jedes therapeutische Schema wird der Kritik unterliegen. Manche Venerologen werden als überängstlich angesehen und vielleicht als rückständig, wenn sie dem alten Verfahren der langen und polymedikamentösen Maßnahmen treu bleiben. Die anderen werden für verwegen erklärt oder als reine Theoretiker, die sich mit einer einzigen Penicillinkur oder gar mit einer einzigen Penicillininjektion begnügen. In diese Diskussion ohne Ende kann keiner ein entscheidendes Argument zur Stützung seiner These bringen.

Auf unserer Klinikabteilung haben wir wahllos beide Behandlungsmöglichkeiten angewendet, die isolierte Penicillinkur und die kombinierte Behandlung mit Penicillin und Wismut, so daß wir beide Resultate gegenüberstellen können:

1. *Die noch nicht positive Lues I verlangt keine längere Behandlung.* Man kann sich mit einer Kur von 9 000 000 bis 15 000 000 iE Penicillin begnügen, bzw. mit Penicillin-Wismut über 1 Jahr.

2. *Die seropositiven Fälle verlangen eine kombinierte Behandlung* mit Penicillin-Wismut, deren Dauer davon abhängt, zu welcher Zeit sie eingeleitet wurde und wann die Reaktionen negativ werden. Wir setzten die Behandlung nach 1—2 Jahren ab, wenn die Seroreaktionen im Laufe der ersten 6 Monate negativ werden, in anderen Fällen führen wir die Behandlung 2—4 Jahre fort.

3. Ein *besonderes Maß an Risiko fordert ein Maximum an Garantie,* so unterziehen wir Prostituierte, Bardamen, Kindermädchen usw. einer systematischen langen Behandlung.

4. Bei *persistierenden seropositiven Reaktionen nehmen wir die Behandlung nur dann wieder auf*, wenn sie 6—8 Monate nach einer kurzen Behandlung noch positiv sind. Aus Sicherheitsgründen geben wir vor dem Penicillin eine Serie Wismut-Injektionen. Diese persistierenden Reaktionen sind aber häufig unverständlich; ein Argument mehr zugunsten einer langen Penicillin-Wismut-Behandlung bei seropositiver Syphilis.

5. Die *psychische Einstellung* des Kranken ist ein Faktor, dem man Rechnung tragen muß; sie ist verschieden nach Land und Individuum. Die Zahl der Syphilitiker, die in den USA die Arsen-Wismut-Behandlung abbrechen, wurde auf 85% geschätzt. Aus dieser Zahl versteht man auch, warum die nordamerikanischen Autoren sich eher für eine kurzfristige Behandlung aussprechen. Im Gegensatz hierzu zieht der Franzose, der vor allem die Sicherheit sucht und der seit langem auf die Gefahr einer syphilitischen Infektion aufmerksam gemacht wurde, eine langdauernde Behandlung vor, um damit eine zusätzliche Garantie zu haben. Wenn man den Eindruck hat, es handelt sich um einen Kranken, der sich weder einer langwierigen Behandlung, noch den entsprechenden Kontrollen unterziehen wird, so gibt man am besten von vornherein eine hohe Dosis Depot-Penicillin, die von einer Wismut-Behandlung gefolgt wird, solange der Kranke sie akzeptiert. In den anderen Fällen glauben wir recht zu tun, wenn wir die Patienten über die Vor- und Nachteile der Behandlungsmethoden aufklären, um sie auf diese Art und Weise an der Entscheidung teilhaben zu lassen.

Lues latens

Die *Lues latens*, die häufig zufällig im Rahmen anderer Untersuchungen entdeckt wird, ist ein noch schwieriger zu lösendes Problem. Einerseits kann bei fehlenden Zeichen einer Ansteckung oder einer praenatalen Infektion die Syphilis bezweifelt werden, andrerseits — wenn das Alter der Infektion nicht angegeben werden kann — verlangt eine eventuelle viscerale Beteiligung eine therapeutische Vorsicht. Obwohl sich die serologischen Reaktionen kaum mehr zurückbilden werden und das Risiko einer visceralen oder neuralen Komplikation gering ist, raten wir zu einer Langzeitbehandlung, mit Ausnahme der Fälle, bei denen fortgeschrittenes Alter von jeder Therapie abrät.

In solchen Fällen erscheint uns eine *sofortige Penicillinbehandlung* gefährlich; plötzliche Blindheit, Taubheit, Aortenaneurysmen oder nervöse Manifestationen werden manchmal im Verlauf oder im Anschluß an eine Penicillinbehandlung, wenn sie nicht vorsichtig verabreicht wird, beobachtet, wie man es früher bei Arsenobenzol gesehen hat. Wir glauben nicht, daß einige Cyan-Wismut-Injektionen oder eine vorhergehende und gleichzeitige Corticoidtherapie eine ausreichende Sicherheit bieten. Wir beginnen, ehe wir auf Penicillin zurückgehen, mit 2—3 Kuren von 18—20 Wismutinjektionen, auf 1 Monat verteilt, unter der Voraussetzung einer ausreichenden Nierenfunktion.

Die Dauer dieser Behandlung kann man nicht logisch begründen. Die Serologie kann als Kriterium nicht herangezogen werden, da sie sich nur in 10% negativisiert. Bei uns erstreckt sich die Behandlung über 4—5 Jahre mit Wismut- und Penicillin-Wismut-Kuren mit zwischenzeitlichen Pausen von 2 Monaten. Wir setzen die Therapie nach nochmaligen Untersuchungen, incl. Liquor, ab. Hierbei handelt es sich wahrscheinlich doch um eine entweder ungenügende, oder unnütze oder unwirksame Behandlung.

Die Erfahrungen von Collart, Borel und Durel (1962—64) zeigen, daß die späte Penicillinbehandlung, sei sie noch so intensiv, nicht ausreicht, die Treponemen aus den lymphatischen Ganglien und aus der Liquorflüssigkeit bei inoculierten Kaninchen zum Verschwinden zu bringen, auch nicht bei alten seropositiven Syphilitikern; diese Autoren konnten hier jedoch keine Virulenz der Treponemen feststellen.

Koreferat

Aus der II. Universitäts-Hautklinik in Wien
(Vorstand: Prof. Dr. A. Wiedmann)

Die Behandlung der connatalen und alten Syphilis

Von

Albert Wiedmann

Die mir zur Besprechung übertragenen Probleme der Behandlung der Lues sind so umfassend, daß ich mich im folgenden nur auf die wesentlichste Frage, der Penicillinbehandlung, werde beschränken müssen. Ich möchte mit der Erörterung der Therapie der angeborenen Syphilis beginnen und hier wieder mit dem wichtigsten Teil derselben, der Prophylaxe dieser Form der Lues. Dabei sind

1. alle die Maßnahmen zu erörtern, die zur Erfassung der Schwangeren dienen,

2. die Behandlung der syphilitischen Graviden zu besprechen, und schließlich

3. die Indikation und die Durchführung zur prophylaktischen Behandlung Neugeborener von syphilitischen Müttern.

Ad 1. Hierzu ist zu sagen, daß natürlich die Erfassung luischer Schwangerer teilweise auf außerordentliche Schwierigkeiten stößt. Hier wird in erster Linie der Sozialversicherung eine sehr wichtige Rolle zufallen. An dieser Stelle wäre eine — man darf wohl sagen — vorbildliche Maßnahme der Gemeinde Wien zu erwähnen, die an sämtliche Gravide, die im Stadtbereich wohnhaft sind, vom 3. Schwangerschaftsmonat an kostenlos Säuglingswäschepakete ausgibt, wenn sich die Frau nicht nur durch das Zeugnis eines Facharztes über das Bestehen der Schwangerschaft ausweist, sondern auch nachweisen kann, daß sie sich eine Wassermannreaktion machen ließ und eventuell bei positivem Ausfall in antiluischer Behandlung steht. Einer Mitteilung des Gesundheitsamtes der Stadt Wien verdanke ich die Angabe, daß im Jahr 1962 in Wien 18144 solche

Wäschepakete ausgegeben wurden und dadurch 13 Frauen mit positiven Seroreaktionen einer antiluischen Behandlung in der Gravidität zugeführt werden konnten. Daß auch diese Maßnahme naturgemäß ungenügend ist, geht aus der Überlegung hervor, daß eine einmalige Untersuchung schon deshalb nicht genügt, weil die Infektion auch zu einem späteren Zeitpunkt stattfinden kann. Es wäre weiterhin naturgemäß wünschenswert, wenn man anstelle der Reaginreaktionen bei diesen Frauen einen TPI-Test durchführen könnte, was wieder auf äußere Schwierigkeiten stößt. Wie wenig solche Ermahnungen nützen, geht aus der Tatsache hervor, daß immer wieder in der Literatur über Fälle berichtet wird, bei denen auch wiederholte Graviditäten, die durch Abortus, Totgeburt oder den Tod lebend geborener Kinder enden, den Arzt nicht darauf hinweisen, daß er an eine Lues denken müßte. Es würde ins Aschgraue führen, wenn ich mich bei diesem Thema noch weiter aufhielte.

Ad 2. Bezüglich der Indikation zur Einleitung der Behandlung in der Gravidität glaube ich von meinem früher eingenommenen intransingenten Standpunkt mit Rücksicht auf die Resultate des TPI-Tests abrücken zu können. In der sehr empfehlenswerten Monographie von A. KING wird diese Frage in objektiver Weise besprochen. Keine Diskussion kann es meines Erachtens geben bei Schwangeren, deren syphilitische Infektion erst im Laufe der Gravidität festgestellt wurde. Auf diese Notwendigkeit weist auch OEHLERT hin, der über ein Krankengut von 134 Frauen berichtet. Hier geben wir am Beginn der Schwangerschaft eine Penicillinkur mit einer Gesamtdosis von 10—15 Mill. iE im Verlaufe von etwa 15 Tagen. Um die Gefahr einer Herxheimer-Reaktion in der Placenta und des damit verbundenen Absterbens der Frucht nach Möglichkeit zu umgehen, beginnen wir bei diesen Frauen die Behandlung mit der Verabreichung von 2—3 ccm Bismogenol in Einzeldosen von 1 ccm und in zwei- bis dreitägigen Abständen. Bei Vernachlässigung dieser Vorsichtsmaßnahmen sieht man doch immer wieder, wenn auch selten, einen Abortus. Die Behandlung soll so durchgeführt werden, daß das Ende des 3. und der Beginn des 4. Schwangerschaftsmonates noch in die Kur fällt. Eine zweite ebenso zu dosierende Penicillinkur, auch mit Vorgabe von 2—3 Schwermetallinjektionen, verabreichen wir am Ende der Gravidität und zwar so, daß das Ende des 8. und der Beginn des 9. Lunarmonats ebenfalls in die Behandlungsphase einbezogen wird. Eine dritte Penicillinkur zwischen diesen beiden aus Sicherheitsgründen einzuschalten, ist diskutabel. Kann die Schwangere erst am Ende der Gravidität der Behandlung zugeführt werden, ist eine Penicillinkur des Neugeborenen nach der Geburt absolut indiziert. Eine einzige Penicillinbehandlung im 4. Lunarmonat mit 6—10 Mill. iE findet HAAGSMA für ausreichend, ebenso YUSAY.

Anders liegen die Verhältnisse sicherlich bei Frauen, deren Infektion schon vor Eintreten der Gravidität bekannt war und die dementsprechend auch antiluisch behandelt wurden. In diesen Fällen machen wir die Einleitung einer Penicillinbehandlung in der Gravidität vom Ausfall des TPI-Tests abhängig. Bei negativem Resultat dieser Untersuchung glaube ich, daß man eine Behandlung in der Gravidität nicht durchführen soll. Der negative TPI-Test scheint mir doch mit größter Sicherheit das Fehlen von Treponemen im Organismus der Frau anzuzeigen. Mir ist bisher kein Fall bekannt, daß eine Frau, die einmal eine luische Infektion durchgemacht und in der Gravidität einen negativen TPI-Test aufgewiesen hat, dann ein syphilitisches Kind geboren hätte. Allerdings darf dabei die Möglichkeit nicht außer acht gelassen werden, daß die Frau in der Gravidität eine frische Lues erworben hat und sich in der seronegativen Primärperiode befindet. Anders liegen die Dinge dann, wenn ein Gravide trotz energischer Behandlung und lange zurückliegender Infektion noch einen positiven TPI-Test in der Gravidität zeigt. Ein niederer VDRL-Titer ist kein Hinweis, daß eine Präventivbehandlung in der Gravidität unnötig sei. A. KING berichtet von 390 Schwangeren mit solchen niederen Titern, von denen 3 connatal luische Kinder geboren haben, das sind, wie der Autor ganz richtig feststellt, um genau drei zuviel. Wie ich einer 1960 von MEINICKE aus der Münchner Hautklinik veröffentlichten Arbeit entnehme, deckt sich sein Standpunkt weitgehend mit dem hier vertretenen. Ich bin mir der Tatsache bewußt, daß es eine Reihe von Autoren, wie z.B. FELKE und GUMPESBERGER gibt, welche die Meinung vertreten, daß der positive TPI-Test bei lange zurückreichender Infektion nicht mit Sicherheit das Vorhandensein von virulenten Treponemen im Organismus anzeigt. Trotzdem glaube ich aber, daß wir die Verpflichtung haben, die Früchte solcher Frauen auch dann vor einer connatalen Infektion zu schützen, wenn nur die entfernte Möglichkeit einer solchen besteht.

Ad 3. Solcher Frauen wäre schließlich zu gedenken, die in der Schwangerschaft Verkehr mit einem sicher an Lues erkrankten Partner hatten. Dabei ist zu bedenken, daß die Gefährdung bei florider Lues des Partners wohl groß ist — ALEXANDER und SCHOCH haben bei 62,1% der exponierten Partner Infektionen nachweisen können — das heißt aber auch, daß nahezu 40% der Gefährdeten keine Lues acquiriert hatten. Andererseits muß überlegt werden, ob die Gefährdung der Schwangeren und der Frucht nicht doch zu groß ist, um die psychische Belastung der Frau und den Makel einer connatalen Infektion des Kindes eventuell in Kauf zu nehmen. Dabei muß weiterhin auch erwogen werden, daß wir heute im Penicillin ein für Schwangere und Frucht nahezu ungefährliches Mittel in der Hand haben. Ich fühle mich nicht berechtigt, in dieser Frage eine apodiktische, allgemein gültige Entscheidung zu fällen, und glaube, daß es dem Verantwortungsbewußtsein jedes einzelnen Arztes überlassen bleiben muß, ob er in diesen Fällen behandeln oder abwarten will. Eines darf aber wohl mit Recht gefordert werden, daß, wenn der Arzt sich zur Einleitung einer prophylaktischen Behandlung entschließt, diese so dosiert werden muß, als ob eine sichere Infektion stattgefunden hätte.

Mit LINDEMAYR bin ich einer Meinung, daß eine pränatale Prophylaxe der TPI-negativen Partnerin eines latenten Syphilitikers nicht mehr indiziert ist, weil uns der TPI-Test bei wiederholter Kontrolle der Frau im Verlauf der Gravidität genügend Sicherheit bietet, um die Infektion rechtzeitig aufzudecken.

Wenn ich nun kurz nochmals zusammenfassen darf, so möchte ich meinen Standpunkt so präzisieren, daß jede syphilitische Frau, unabhängig vom Ausfall der Routinereaktionen und von der Art der Vorbehandlung in der Gravidität mit Penicillin zu behandeln ist, ausgenommen solche Schwangere, die wohl eine luische Infektion durchgemacht haben, bei denen aber der TPI-Test ein negatives Ergebnis in der Gravidität hat, wobei natürlich Bedacht genommen werden muß, daß ganz frische Infektionen noch einen negativen Nelsontest haben können. Als Kurausmaß empfehle ich 2 Penicillinkuren, eine am Anfang, eine am Ende der Gravidität, mit je 10—15 Mill. iE. Dieser Standpunkt ist m.E. im Hinblick auf die nahezu völlige Gefahrlosigkeit des Penicillins berechtigt.

Die Prophylaxe der Lues congenita schließt auch die postnatale antisyphilitische Behandlung ein. Auch hier bin ich sehr froh, meinen früher eingenommenen intransingenten Standpunkt verlassen zu können, der dahin ging, daß jedes Kind, das von einer einmal erkrankten Mutter geboren wurde, antiluisch zu behandeln sei, unabhängig von der Art und dem Ausmaß der Behandlung, die diese durchgemacht hat und unabhängig vom Ausfall der Seroreaktionen. Ich glaube vielmehr, daß wir die Berechtigung haben, nur solche Kinder einer Penicillinbehandlung zuzuführen, bei denen 7 Monate nach der Geburt der Prozentsatz der immobilisierten Spirochäten im TPI-Test noch nicht zurückgeht.

Dieses Verhalten ist naturgemäß nur dann zu verantworten, wenn die syphilitische Mutter in der Gravidität energisch behandelt wurde. Sollte es sich aber herausstellen, daß die TPI-positive Mutter mangelhaft oder gar nicht behandelt wurde, so glaube ich, daß auch bei anfänglich negativen Reaginreaktionen diese Kinder nach postnataler Präventivbehandlung durch lange Zeit in serologischer und klinischer Kontrolle zu halten sind, um einen eventuellen Umschlag der Seroreaktionen und das Auftreten von klinischen Veränderungen möglichst frühzeitig erkennen zu können. PUTKONEN fand, daß Zahnveränderungen bei 21 Kindern, die innerhalb der ersten 3 Monate behandelt worden sind, nicht beobachtet wurden, daß solche Schäden aber bei Kindern, deren Behandlung erst im 4. Monat oder später eingeleitet wurde, siebenmal unter 15 Fällen auftraten.

Die Penicillinbehandlung der Lues connata tarda wird sich in erster Linie nach den Symptomen, welche die Erkrankung macht, richten müssen und entsprechend der Therapie durchgeführt werden, wie sie für die späteren Stadien der acquirierten Lues Geltung hat. JANULA empfiehlt bei diesen Kindern eine Gesamt-Penicillin-Dosis von 10 Mill. iE, wir geben bis 15 Mill. iE Eine besondere Bedeutung kommt der Keratitis parenchymatosa zu, die bekanntlich auf die Penicillinbehandlung ebenso schlecht anspricht, wie auf die früher geübte Arsenobenzol-Schwermetalltherapie (siehe auch LAZAROVITS). Hier hat die lokale Anwendung von Cortison einen sehr erfreulichen Wandel gebracht. Ich glaube aber, daß diese Komplikation der späten Lues connata unbedingt in die Hand des Ophthalmologen gehört.

Bezüglich der Dosierung des Penicillins bei der Säuglingslues wird in der Literatur als Gesamtdosis eine Menge von 500000 iE pro kg/K.G. empfohlen. Mit Rücksicht auf die völlige Gefahrlosigkeit der Penicillinbehandlung gerade beim Neugeborenen ziehe ich es vor, die doppelte Menge, also 1 Mill. iE Procain-Penicillin pro kg/K.G. innerhalb von 10 Tagen zu verabreichen. Auch hier wird man vor allem bei Kindern,

die klinische Erscheinungen der connatalen Infektion zeigen, sicherheitshalber mit 2–3 Schwermetallinjektionen in einer Einzeldosis von 0,5 ccm
die Behandlung einleiten. Eine zweite Penicillinkur, wie wir sie früher
4 Wochen nach Beendigung der ersten vornahmen, scheint sich nach
unseren Untersuchungen zu erübrigen. Allerdings ist es erforderlich, daß
man den Reagintiter durch längere Zeit kontrolliert.

Damit bin ich bei der Nachkontrolle dieser Kinder angelangt. Wir
kontrollieren anfangs monatlich, später bis zum Abschluß des 2. Lebensjahres vierteljährlich und dann bis etwa zum Schulalter in jährlichen
Intervallen. Daß später noch Rezidive auftreten können, wird in der
Literatur immer wieder berichtet. Wir selbst haben solche nicht gesehen,
weder in serologischer noch klinischer Hinsicht. Sie stellen natürlich eine
Indikation zur neuerlichen Einleitung einer Penicillinbehandlung dar.
In der Spätperiode zur Behandlung kommende Kinder mit connataler
Syphilis unterziehen wir derselben Therapie wie Kranke mit acquirierter
Lues.

Ein besonders schwieriges Problem stellt die Behandlung der latenten
Syphilis dar, weil wir hier in noch geringerem Maß als bei der Lues connata
die Möglichkeit besitzen, auch nur annähernd das ausreichende Kurausmaß festzustellen. Die Diagnose kann nur auf der Feststellung der positiven Reaginreaktionen beruhen, wobei gerade hier die Untersuchung des
Titers von besonderer Bedeutung ist. Titerwerte, die sich beim VDRL
zwischen 16 und 32 bewegen, müssen wohl als Indikation zur Einleitung
der Penicillinbehandlung angesehen werden. Trotzdem darf m. E. die
Therapie nicht begonnen werden, ohne daß der TPI-Test untersucht
wurde. Titerwerte, die 1 : 32 übersteigen, müssen weiterhin Veranlassung
sein, nach einem syphilitischen Herd im Organismus zu suchen, wobei wir
uns allerdings vor Augen halten müssen, daß auch bei negativen klinischen
Befunden allein der positive TPI-Test und ein entsprechend hoher VDRL-
Titer die Indikation für die Einleitung einer Penicillinkur darstellen.
Wenn Felke meint, daß die Schwierigkeit bei älterer Lues latens darin
liegt, daß die Seroreaktionen bei diesen Patienten meist großen Schwankungen unterworfen sind, sehe ich hierin keine Erschwerung der Indikationsstellung. Bei unbehandelten latenten Luikern stellt der positive
TPI-Test die Indikation zur Penicillinbehandlung dar. Wurden solche
Patienten aber schon mit hohen Penicillindosen behandelt und weisen sie
negative Liquorreaktionen auf, ist m. E. eine weitere Behandlung mit
Penicillin nicht erforderlich. Daß man diese Kranken aber doch dauernd
in klinischer Kontrolle wird halten müssen, ist wohl eine Selbstverständlichkeit. Die Schwierigkeit in diesen Fällen sehe ich vielmehr in der Verpflichtung des Arztes, den meist doch sehr beunruhigten Patienten zu
beruhigen und ihn von der Ungefährlichkeit seines Zustandes zu überzeugen.

Bezüglich des Kurausmaßes darf ich sagen, daß wir diesen Kranken
bei negativen klinischen Befunden bei täglichen Einzelgaben von 1 Mill.
iE Procain-Penicillin ebenfalls eine Gesamtdosis von 15 Mill. iE verabreichen. Es ist dabei bemerkenswert, daß ich niemals Penicillinüberempfindlichkeiten bei Kranken mit alter Lues ebensowenig bei connatal

syphilitischen Menschen gesehen habe. BEERMAN und SCHAMBERG berichten über Todesfälle bei Penicillinallergie. Die relativ hohe Penicillindosis, die wir diesen Patienten verabreichen, kann ich damit erklären, daß ich glaube, daß wir auf diese Weise eventuell vorhandene, noch nicht im Liquor manifest gewordene zentralnervöse Herde miterfassen können. Mir ist auch kein Fall in unserem Krankengut bekannt, bei dem gelegentlich späterer Liquorkontrollen positive Reaktionen gefunden worden wären. Hingegen bestärkt mich ein Bericht BURCKHARDTs über 7 mit relativ niederen Penicillindosen behandelte Erkrankungen an Neurolues in meiner Meinung, wobei auch dieser Autor 15 Mill. iE Procain-Penicillin als erwünschte Dosis bezeichnet.

Die Behandlung der Lues cerebrospinalis fällt nur insoweit in das Aufgabengebiet des Dermatologen, als noch keine manifesten klinischen Zeichen einer Mitbeteiligung des ZNS vorhanden sind, das heißt also solche Fälle, die WAGNER-JAUREGG als Paralysis imminens bezeichnet hat. Während ich einer persönlichen Mitteilung meines Freundes Hans HOFF entnehme, daß die Zahl der Kranken mit sogenannter Metalues derzeit an der Wiener Nervenklinik einen deutlichen Anstieg zeigt, was wohl auf die während des 2. Weltkrieges mangelhaft behandelten luischen Infektionen zurückzuführen ist, sind Erkrankungen an Metalues bei solchen Patienten, die nach 1945 energisch mit Penicillin behandelt wurden, bisher an der Wiener Nervenklinik nicht gesehen worden. Auch wir konnten bei diesen Patienten keine positiven Liquorreaktionen bisher feststellen. Die von WAGNER-JAUREGG inaugurierte Malaria-Fiebertherapie der Paralysis imminens haben wir vollkommen verlassen, obwohl wir bis vor etwa 7 Jahren Penicillin mit Malaria kombinierten. Eine Untersuchung meiner Mitarbeiterin EHRMANN aus dem Jahr 1957 hat aber gezeigt, daß diese Kombination keineswegs bessere Resultate ergibt als die Penicillintherapie allein. Wir verabreichen bei der Paralysis imminens 15—10. Mill. iE Procain-Penicillin in täglichen Einzeldosen von 1 Mill. iE. Es ist wertlos, eine Liquorkontrolle vor Ablauf von 6 Monaten nach beendeter Penicillinbehandlung vorzunehmen. Im allgemeinen sieht man einen Rückgang der positiven Reaktionen zwischen 6 und 12 Monaten. Dabei kann man beobachten, daß sich zuerst die Zellzahl im Liquor normalisiert und dann die Vermehrung der Eiweißkörper zurückgeht. HURIEZ und MA. sahen bei drei Viertel ihrer Fälle keine Beeinflussung des Liquors durch Penicillin. Eine Erklärung dafür ist aus der Publikation nicht zu ersehen. Man denkt aber dabei unwillkürlich an die verdienstvolle Arbeit LUGERs über die Fehlerquellen der Penicillinbehandlung. Was WAGNER-JAUREGG schon für die Malariabehandlung der Metalues festgestellt hat, gilt naturgemäß auch für die Resultate der Penicillintherapie, das heißt, daß schon zustandegekommene Defekte natürlich nicht mehr behoben werden können, jedoch ein Weiterschreiten der Erkrankung zu verhindern ist.

Zum Schluß möchte ich noch kurz auf die Behandlung der tertiären Lues zu sprechen kommen. Auch diese spricht ausgezeichnet auf das Penicillin an. Man muß dabei allerdings bedenken, daß die Abheilung von Haut- und Knochengummen der Beendigung der Penicillinmedikation

nachhinkt. Dies kann nicht wundernehmen, wenn man erwägt, daß bei
der früher geübten Jod-Schwermetallbehandlung mehrere Kuren während
eines viel längeren Zeitraumes verabreicht werden mußten, um den gleichen
Erfolg zu erzielen. Man kann aber die Allgemeinbehandlung mit Penicillin unterstützen und die Abheilung der gummösen Veränderungen
wesentlich beschleunigen, wenn man die tertiär-luischen Veränderungen
lokal mit quecksilberhaltigen Salben behandelt. Wir beginnen die Behandlung mit 2–3 Schwermetallinjektionen und finden im allgemeinen das
Auslangen mit einer Penicillinkur zu 15 Mill. iE bei täglichen Einzelgaben
von 1 Mill. iE Procain-Penicillin, doch wird sich dabei die Frage der Notwendigkeit einer zweiten Penicillinbehandlung nach dem Absinken des
VDRL-Reagintiters richten. Allerdings wird es erforderlich sein, hier
einige Geduld an den Tag zu legen, da erfahrungsgemäß der Titer relativ
langsam absinkt und möglicherweise dem Abheilen der klinischen Erscheinungen nachhinkt. Ob es überhaupt einen Sinn hat, eine neuerliche
Behandlung einer alten Lues vorzunehmen, wird in der Literatur immer
wieder bezweifelt (CHESTER, CUTLER and PRICE, CANNEFAX and JOHN-
WICK, HELLERSTRÖM und SKOG).

Das mir zur Besprechung übertragene Thema lautete eigentlich: Die
Behandlung der connatalen und alten Syphilis, war also viel allgemeiner
gehalten als mein Referat. Ich habe von der Besprechung der Lues-
behandlung mit anderen Antibiotica deshalb Abstand genommen, weil —
wie LUGER in seinem Handbuchartikel sehr richtig schreibt — „Keines der
bisher gefundenen Antibiotica in der Sphyilisbehandlung auch nur
annähernd die Wirksamkeit des Penicillins erreicht, was ausnahmslos
und zweifelsfrei aus allen einschlägigen Arbeiten hervorgeht“. Auf die
Besprechung der Behandlung der Syphilis mit Arsenobenzol und Schwer-
metall bin ich bewußt nicht eingegangen, weil diese gefährliche Behandlungsmethode m.E. heute überhaupt nicht mehr angewendet werden
darf.

Diskussionsbemerkungen

H. REMKY (Augenklinik der Universität München):

Oculare Erscheinungen der erworbenen Syphilis sind selten geworden;
diese Feststellung gilt für neuro-ophthalmologische Symptome, in besonderem Maße aber für Entzündungen der Hornhaut und vor allem der
Uvea: im eigenen Krankengut beträgt die Häufigkeit der syphilitischen
Uveitis-Aetiologie nur noch wenige Promille. Der Augenarzt gewinnt den
Eindruck, daß oculare Komplikationen durch die moderne Therapie weitgehend verhütet werden.

Augensymptome der angeborenen Syphilis beanspruchen nach wie
vor das Interesse des Augenarztes. Die Keratitis parenchymatosa — deren
Behandlungsresultat durch Corticosteroide entscheidend verbessert
werden konnte — scheint innerhalb der letzten Jahrzehnte eine Wandlung
ihrer klinischen Symptomatik erfahren zu haben, die offenbar nicht in
Beziehung zu therapeutischen Fortschritten steht: die klassische hyper-

ergische Form mit stürmischer Vascularisation ist heute viel seltener als eine avasculäre Entzündung mit schleppendem Verlauf und Recidivneigung — deren atypisches Bild differentialdiagnostische Schwierigkeiten bereiten kann.

Die serologische Diagnose einer angeborenen Syphilis kann bei Patienten mit Keratitis parenchymatosa dadurch erschwert sein, daß die klassischen Tests nicht eindeutig positiv ausfallen. Ausnahmsweise sind bei seronegativen Patienten auch in der Uvea chronisch entzündeter Augen Spirochätennachweise gelungen. In Verdachtsfällen wird die Durchführung des Nelson-Tests als unerläßlich angesehen. In diesem Zusammenhang erscheint erwähnenswert, daß bereits vor Jahrzehnten über Fälle berichtet wurde, in denen serologische Tests allein im Kammerwasser erkrankter Augen positiv ausfielen. Eigene Vergleichsuntersuchungen von Kammerwasser und Serum mittels des Präzipitationstests von ROEMER und SCHLIEPKÖTER ergaben bei Keratitis parenchymatosa regelmäßig im Kammerwasser relativ höhere Antikörperspiegel (lokale Produktion).

In 21 von 30 nicht ausgewählten Fällen von Keratitis parenchymatosa wurde die Diagnose einer angeborenen Syphilis erst anläßlich der Augenerkrankung gestellt; es handelte sich fast ausnahmslos um Patienten, bei welchen durch internistisch — (bzw. pädiatrisch) — neurologische Untersuchung, abgesehen von einer mehr oder weniger deutlich ausgeprägten Hutchinson-Trias, kein Syphilissymptom nachgewiesen werden konnte. Solche Beobachtungen regen den Augenarzt zu 2 Fragen an:

1. Wie häufig entwickelt sich bei angeborener Syphilis eine Keratitis parenchymatosa?

2. Müssen Patienten ohne klinische Syphiliszeichen bzw. solche mit monosymptomatischer Keratitis parenchymatosa unbedingt spezifisch behandelt werden?

Die Erfolglosigkeit einer spezifischen Therapie der Keratitis parenchymatosa — sei es durch Schwermetalle, sei es durch Penicillin — ist bekannt: die Keratitis parenchymatosa stellt einen anaphylaktischen Prozeß dar, der nur symptomatisch behandelt werden kann. In 9 von unseren 30 Fällen war bereits vor Entwicklung der Keratitis parenchymatosa die Diagnose einer angeborenen Syphilis gestellt worden; eine entsprechende Therapie war z.T. bereits im Säuglingsalter begonnen und später mehrfach wiederholt worden. Bei 6 Patienten — also in jedem 5. Falle — entwickelte sich die Keratitis parenchymatosa in engstem zeitlichen Zusammenhang mit einer antisyphilitischen Kur (8 bis 20 Mill. iE Penicillin z.T. mit Schwermetallen kombiniert). In diesen Fällen hat es sich offenbar um eine Herxheimer-Reaktion gehandelt. Der Augenarzt wiederholt daher die bereits gestellte Frage nach der Notwendigkeit der spezifischen Therapie klinisch symptomloser seropositiver Patienten; darf im Falle der Syphilis wie bei anderen Infektionen zwischen Zustand nach spezifischer Infektion und spezifischem Krankheitsbild unterschieden werden (wie z.B. zwischen Patienten mit erniedrigter Hautschwelle für Tuberkulin ohne klinische Tuberkulosezeichen und Tuberkulosekranken)? Bei manchen Infektionen mit Augenbeteiligung — z.B. Toxoplasmose — hat sich gezeigt, daß es nicht zweckmäßig ist, Seronegativität anzustreben: ruhende Erreger können bei niedrigem Antikörperspiegel aktiv werden = endogene Re-Infektion. Eine weitere Frage gilt der Möglichkeit der Verhütung von Herxheimer-Reaktionen — wie sie an der Hornhaut ablaufen. Der Augenarzt kann den Versuch einer prophylaktischen Lokalbehandlung durch Corticosteroide unternehmen — wie wir sie bei einseitiger Keratitis parenchymatosa am noch nicht erkrankten zweiten Auge durchführen; es wird angeregt, Patienten mit angeborener Syphilis vor Einleitung einer spezifischen Behandlung dem Augenarzt vorzustellen. Bei der Corticosteroidbehandlung muß allerdings berücksichtigt werden, daß anaphylaktische Prozesse wahrscheinlich nicht mit Sicherheit verhindert und nach ihrer Entwicklung nur vorübergehend unterbrochen werden können: nach Einführung der Corticosteroide hat sich die Recidivhäufigkeit der Keratitis parenchymatosa verzwanzigfacht (J. SEDAN).

D. Vogt (Pädiatrische Poliklinik der Universität München):

Die Lues connata (L. c.) ist eine schwere, lebensgefährliche Allgemeinerkrankung; ihre Behandlung im frühen Säuglings- und Kleinkindesalter gehört deshalb in die Hand des Pädiaters. Ich bin Herrn Professor MARCHIONINI daher besonders dankbar für die Aufforderung, zu den angeschnittenen Fragen in Ihrem Kreis kurz Stellung zu nehmen.

Die Ausführungen von Herrn Professor WIEDMANN über die Bedeutung der rechtzeitigen Erfassung und intensiven Behandlung der infizierten Schwangeren können nur unterstrichen werden. Wenn jede Gravide zu Beginn des zweiten Schwangerschaftsdrittels serologisch untersucht und im positiven Fall in der empfohlenen Weise behandelt würde, könnte das Auftreten von L. c. nahezu vollständig verhütet werden. Leider wird hierzulande aber noch nicht einmal bei jeder in einer Anstalt entbindenden Frau eine serologische Untersuchung durchgeführt.

Noch bedauerlicher ist es aber, wenn — wie wir das kürzlich erlebt haben — einer jungen Mutter, deren Lues im Wochenbett entdeckt wurde, auf die Frage, ob das Kind nicht auch krank sein könne, vom behandelnden Facharzt erklärt wird, das Kind sei noch zu klein für diagnostische und therapeutische Maßnahmen, diese könnten erst gegen Ende des ersten Lebensjahres durchgeführt werden. Eine solche Auskunft ist ein schwerer Fehler, denn die L. c. kann und muß beim Neugeborenen — auch beim Unreifen — diagnostiziert und behandelt werden. Die Erfolge sind desto besser, je früher die Behandlung einsetzt. Jedes Hinausschieben des therapeutischen Beginns verschlechtert die Ergebnisse. Wir behandeln deshalb auch jedes klinisch gesunde Neugeborene einer luischen Mutter, wenn nicht ganz sicher feststeht, daß die Mutter im zweiten Schwangerschaftsdrittel oder später einer intensiven Penicillinbehandlung (20 Tage täglich mindestens 600000 Einheiten) unterzogen wurde. Alle seropositiven Neugeborenen behandeln wir unabhängig von der vorausgegangenen Therapie und dem Vorhandensein klinischer Krankheitszeichen. Wir warten also nicht ab, ob die Reagine im Laufe der ersten Lebensmonate abfallen und sich dadurch als passiv übertragen erweisen, oder ob klinische Erscheinungen auftreten, weil dadurch kostbare Zeit verloren geht, wenn das Kind doch infiziert ist. Die Penicillintherapie ist — im Gegensatz zu der früheren Spirocidbehandlung — beim Neugeborenen praktisch gefahrlos, so daß die präventive Behandlung durchaus verantwortet werden kann.

Die von uns gegebenen Dosen entsprechen etwa den von Herrn Professor WIEDMANN empfohlenen. Wir geben 14 Tage lang täglich 100000 Einheiten Depot-Penicillin pro Kilogramm Körpergewicht. Von der beim jungen Säugling an sich durchaus brauchbaren oralen Penicillintherapie sind wir seit der Einführung der wäßrigen Depot-Penicilline wieder abgekommen, da die Injektionsbehandlung eben doch sicherer ist.

Von größtem Interesse für uns sind die Beobachtungen von Herrn Professor REMKY über das Auftreten von Lues tarda (L. t.) bei Kindern, die als Säuglinge mit Penicillin behandelt wurden. Besonders wichtig zu wissen wäre, in welchem Alter, in welcher Dosis und in welcher Form das Penicillin verabreicht wurde. Wir selbst haben bisher nie eine L. t. bei einem Kind gesehen, das als Neugeborenes in der geschilderten Weise mit Penicillin behandelt wurde.

Zu der Frage, wie häufig die Provokation einer Keratitis parenchymatosa (K. p.) durch den Beginn der Penicillintherapie vorkommt, kann ich aus eigener Erfahrung keine Stellung nehmen. Da die K. p. zweifellos auch ohne Penicillinbehandlung auftritt und sehr oft sogar Anlaß für die Entdeckung einer L. t. ist, erschienen mir statistische Unterlagen über die Häufigkeit der K. p. bei behandelter und unbehandelter L. t. von größter Wichtigkeit. Das Unterlassen einer Penicillinbehandlung bei einer gesicherten L. t. aus der Furcht, eine K. p. zu provozieren oder sie zu verschlimmern, halte ich für nicht vertretbar. Die L. c. ist eine zu schwerwiegende Erkrankung, als daß man sie unbehandelt lassen könnte. Es droht nicht nur die Gefahr der Neuro-Lues mit allen ihren Folgen, sondern auch die Erkrankung zahlreicher innerer Organe und schließlich — vor allem beim weiblichen Geschlecht — auch die Übertragung auf die nächste Generation.

Durchaus empfehlenswert erscheint mir dagegen der Vorschlag von Herrn Professor REMKY, beim Vorliegen einer K. p. zunächst diese lokal zu behandeln, dann eine oder mehrere Wismut-Kuren durchzuführen und erst danach die Penicillinbehandlung anzuschließen. Ob auf diese Weise das Auftreten und die Verschlechterung einer K. p. verhindert werden kann, wird die Zukunft zeigen. Wenn eindeutige Zeichen einer Neuro-Lues bestehen, würde ich persönlich aber in jedem Falle sofort mit der Penicillinbehandlung beginnen.

E. FRICK (Nervenklinik der Universität München): **Therapeutische Erfahrungen bei Neurolues an der Universitätsnervenklinik München.**

Die Häufigkeit der luischen Erkrankungen des Nervensystems hat sich nicht verringert; eine sichere Zunahme, die man eigentlich hatte erwarten

können, nachdem im Kriege und in der Nachkriegszeit die Lues eine so
weite Verbreitung gefunden hatte, ist aber auch nicht zu beobachten. —
Zur Therapie der Neurolues wird ausschließlich Penicillin verwendet. Es
werden 2 Kuren von je 20 Millionen Einheiten im Abstand von 6—8
Wochen durchgeführt. Um die Jarisch-Herxheimersche Reaktion zu
vermeiden, beginnen wir mit kleinen Dosen und geben nach 3—5 Tagen
erst täglich eine Million Einheiten Penicillin. — Bereits 6—8 Wochen nach
Kurbeginn wird der Liquor kontrolliert, um möglichst frühzeitig feststellen zu können, ob das Penicillin gewirkt oder aber versagt hat. Es ist
schon zu diesem Zeitpunkt zu fordern, daß die Pleocytose deutlich zurückgegangen ist und auch die erhöhten Gesamteiweißwerte sich verringert haben. — Wir haben in keinem Fall ein Versagen der Penicillinbehandlung feststellen können, auch spätere Rezidive traten nicht auf. Die
Liquorveränderungen bildeten sich in gewohnter Weise und entsprechend
den Gesetzmäßigkeiten zurück, die schon DATTNER beschrieben hat. Der
klinische Behandlungserfolg ist abhängig von Dauer und Schwere der
psychischen und auch der neurologischen Ausfälle. Nur die sehr frühe
Erfassung der Neurolues kann zu einer Heilung ohne nachweisbaren
Defekt führen. Die klinische Besserung zeigt sich in den ersten Wochen
und Monaten der Kur, hält aber darüber hinaus bis zu einem Jahr noch
an. — Die tabische Opticusatrophie ist auch durch Penicillin nicht immer
ausreichend zu beeinflussen, trotz Abheilung des entzündlichen Liquor-
syndroms kann es zu einer Progredienz des Visusverfalls kommen. —
Im Vergleich zur Malariabehandlung bilden sich unter Penicillin die
Liquorveränderungen eher rascher zurück, die klinische Besserung ist
nicht schlechter, dies gilt insbesondere für die psychischen Störungen.
Todesfälle, die bei der Malariatherapie nicht zu vermeiden sind, kommen
bei der Penicillinbehandlung nicht vor. Eine Indikation zur Malariabehandlung sehen wir nur nach erwiesener Wirkungslosigkeit des Penicillins. — Eine Sanierung der Neurolues ist eingetreten, wenn die Zellzahl
bis auf $^{12}/_3$ heruntergegangen ist und das Gesamteiweiß sich normalisiert
hat. Dies ist meistens ein halbes Jahr, spätestens ein Jahr nach Kurbeginn der Fall. Ein geringer Ausfall im Anfangsteil der Normomastix-
reaktion ist bedeutungslos und kann noch nach vielen Jahren vorhanden
sein. Nach der üblichen Auffassung handelt es sich um ein „Narbensym-
ptom“ infolge einer Störung der Blut-Liquorschranke. Die von Herrn Prof.
PETTE vermutete pathogenetische Rolle einer eventuell anhaltenden und
nicht mehr erregerbedingten γ-Globulinproduktion bei der Neurolues
könnte die in sehr seltenen Fällen beschriebene Progredienz der klinischen
Krankheitserscheinungen auch nach Abklingen der akuten entzündlichen
Liquorveränderungen erklären.

H.-J. HEITE (Freiburg):

Die Empfehlung der Kombinationsbehandlung mit Penicillin *und*
Wismut hat mehrere Grundlagen. Einmal wollte man das toxische Salvarsan vermeiden, ohne sich zu einer Kurzbehandlung entschließen zu
können; die Kombination mit der langzeitig wirksamen Wismutbehand-

lung bot sich als Kompromiß an. Zum anderen konnte in Tierversuchen gezeigt werden, daß die chemotherapeutische Penicillinwirkung durch Kombination mit Wismut verstärkt wird (vgl. HEITE 1951, 1953).

Bei genauerer Prüfung stellte es sich jedoch heraus, daß die chemotherapeutische Penicillinwirkung nur dann durch Wismut verbessert werden kann, wenn Penicillin unterdosiert wird. Eine adäquate Penicillindosis kann wirkungsmäßig durch keinerlei Zugabe von Wismut verstärkt werden. Eigene Untersuchungen zu diesem Problem (vgl. Kongreßbericht Stockholm 1957) führten zu keinem signifikant positiven Ergebnis; eher deutete sich eine Verschlechterung der Penicillinerfolge durch Zugabe von Wismut an.

Es wird betont, daß es durch einen statistischen Vergleich nicht möglich ist, die Frage zu prüfen, ob die Zugabe von Wismut zur Penicillinbehandlung die Therapie-Erfolge verbessert. Patientengruppen, die einesteils mit einer Penicillin-Kurzbehandlung, andererseits mit einer lang wirkenden Wismutbehandlung zusätzlich therapiert wurden, stellen keine vergleichbaren statistischen Kollektive dar. Das therapeutische Ziel ist bei beiden Behandlungsschemen insofern verschieden, als durch die Wismutzugabe ein längere Zeit wirksamer Reinfektionsschutz bewirkt wird. Die klinisch vielfach nicht abklärbaren „Wiederbehandlungs"-Fälle (drohendes klinisches Rezidiv oder Reinfektion) machen es nahezu unmöglich, auf dem Wege eines statistischen Vergleiches zu einer Klärung zu kommen.

A. PROPPE (Kiel):

Immer wird man dem strengen Standpunkt, den DEGOS so deutlich unterstrichen hat, folgen wollen, eine antiluische Behandlung nämlich erst dann zu beginnen, wenn die Diagnose der Syphilis gesichert ist. Wir sehen uns aber sehr oft in die Lage versetzt, diese Absicht nicht verwirklichen zu können. In der Regel übernehmen wir die Kranken in zweiter Hand. Meist ist bei ihnen dann schon Penicillin oder ein anderes wirksames Antibioticum gegen die Treponematosen ohne irgend welche diagnostischen Bemühungen versucht worden. Auch wenn die Umstände oder die klinischen Befunde dabei einen Verdacht oder gar eine Wahrscheinlichkeit für eine luische Infektion ergeben, ist der voraufgegangenen Behandlung wegen eine zweifelsfreie diagnostische Klärung vielfach ausgeschlossen. Unter diesen Umständen pflegen wir die Penicillin-Behandlung in einer solchen Dosierung fortzusetzen, die für eine Heilung der Syphilis als ausreichend gilt. Ähnlich — so glauben wir — muß man verfahren, wenn die Beseitigung einer gonorrhoischen Infektion einige Millionen Einheiten Penicillin erfordert.

Was die Verträglichkeit des Penicillins anbetrifft, so sei darauf hingewiesen, daß in gegebenen Fällen MILIANS 9-Tage-Erythem nicht selten fälschlicherweise als Penicillin-Allergie gedeutet wird. Der Irrtum ist für die antiluische Behandlung nicht ohne Bedeutung; denn nach Abklingen des Milianschen Erythems läßt sich die Penicillin-Behandlung fortsetzen und ohne weitere Zwischenfälle zu Ende führen.

In der Beurteilung der Geschlechtskrankheiten-Häufigkeit empfiehlt sich alle Zurückhaltung, wenn die gezählten Infektionen schlechthin — wie üblich — auf 10000 oder 100000 Einwohner reduziert werden. Venerische Infektionen befallen weit überwiegend nur eine verhältnismäßig schmale Altersklasse der Gesamtbevölkerung und der Anteil gerade dieser Jahrgänge innerhalb der Gesamtbevölkerung ist mindestens in unserer Zeit innerhalb eines Dezenniums so großen Schwankungen unterworfen, daß bei Bezug der Krankheitsziffern auf die Gesamtbevölkerung ohne Berücksichtigung der Altersklassen erhebliche Zunahmen oder Abnahmen venerischer Infektionen vorgetäuscht werden können, obgleich sich in epidemiologischer Hinsicht überhaupt nichts geändert hat. Die Ausführungen Lapières und Gay Prietos zeigen die Fruchtbarkeit langfristiger und detaillierter statistischer Beobachtungen für die Epidemiologie der Geschlechtskrankheiten. *Um so bedauerlicher erscheint es, daß die Bundesrepublik 1954 ohne einsehbaren Grund die Meldepflicht und damit auch eine amtliche Statistik der venerischen Krankheiten aufgegeben hat.*

S. Jablońska und **J. Bachurzewski** (Hautklinik der Universität Warschau): **Die in Polen erzielten Ergebnisse der Frühsyphilis-Behandlung**

1956 wurden die Ergebnisse der Behandlung und der drei- bis siebenjährigen Beobachtung nach der Behandlung zusammengefaßt (Protrowska). Die Resultate ergaben keine größeren Unterschiede, unabhängig davon, ob die Gesamtdosis 2400000 iE oder 4200000 iE Penicillin betrug.

Das Penicillin in ölig-wachsiger Emulsion oder Natrium Monostearin-Form wurde in einer täglichen Dosis von 300000 iE verabreicht (siehe Tab. 1).

Tabelle 1. Früh- und Spät-Versager

Diagnose	Penicillin 2 400 000 — 4 200 000		Penicillin 2 400 000 — 4 200 000 + 1 Kur As + Bi		Penicillin 2 400 000 — 4 200 000 + 2–3 Kuren As + Bi	
	Zahl der kontrollierten Kranken	% der Miß-erfolge	Zahl der kontrollierten Kranken	% der Miß-erfolge	Zahl der kontrollierten Kranken	% der Miß-erfolge
L I sero-negativa	61	0	116	2,8	12	0
L I sero-positiva und L II recens	377	0,5	699	1,7	124	5
L II recidivans	97	14	209	8	45	7
Zusammen	535	2,8	1024	2,9	181	5,5

Klinische Recidive 1

Serologische Recidive 25

Recidive im cardio-vasculären System 9

Recidive im Nervensystem 8

Veränderungen ausschließlich im Liquor cerebrospinalis 12

Die Gesamtzahl der Mißerfolge betrug von 1740 über einen Zeitraum von 3 Jahren kontrollierten Kranken 55, das sind ± 3%.

Die in verschiedenen Kliniken gesammelten Erfahrungen ergeben, daß zusätzliche Kuren mit Arsen und Wismut im allgemeinen die Ergebnisse der Behandlung der Frühsyphilis nicht verbesserten. Bessere Ergebnisse wurden lediglich bei L II recidivans erzielt, bei der die zweiwöchige Behandlung mit insgesamt 4200000 iE Penicillin sicher unzureichend war.

An dem Krankengut der Warschauer Klinik wurden die Ergebnisse langjähriger Beobachtung (5—15 Jahre) der mit den früheren Methoden behandelten Patienten zusammengefaßt (TOWPIK) (Tab. 2).

Tabelle 2. *Mißerfolge*

Behandlungs-methode	Gesamtzahl der kontrollierten Kranken	Klinische Rezidive	Serologische Rezidive	Veränderungen nur im Liquor cerebrospinalis	Syphilis des Nerven-Systems	Kardiovaskuläre Syphilis	% der Früh-Miß-erfolge	% der Spät-Miß-erfolge	Reinfektionen
2400000 bis 3000000 iE Penicillin während 10 Tagen	164	24	26	2	4	1	31,8	4,3	4
4800000 bis 6000000 iE Penicillin während 16—20 Tagen	226	6	10	—	4	1	7,1	0,5	12
3000000 bis 4200000 iE Penicillin während 10—14 Tagen + 1 Kur As + Bi	194	11	14	—	2	1	12,9	1,5	4
Insgesamt	584	41	50	2	10	3	15,6	2,5	20

Die größte Zahl der Mißerfolge wurde im Laufe der ersten 2 Jahre beobachtet, und zwar 56% im Laufe des ersten Jahres; hauptsächlich handelte es sich um klinische Recidive. Unter den Kranken, bei denen eine neuerliche Behandlung notwendig wurde, waren 92% Fälle von Lues secundaria, in der Regel L. recidivans.

Nach weiterer Behandlung und Beobachtung wurde festgestellt, daß die spezifischen Späterscheinungen fast ausschließlich (mit einer Ausnahme) bei Kranken auftraten, die Früh-Mißerfolge aufwiesen. Die zehntägige Behandlung mit Penicillin war bei L. II recidivans entschieden unzureichend. Viel bessere Resultate wurden mit einer bis zu einer Sequenz von 20 Tagen verlängerten Behandlung mit Penicillin allein als mit einer zur 10- oder 14 tägigen Penicillin-Behandlung zusätzlichen As- + Bi-Kur erzielt.

Die Beobachtungen unserer Klinik ergaben:

1. Die Dauer des ausreichenden Penicillin-Blutspiegels muß länger sein als bei den früher angewandten Methoden.

2. Abhängig von der Dauer der Syphilis muß die Penicillin-Blutkonzentration erhöht werden.

Seit einigen Jahren werden bei uns zwei Methoden angewandt (siehe Tab. 3).

Tabelle 3. *Gegenwärtig angewandte Behandlungsmethoden*

Diagnose	Procain-Penicillin		Benzatin-Penicillin	
	Gesamtdosis	Dauer des ausreichenden Blutspiegels	Gesamtdosis	Dauer des ausreichenden Blutspiegels
	Einheiten	Tage	Einheiten	Tage
L I seronegativa	6 000 000	20	4 800 000	20
L I seropositiva	9 000 000	30	6 000 000	30
L II recens	12 000 000	30	7 200 000	35
L II recidivans	18 000 000	30	9 600 000	40

Mit der ersten Methode wurden bisher 174 Kranke behandelt, darunter:

L I seronegativa   27
L I seropositiva   49
L II recens   26
L II recidivans   72.

2 Mißerfolge wurden bei L II recidivans beobachtet (1 serologisches Recidiv 3 Monate nach Negativwerden der serologischen Reaktionen und 1 Fall von Therapieresistenz bei einem Alkoholiker, bei dem nach 2 Jahren Verdacht auf Tabes dorsalis bestand). Bei 4 Kranken wurden Reinfektionen festgestellt.

Mit Benzatin-Penicillin wurden 134 Kranke behandelt, darunter:

L I seronegativa   33
L I serpositiva   37
L II recens   8
L II recidivans   56.

5 Mißerfolge wurden festgestellt: 1 klinisches Recidiv und 4 Fälle von serologischen Recidiven, bzw. serologischer Resistenz; 4 Mißerfolge bei L II recidivans und 1 bei L I seropositiva.

Die Dauer der Beobachtung der mit den beiden letzteren Methoden behandelten Kranken ist zu kurz, bei Benzatin-Penicillin ist sie nicht länger als 2 Jahre; diese Ergebnisse können also noch nicht mit der 5—15-jährigen Beobachtung der mit den früheren Methoden behandelten Kranken verglichen werden.

Wenn man die Zeit bis zum Negativwerden der serologischen Reaktionen als Prognose-Maßstab nehmen kann, so erzielten wir an unseren systematisch kontrollierten L II-recidivans-Fällen, bei welchen gewöhnlich die meisten Mißerfolge beobachtet wurden, die in Tab. 4 aufgeführten Resultate.

Tabelle 4. *Zeit bis zum Negativwerden der serologischen Reaktionen bei L II-recidivans-Kranken*

Zahl der systematisch kontrollierten Kranken		Negativitätquote bis 3 Monate	Negativitätquote bis 6 Monate
Procain-Penicillin	49	34 / 69%	40 / 82%
Benzatin-Penicillin	55	43 / 78%	49 / 89%

Die negative Nelson-Reaktion nach der Behandlung kann man als den verhältnismäßig sichersten Beweis für eine völlige Heilung ansehen. Das Negativwerden der Nelson-Reaktion hängt jedoch in hohem Maße von der Zeit der Infektion und der Beendigung der Behandlung ab. An unserem Krankengut erzielte WOLOWA die in Tab. 5 wiedergegebenen Resultate (Dauer der Beobachtung von mehreren Monaten bis 16 Jahren).

Tabelle 5. *Negativwerden der Nelson-Reaktion*

Diagnose	Zahl der Untersuchten	Zahl der negativen Reaktionen	% der negativen Reaktionen
L I seronegativa	80	63	79%
L I seropositiva	97	79	81%
L II recens	60	46	77%
L II recidivans	121	60	50%

Schlußfolgerungen

1. Die Behandlung der Frühsyphilis mit Penicillin muß von der Dauer der Infektion abhängig gemacht werden, wobei die Konzentration des Penicillins im Blut erhöht und die Dauer der Behandlung verlängert werden soll bei L II recidivans mehr als 1 Monat).

2. Eine verlängerte Penicillin-Behandlung ergibt bessere Resultate als die zusätzliche As- + Bi-Kur nach einer kurzen Penicillin-Behandlung.

3. Früh-Mißerfolge treten relativ am häufigsten bei L II-recidivans auf.

4. Spätsyphilis-Erscheinungen treten meist bei Kranken auf, die Früh-Mißerfolge aufwiesen, obwohl sie später nachbehandelt wurden.

5. Neurosyphilis und cardio-vasculäre Syphilis sind nach Penicillin-Behandlung stets seltener als nach As- + Bi-Kuren und treten meist in sehr diskreter Form auf, so daß sie von Neurologen und Internisten oft nicht bemerkt werden.

6. Sogar bei den „sichersten" Behandlungsmethoden können einzelne Mißerfolge auftreten.

J. Kimmig (Universitäts-Hautklinik Hamburg-Eppendorf):

Wir haben die Therapie der Syphilis von Anfang an auf die Erfahrungen mit Neo-Salvarsan aufgebaut. Da sowohl das Abbauprodukt von Neo-Salvarsan, das m-Amino-Paraoxyphenylarsenoxid, als auch das Penicillin direkt auf den Erreger wirksam sind (Spirochaeta pallida), war man berechtigt, die Therapie auf äquivalenten Mengen aufzubauen.

Wir behandeln deshalb die Syphilis I (Primäraffekt, positiver Spirochaetenbefund, serologisch negativ) mit 12 Mill. iE Procain-Penicillin, bzw. einem anderen gleichwertigen Depot-Penicillin; täglich 1 Mill. iE Procain-Penicillin.

Die Syphilis II (Papeln, Exantheme, serologisch positiv) behandeln wir mit dreimal 12 Mill. iE Penicillin. Die Abstände zwischen den einzelnen Kuren (1 Kur = 12 Mill. iE Penicillin) dürfen nicht mehr als 3 bis 4 Wochen betragen.

Bei der Syphilis latens seropositiva werden fünfmal 12 Mill. iE Penicillin verabreicht. Die folgende Tabelle zeigt das Ergebnis eines über sehr lange Zeit kontrollierten Krankengutes:

Tabelle. *Auswertung von 185 penicillinbehandelten Lues-Fällen Nachbeobachtungszeit 2 bis 15 Jahre*

Diagnose	Zahl der Fälle	Dosis in Mill. iE	Ergebnis	
			seronegativ	seropositiv
Lues I	40	1×12 Mill. iE*	40	Ø
Lues II	51	3×12 Mill. iE	51	Ø
Lues III	20	5×12 Mill. iE	7	13
Lues latens	64	5×12 Mill. iE	25	39
Lues connata	7	5×12 Mill. iE	3	4

* Wurden während der Kur die serologischen Reaktionen positiv, dann wurde in einzelnen Fällen mit 2 Kuren behandelt.

Wie aus den Ergebnissen bei der Syphilis III und der Lues latens zu ersehen ist, gelingt es bei der Lues latens auch bei dieser hohen Dosierung nur in etwa 50% aller Fälle die Probanden seronegativ zu bekommen.

Die Syphilis, die mit 5 Kuren à 12 Mill. iE Penicillin behandelt ist, bezeichnen wir als Syphilis satis curata. Nur in besonders gelagerten Fällen, wo rein persönliche Gründe im Hinblick auf die positiven Reaktionen im Blut eine Rolle spielen, haben wir eine Behandlung mit Tetracyclinen durchgeführt. Die Therapie erfolgt dann so, daß täglich 1 g Ledermycin bzw. Achromycin per oral über 30 Tage verabreicht wird. Trotzdem in einzelnen Fällen die positiven Reaktionen negativ wurden, möchten wir über die Wirksamkeit einer solchen Behandlung keine endgültige Aussage machen.

Seit über einem Jahr arbeiten wir an unserer Klinik über den Immunofluoreszenztest. Es scheint so zu sein, daß dieser Test in der Lage ist, den sehr viel teureren und komplizierteren Nelson-Test in der Diagnostik abzulösen. Unsere Erfahrungen werden von MEYER-ROHN (Hautarzt) publiziert.

J. GAY PRIETO (Madrid): **Einige Betrachtungen über die Behandlung der Syphilis** (mit 2 Abbildungen)

Zuerst einige Bemerkungen über die ausgezeichneten Vorträge von DEGOS, WIEDMANN und PETTE.

1. *Über die Behandlungstechnik.* Wir sind uns mit der großen Mehrheit der Autoren über die ausschließliche Behandlung mit Penicillin einig. Reaktionen, von denen DEGOS spricht, wenn man die Behandlung

mit hohen Penicillin-Dosen einleitet, haben wir nie beobachtet, bis auf
schnell abklingende hohe Temperaturen, ähnlich denen, die wir bei der
Behandlung mit Neosalvarsan gesehen haben. Andererseits haben uns
die Versuche, die u. a. JOULIA DE BURDEOS vor vielen Jahren in Frankreich unternommen hat, überzeugt, daß eine Penicillin-Wismut-Verbin-
dung auch keine besseren Ergebnisse als Penicillin allein erzielt.

Tägliche Injektionen erscheinen uns nicht gerechtfertigt, wenn ein
PAM-Präparat zur Verfügung steht, das schon die Standard-Bedingun-
gen erfüllt, die von der Weltgesundheitsorganisation gefordert werden:
Die Injektion von 1 ccm gleichbedeutend mit 300 iE muß eine wirksame Penicillinämie von 72 Stunden Dauer hervorrufen. Wir konnten
beweisen, daß, falls man diese Dosierung auf 1200000 oder 1500000 iE
erhöht, die wirksame Penicillinämie im größten Teil aller Fälle eine Woche
andauert, mit Sicherheit jedoch 5 Tage. Warum dann also so häufig die
PAM-Injektionen wiederholen? Uns ist es klar, daß das therapeutische
Ergebnis sowohl von der angewandten Gesamtdosis als auch von der
Dauer der wirksamen Penicillinämie abhängt. Wenn man 4 Wochen lang
1500000 iE pro Woche, also insgesamt 6 Millionen iE gibt, erreicht man
eine wirksame Penicillinämie, die 28 Tage anhält. Das erzielte Ergebnis
ist vergleichbar mit einer Behandlung, bei der 12 oder 15 Tage lang täglich 1,2 mg E gegeben werden.

Wir haben immer die PAM-Präparate (Flocillin) Bristol verwendet.
Die beste Art, die Dauer der wirksamen Penicillinämie festzustellen, ist
die Technik, die DUREL vor einigen Jahren vorgeschlagen hat, der man
aber bis jetzt nicht viel Beachtung schenkte. Wenn wir 30 Personen verschiedenen Alters und Geschlechtes, TPI-negativ, nehmen, und die übliche Injektion von 1,2 bis 1,5 vornehmen, so immobilisiert das Serum die
Treponemen auf Grund der toxischen Wirkung des Penicillins. Wiederholt man die TPI-Gaben täglich, so lange, bis das Ergebnis negativ wird,
so wird man die Dauer der wirksamen Penicillinämie feststellen können.
Das Ergebnis dieser Technik ist viel genauer als jenes, das man mit
sarcina lutea erhält. Auf Grund dieses Versuches wird sowohl in meiner
wie in den meisten spanischen Kliniken die Behandlung mit 1,5 Mill. iE
wöchentlich durchgeführt. Es ist möglich, daß die toxische Wirkung des
Penicillins auf die Treponemen durch die verschiedenen PAM-Präparate
auch verschieden lang sein kann.

2. Wir glauben nicht, daß das deutliche Zurückgehen der Fälle von
P. p., Tabes dorsalis und Aortenaneurysma auf die allgemein verbreitete
Behandlung der Syphilis praecox mit Penicillin zurückzuführen ist. Zumindest in Spanien hat diese Abnahme schon vor der Penicillinbehandlung eingesetzt, da letztere bei uns erst seit 1950 eingeführt ist. Wenn
wir annehmen, daß die Incubationszeit für P. p. 10 Jahre dauert und für
Tabes dorsalis und Aortenaneurysma noch länger, so ist es offensichtlich,
daß ein Zurückgehen der Fälle nicht auf das Penicillin zurückzuführen
ist, da diese Abnahme schon vor 20 Jahren angefangen hat. Dank der
serologischen Reihenuntersuchungen ist es gelungen, eine große Anzahl
von Syphilitikern zu entdecken, die sich während des Bürgerkrieges oder
in den späteren Kriegsjahren von 1938—1942 angesteckt hatten.

23*

3. Wir stimmen überein mit WIEDMANN, daß die Prophylaxe der Syphilis congenita mit den serologischen Schwangerschaftsuntersuchungen zusammenhängt.

4. *Die Syphilisbehandlung in Beziehung auf die Volksgesundheit.* Da die anderen Redner schon über die Syphilisbehandlung beim einzelnen gesprochen haben, möchte ich mich nur kurz mit dem Begriff Syphilis und Volksgesundheit befassen. Die „Gesundheitsfürsorge" benutzt die klinische Anamnese, um sich besser mit dem einzelnen zu befassen, die prophylaktische Medizin benutzt dazu die natürliche Entwicklung einer Krankheit, d.h. ihren Verlauf in einer Gemeinschaft. Ebenso wie bei anderen Krankheiten, so gibt es auch bei der Syphilis eine sogenannte „vorklinische Periode", während der Erreger und der Patient auf Grund verschiedener Umstände zusammentreffen. Damit befaßt sich die prophylaktische Medizin. Der Ansteckung folgen eine Incubationszeit, darauf dann die „klinische Periode", die entweder durch die Heilung (mit oder ohne Folgen) oder den Tod des Patienten beendet wird.

Wir stimmen mit DEGOS überein, daß sich das klinische Bild der Syphilis in der letzten Zeit geändert hat. Die große Mehrzahl der Syphilisfälle ist asymptomatisch, latent — man spricht von einer serologischen Syphilis. Viele solcher Fälle sind unbeeinflußbar durch eine Therapie, deswegen ist man vor das Problem gestellt, ob man solche Fälle überhaupt behandeln soll, wenn ja, wie lange und welche Prognose gestellt werden kann. Aus dem vorher Gesagten läßt sich erkennen, wie wir dem Problem gegenüber eingestellt sind.

Wir haben dadurch viele Erfahrungen sammeln können, daß wir zusammen mit dem Ordinariat für Dermatologie die Leitung über die Abteilung für Geschlechtskrankheiten in der „Direccion General de Sanidad" in Spanien innehatten.

Im vorklinischen Stadium der Syphilis spielt die Promiskuität die größte Rolle. Die Überlegungen im Zusammenhang damit lassen uns diese Gruppen von Individuen erkennen, die vor allem von der Krankheit befallen werden und die im Hinblick auf die Volksgesundheit am gefährlichsten sind, weil sie die Verantwortung für die Ausbreitung der Krankheit tragen. Zu dieser Gruppe gehören in den westlichen Ländern die Homosexuellen, die Minderjährigen (Teenager), die Prostituierten sowie jene Leute, die keinen festen Wohnsitz haben und deswegen oft lange Zeit von ihren Familien getrennt leben, wie Seeleute, Auswanderer, Soldaten. Eine große Bedeutung kommt auch den Schwangeren zu, wegen der Übertragung der Syphilis auf die Neugeborenen.

In Spanien, Italien, hauptsächlich aber auch in Frankreich, Deutschland und den skandinavischen Ländern ist die Prostitution in erster Linie für die Ausbreitung der venerischen Krankheiten verantwortlich. Nach der Konvention von New York 1950, worüber sich fast alle westlichen Länder einig waren, wird eine Überwachung durch die Gesundheitsbehörden (nach Absatz 6) verhindert, um eine Diskriminierung solcher Gruppen zu vermeiden. Deshalb können bei der Syphilis nicht dieselben Maßnahmen ergriffen werden, wie sie bei anderen Infektionskrankheiten zur Verfügung stehen. Aus diesem Grunde scheint mir eine neue Gesundheitsmaßnahme von Nutzen zu sein, die bis jetzt nur in den USA und in Spanien angewendet wird, und in England „cluster", in Frankreich „grapp" und in Spanien „racimo" genannt wird. Wenn man einen Patienten mit einem Primäraffekt vorfindet, der als Ansteckungsquelle eine Angestellte eines Nachtclubs oder einer Bar angibt, so werden alle Personen, die dort angestellt sind oder häufig dort verkehren, ebenfalls untersucht und man findet in den meisten Fällen neben der Angeklagten noch eine weitere Anzahl von Erkrankten.

Die Entdeckung der serologischen Syphilis, die in fast allen Ländern am häufigsten zu finden ist, benötigt ebenfalls eine besondere Technik. Man bezeichnet sie als sogenannte „mass screening".

Als erstes braucht man eine zuverlässige serologische Technik, um falsche positive Ergebnisse zu vermeiden, so daß der Prozentsatz von falschen positiven Ergebnissen wesentlich geringer sein soll als der, den man normalerweise findet, wenn man Volksuntersuchungen vornimmt. Zu diesem Zwecke haben wir die V.D.R.L. quantitativa verwendet. Bei allen Patienten, die damit eine positive Reaktion zeigen, nehmen wir eine komplette klinische und serologische Untersuchung vor; das bedeutet: V.D.R.L. quantitativ, WASSERMANN und KAHN. In all den Fällen, die weder eine positive Anamnese noch klinische Anzeichen einer Syphilis zeigen, führt man einen TPI-Test durch.

Mit Hilfe der Weltgesundheitsorganisation und der UNICEF hat sich in Spanien ein Plan entwickelt, um die serologischen Syphilisreaktionen zu kontrollieren und zu verbessern. Dieser Plan entstand 1956 und wurde 1963 fertiggestellt. Um ihn zu verwirklichen, haben wir drei Hauptlaboratorien eingerichtet, und zwar in Madrid, Sevilla sowie in Barcelona, später noch 12 weitere in anderen Provinzen, aber ohne TPI. Vom März 1956 bis zum 31. Dezember 1963 haben wir in dem Laboratorium in Madrid (das zu meiner Dermatologischen Abteilung gehört) 210000 Sera untersucht, mit einer positiven Ergebnisquote von 2,9%.

Das daraus resultierende statistische Ergebnis zeigt folgendes: Der Gesamtprozentsatz der positiven Serologien, mit einigen unbedeutenden Schwankungen, die mit den untersuchten Volksgruppen in Zusammenhang stehen, zeigt ein ständiges Abfallen der Kurve bis zum Jahre 1962, dann einen leichten Anstieg 1963, der auf Fälle von Syphilis praecox zurückzuführen ist.

Das statistische Ergebnis dieser Zahlen, nach Geschlecht und Alter geordnet, macht es uns möglich, eine Pyramide mit der Zahl der positiven Ergebnisse aufzuzeichnen, die die Form eines auf die Spitze gestellten Kegels annimmt, woraus man ersehen kann, daß der Großteil der Positivität auf die ältere Generation zurückzuführen ist. Die Erklärung dafür ist die, daß sich diese Leute in der Zeit von 1937—1942 angesteckt haben, also während des Bürgerkrieges und in den nachfolgenden Kriegsjahren. Wenn diese Generation ausstirbt, wird sich die Basis der Pyramide verschmälern. Zum Beispiel sehen wir, daß die Basis im Jahre 1957 eine Positivität von 37,5% für Männer und 28,57% für Frauen zeigt (Abb. 1), 1962 hingegen nur 9,45% für Männer und 8,33% für Frauen aufweist (Abb. 2).

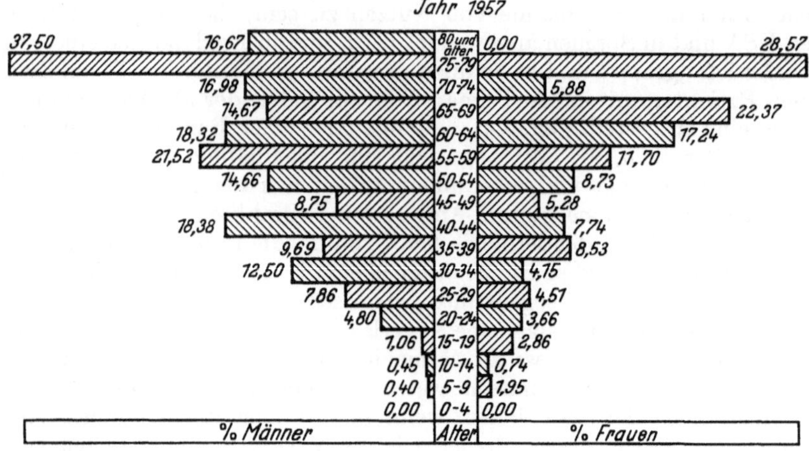

Abb. 1 und 2. Aufstellung nach Anzahl der positiven Fälle

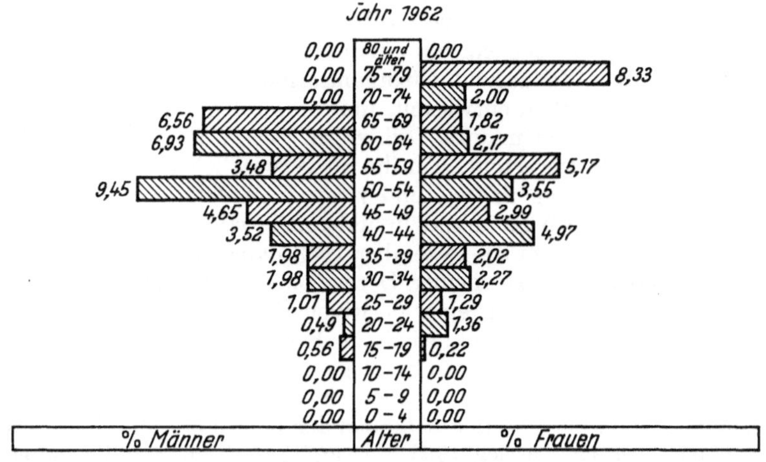

Wenn man homogene Gruppen, z.B. Schwangere, untersucht, so ist dieses Abfallen in der Regel noch deutlicher, da die von den Gesundheitsbehörden ergriffenen Maßnahmen gute Erfolge gezeigt haben.

Eine andere homogene und zahlreiche Gruppe wird von den Soldaten gebildet, die während der ersten 6 Monate ihrer Militärzeit untersucht werden. Die systematische Untersuchung dieser Gruppe, die 1958 noch unvollständig begonnen hat, wird seit 1959 generell durchgeführt.

Der positive Prozentsatz in Barcelona ist viel größer, etwa 7%, da es sich einerseits um den bedeutendsten Hafen handelt und es andererseits nicht möglich war, alle Soldaten zu untersuchen (ein Drittel aller von dort stammenden Sera muß nach Madrid geschickt werden, so daß Madrid deshalb die Höchstzahl der positiven Ergebnisse aufweist).

Der mittlere Prozentsatz positiver Fälle in Sevilla ist größer als in Madrid und kleiner als in Barcelona, er beträgt 5,5%.

In den übrigen Provinzen, in denen serologische Untersuchungen durchgeführt wurden, schwankt der mittlere Prozentsatz in Santander (Hafen) um 4% und in Cordoba (Agrargebiet) um 2,8%.

Es ist uns klar, daß man diese Statistik nicht als allgemeingültig ansehen kann, da derartige Untersuchungen nicht nur wegen der hohen Kosten, sondern auch wegen des Widerstandes der Bevölkerung nicht ohne weiteres durchführbar sind. Deswegen haben wir die Untersuchung auf „erreichbare" (greifbare) Personen beschränkt, wie Soldaten, Ambulanzpatienten, Fabrikarbeiter, Angestellte, Prostituierte, Gefangene, Blutspender usw. Zweifellos zeigt das statistische Ergebnis solcher Untersuchungen, wie die Entwicklung der syphilitischen Endemie in Spanien verläuft.

Vermittels der ortogonalen Polinome haben wir den Verlauf der endemischen Syphilis verfolgen können, die bis 1962 einen deutlichen Abstieg zeigt. 1963 erfolgt ein leichter Anstieg in allen Gruppen, der aber unbedeutend ist. Das bedeutet, daß die Maßnahmen, die gegen die Syphilis ergriffen werden, im ganzen gesehen, ein befriedigendes Ergebnis gebracht haben.

Marion B. Sulzberger (Letterman General Hospital, San Francisco):

Ich freue mich, daß Herr Marchionini mich eingeladen hat, zur Diskussion über Vorkommen und Behandlung der frühen Syphilis in den USA einen Beitrag zu liefern. Dabei bitte ich Sie zu berücksichtigen, daß ich mich im Laufe der letzten vier Jahre nicht mehr sehr aktiv mit diesen Fragen beschäftigt habe.

Die Syphilis nimmt in den Vereinigten Staaten, wie in Europa, zu. Ich kann nicht sagen, ob die Zahl der Erkrankungsfälle in meinem Lande größer ist als hier, aber nach meiner Meinung ist die Zunahme in New York mindestens die gleiche wie in den europäischen Großstädten.

Mein Mitarbeiter Simeon E. Landy war entweder der erste oder einer der ersten, die darauf aufmerksam machten, daß die Zunahme der frühen Syphilis zu einem ganz großen Teil durch eine bestimmte Menschengruppe verursacht wurde, und zwar durch die Homosexuellen. (Diese Beobachtungen stammen aus unseren Kliniken und von den Stationen des Bellevue Hospitals.) Die vielen möglichen Gründe hierfür sind sehr interessant, aber die mir zur Verfügung stehende Zeit erlaubt es mir nicht, in Details zu gehen.

Soweit mir bekannt ist, überwiegen unter den Patienten mit früher Syphilis immer noch die männlichen Homosexuellen; in letzter Zeit kommen jedoch zahlreiche, ganz besonders juvenile, Heterosexuelle mit Frühsyphilis hinzu. Hauptsächlich in diesen zwei Gruppen finden wir die frischen Luesfälle.

Die Aufzeichnungen von Degos, der uns zeigte, daß die Untersuchungen an seinem Patientenmaterial in Frankreich bei der Therapie der Frühsyphilis mit Penicillin plus Wismut einen besseren Effekt als mit Penicillin allein ergaben, sind äußerst interessant. Ich hoffe, daß er seine exakten Kontrolluntersuchungen weiter fortführen kann, um damit einen beweiskräftigen statistischen Beitrag liefern zu können.

Wenn seine Zahlen zeigen, daß in Frankreich die Ergebnisse der Frühsyphilisbehandlung mit der Kombination Penicillin und Wismut derzeit besser sind, so bleiben doch noch bestimmte Fragen offen. Eine, die ich hierzu stellen möchte, ist die, ob die französischen Ergebnisse mit der Kombinationsbehandlung Penicillin—Wismut wirklich besser sind als die mit Penicillin allein, wenn es sich um absolut gleichartige Fälle handelt.

In Amerika sind sich die Venerologen fast ausnahmslos einig, daß Penicillin allein zur Behandlung der Frühsyphilis ausreicht; Voraussetzung dazu ist allerdings richtige Anwendung und ausreichende Menge, so daß ein gleich hoher Serumspiegel über entsprechend lange Zeit bestehen bleibt. Vielleicht haben die in Frankreich hergestellten Penicilline nicht die Wirkung jener in Amerika verwendeten? Vielleicht reagieren die französischen Patienten verschieden, sei es durch konstitutionelle, genetische oder umgebungsbedingte Faktoren oder Gewohnheiten. Oder vielleicht bilden mehrere solcher Faktoren miteinander kombiniert die Ursache dafür, daß eine unterschiedliche Ansprechbarkeit zustande kommt, wenn eine solche überhaupt existiert.

Auf jeden Fall hoffe ich, daß DEGOS' sorgfältige Studien die Antworten auf meine folgenden Fragen geben werden:

1. Ist es letzten Endes statistisch erwiesen, daß in Frankreich Penicillin plus Wismut wirklich effektvoller ist als die alleinige Gabe von Penicillin bei der Behandlung der frühen Syphilis?

2. Wenn ein derartig guter Effekt vorliegt, gehen dann die Behandlungserfolge mit der kombinierten Therapie in Frankreich über die der alleinigen Penicillintherapie in den USA hinaus oder sind sie gleich?

3. Wenn die ausschließliche Behandlung mit Penicillin in Frankreich nicht die gleichen Resultate ergibt wie in Amerika, worin liegen die Gründe?

Ich hoffe sehr, daß DEGOS auf einige dieser Fragen vielleicht 1967 beim XIII. Internationalen Dermatologenkongreß in München oder schon früher antworten kann.

W. TRUMMERT (München):

Im Bereich der inneren Medizin ist die Aorten-Lues die wichtigste Erscheinungsform der Syphilis. Andere Organ-Manifestationen (wie in der Lunge, an Gelenken) und ausgesprochene Raritäten, wie etwa die Magen-Lues, haben ihre eigene Problematik in der Diagnostik und auch in der Therapie; sie gehören aber zu den wirklichen Seltenheiten.

Es ist auch kaum zu bezweifeln, daß die luische Aortitis nach dem 2. Weltkriege nicht sehr häufig angetroffen worden ist. Können wir dies als einen Erfolg der konsequenten und wirksameren Lues-Therapie im Frühstadium buchen? Ich glaube, daß wir dies tun dürfen, wenn auch noch einzelne Spätfälle mit Aortenbeteiligung erst jetzt manifest werden sollten.

Die Erkennung der Aorten-Lues — als wichtige Voraussetzung für eine frühzeitige Behandlung und damit für die Prognose — ist heute wohl dadurch erleichtert, daß Patienten mit Stenocardien, mit Druckgefühl oder anderen retrosternalen Schmerzempfindungen eher den Arzt aufsuchen, gewarnt durch die moderne „Infarkt-Phobie". Die richtige Diagnose einer Aortitis bleibt aber nach wie vor nicht ganz einfach, vor allem wenn die WaR nicht routinemäßig ausgeführt wird (wie das ja seit etwa einem Jahrzehnt in vielen Krankenhäusern — und besonders natürlich in der ambulanten Praxis — aus Sparsamkeitsgründen der Fall ist). Sicherlich denken jüngere Internisten nicht oft genug an die Syphilis, etwa bei einem juvenilen Hypertonus, bei unklaren rheumatoiden Krankheitsbildern, wie etwa beim Tietze-Syndrom oder bei atypischen Arthritiden.

Wir müssen als Internisten auch daran denken, daß wir gelegentlich einmal eine im frühesten Stadium befindliche Lues durch Antibiotica-Behandlung aus anderer Indikation so verschleiern können, daß die Erkennung einfach vorerst unmöglich wird. In dem Zeitpunkt, wo allgemein eine Zunahme der syphilitischen Infektionen registriert wird, sollte man diese Befürchtung nicht unterschätzen.

In der Therapie der Aorten-Lues stimmen die meisten internistischen Autoren darin überein, daß das Penicillin heute als das Medikament der Wahl zu betrachten ist. — Nur bei einer Penicillin-Unverträglichkeit werden überhaupt andere Antibiotica (an ihrer Spitze das Erythromycin und Tetracycline) in Betracht gezogen.

Auf die Wismut-Vorbehandlung kann jedoch gerade bei der Aortitis nicht verzichtet werden. Sie erlaubt es, den hier durch die besondere Organ-Situation geforderten vorsichtigen Behandlungsbeginn zu realisieren, wenn auch die gefürchtete Herxheimer-Reaktion noch gelegentlich nach Wismut-Injektionen auftritt.

Corticoide wurden neuerdings als Prophylaxe dieser Risiken empfohlen (so geben französische Kollegen 15—30 mg Prednisolon einige Tage vor und während der ersten kritischen Phase der spezifischen Kur bei Aorten-Lues); der Wert dieser Medikation ist zwar schwer zu beurteilen, aber der Versuch scheint auf jeden Fall indiziert.

Quecksilber und Jodkali haben in den letzten Jahren bei der Aorten-Lues an Bedeutung sehr verloren. Letzteres Medikament hat ja schon früher Warnungen einzelner Autoren ausgelöst, wenn eine Aneurysmabildung anzunehmen war (weil es die Gefahr einer zu raschen Einschmelzung fürchten ließ). Der Therapeut kommt heute mit Wismut und Penicillin allein gut aus.

Für die Dosierung von Penicillin werden in den letzten Jahren steigende Gesamtdosen in der Literatur angegeben, die an die in der heutigen Diskussion gemachten Vorschläge herankommen, bzw. diese teilweise noch übertreffen. Es ist ja auch nicht einzusehen, weshalb man bei der hervorragenden Verträglichkeit höchster Penicillindosen — wenn einmal die kritische Anfangsphase der Behandlung überschritten ist — nicht unsere heutzutage glücklicherweise bestehenden Möglichkeiten voll ausschöpft. — Freilich wird man gerade bei der Aortitis und ihren Komplikationen, wie bereits betont, die Therapie besonders vorsichtig einleiten; darüber hinaus verlangt sehr oft die Behandlung solcher Patienten noch eine kardiale und symptomatische Medikation.

Selbstverständlich wird bei einem dekompensierten Kranken oder bei gehäuften stenokardischen Anfällen nicht sogleich nach der Feststellung einer Aorten-Lues mit der spezifischen Kur angefangen, sondern zunächst muß die rein internistische Behandlung im Vordergrund stehen. Das manifeste Aneurysma erfordert besondere Vorsicht ebenso wie eine klinisch feststellbare Coronarinsuffizienz; ja wir werden in manchen Fällen überhaupt auf die spezifische Kurbehandlung verzichten müssen, oder — etwa bei Kranken die schon in früheren Jahren, vor Auftreten vasculärer Läsionen, spezifisch intensiv vorbehandelt wurden und evtl. seronegativ sind — wenig von ihr erwarten können.

Die nicht vorbehandelten Kranken mit Aorten-Lues und alle Patienten mit erhöhtem Komplikations-Risiko sollten während der kritischen Phase der spezifischen Behandlung grundsätzlich stationär aufgenommen werden.

H. PETTE † (Forschungsinstitut f. experim. Virologie u. Immunologie an der Universität Hamburg): **Zur Neurolues**

Ein Rückblick auf die Salvarsanära der Luestherapie ergibt Parallelen mit der Penicillinära. Wenn nach Einführung der Salvarsantherapie NONNE die Auffassung vertreten hat, daß durch sie die Entstehung der Neurolues, insbesondere der Meningitis mit Paresen basaler Hirnnerven (sogenanntes Neurorezidiv) begünstigt würde, so konnte anhand der in der Klinik NONNES von 1910—1920 behandelten Fälle von Neurolues (mehr als 1000) gezeigt werden, daß es nicht das Salvarsan schlechthin war, sondern die nicht ausreichende Dosis, vor allem wenn das Salvarsan verzettelt gegeben wurde. Ein weiteres Ergebnis dieser Untersuchungen war die Feststellung, daß rund zwei Drittel der Fälle von Metalues (Paralyse, Tabes) nichts von einem primären und sekundären Stadium ihrer Infektion wußten. Hieraus ergeben sich in heutiger Sicht wichtige Erkenntnisse für ihre Pathogenese. Ref. nimmt zu drei Fragen Stellung.

1. *Hat sich das klinische Bild der Neurolues bei dem Wandel der Therapie geändert?* Grundsätzlich ist das klinische Bild unverändert geblieben. Eine Änderung ist nur insofern eingetreten, als die katastrophalen Endzustände der Neurolues weniger häufig geworden sind.

2. *Hat die Penicillinbehandlung Einfluß auf die Häufigkeit der Neurolues gehabt?* Mit Einführung des Penicillins wurde die Zahl der Neuroluesfälle stark reduziert.

3. *Sind wir hinsichtlich der Pathogenese der Metalues, bzw. der parenchymatösen Neurolues (Paralyse, Tabes) durch Anwendung moderner Untersuchungsmethoden zu neuen Erkenntnissen gekommen?* Für die Heilung einer Neurolues ist neben dem klinischen Bild der Liquorbefund ein Gradmesser. Gelingt die völlige Sanierung des Liquors in den ersten Monaten nach der Infektion, so kann wohl von einer vollen Heilung gesprochen und die weitere Prognose günstig gestellt werden. Bei allen Formen der Neurolues ist der Rückgang der Pleocytose im Liquor als

sicheres Zeichen einer erfolgreichen Therapie zu werten; bei der parenchymatösen Lues folgen Rückgang des Eiweißgehaltes und Abklingen der
Seroreaktionen nur allmählich: die Goldsol- bzw. Mastixkurve kann noch
für lange Zeit einen Linksausfall zeigen. Hier hat die Elektrophorese, die
eine Aufschlüsselung der Proteinfraktion ermöglicht, zu wichtigen Erkenntnissen geführt, insofern festgestellt werden konnte, daß das Gammaglobulin erhöht bleibt. Ist die Pleocytose im Liquor das Kennzeichen der
aktiven mesodermalen Beteiligung am Prozeß im Sinne einer echten Entzündung, so kennzeichnet die Erhöhung des Gammaglobulingehaltes den
parenchymatösen bzw. den degenerativen Charakter des Prozesses; dies
kommt in einer Vermehrung von Antikörpern (Gammaglobuline) zum
Ausdruck, die im ZNS selbst gebildet werden können (FRICK). Diese
Feststellung erlaubt den Schluß, daß die parenchymatöse Lues ein immunologisches Problem beinhaltet. Man kann in Anbetracht des „schwelenden Prozesses" mit ZEH von einem autonomen Verlaufscharakter sprechen. Der Prozeß (Paralyse, Tabes) ist nicht mehr die unmittelbare Antwort des Organismus auf die Spirochäten, sondern Folge bzw. Ausdruck
eines immunpathologischen Geschehens, wobei die Spirochäten Induktoren des Prozesses sind. Für den immunpathogenetischen Charakter des
Prozesses spricht histologisch auch der Reichtum an Plasmazellen im
Parenchym bei der Paralyse. Ist diese Auffassung richtig, so ergeben sich
Richtlinien für die Behandlung der parenchymatösen Neurolues: Gelingt
es nicht, mit Penicillin zum Ziele zu kommen, so wird man bemüht sein
müssen, die immunologische Ausgangslage des Organismus umzustimmen; hier ist in erster Linie eine Malariakur indiziert, in der schon
WAGNER VON JAUREGG eine unspezifische Therapie gesehen hat.

S. Lapière und P. Dewart[1] (Lüttich): Statistische Aufzeichnung der Spätsyphilis in der Provinz Lüttich (mit 6 Abbildungen)

Ich möchte mich entschuldigen, daß ich Ihnen nach den wichtigen
Ausführungen meiner Vorredner nur einen relativ bescheidenen Bericht
bringe. Trotzdem glaube ich, daß er hier am Platze ist, weil er in diesem
Symposium, das der Behandlung der Syphilis gewidmet ist, zur weiteren
Illustration und Demonstration der Wirksamkeit dieser Behandlung beiträgt.

Das Gebiet um Lüttich bleibt, obwohl sich dort ein wichtiger Teil der
Schwerindustrie befindet, in gewisser Beziehung abseits von der internationalen Umschichtung der Bevölkerung. Man lebt hier mehr unter
sich, in einem relativ abgeschlossenen Kreis und ist eigentlich ganz erstaunt, daß es so etwas in unserer heutigen Zeit noch gibt.

Aus diesem Grund wird man leicht verstehen, daß sich unsere Provinz
im Hinblick auf die eingeschleppten venerologischen Krankheiten und
besonders der Syphilis von den großen europäischen Häfen und internationalen Großstädten wesentlich unterscheidet.

Seit 1889, dem Gründungsjahr des dermatologischen Lehrstuhles in
Lüttich, verfügen wir über Aufzeichnungen, aus denen das endemische

---

[1] Übersetzt von Dr. Y. Neuner, München, Dermat. Univ.-Klinik.

Vorkommen und die verschiedenen Häufigkeitsgipfel syphilitischer Infektionen hervorgehen.

Diese Kurve über den frischen Syphilisbefall zeigt wie ein Spiegel, was sich auf diesem Gebiet der Bevölkerung der ganzen Provinz abspielt.

1895 — 1. Gipfel: Einwanderung mehrerer Tausend von Fremdarbeitern
1905 — 2. Gipfel: Zeit der internationalen Ausstellung
1920 — 3. Gipfel: Zeit nach dem 1. Weltkrieg
1930 — 4. Gipfel: Zeit der Ausstellung 1930
1945 — 5. Gipfel: Ende des 2. Weltkrieges

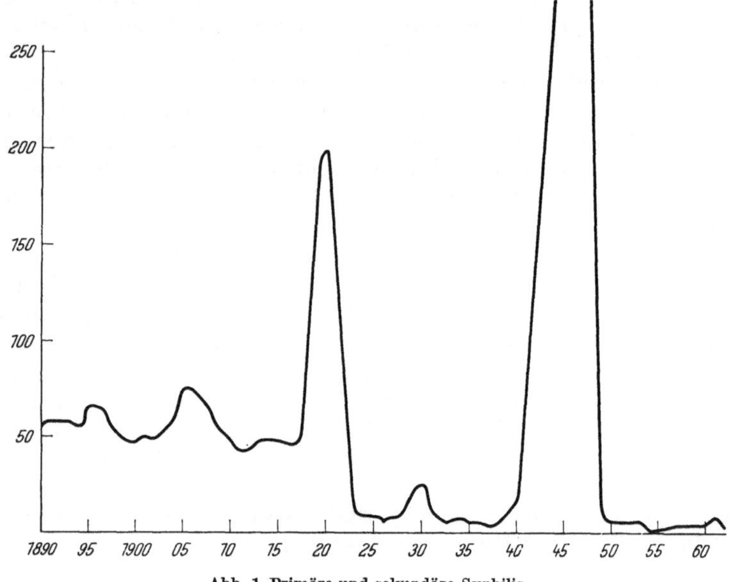

Abb. 1 Primäre und sekundäre Syphilis

Diese mehr oder weniger hohen Gipfel veranschaulichen, wie es zu bestimmten Zeiten neben der autochtonen Endemie durch eingeschleppte Infektionen zu einem Syphilisanstieg kommt; die Kurve fällt jeweils mit dem Nachlassen der Bevölkerungsfluktuation wieder ab.

In unserem Gebiet kann man heute — im Gegensatz zu zahlreichen Nachbarländern — eine Zunahme der Syphilis *nicht* feststellen. Ich kann das sehr gut beurteilen, denn mir unterstehen die ganzen venerologischen Abteilungen der Provinz.

Fremdarbeiter, die in unserer Schwerindustrie arbeiten wollen, müssen sich zuerst einer kompletten Untersuchung, zu der auch die serologischen Kontrollen gehören, unterziehen, ehe sie eingestellt werden.

Aus dieser kurzen Übersicht können wir den Schluß ziehen, daß wir seit 10 Jahren keine endemische Syphilis mehr in unserer Provinz haben. Alle neuen Fälle kommen von außerhalb. Wir dürfen auch nicht vergessen, daß *alle venerischen Erkrankungen dem Gesundheitsministerium gemeldet und obligatorisch behandelt werden müssen*; damit wurden die Infektionsquellen sorgfälltig erforscht.

Anhand dieses fast gleichbleibenden Patientengutes aus der Hautklinik und den venerologischen Abteilungen der Provinz haben wir für
Sie die statistischen Unterlagen über den Wandel der Syphilis, den sie
durch 3 Perioden sehr verschiedener Behandlung erfahren hat, zusammengestellt.

Die erste Periode geht bis zum Jahre 1918: Bis dahin wurden die
Syphilitiker ausschließlich mit Kalomel oder Quecksilbersalicylat-Injek-
tionen behandelt.

Die zweite liegt in der Zeit von 1918—1945, wo eine einheitliche
Behandlung mit 3 Kuren Neosalvarsan, gefolgt von einer 2—4 Jahre
dauernden Wismutbehandlung, durchgeführt wurde.

Die 3. beginnt 1945 und hält noch an; in ihr ist Penicillin in den Behandlungsplan aufgenommen. In den ersten Jahren von 1946 bis 1948/
1949 erhalten die Lues I- und II-Fälle 2400000 iE Penicillin und im Anschluß daran eine Salvarsan-Wismut-Kur über 1—2 Jahre. In den späteren
Jahren werden dann 6000000 iE Penicillin, meist aber mehr verabreicht.
Wismut bleibt für die späten L II-Fälle, für L III und IV (quartär) und
für späte Lues latens vorbehalten. Die Quecksilberbehandlung verhinderte
nicht immer contagiöse Recidive; ihre prophylaktische Wirkung auf
Spätrecidive war ohne Zweifel auch gering.

Die klassische, zu lange Salvarsan-Wismutbehandlung heilte ungefähr
45 von 100 erfaßten L I und L II-Fällen. Viel zu viele Kranke haben auf
Grund der langen Behandlungsdauer ihre Kuren vorzeitig abgebrochen.

Die Behandlung mit einer ausreichenden Dosis Penicillin bringt
bereits während der ersten Kur 90% der frischen Syphilis zum Verschwinden und stabilisiert mit oder ohne Wismut fast jede Spätsyphilis.

So werden wir auch nicht über die jetzt projizierten, statistischen
Darstellungen erstaunt sein, die von unserem Krankengut aus der Universitäts-Hautklinik stammen. Alle diese Aufstellungen gelten nur für
neu erfaßte Kranke.

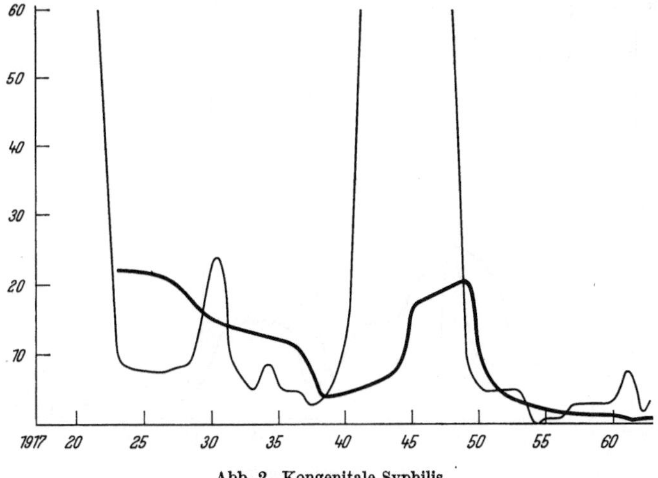

Abb. 2. Kongenitale Syphilis

Angeborene Syphilis — die Kurve (Abb. 2) deckt sich oder folgt unmittelbar dem Verlauf der frischen Lues; sie ist weniger hoch und rascher abfallend seit dem großen endemischen Anstieg 1945—1950, wo der größte Teil mit Penicillin behandelt wurde. Seit 10 Jahren sehen wir fast keinen Fall von Lues congenita mehr, auch nicht Spätlues congenita.

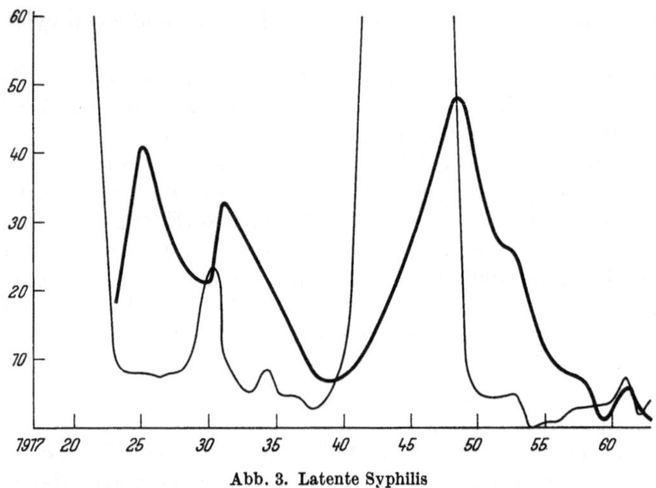

Abb. 3. Latente Syphilis

Lues latens: die Kurve (Abb. 3) folgt direkt der der frischen Lues und setzt sich meist aus unerkannten oder vernachlässigten Syphilisfällen zusammen. Die Zahl der neuerfaßten Lues latens-Fälle, die die Mehrheit der letzten Zeit in unseren Abteilungen betreuten Syphilitiker umfaßt, ist sehr gering im Vergleich zu den Fällen, die nach der Luesepidemie von 1918—1925 ermittelt wurden.

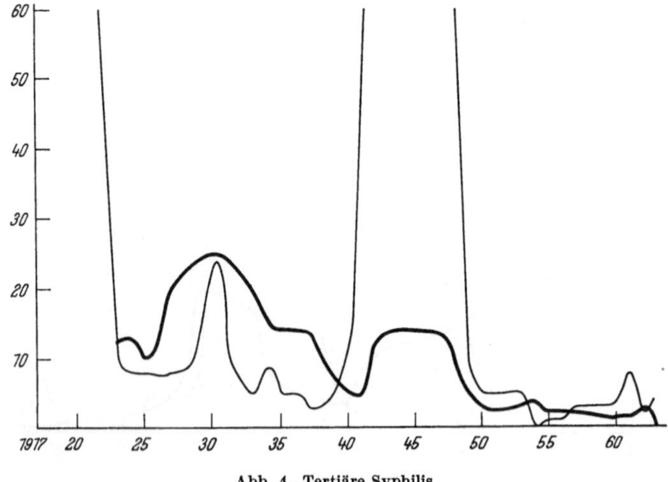

Abb. 4. Tertiäre Syphilis

Lues III: die Maxima der Kurve (Abb. 4) liegen etwa 7—8 Jahre nach denen der kulminierenden epidemischen, frischen Syphilis; durch die allgemeine Anwendung von Penicillin ist ihr Verhältnis nach der Epidemie von 1945—1950 wesentlich günstiger, als das der sogar geringeren Epidemie zwischen 1918—1923. Wir beobachteten sie nur noch höchst selten.

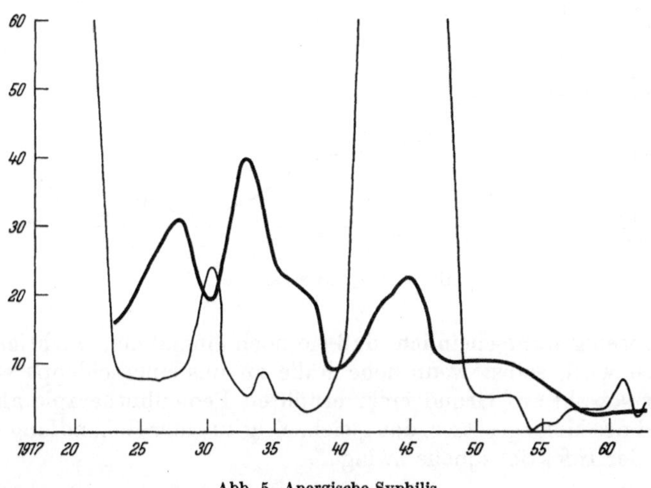

Abb. 5. Anergische Syphilis

Die Kurve (Abb. 5), welche die quartäre Syphilis mit Aorta- und Herz- bzw. neuralen Veränderungen aufzeigt, entwickelt ihre Spitze etwa 15—20 Jahre nach der der L I; man sieht auffallende Häufigkeit nach der L I und L II, die epidemisch um 1918, 1923 und 1930 auftrat. Nach der Epidemie 1945—1950 beobachteten wir keinen Anstieg der quartären Syphilis; im Gegenteil, die neu erfaßten Fälle einer Herz-Aorta- oder Neurosyphilis werden immer weniger.

Wir beobachten auch immer weniger Fälle von progressiver Paralyse in unseren Heilanstalten; der Verlauf dieser Kurve (Abb. 6) zeigt 3 Stufen: Die erste dauerte seit Jahrzehnten; sie korrespondiert mit der endemischen Syphilis unserer Gegend, wo die Syphilis erst korrekt mit Neosalvarsan und Wismut ab 1920 behandelt wurde. Die Folgen der alten Endemiefälle, die entweder überhaupt nicht oder nur gering mit Quecksilber behandelt waren, machten sich bis 1930 bemerkbar. Die 2. Stufe, die bis in das Jahr 1945 reicht, d.h. 20 Jahre nach der Epidemie von 1918—1923, ist dank der Arsen-Wismutbehandlung viel niedriger, obwohl ein wesentlich höherer Befall vorlag. Die 3. Stufe, die von 1945—1964 reicht, geht trotz einer noch höheren Infektionszahl auf beinahe Null. Hier ist ohne Zweifel erst der Erfolg der Neosalvarsan-Wismutkur und danach derjenige der Penicillinwirksamkeit in der Prophylaxe der progressiven Paralyse zu erkennen.

Die p. P. sowie die Stadien III und IV der Syphilis sind in unserer Gegend fast verschwunden.

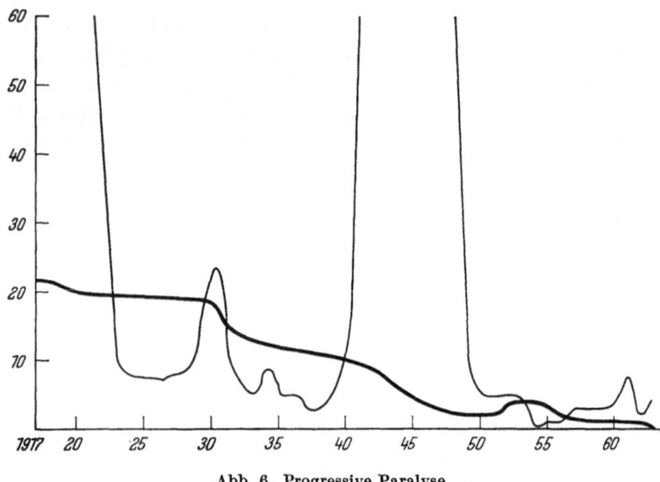

Abb. 6. Progressive Paralyse

Es ist wenig wahrscheinlich, daß sie noch einmal eine wichtige Rolle einnehmen wird, selbst wenn neue Fälle zu uns eingeschleppt werden, und zwar sowohl auf Grund einer erhöhten Penicillintherapie als auch auf Grund des Meldegesetzes, das gleichzeitig zu einer Behandlung und zu Angaben der Infektionsquelle zwingt.

Zusammenfassung

Die absolute Zahl der Spätsyphilisfälle, bestehend aus L III, Cardio-Aortensyphilis, Neurosyphilis und progressiver Paralyse, die wir in der Provinz Lüttich in einem bestimmten Zeitraum beobachten konnten, erscheint uns viel mehr beeinflußt durch den Wert der Behandlung der Lues I und II vor 10—25 Jahren als durch ihre absolute Häufigkeit. Aus dieser Tatsache können wir ableiten, daß von der großen Epidemie aus der Zeit zwischen 1940 und 1950 nur sehr wenige schwere Spätsyphilisfälle bleiben und kommen werden.

K. GREGORCZYK (Hautklinik der Klinikum Essen):

Die in der Weltliteratur sich mehrenden Berichte über eine erneute Zunahme der venerischen Krankheiten, worauf auch in den vorangegangenen Ausführungen mehrfach hingewiesen wurde, lassen sich durch folgende Beobachtungen ergänzen: Etwa seit 1956/57 zeichnet sich im eigenen Untersuchungsgut nicht nur eine ständig wachsende Zahl klinisch und serologisch symptomarm verlaufender syphilitischer Infektionen, sondern auch eine Zunahme frühzeitig behandelter Luiker mit persistierend reaktivem Verhalten in einzelnen oder mehreren der „klassischen" Lues-Seroreaktionen ab.

Die sich hieraus ergebenden diagnostischen und prognostischen Probleme erfordern die Heranziehung empfindlicherer, gleichzeitig aber auch hochgradig spezifischer Seroreaktionen. Der Treponema pallidum-Immobilisierungs(TPI)-Test hat sich für den Kliniker — entgegen vereinzelter, vorwiegend aber von nichtklinischer Seite erfolgter Kritik — auch in den eigenen langjährigen Untersuchungen als ein unerläßliches diagnostisches Hilfsmittel erwiesen. Seine in den ganz frühen Lues-Stadien eingeschränkte diagnostische und in den späteren Stadien in der Regel nicht gegebene prognostische Verwertbarkeit sowie die technischen Schwierigkeiten seiner Durchführung waren jedoch Anlaß zur Entwicklung weiterer serologischer Verfahren zur Erfassung treponemenspezifischer Antikörper.

Hier ist vor allem auf die in den letzten Jahren entwickelten fluoreszenz-optischen Nachweisverfahren hinzuweisen, über die im deutschsprachigen Schrifttum bisher keine vergleichenden Untersuchungsergebnisse veröffentlicht wurden. In eigenen Untersuchungen, die unter Berücksichtigung der bisherigen Modifikationen des Fluoreszenz-Treponemen-Antikörper(FTA)-Tests durchgeführt wurden, konnte nachgewiesen werden, daß Lipoid- und Protein-Anteile im Serum ebenso wie die Beschaffenheit der als Antigen verwendeten Treponemen-Suspension die Spezifität der Reaktion beeinträchtigen. Durch eigene Modifikationen gelang es, diese Unspezifitätsquote weitgehend einzuschränken, jedoch nicht vollständig auszuschalten, wie die Ergebnisse mehrjähriger tierexperimenteller und klinisch-serologischer Untersuchungen bei bisher über 7000 Sera zeigten.

In den tierexperimentellen Untersuchungsreihen konnte ferner die bisher nicht einheitlich beantwortete Frage der Eigenständigkeit der fluoreszenz-optisch nachgewiesenen Antikörper geklärt und bewiesen werden, daß sie nicht mit den Immobilisinen identisch sind, unabhängig von ihnen sowie von Protein- und Lipoid-Antikörpern auftreten und nach antiluischer Behandlung auch einen von diesen Antikörpern bzw. Reaginen unabhängigen Titerabfall aufweisen.

Diese tierexperimentellen Resultate konnten in den bisherigen vergleichenden Untersuchungen mit dem FTA-Test, dem TPI-Test und den „klassischen" Lues-Seroreaktionen bei unbehandelten und behandelten Luikern weitgehend bestätigt werden. Der mit dem FTA-Test wesentlich früher mögliche Antikörper-Nachweis wie auch der bei luischen Spätformen nach der Behandlung gegenüber dem TPI-Test nicht selten schneller und vor allem deutlicher verlaufende Titerabfall eröffnen neue diagnostische und prognostische Möglichkeiten. Im Hinblick auf die technisch nicht sehr schwierige, wenn auch noch zu standardisierende Reproduzierbarkeit, vor allem aber auf Grund der mit sehr hohen Titerwerten einhergehenden Empfindlichkeit darf der FTA-Test als ein besonders für quantitative Untersuchungen geeignetes und gegebenenfalls zur Beurteilung bisher als „ausreichend" angesehener therapeutischer Maßnahmen heranzuziehendes Verfahren angesehen werden. Durch seine hohe, nach den eigenen Beobachtungen jedoch nicht die des TPI-Tests erreichende Spezifität stellt er eine überaus wertvolle Ergänzung, nicht aber einen Ersatz des TPI-Tests dar.

W. Nikolowski (Hautklinik der städtischen Krankenanstalten Augsburg): **Behandlung der Lues**

Vor Beantwortung der Frage nach der zur Zeit in Augsburg geübten Luestherapie werden zweckmäßigerweise einige Bemerkungen über die besonderen Bedingungen und Gegebenheiten getroffen, welche die Antwort bestimmen.

1. Gottron hat in Fragen der Syphilisbehandlung stets einen konservativen Standpunkt eingenommen. Er vertrat die Auffassung, daß die Lues als chronische Krankheit auch einer kontinuierlichen bzw. chronisch-intermittierenden Behandlung bedarf. Das in der Schwermetall-Ära bewährte Kurenschema wurde daher an der Tübinger Klinik auch nach Einführung des Penicillins beibehalten (vgl. Nikolowski, Medizinische *1954*, 1236).

2. Eine städtische Klinik nimmt eine mittlere Stellung zwischen einem Universitätsinstitut und der freien Fachpraxis ein. In den forscherischen Zentren erarbeitete therapeutische Neuerungen können hier nur dann übernommen werden, wenn einhellige und übereinstimmende Empfehlungen vorliegen. Das ist bei der Penicillintherapie der Lues bis heute nicht der Fall (vgl. z. B. einerseits Felke: Die Penicillinbehandlung der Syphilis, Enke, Stuttgart 1960: 6000000 iE innerhalb von 11 Tagen bei der Frühlues bis maximal 12000000 iE innerhalb von 20 Tagen bei der späten Neurolues, — andererseits Kimmig, Arch. klin. exp. Derm. *219*, 193, 1964: Lues I seronegativa 12000000 iE; Lues II 3 Kuren zu 12000000 iE in drei- bis vierwöchigem Abstand; Lues latens 5 Kuren zu 12000000 iE ebenfalls in drei- bis vierwöchigem Abstand).

3. Diese Unterschiedlichkeit der z. T. apodiktisch vertretenen Auffassungen über eine optimale bzw. hinreichende Penicillintherapie der Lues hat zu einer beachtlichen Unsicherheit nicht nur in Ärztekreisen, sondern auch bei unmittelbar oder mittelbar interessierten Laien geführt. So häuften sich während der Jahre 1962 und 1963 Anfragen seitens der Versicherungsträger, warum manche Ärzte bzw. Fachärzte ihre Lueskranken „unrichtigerweise“ mit 50000000 iE Penicillin behandelten und dadurch den Kassen „unnötige“ Kosten verursachten. Derartigen Einsprüchen wurde ausnahmslos mit einem Hinweis auf das 1960 veröffentlichte Tübinger Kurenschema begegnet, welches auch an der Augsburger Klinik unter Schneider stets als Rahmenrichtlinie gegolten hat (vgl. Nikolowski, Med. Welt *1960*, 2638). Es ist erfreulich festzustellen, daß diese oft in vorwurfsvollem Ton gehaltenen Schreiben im Jahre 1964 sehr viel seltener geworden sind.

4. Wesentlich bedenklicher als diese Einwendungen sind die auf Grund sensationell in der Laienpresse veröffentlichter Kongreßberichte — z. B. „6 Millionen genügen, 9 Millionen sind bereits ein Luxus!“ — angestrengten Prozesse. So verklagte beispielsweise eine an einer floriden Lues II leidende Frau den behandelnden Fachkollegen u. a. deswegen, weil durch eine „Falschbehandlung“, und zwar durch eine „zu hohe Penicillindosierung“ (3 Kuren zu 16, 20 und 10 Millionen iE Penicillin) ihre „Darmflora zerstört“, die „Fermentationsvorgänge im Darm gestört“

und dadurch eine Allgemeinschädigung des Körpers verursacht worden sei. Zur Kennzeichnung der verwirrenden Situation hinsichtlich der adäquaten Penicillindosierung und mit Rücksicht auf Ausführungen Vonkennels auf dem internationalen Kongreß für ärztliche Fortbildung in Grado 1963 wurde in dem anläßlich des in Rede stehenden Rechtsstreites zu erstattenden Gutachtens angemerkt, „im Falle der Herbeiziehung eines Obergutachters den Betreffenden ausdrücklich zu befragen, wie und in welcher Dosierung er im Falle der Feststellung einer Lues bei sich selbst oder bei einem Familienangehörigen behandeln würde".

Obwohl voraussichtlich der alleinigen Penicillintherapie der Lues, und zwar in vergleichsweise niedriger Dosierung die Zukunft gehören dürfte, sollten vorerst weder auf Kongressen noch in Zeitschriften - Publikationen keinen Widerspruch duldende Dosierungsregeln aufgestellt werden; denn:

a) Bei keiner Krankheit behandelt man nach starren Richtlinien. Auch für die Lues gilt, daß nicht die Krankheit als solche, sondern das an Lues erkrankte Individuum (individuell) zu behandeln ist (vgl. Gottron, Med. Welt *1944*, 115 und 150).

b) Der derzeitige Wissensstand erlaubt nur, Minimal- und Maximaldosen zu empfehlen, nicht jedoch, Einheitsdosen vorzuschreiben.

c) Wenn auch Standesinteressen einem medizinischen Fortschritt nicht entgegenstehen dürfen, so kann dieser Punkt doch nicht völlig ausgeklammert werden. Im Zeichen einer zeitgebundenen Rechtsunsicherheit (vgl. Adam, Medizinische *1959*, 1185) sollten von autoritärer Seite therapeutische Forderungen nur in solcher Form erhoben werden, daß sie in der Praxis auch tatsächlich realisierbar sind.

Es sei hier an die Frage der Behandlung oder Nichtbehandlung von Gefäß- fehl- und -neubildungen erinnert. Da auf Grund der Auseinandersetzungen in der Fachpresse der Jurist sowohl die Therapie als auch die Unterlassung der Therapie als vitium artis ansehen kann, wurde unter Anpassung an die augenblickliche Situation formuliert: „Die röntgenologische Therapie der Angiome kann nach dem derzeitigen Stand unseres Erfahrungswissens zwar nicht als generell notwendig, wohl aber als im allgemeinen berechtigt und vertretbar, vielleicht auch als immer wieder nicht erforderlich, keinesfalls aber als stets kontraindiziert bezeichnet werden" (Nikolowski, Strahlenther. *115*, 548, 1961).

Entsprechend werden an der Städtischen Hautklinik Augsburg unter Anpassung an die individuellen Verhältnisse, insbesondere an den Gang des Reagintiters, folgende Dosierungsrichtlinien bei der Penicillinbehandlung der Syphilis beachtet, den mit der Klinik zusammenarbeitenden Ärzten und Fachärzten empfohlen und gegenüber Kostenträgern sowie gegebenenfalls gegenüber gerichtlichen Instanzen vertreten:

a) Lues I seronegativa: 1 Kur zu 15 Mill. iE, tgl. 1 Mill. iE;

b) Lues I seropositiva:
Lues II
Lues in der Frühlatenz: 1, besser 2 Kuren zu 12–15 Mill. iE, tgl. 1 Mill. iE, etwa vierwöchiges Intervall zwischen den Kuren;

c) Lues III
Lues in der Spätlatenz: 1, besser 2 bzw. 3 Kuren zu 12–15 Mill. iE, tgl. 1 Mill. iE, vier- bis achtwöchiges Intervall zwischen den Kuren;

d) Neurolues: 2 Kuren zu 25 Mill. iE in drei- bis sechsmonatigem Abstand.

24*

Schlußworte

R. Degos (Paris):

Eine Gegenüberstellung verschiedener Ansichten über die Behandlung der Syphilis erwies sich aus zwei Gründen als gerechtfertigt: Einerseits ist in fast allen Ländern ein Anstieg der syphilitischen Verseuchung zu beobachten, andererseits herrscht sowohl bei den praktizierenden Ärzten als auch bei den Venerologen eine gewisse Unsicherheit über die Wirksamkeit der vorgeschlagenen Behandlungsmethoden seit der Aufgabe der Salvarsan-Wismut-Therapie.

Das schwierigste Problem und gleichzeitig das wichtigste, weil es die ganze Zukunft des Kranken betrifft, ist das der *frischen Syphilis*. In einem Punkt sind sich alle einig, und zwar in der obligaten Verordnung von Penicillin, sobald die Syphilis diagnostiziert ist. Wenn der kurzzeitigen, gering dosierten Penicillinbehandlung (= einmalige Injektion von 1—3 000 000 iE) auch ein unleugbares, wissenschaftliches Interesse zukommt, so ist sie doch nur von echtem Wert bei Massensanierungen in unterentwickelten Ländern; trotzdem führen manche Venerologen, sowohl in den USA als auch in Frankreich, dieses Experiment der ,,Minimalbehandlung" weiter fort. Wie aus der heutigen Diskussion hervorgeht, ist die Mehrheit der Dermatologen für eine Gesamtdosis von 6—15 Millionen iE Langzeit- bzw. Mischpenicillin, welches während einer Zeit von 10 bis 20 Tagen verabreicht wird.

Die gegensätzlichen Meinungen betreffen in erster Linie die Dauer der Behandlung, die Zweckmäßigkeit wiederholter Kuren sowie die Wirksamkeit bzw. Unwirksamkeit einer zusätzlichen Wismutkur. Die Schwierigkeit, die durch unterschiedliche Behandlungsmethoden erzielten Resultate abzuschätzen, liegt darin, daß es kein Kriterium für eine definitive Ausheilung gibt. Die Interpretation der Statistiken hängt somit von der Bedeutung ab, die man sowohl den serologischen Kurven als auch einem negativen biologischen Test oder umgekehrt dem Persistieren einer positiven Reaktion zuschreibt. Die schwierige Unterscheidung zwischen einem Recidiv und einer Reinfektion, die problematische Beobachtungsdauer, die Unsicherheit für die fernere Zukunft des Behandelten veranlassen uns, bei den Aussagen über unsere Statistiken sehr zurückhaltend zu sein.

Zahlreiche Venerologen stehen auf dem Standpunkt, eine einzige Penicillinkur sei ausreichend, wenn sie während der Initialphase der Syphilis appliziert wird. Dies ist auch die Meinung von Frau Jablonska, die uns Schemata für die Penicillinbehandlung vorschlägt, wie sie in den verschiedenen Perioden der L I—II anzuwenden sind. Andere, wie Prof. Kimmig, wiederholen die Penicillinkur zwei- bis dreimal.

Manche Venerologen, die von ,,Penicillinversagern" berichten, ziehen es vor, die initiale Penicillinkur durch weitere Wismut- und Penicillin-Wismut-Kuren zu ergänzen, wenigstens bei der seropositiven L I und L II. Die Dauer dieser Supplementärtherapie variiert zwischen 1 und 4 Jahren, je nach dem Zeitpunkt der erstmaligen Behandlung der Syphilis und dem Negativwerden der Seroreaktionen. Unsere persönlichen, vergleichenden

Statistiken rechtfertigen diese Einstellung um so mehr, als die Zahl der persistierenden Seroreaktionen nach Penicillinbehandlung und in geringerem Maße auch nach verlängerter Penicillin-Wismut-Behandlung in den letzten Jahren anzusteigen scheint; dies ist eine Beobachtung, die die Frage nach der zunehmenden „penicillinresistenten Syphilis" aufwirft.

Die Ansichten bleiben weiterhin geteilt. Die Modalitäten dieser Behandlung hängen ab von einer persönlichen — und man muß zugestehen sehr subjektiven — Beurteilung der medizinischen, sozialen und psychologischen Gegebenheiten, die von Patient zu Patient verschieden sind.

Die Behandlung der *latenten Syphilis*, die allein durch positive Seroreaktionen repräsentiert wird, gibt auch Anlaß zu verschiedenen Stellungnahmen; hier ist es sogar noch schwieriger, eine Übereinstimmung zu erzielen, da die Serologie keinerlei Hinweise gibt und die bestehende Positivität meist auf keine Maßnahmen anspricht. Herr WIEDMANN begnügt sich mit einer einzigen Penicillinkur, wenn der Liquor normal ist, während wir zu einer Wismut- und langzeitigen Penicillin-Wismut-Behandlung raten.

Das therapeutische Verhalten bei einer *syphilitischen Schwangeren* löst kaum eine Diskussion aus, da man sich einig ist über die Garantie, die dem Kind durch die Penicillinbehandlung der Mutter gegeben ist. Manche Venerologen führen eine einzige Kur mit 600000—15000000 iE im 6. und 7. Monat durch, andere — und das ist unsere Meinung — lassen eine Kur im 3. Monat vorausgehen. Herr WIEDMANN gibt noch eine Kur ganz zu Beginn der Schwangerschaft. Wichtiger noch als die Therapie ist die Indikation zu dieser Maßnahme. Soll man sie, wie Herr WIEDMANN, auf schwangere Frauen mit positiver Serologie (pos. Nelsontest) beschränken? Ist es nicht vorsichtiger, da es sich doch auch um eine leicht durchzuführende Therapie handelt, um allen Risiken zu begegnen, alle Frauen, die eine Syphilis durchgemacht hatten und sogar — wie wir denken — auch jene Frauen, deren Männer nur befallen waren, zu behandeln?

Das Problem der Behandlungsindikation der *congenitalen, frühen Syphilis* bedarf, so wie es uns Herr WIEDMANN ausgezeichnet dargestellt hat, keines weiteren Kommentars. Unsere Erfahrungen auf diesem Gebiet sind sehr begrenzt, da diese Fälle von uns kaum beobachtet werden. Die französische pädiatrische Schule macht auf die Gefahr einer rigorosen Penicillintherapie aufmerksam und empfiehlt eine Behandlung mit extrem niedrigen Dosen.

Im Rahmen der Besprechung der *congenitalen, späten Syphilis* wurden sehr verschiedene Ansichten über die Keratitis interstitialis geäußert. Herr REMKY ist der Meinung, daß die frühzeitige Behandlung der congenitalen Syphilis das Auftreten einer Keratitis interstitialis nicht verhindern kann, während Herr VOGT diese Komplikation bei den Kindern, die in den ersten Lebensmonaten behandelt wurden, nie sah. Wie es auch sei, die Keratitis interstitialis scheint, wenn sie diagnostiziert wird, durch antisyphilitische Maßnahmen nicht beeinflußt zu werden; sie verlangt eine lokale Corticosteroidtherapie.

Die *späte viscerale Syphilis* wurde besonders im Hinblick auf die neurologische Lokalisation besprochen. Wir haben von Herrn WIEDMANN erfahren, daß man in Wien die Malariabehandlung aufgegeben hat — in der Stadt, wo WAGNER VON JAUREGG seine großartige Entdeckung gemacht hat! Besteht vielleicht auch hier das Wort zu Recht: „Der Prophet gilt nichts in seinem Vaterlande"? Niemand bestreitet die segensreiche Wirkung des Penicillins, das meist ausreicht, um die Veränderungen im Liquor zum Verschwinden zu bringen, aber ist diese Normalisierung des Liquors ein ausreichendes Kriterium? Zahlreiche französische Neurologen und Venerologen führen bei der Paralyse neben den Penicillinkuren eine Malariatherapie durch. Sie sind der Meinung, daß die Malariatherapie rascher und vollständiger auf die psychiatrischen Syndrome wirkt.

Im Hinblick auf die Symptomatologie möchten wir — im Gegensatz zu Herrn PETTE — bemerken, daß die lanzierenden Schmerzen noch immer eines der häufigsten Symptome im Verlaufe einer Tabes dorsalis sind.

Obwohl der syphilitischen Aortitis von den Teilnehmern des Symposiums weniger Aufmerksamkeit gewidmet wurde, stellt sie doch ein delikates therapeutisches Problem dar. Die manchmal aktivierende Wirkung des Penicillins sowie die auf das Myocard depressiven Effekte der Wismutbehandlung erfordern einige Vorsicht. Wir betonen hier die oft bemerkenswerten Erfolge, sowohl in bezug auf das Schmerzsyndrom als auch auf die gleichzeitig bestehende Herzinsuffizienz durch eine ununterbrochene, lang dauernde tägliche Behandlung bis insgesamt 100—150 Injektionen von Quecksilbercyanat, wie wir es bereits vor vielen Jahren empfohlen haben.

Die Komplexität der Probleme, die sich für die Syphilisbehandlung und durch die Verschiedenheit der aktuellen Standpunkte ergibt, erlaubt es derzeit noch nicht, eine einstimmig akzeptierte Doktrin aufzustellen. Die Ärzte in der Praxis erwarten von uns eine therapeutische Richtlinie, so wie sie bestanden hat bei der klassischen Langzeitbehandlung mit Salvarsan-Wismut, die sich als außerordentlich wirksam erwies. Die therapeutische Revolution, die durch die kurzdauernde Penicillinbehandlung der frischen Syphilis ausgelöst wurde, zwingt uns noch zu einer gewissen Zurückhaltung. Wir können bisher nur anfechtbare Argumente für die Wahl zwischen einmaliger Penicillinkur, wiederholten Penicillinkuren und langdauernder kombinierter Penicillin-Wismutbehandlung liefern. Gleich vage sind auch noch die Angaben für die Therapie der latenten Syphilis und der späten visceralen Syphilis.

Abschließend sei mir erlaubt, im Namen aller Teilnehmer des Roundtable-Gespräches Herrn MARCHIONINI dafür zu danken, daß er uns die Gelegenheit gegeben hat, unsere Meinungen zum Gewinn jedes Einzelnen in einer Atmosphäre besonderer Herzlichkeit auszutauschen. Wenn ich noch ein persönliches Wort hinzufügen darf, mein lieber Freund, dann dies, daß ich mich sehr gefreut habe, heute an Ihrer Seite zu sein, in München, jener Universität, deren hervorragender Rektor Sie waren und in dieser bedeutenden Klinik, die nicht nur jetzt unter Ihrer Leitung, sondern immer ein Zentrum der deutschen Dermatologie war.

A. Wiedmann (Wien):

Zu Herrn Pette: Wir sahen keine passageren Liquorreaktionen und keine mesenchymale Lues mehr, seit wir mit Penicillin behandeln. Bei resistenten Liquorreaktionen machen auch wir die Malariabehandlung.

Zu Herrn Frick: Die erstaunlich hohe Mortalität von 20—30% bei der Malariabehandlung ist mir unerklärlich. Wir sahen seit 1945 keine Todesfälle.

Zu Herrn Vogt: Wir geben wesentlich höhere Dosen, und zwar 100000 iE/die/kg Körpergewicht 10 Tage lang.

Zu Herrn Sulzberger: Zur Erklärung für die unterschiedlichen Erfolgszahlen bei Herrn Degos und bei uns müßte man doch auch das Alter der Fälle von Lues II, auf die er sich bezieht, kennen.

Zu Herrn Gay Prieto: Wir verfügen in Österreich aus mir unbekannten Gründen nicht über PAM, weshalb wir höher dosieren müssen. Die Bestimmung des Penicillinspiegels mit dem TPI-Test ist wohl wesentlich umständlicher als die Titrationsmethode.

Zu Herrn Kimmig: Auch wir sind der Ansicht, daß eine brauchbare Serodiagnostik der Syphilis nur in Verbindung mit einer Hautklinik möglich ist.

Zu Herrn Gregorczyk: Ich glaube, daß die Bezeichnung „ausreichende" Behandlung irreführend ist. Es wäre richtiger von „energischer" Behandlung zu sprechen.

Zu Herrn Degos: Wir haben niemals wirkliche Rückfälle bei negativ gewordenem TPI-Test gesehen. Eine Behandlung der graviden Frau bei negativ gewordenem TPI-Test lehnen wir aus psychologischen Gründen ab.

Hat die Penicillin-Behandlung die Entstehung der metasyphilitischen Erkrankungen verhindert? Hierzu erwarten wir vor allem eine Antwort von dem anwesenden Altmeister der Neurologie, Herrn H. Pette, ferner von dem Psychiater Herrn Frick, der uns über die Erfahrungen der Münchner Psychiatrischen Klinik berichten wird.

Wie steht der Internist zur Behandlung der Lues innerer Organe, z.B. der Mesaortitis luica?

Welche Bedeutung hat in der modernen Syphilis-Behandlung die serologische Untersuchung? Was sagt sie uns über die Heilung der Syphilis: a) die klassische Serologie, b) der Nelson-Test, c) der Fluorescenztest?

Schließlich hätten wir uns noch, wenn die Zeit es erlaubt, angesichts der internationalen Besetzung dieses Round table-Gesprächs über die Erfahrungen der Kollegen verschiedener Länder zu unterhalten, worauf sie den Wiederanstieg der Zahl der Syphilisfälle seit 1955 in den zivilisierten Ländern zurückführen. Ist es die Aufhebung der Bordelle, die Abschaffung der Reglementierung, das Sinken der allgemeinen Moral? Ist eine neue Gesetzgebung notwendig?

A. Marchionini (München):

Infolge der fortgeschrittenen Zeit sind wir nicht mehr dazu gekommen, alle Fragen ausreichend zu beantworten, die wir uns am Eingang gestellt haben. Immerhin, einige sind mit großer Gründlichkeit erörtert worden, so daß wir unsere Diskussion abschließend als fruchtbar bezeichnen können. Sie wird jedoch über mehrere Jahre fortgesetzt werden müssen, bis endgültige Antworten möglich sind.

Ich danke allen Teilnehmern an dieser Diskussion und schließe das Round table-Gespräch.

Autorenverzeichnis

Sachverzeichnis